全国高职高专医药院校护理专业
"十三五"规划教材(临床案例版)

供护理、助产、药学、口腔、影像、眼视光等专业使用

丛书顾问　文历阳　沈彬

病原生物与免疫学
（临床案例版）

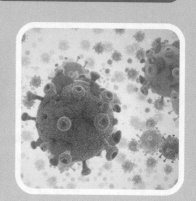

主　编　黄贺梅　尹晓燕
副主编　徐海瑛　余志刚　卢　杰　徐　鹤
编　者　（以姓氏笔画为序）
尹晓燕　邢台医学高等专科学校
邓珊珊　大庆医学高等专科学校
卢　杰　大庆医学高等专科学校
白英明　南方医科大学
余志刚　随州职业技术学院
张文霞　滁州城市职业学院
侯园园　郑州铁路职业技术学院
聂小英　随州职业技术学院
徐　鹤　邢台医学高等专科学校
徐海瑛　黄河科技学院
黄贺梅　郑州铁路职业技术学院
戴红伟　随州职业技术学院

华中科技大学出版社
http://www.hustp.com
中国·武汉

内 容 提 要

　　本书是全国高职高专医药院校护理专业"十三五"规划教材(临床案例版)。全书把医学免疫学、医学微生物学和人体寄生虫学三门既相互独立,又相互渗透的学科,进行了有机的衔接与整合。每章内容均有案例引导,以密切联系医学实际。每章内附有学习目标,并将教材重难点添加在教材一侧留白处,正文中穿插知识链接,每章后附有归纳总结、能力检测,用于提高学生的自学能力,拓展学生知识量。

　　本书可供护理、助产、药学、口腔、影像、眼视光等专业使用,也可供相关人员学习参考。

图书在版编目(CIP)数据

病原生物与免疫学:临床案例版/黄贺梅,尹晓燕主编. —武汉:华中科技大学出版社,2017.1(2021.8重印)
全国高职高专医药院校护理专业"十三五"规划教材
ISBN 978-7-5680-1388-8

Ⅰ.①病… Ⅱ.①黄… ②尹… Ⅲ.①病原微生物-高等职业教育-教材 ②医学-免疫学-高等职业教育-教材
Ⅳ.①R37 ②R392

中国版本图书馆 CIP 数据核字(2015)第 272214 号

病原生物与免疫学(临床案例版) 　　　　　　　　　　　　　黄贺梅　尹晓燕　主编
Bingyuan Shengwu yu Mianyixue (Linchuang Anli Ban)

策划编辑:周　琳
责任编辑:叶丽萍　熊　彦
封面设计:原色设计
责任校对:张　琳
责任监印:周治超
出版发行:华中科技大学出版社(中国·武汉)　　　电话:(027)81321913
　　　　　武汉市东湖新技术开发区华工科技园　　　邮编:430223
录　排:华中科技大学惠友文印中心
印　刷:武汉开心印印刷有限公司
开　本:880mm×1230mm　1/16
印　张:19.25
字　数:660千字
版　次:2021年8月第1版第5次印刷
定　价:49.00元

本书若有印装质量问题,请向出版社营销中心调换
全国免费服务热线:400-6679-118　竭诚为您服务

全国高职高专医药院校护理专业"十三五"规划教材（临床案例版）教材编委会

前言

Qianyan

　　本书是全国高职高专医药院校护理专业"十三五"规划教材（临床案例版）。我们在编写的过程中力争体现"三基"（基础理论、基本知识、基本技能）和"五性"（思想性、科学性、先进性、启发性、适用性）。本书把医学免疫学、医学微生物学和人体寄生虫学三门既相互独立，又相互渗透的学科，进行了有机的衔接与整合，删除了许多纯理论性的内容，简化了一些研究领域过深过难的理论、机制的叙述，力求深入浅出，并适当增添了近年来人们关注的热点知识。如免疫学部分，增加了自身免疫、肿瘤免疫、移植免疫等相关知识，同时将抗感染免疫改为固有免疫，强调固有免疫和适应性免疫的关系；在医学微生物学部分，增加了肠球菌属、鲍曼不动杆菌、新型肠道病毒 71 型等内容。

　　本书在编排上最突出的特色是每章内容均有案例引导，以密切联系医学实际，既为学生学习后续课程打下基础，又为今后的临床实践提供了指导；为了突出重点，每章内附有学习目标，并将教材重难点添加在教材一侧留白处，以利于学生及时掌握重难点知识；内容中穿插知识链接，用于开阔学生视野，激发学生学习兴趣；每章后附有归纳总结、能力检测，便于学生对本章进行总结与检测。

　　本书能够顺利完成，是各位编者共同努力的结果，同时也离不开各参编学校的大力支持，在此表示衷心感谢。限于我们的水平和编写时间，本书难免存在不足之处，恳请广大师生和读者批评指正。

黄贺梅

目录

Mulu

第一章　医学免疫学概述

学习目标

◆掌握免疫的概念与功能。
◆了解免疫学的应用。
◆了解医学免疫学的发展过程及现状。

案例引导

某中学相继有 46 名学生出现发热、咳嗽、头痛等上呼吸道感染症状,经疾控工作人员现场调查与处理,证实为一起流感局部暴发疫情。该中学共 3 个年级 31 个班,在校学生 2228 人,发病率 2.06%,有疫情发生的班级占 54.84%。

分析思考:

为什么流感暴发流行时并没有让所有的人都被感染?

一、免疫的基本概念与功能

(一) 免疫的概念

免疫学是一门新兴的边缘学科,免疫(immunity)一词来源于拉丁文"immunitas",其原意是免除赋税和差役,在医学上引申为免除瘟疫,即抵御传染病的能力。因此,传统免疫学起源于抗感染的研究,原属于医学微生物学的一部分。随着免疫学的建立和免疫研究的深入,人们逐步认识到免疫除对传染性异物抵抗外,对许多非传染性异物(如动物血清、异体组织细胞、肿瘤细胞等)也可发生类似于抗感染的免疫反应,从而形成了现代免疫的概念。免疫是机体免疫系统识别和清除抗原性异物,维持机体生理平衡的功能。正常情况下,免疫对机体是有利的,但在某些情况下,过强或过弱的免疫应答可导致过敏性疾病、严重的感染及自身免疫性疾病等。

(二) 免疫的功能

免疫的功能主要表现在三个方面(表 1-1)。

表 1-1　免疫的三种功能

功　　能	正　　常	异　　常
免疫防御	防御病原生物侵害	免疫缺陷/超敏反应
免疫自稳	清除衰老或受损伤的细胞	自身免疫性疾病
免疫监视	清除突变细胞	肿瘤/病毒持续感染

1. 免疫防御　免疫防御即抗感染免疫,指机体对外来入侵的病原生物及其代谢产物的免疫清除作用,保护机体免受病原生物的侵害。但若机体的免疫防御功能过强,会造成自身组织的损伤或生理功能紊乱,即发生超敏反应;若免疫防御功能低下,则可发生免疫缺陷病,表现为反复感染。

2. 免疫自稳　免疫自稳是指机体免疫系统识别和清除自身变性、损伤和衰老的细胞,以维持

重点:免疫的概念;免疫正常有利、异常有害。

重点:免疫的功能以及正常异常的表现。

内环境相对稳定的一种生理功能。若该功能异常,机体会把自身正常成分视为异物而发生免疫应答,引起自身免疫性疾病。

3. 免疫监视　免疫监视是指机体免疫系统识别、清除体内的突变细胞和病毒感染细胞的能力。若免疫监视功能异常,可发生肿瘤或病毒持续性感染。

二、医学免疫学的应用

医学免疫学(medical immunology)是研究机体免疫系统的组成、结构与功能以及免疫学在疾病预防、诊断和治疗中应用的一门基础学科。随着科学的不断发展,免疫学的理论和技术也渗透到相关学科,带动了医学发展,从而使免疫学出现了许多新的分支,例如免疫生物学、免疫病理学、免疫遗传学、分子免疫学、临床免疫学、肿瘤免疫学、生殖免疫学、检验免疫学和血液免疫学等。

目前医学免疫学广泛应用于三大方面:①传染病预防:接种疫苗,使机体主动产生免疫力。②疾病治疗:包括肿瘤、慢性传染病及超敏反应性疾病,可用抗体、细胞因子、体外扩增的免疫细胞及治疗性抗原疫苗治疗。③免疫诊断:按抗原与抗体及 T 淋巴细胞受体特异性结合的原理以及抗原能活化特异的适应性免疫应答,发展出多种特异敏感的免疫学诊断方法,已广泛用于 ABO 血型定型、传染病诊断、妊娠确诊等。

三、医学免疫学的发展与现状

天花曾是人类历史上的烈性传染病,是威胁人类的主要杀手之一。在欧洲,17 世纪中叶,患天花死亡者达 30%。我国早在唐代开元年间(公元 713—741 年)就创用了将天花痂粉吹入常人鼻孔预防天花的人痘苗法。15 世纪人痘苗法传到中东,将此法改为皮下接种。1721 年,英国驻土耳其大使夫人将此法传到英国并很快遍及欧洲。18 世纪末,英格兰乡村医生 E. Jenner 也观察到挤奶女工多患牛痘(人感染牛天花而产生的一种轻型的局部痘疹),但不患人类天花,为此 E. Jenner 进行了人体试验研究,1798 年创立了牛痘苗接种,这是世界上第一例成功的疫苗,为人类最终战胜天花做出了不朽的贡献。

19 世纪后期,微生物学的发展推动了免疫学的发展。1880 年,法国巴斯德偶然发现接种陈旧的鸡霍乱培养物可使鸡免受感染,并创制了炭疽减毒活疫苗和狂犬病疫苗,从此,开始了免疫机制的研究。1883 年,俄国著名动物学家 E. Metchnikoff 发现了白细胞的吞噬作用,并提出了细胞免疫(cellular immunity)学说。1890 年,德国学者 Behring 等用白喉抗毒素治疗白喉。1891 年 Koch 发现结核分枝杆菌以及感染过结核分枝杆菌的豚鼠,再次皮下注射结核分枝杆菌后,可使局部组织坏死的 Koch 现象,为细胞免疫的研究奠定了基础。1894 年 Pfeffer 等发现溶菌素即抗体,同年 Bordet 发现了补体与抗体的协作产生溶菌作用,为体液免疫奠定了基础。1897 年德国 Ehrlich 提出了以抗体为主的体液免疫学说。由此展开了细胞免疫和体液免疫两大学派的争鸣。直到 1903 年,英国学者 Wright 等在研究吞噬细胞时发现了调理素,才将两种学说统一起来。在这一时期,对抗原抗体反应的研究也逐渐形成和发展起来。1896 年 H. Durham 等人发现了凝集反应,1897 年 R. Kraus 发现了沉淀反应,1900 年 J. Bordet 发现了补体结合反应。这些实验逐渐在临床检验中得到应用。

1940 年以后,随着分子生物学、分子遗传学等学科的理论与技术渗透到免疫学领域,免疫学被推向飞速发展时期。1942 年 Chase 等用结核分枝杆菌感染豚鼠,迟发型超敏反应实验成功。1945 年 R. Owen 发现异卵双生的两只小牛的不同血型可以互相耐受。1948 年发现组织相容性抗原。1950 年证明了抗体的分子结构。1953 年人工耐受试验成功。1956 年建立了自身免疫动物模型。1958 年提出抗体生成的克隆选择学说。1961 年发现了胸腺的功能,提出了与之相关的 T 淋巴细胞(简称 T 细胞),1962 年提出了骨髓和 B 淋巴细胞(简称 B 细胞),并揭示了机体存在完整的中枢与外周免疫器官及免疫系统。1966 年区分出 T、B 细胞及亚群并证明了它们的免疫协同及主要组织相容性复合体(MHC)限制性。1975 年用 B 细胞杂交瘤技术制备出单克隆抗体,1976 年建立了 T 细胞克隆技术。与此同时,出现了以荧光标记、酶标记和放射性核素标记为主的各种免疫标记技术及细胞

因子检测技术等。

20世纪80年代至今,主要是分子免疫学发展时期。包括MHC基因表达及限制性,抗体多样性的遗传基础,T、B细胞抗原受体结构及基因控制,独特性抗体疫苗,发展最快的各种细胞因子及黏附分子的相继发现,补体系统各种调节因子的扩展,单克隆抗体及其标记技术广泛应用于微生物、毒素、激素、神经递质、药物等微量抗原的免疫学检测等。此外,从整体水平和分子水平综合探讨神经、内分泌、免疫系统的相互调节。DNA重组及聚合酶链反应(PCR)的扩增技术用于生产基因工程抗体,免疫印迹技术、大规模基因测序、新型基因分析技术、吞噬体库、计算机分子模拟等技术也已展示广阔的前景。

新世纪的免疫学研究,将更重视体内的免疫细胞间在时间与空间的动态相互作用及功能表达,今后的免疫学防治,将以免疫应答的特异性及免疫应答的可调节性为根本,寻求有效的措施,而不损及整个机体的免疫功能;仍要以免疫细胞及免疫学方法为主要手段,研究并开发功能基因及功能蛋白,以防治疾病、提高健康水平、预防生物恐怖。在新的世纪中,免疫学对医学生命科学的发展,必将有更大的贡献。

归纳总结

免疫是机体识别并消除"非己"物质所引起的生理性或病理性反应,其功能表现为免疫防御、免疫自稳和免疫监视。正常情况下,免疫对机体是有利的,但在某些情况下,过强或过弱的免疫应答可导致过敏性疾病、严重的感染及自身免疫性疾病等。医学免疫学是研究机体免疫系统的组成、结构与功能以及免疫学在疾病预防、诊断和治疗中应用的一门基础学科。

能力检测

一、单项选择题

1. 免疫是指( )。
A. 机体抗感染的过程
B. 机体识别和排除抗原性异物的过程
C. 机体抵御病原微生物的过程
D. 机体识别和清除自身衰老损伤细胞的过程
E. 机体抗肿瘤的过程

2. 免疫监视功能主要的作用为( )。
A. 清除变性细胞
B. 清除衰老细胞
C. 抵抗病原生物
D. 清除死亡细胞
E. 清除突变细胞

3. 免疫自稳功能失调可导致( )。
A. 超敏反应
B. 免疫缺陷
C. 自身免疫性疾病
D. 恶性肿瘤
E. 后天获得性免疫缺陷病

4. 牛痘苗的发明者是( )。
A. 德国人Behring
B. 法国人Pasteur
C. 德国人Ehrlich
D. 英国人Jenner
E. 英国人Wright

二、简答题

1. 什么叫免疫?简述免疫的功能表现。

(黄贺梅)

第二章 抗 原

 学习目标 ......

◆ 掌握抗原、抗原决定簇、异嗜性抗原的概念；掌握决定抗原免疫原性的条件。
◆ 熟悉医学上重要的抗原。
◆ 了解异嗜性抗原和免疫佐剂在免疫诊断和免疫预防中的作用。

案例引导

患者，男，19岁。因左眼球摘除后1个月，右眼视物模糊十余天入院。该患者1个月前因左眼外伤后行左眼球摘除术。十余天前无明显诱因下出现右眼视物模糊伴视物变形、变暗。无明显眼痛、眼胀、畏光、流泪、复视等。经临床诊断确诊为交感性眼炎。

分析思考：

1. 引起右眼视物模糊、视物变形的原因是什么？
2. 该患者左眼的晶状体蛋白对于其本人是否为抗原？

第一节 抗原的概念与特性

重点：抗原、完全抗原和半抗原的概念。

一、抗原的概念

抗原（antigen，Ag）是指能刺激机体免疫系统诱导免疫应答并能与相应的应答产物（抗体或效应T细胞）发生特异性反应的物质，如细菌、病毒等。抗原是特异性免疫应答的启动者和驱动力。

二、抗原的特性

抗原一般具备以下两种基本特性。

1. 免疫原性（immunogenicity） 免疫原性指抗原能诱导机体免疫系统发生免疫应答，产生相应抗体或效应T细胞的能力。例如，在预防破伤风时接种的破伤风类毒素能刺激机体产生抗毒素（即抗体），这就是破伤风类毒素的免疫原性。

2. 免疫反应性（immureactivity） 免疫反应性指抗原分子与免疫应答产物（抗体或效应T细胞）发生特异性结合的能力，亦称反应原性。例如，在紧急预防时，体内的破伤风外毒素会与注射的破伤风抗毒素特异性结合，从而避免破伤风疾病的发生，这就是破伤风外毒素的免疫反应性。

同时具有免疫原性和免疫反应性的物质称为完全抗原，如多数蛋白质、细菌、病毒等。只具有免疫反应性而不具有免疫原性的物质称半抗原，如大多数多糖、类脂和某些相对分子质量小的药物。欲使半抗原变为完全抗原，必须在半抗原中加入大分子物质作为载体，当半抗原与载体结合后即获得免疫原性，成为完全抗原。通常用大分子蛋白质作为载体。如青霉素只能与抗青霉

素的抗体结合,而不能诱导产生该抗体,但当其与大分子蛋白质结合后便获得免疫原性,即蛋白质赋予青霉素刺激机体产生抗体的能力。

第二节 决定抗原免疫原性的因素

抗原物质是否具有免疫原性,一方面取决于抗原本身的性质,另一方面取决于机体对抗原刺激的反应性。自然界中物质种类繁多,作为抗原物质必须具备下列性质。

一、异物性

异物性是指与自身正常组织成分有差异或胚胎期与机体的免疫细胞未接触过的物质。它是构成抗原物质的首要条件。免疫应答的本质就是识别异物和排除异物,故激发免疫应答的抗原物质必须具有异物性。异物性物质通常可分为以下三类:

1. 异种物质 对人体而言,各种微生物及其代谢产物、异种蛋白质等均属于异种物质,具有较强的免疫原性。从生物进化过程来看,与宿主的生物学亲缘关系越远的物质,其组织成分的化学结构差异越大,免疫原性越强;反之,种系关系越近免疫原性越弱。如鸭血清蛋白对家兔免疫原性强,而对鸡则免疫原性弱。

2. 同种异体物质 高等动物同种不同个体之间,由于遗传基因不同,其组织成分的化学结构也有差异,因此同种异体物质也是抗原物质。如人类红细胞表面血型抗原、主要组织相容性抗原等,在不同个体间可不同。故 A 型血输入 B 型血的人体内可发生输血反应。

3. 自身抗原 机体自身组织成分正常情况下无免疫原性,但在某些异常情况下,自身成分也可以具有免疫原性。如在感染、烧伤、电离辐射、药物、外伤及手术等多种因素的作用下,可导致自身正常组织结构发生改变,以及隐蔽的自身抗原(甲状腺球蛋白、眼晶状体蛋白、精子等)释放入血,成为自身抗原。

要求:理解异物性的含义,明确异常情况下自身物质也能成为抗原。
重点:抗原通常是结构复杂的大分子异物。

二、一定的理化性状

1. 化学性质 天然抗原多为大分子有机物,蛋白质一般是良好的抗原。糖蛋白、脂蛋白、脂多糖等都具有免疫原性,脂类和核酸分子一般不能诱导免疫应答。

2. 相对分子质量大小 作为完全抗原的物质,其相对分子质量通常在10000以上,一般而言相对分子质量越大的物质免疫原性越强,低于4000者一般不具有免疫原性。抗原必须是大分子物质,其原因为:①相对分子质量越大,其表面的抗原决定簇越多,从而对免疫细胞具有更强的刺激作用。②大分子物质的化学结构稳定,不易被破坏和清除,在体内停留时间较长,有利于持续刺激免疫细胞产生免疫应答。

3. 结构的复杂性 相对分子质量大小并非决定免疫原性的绝对因素。大分子蛋白质免疫原性的强弱往往取决于其氨基酸的组成,含有大量芳香族氨基酸尤其含有酪氨酸的蛋白质,其免疫原性明显高于非芳香族氨基酸为主的蛋白质。如明胶相对分子质量为100000,但免疫原性却很弱,原因在于明胶是由直链氨基酸组成,缺乏苯环氨基酸,稳定性差,易被降解为低分子物质,若在明胶分子中接上2%的酪氨酸,其免疫原性大大增强;而胰岛素相对分子质量仅为5734,但其序列中含9个芳香族氨基酸,故其免疫原性较强。

4. 分子构象与易接近性 分子构象与易接近性是指抗原中特殊化学基团的三维结构是否与免疫细胞表面的抗原受体相吻合,两者之间相互接触的难易程度。若将抗原分子构型改变,则可使抗原的免疫原性减弱或消失。抗原基团分布在表面时,因易于免疫细胞抗原受体结合,免疫原性强;若在分子内部,则不表现免疫原性。

此外,抗原物质的免疫原性还受机体的遗传、年龄、健康状况以及抗原的剂量、进入途径、次数等诸多因素影响。

第三节 抗原的特异性

抗原的特异性表现在两个方面,即免疫原性的特异性和免疫反应性的特异性。前者是指某一抗原只能刺激机体产生针对该抗原的特异性抗体和(或)致敏淋巴细胞;后者是指某一特定抗原只能与其相应的抗体和(或)致敏淋巴细胞结合而发生反应。例如,接种破伤风类毒素只能诱导机体产生针对该毒素的抗体,这种抗体只能与破伤风外毒素结合,而不能与白喉外毒素结合。决定抗原特异性的物质基础是抗原分子中的抗原决定簇。

一、抗原决定簇

抗原决定簇(antigenic determinant)又称抗原表位(epitope),是指抗原分子中决定抗原特异性的特殊化学基团。通常由 5~15 个氨基酸残基或 5~7 个多糖残基组成。一种抗原决定簇只能刺激机体产生一种相应的抗体或致敏淋巴细胞。一个抗原分子上能与相应抗体分子结合的抗原决定簇的总数称为抗原结合价(antigen valence)。一个半抗原相当于一个抗原表位,仅能与抗体分子的一个结合部位结合。天然抗原一般是大分子,由多种、多个抗原表位组成,是多价抗原,可以和多个抗体分子结合。

抗原决定簇的性质、数目、位置和空间构象决定着抗原的特异性。例如,将苯胺、对氨基苯甲酸、对氨基苯磺酸和对氨基苯砷酸等四种已知结构的半抗原,分别与同一载体蛋白偶联,形成酸基不同的半抗原-载体复合物,分别用其免疫动物,结果所产生的抗体能精确地将上述结构相似的半抗原区别开来,四种抗体只能与相应的抗原发生反应(表 2-1)。

表 2-1 抗原决定簇的性质对抗原特异性的影响

	抗 原			
抗 血 清	苯胺 NH₂	对氨基苯甲酸 NH₂ COOH	对氨基苯磺酸 NH₂ SO₃H	对氨基苯砷酸 NH₂ AsO₃H₂
抗苯胺血清	+	−	−	−
抗对氨基苯甲酸血清	−	+	−	−
抗对氨基苯磺酸血清	−	−	+	−
抗对氨基苯砷酸血清	−	−	−	+

二、共同抗原与交叉反应

天然抗原表面常带有多种抗原决定簇,每种抗原决定簇都能刺激机体产生一种特异性抗体,因此复杂抗原能使机体产生多种特异性抗体。一般来说,不同的抗原物质具有不同的抗原决定簇,故各具特异性;但也有某一抗原决定簇同时出现在不同抗原上,这种决定簇称为共同抗原决定簇。带有共同抗原决定簇的不同抗原称为共同抗原(common antigen)。由共同抗原决定簇刺激机体产生的抗体可以和具有相同或相似抗原决定簇的不同抗原发生反应,称为交叉反应(cross reaction)(图 2-1)。

要求:理解抗原特异性的概念。

重点:抗原决定簇是抗原分子中决定抗原特异性的特殊化学基团。

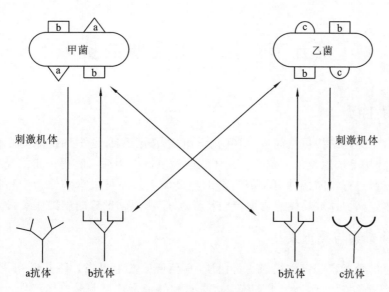

图 2-1　交叉反应示意图

第四节　抗原的分类

一、根据抗原诱生抗体时是否依赖 T 细胞辅助分类

1. 胸腺依赖性抗原(thymus dependent antigen，TD-Ag)　此类抗原刺激 B 细胞产生抗体时依赖于 T 细胞辅助，又称 T 细胞依赖性抗原。绝大多数蛋白质抗原如病原微生物、血细胞及血清蛋白等均属于 TD-Ag。

2. 非胸腺依赖性抗原(thymus independent antigen，TI-Ag)　此类抗原刺激 B 细胞产生抗体时不需要 T 细胞辅助，又称 T 细胞非依赖性抗原。少数抗原如细菌脂多糖、细菌聚合鞭毛素等均属之。

二、根据抗原的提呈途径分类

1. 外源性抗原(exogenous antigen)　外源性抗原指来源于细胞外的抗原，如各种病原微生物、动物蛋白等。这类抗原进入机体后被抗原提呈细胞(APC)摄取、加工成抗原肽并与 MHC-Ⅱ 类分子结合成复合物的形式提呈给 $CD4^+$ T 细胞。

2. 内源性抗原(endogenous antigen)　内源性抗原指在机体内合成的抗原，如被病毒感染细胞合成的病毒蛋白和肿瘤细胞合成的蛋白抗原等。这类抗原与 MHC-Ⅰ类分子结合成复合物，再提呈给 $CD8^+$ T 细胞。

三、抗原的其他分类方法

(1) 根据抗原的性能分为完全抗原和半抗原。

(2) 根据抗原与机体的亲缘关系分为异种抗原、同种异型抗原和自身抗原。

(3) 根据抗原的产生方式(来源)分为天然抗原、人工抗原。

(4) 根据物理状态不同分为颗粒性抗原和可溶性抗原。

(5) 根据抗原的化学组成可分为蛋白质抗原、多糖抗原及核蛋白抗原等。

第五节 医学上重要的抗原

一、病原微生物

各种病原微生物的结构虽然简单,但其化学组成却很复杂,是多种抗原的复合体,如大肠埃希菌有菌体抗原、鞭毛抗原及菌毛抗原。人体感染病原微生物后可获得一定的免疫力,因此用病原微生物制成疫苗进行预防接种可提高人群的免疫能力。还可根据病原微生物抗原的特异性,用免疫学方法鉴定病原体或检测患者血清中特异性抗体,以辅助诊断感染性疾病。

二、细菌外毒素与类毒素

病原菌分泌的外毒素是毒性很强的蛋白质,其免疫原性也很强。将其经 0.3%~0.4%甲醛处理脱毒后仍保留免疫原性,称为类毒素。类毒素和外毒素均可刺激机体产生特异性抗体,称为抗毒素。抗毒素能中和外毒素的毒性作用,保护机体免于患病。

三、动物免疫血清

临床上常用抗毒素治疗细菌外毒素引起的疾病。各种抗毒素的制备均是将类毒素注入马体内,然后从马血清中分离提取。因此,抗毒素对人体具有双重作用:一方面抗毒素作为抗体,可中和外毒素的毒性,起到防治疾病的作用;另一方面,它又是异种动物的血清蛋白,具有很强的免疫原性,可刺激机体产生相应的抗体,导致某些个体发生超敏反应。

四、异嗜性抗原

异嗜性抗原是存在于不同种属动物、植物和微生物之间的共同抗原。如乙型溶血性链球菌的细胞壁与人体肾小球基底膜之间存在异嗜性抗原,当乙型溶血性链球菌感染人体后,可刺激机体产生相应的抗体,这类抗体可与肾小球基底膜结合,从而引起肾小球肾炎。

五、同种异型抗原

同一种属不同个体之间所存在的抗原称为同种异型抗原,此类抗原是由遗传基因决定的,主要包括血型抗原和人类主要组织相容性抗原。如 ABO 血型不符的个体间相互输血,可发生严重输血反应;如母亲为 Rh$^-$,胎儿为 Rh$^+$,可引起新生儿溶血症;人类主要组织相容性抗原存在于人有核细胞表面,不同个体之间(除同卵双生外)均存在差异,在组织器官移植时,若供、受者该抗原不同,植入的组织器官则被受者免疫细胞当做异物识别,并予以排斥。

六、自身抗原

能诱导机体发生免疫应答的自身物质称为自身抗原。在正常情况下,机体对自身组织细胞不会产生免疫应答,但在一定条件下自身物质也能发生免疫应答,引起自身免疫性疾病。

1. 修饰或改变的自身抗原 当正常的自身组织因感染、电离辐射或化学药物等影响时,自身组织的分子结构发生改变,形成新的抗原决定簇或暴露自身抗原内部隐蔽的决定簇成为自身抗原,可刺激机体产生免疫应答,导致自身免疫性疾病。

2. 隐蔽的自身抗原 正常情况下某些自身成分与免疫系统是隔绝的,从未接触过免疫细胞,称为隐蔽的自身抗原,如甲状腺球蛋白、眼晶状体蛋白、精子等。因外伤、感染或手术不慎等原因,这些隐蔽的自身抗原可能进入血流,引起免疫应答,导致自身免疫性疾病。如甲状腺球蛋白释入血流,引起变态反应性甲状腺炎;眼葡萄膜色素抗原释放,引起交感性眼炎;精子抗原可引起男性不育等。

七、肿瘤抗原

肿瘤抗原(tumor antigens)是细胞在癌变过程中出现的新抗原或过度表达的抗原物质的总称。肿瘤抗原根据其特异性可分为两大类。

1. 肿瘤相关抗原(tumor associated antigen,TAA) 肿瘤相关抗原是指非肿瘤细胞所特有,在正常细胞也能微量表达,当细胞癌变时其含量明显增高的抗原。由于这类抗原只表现出量的变化而无严格的肿瘤特异性,故称为肿瘤相关抗原。如甲胎蛋白(AFP),它是胎儿肝细胞合成的一种糖蛋白,是胎儿血清中的正常成分,出生后至成人血清中 AFP 含量极微,但在原发性肝癌患者的血清中 AFP 含量显著增高,因此,检测患者血清中 AFP 的含量可辅助诊断原发性肝癌。

2. 肿瘤特异性抗原(tumor-specific antigens,TSA) 肿瘤特异性抗原是指只存在于某些肿瘤细胞表面,而不存在于正常细胞和其他肿瘤细胞表面的新抗原。近年来应用异种血清、单克隆抗体及分子生物学等技术已分离鉴定出许多人类肿瘤特异性抗原。

知识链接

免疫佐剂

预先或与抗原同时注入体内,能增强机体对该抗原的免疫应答或改变免疫应答类型的非特异性免疫增强性物质,称为佐剂。佐剂的种类很多,临床常用的有氢氧化铝、明矾、卡介苗、细菌脂多糖等。佐剂作用机制:改变抗原物理性状,延缓抗原降解和排除,延长抗原在体内停留时间;刺激淋巴细胞的增殖分化,从而增强和扩大免疫应答的能力。由于佐剂具有增强免疫应答的作用,故其应用很广。佐剂的主要用途包括增强特异性免疫应答,用于预防接种及制备动物抗血清;作为非特异性免疫增强剂,用于抗肿瘤与抗感染的辅助治疗。

归纳总结

抗原是指能刺激机体免疫系统诱导免疫应答并能与相应的应答产物(抗体或效应 T 细胞)发生特异性反应的物质。免疫原性和免疫反应性是抗原的两个基本特性。决定抗原免疫原性的因素包括物质的异物性、一定的理化性状以及宿主的年龄、健康状态等。抗原的特异性表现在免疫原性和免疫反应性两方面。抗原分子中决定抗原特异性的特殊化学基团是抗原决定簇。带有共同抗原决定簇的不同抗原称为共同抗原,由共同抗原决定簇刺激机体产生的抗体可以和具有相同或相似抗原决定簇的不同抗原发生反应,称为交叉反应。医学上重要的抗原包括病原微生物、细菌外毒素与类毒素、动物免疫血清、异嗜性抗原、同种异型抗原、自身抗原以及肿瘤抗原等。

能力检测

一、单项选择题

1. 下列属于半抗原的物质是(   )。
   A. 蛋白质   B. 异种动物血清   C. 异型红细胞
   D. 外毒素   E. 青霉素

2. 下列哪项决定抗原的特异性?(   )
   A. 抗原的相对分子质量   B. 抗原的物理性状   C. 抗原的复杂结构
   D. 抗原分子表面的特殊化学基团 E. 抗原的免疫反应性

3. 下列物质中不属于抗原异物的是(   )。

A. 马血清　　　B. 类毒素　　　C. 异型红细胞　D. 微生物　　　E. 葡萄糖

4. 存在于不同种属动物、植物及微生物之间的共同抗原称为（　　）。

A. 异种抗原　　　　　　　　B. 同种异型抗原　　　　　　　C. 异嗜性抗原

D. 自身抗原　　　　　　　　E. 类属抗原

5. 属于肿瘤相关抗原的是（　　）。

A. 甲胎蛋白　　B. 胎盘组织　　C. HLA　　　D. 脑组织　　　E. 精子抗原

二、名词解释

抗原　完全抗原　抗原决定簇　异嗜性抗原

三、简答题

1. 影响抗原免疫原性的因素有哪些？

2. 如何理解抗原的特异性和交叉反应？有何意义？

3. 医学上重要的抗原有哪些？其医学意义是什么？

（黄贺梅）

第三章 免疫球蛋白

 学习目标

◆掌握抗体和免疫球蛋白的概念及两者间的区别。
◆掌握免疫球蛋白的生物学作用。
◆熟悉免疫球蛋白的基本结构以及五类免疫球蛋白的主要特性。
◆了解人工制备抗体的类型及意义。

 案例引导

患者,女,65岁,半年前无明显诱因出现面色苍白、全身乏力,伴恶心、呕吐,无发热、骨痛、头晕及搏动性头痛等,经当地医院检查后,考虑"后循环缺血",给予对症治疗4天后出院。上述症状进行性加重,因"面色苍白、乏力半年,头晕、恶心9天"入院。

入院查体:血压142/90 mmHg,神志清,贫血貌,全身皮肤黏膜苍白,睑结膜苍白。心肺腹查体未见异常。双下肢未见水肿。实验室检查:血常规中白细胞计数$5.19×10^9$/L,血红蛋白55 g/L,血小板计数$112×10^9$/L,中性粒细胞$1.77×10^9$/L,IgG 57.80 g/L,IgA<0.255 g/L,IgM<0.17 g/L,游离免疫球蛋白轻链λ 24.50 g/L,白蛋白26.1 g/L。尿液检查:尿蛋白阳性,本周蛋白测定阳性。骨髓检查:浆细胞明显增生,形态异常。扁骨X线示:颅骨多发小囊状密度减低,颈椎退行性变,C5/6椎间隙变窄;胸腰椎骨质疏松,胸腰椎退行性变。

分析思考:

1. 在临床上该患者被诊断为什么疾病?
2. 查阅相关资料,归纳该病的临床特点及其发病机制。

当细菌、病毒等抗原物质侵入机体后,机体可通过多种免疫成分对其进行攻击,破坏、清除抗原物质,维护自身健康。其中,B细胞产生的抗体就是重要的免疫成分之一。

第一节 抗体与免疫球蛋白的概念

知识链接

血清疗法的创始人——贝林

白喉是一种古老的传染病,在19世纪后期,白喉是儿童最常见的致死性疾病之一。德国微生物学家贝林从1889年开始研究白喉的治疗。开始他想通过消毒来防止白喉棒状杆菌感染人体,但失败了。在后来的实验期间,他发现老鼠从未遭到炭疽的感染,说明鼠血清中含有能摧毁炭疽芽胞杆菌的成分。于是他把白喉棒状杆菌打入小白鼠体内,发现一些幸存者再注射白喉棒状杆菌,可免于感染白喉,他称血清中的物质为"抗毒素",用这种动物的血清可以治愈其他的动物,称为血清治疗。1891年圣诞节,他首次成

功地用羊的血清治愈了一例在柏林医院内的白喉患儿,为人类征服白喉迈出了重要的一步。因此,1901年他获得了首届诺贝尔生理学或医学奖。

重点:抗体和免疫球蛋白的概念;抗体主要存在于体液中;抗体均是免疫球蛋白,免疫球蛋白不一定具有抗体活性。

抗体(antibody,Ab)是B细胞识别抗原后活化、增殖分化为浆细胞,由浆细胞产生的一类能与相应抗原特异性结合的球蛋白。抗体具有免疫功能,是重要的免疫分子,主要存在于血液中,也见于其他体液和黏膜分泌液中,故将抗体介导的免疫应答称为体液免疫。

研究发现多发性骨髓瘤、巨球蛋白血症等患者血清中存在与抗体结构相似而未被证实具有抗体活性的球蛋白。1968年和1972年两次国际会议讨论决定,将具有抗体活性或化学结构与抗体相似的球蛋白统一命名为免疫球蛋白(immunoglobulin,Ig)。免疫球蛋白是化学结构上的概念,而抗体是生物学功能上的概念,所有抗体均是免疫球蛋白,但免疫球蛋白不一定具有抗体活性。免疫球蛋白可分为分泌型和膜型,前者主要存在于血液和组织液中,具有抗体的各种功能;后者构成B细胞膜上的抗原受体。

第二节 免疫球蛋白的结构

1962年Porter首先提出IgG分子的化学结构模式。后经许多学者证实,其他几类Ig也都具有与IgG相似的基本结构。

一、基本结构

重点: Ig 由四条多肽链组成,可分为 IgG、IgA、IgM、IgD 和 IgE。

Ig的基本结构由四条多肽链组成,其中两条相同的长链称重链(heavy chain,H链),两条相同的短链称轻链(light chain,L链),四条多肽链借二硫键连接,形成一个"Y"形结构,称为Ig单体,是构成免疫球蛋白分子的基本单位(图3-1)。

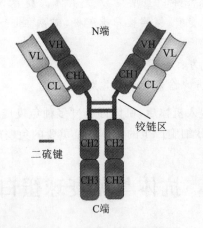

图 3-1 IgG 基本结构示意图

(一)重链和轻链

重点: Ig 分为可变区和恒定区,可变区是与抗原特异性结合部位。

1. 重链 每条重链由450～550个氨基酸残基组成,重链间通过二硫键连接。根据重链恒定区氨基酸组成和排列顺序的不同,可将Ig重链分为五类,分别以希腊字母 γ、α、μ、δ 及 ε 表示,据此将 Ig 分为 IgG(γ)、IgA(α)、IgM(μ)、IgD(δ)和 IgE(ε)五类。同一类 Ig 根据铰链区氨基酸组成和重链二硫键数目和位置的差异,又可分为不同亚类,如人 IgG 可分为 IgG1～IgG4,IgA 可分为 IgA1～IgA2,IgM、IgD、IgE 尚未发现亚类。

2. 轻链 每条轻链约含214个氨基酸残基,通过二硫键与重链连接。根据轻链恒定区氨基酸组成和排列顺序的不同,可将Ig的轻链分为 κ 和 λ 两型,在一个 Ig 单体中两条轻链的型别完

全相同。

（二）可变区与恒定区

1. 可变区　免疫球蛋白单体中每条多肽链两端游离的氨基或羧基的方向是一致的，分别命名为氨基端（N 端）和羧基端（C 端）。多肽链的氨基端，L 链的 1/2 区段和 H 链的 1/4 区段内，氨基酸组成及排列顺序随其识别抗原的不同而有很大变化，故称为可变区（V 区），用 VH 和 VL 表示。在可变区中，某些局部区域的氨基酸组成及排列顺序高度可变，称为高变区（HVR）。高变区为 Ig 与抗原特异性结合的部位，又称互补决定区（CDR）。可变区其他部分氨基酸变化较小，称为骨架区（FR），此区虽不与抗原结合，但维持 CDR 的空间构型。H 链和 L 链高变区形成的特定空间构型共同组成 Ig 的抗原结合部位，此部位的构型与抗原决定簇互补，是抗体与抗原结合的关键部位。

2. 恒定区　在 Ig 多肽链的羧基端，L 链的 1/2 区段与 H 链的 3/4 区段，氨基酸的组成和排列比较恒定，称为恒定区（C 区），用 CH 和 CL 表示。

（三）铰链区

铰链区位于 CH1 与 CH2 之间，含有大量脯氨酸，富有弹性及伸展性，有利于 Ig 可变区与不同距离抗原决定簇结合，同时也有利于补体结合点的暴露，为补体的经典激活途径创造条件。

（四）免疫球蛋白的其他结构

1. 连接链（J 链）　由浆细胞合成的酸性糖蛋白，以二硫键的形式共价结合到免疫球蛋白的重链上，是连接两个或两个以上免疫球蛋白单体的成分。IgM 由一条 J 链和若干个二硫键连接形成五聚体，分泌型 IgA（SIgA）由一条 J 链连接成双聚体。

2. 分泌片（SP）　由黏膜上皮细胞合成与分泌的多肽。它以非共价键方式结合于 IgA 双聚体上，形成分泌型 IgA，并介导 SIgA 向黏膜上皮外主动输送。分泌片的功能是保护 SIgA 的铰链区免受环境中蛋白酶的消化作用（图 3-2）。

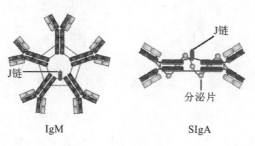

图 3-2　Ig 多聚体的结构示意图

二、免疫球蛋白的结构域

Ig 分子的每条肽链均可通过折叠，并由链内二硫键连接成几个球形结构域，每个球形结构域约由 110 个氨基酸组成，具有一定的生理功能。每条 L 链有 VL 和 CL 两个结构域；IgG、IgA 和 IgD 的重链有四个结构域，即 VH、CH1、CH2 和 CH3；IgM 和 IgE 的重链有五个结构域，即多一个 CH4。各结构域主要功能如下：①VH 和 VL 是抗原特异性结合部位，它可与相应的抗原决定簇在空间结构上形成精密的空间互补。②CH1 和 CL 具有部分同种异型的遗传标志。③IgG 的 CH2 和 IgM 的 CH3 是补体（C1q）结合部位，参与补体激活。④IgG 的 CH3 可与吞噬细胞、B 细胞、NK 细胞表面的 IgGFc 受体（FcγR）结合，IgE 的 CH4 能与肥大细胞和嗜碱性粒细胞 IgEFc 受体结合。

三、免疫球蛋白的水解片段

在一定条件下，免疫球蛋白分子肽链可被蛋白酶水解为不同片段，通过研究不同的结构片段

NOTE

可了解 Ig 的结构与功能。木瓜蛋白酶和胃蛋白酶是最常用的两种 Ig 蛋白水解酶,可将 IgG 水解成不同片段。

（一）木瓜蛋白酶水解片段

知识点:木瓜蛋白酶水解 Ig 得到 2 个 Fab 段和 1 个 Fc 段,Fab 段特异性结合抗原。

用木瓜蛋白酶水解 IgG,可在其重链铰链区二硫键近氨基端侧切断,使其裂解为两个相同的 Fab 段和一个 Fc 段(图 3-3)。Fab 段为抗原结合片段,它含一条完整的轻链和重链 N 端的 1/2 部分,能与一个抗原决定簇发生特异性结合,为单价。Fc 段即可结晶片段,含两条重链 C 端的 1/2 及重链间的二硫键;它不能与抗原结合,是 Ig 与效应分子或细胞相互作用的部位。

（二）胃蛋白酶水解片段

用胃蛋白酶水解 IgG,可在其重链铰链区二硫键近羧基端侧切断,裂解为大小两个片段。大片段为具有双价抗体活性的片段,称为 F(ab')₂,能与两个抗原决定簇发生特异性结合,为双价。小片段被继续水解成小分子肽,称为 pFc',不再具有任何生物学活性(图 3-3)。由于 F(ab')₂ 片段保留了结合相应抗原的生物学活性,又避免了 Fc 段抗原性可能引起的副作用,对制备免疫制剂和医疗实践具有实际意义。如马血清抗毒素经胃蛋白酶处理后,可除去大部分 Fc 段,减少超敏反应发生。

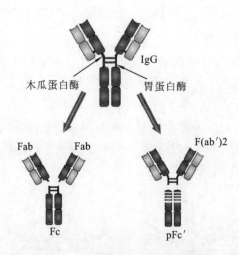

图 3-3 免疫球蛋白水解片段示意图

第三节 抗体的生物学作用

抗体的生物学作用与其分子结构密切相关,是由免疫球蛋白的各结构域特点所决定的。V 区可与抗原特异性结合;C 区能激活补体、通过胎盘和结合细胞表面 Fc 受体而发挥调理作用、ADCC 及超敏反应等。

重点:抗体的生物学作用为特异性结合抗原、激活补体、结合细胞表面 Fc 受体(调理作用、ADCC、介导 I 型超敏反应)和穿过胎盘与黏膜。

一、特异性结合抗原

识别并特异性结合抗原是抗体的主要功能。其与抗原结合的特异性是由免疫球蛋白 V 区氨基酸组成与空间构型所决定。抗体的 V 区与相应抗原决定簇立体构型相吻合,形成互补,在静电吸引下发生结合。抗原抗体特异性结合后,除起到直接中和毒素等作用外,还引起免疫球蛋白的 Fc 段变构,从而产生其他的生物学活性。

二、激活补体

IgG1～IgG3 和 IgM 与相应抗原特异性结合后,抗体发生变构,CH 区上补体结合位点暴露,

补体成分 C1q 与之结合,从而启动经典途径活化补体。聚合的 IgA 和 IgG4 可通过旁路途径激活补体系统。

三、结合细胞表面 Fc 受体

1. 调理作用 调理作用是指抗体(如 IgG)可通过其 Fc 段与中性粒细胞、巨噬细胞表面的 Fc 受体结合,促进吞噬细胞对抗原的吞噬作用(图 3-4)。

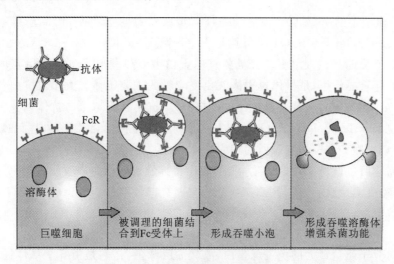

图 3-4 调理作用示意图

2. 依赖细胞介导的细胞毒作用 抗体依赖细胞介导的细胞毒作用(ADCC)指具有杀伤作用的细胞(如 NK 细胞)通过其表面的 Fc 受体识别结合于靶细胞(如细菌或肿瘤细胞)上抗体的 Fc 段,直接杀伤靶细胞(图 3-5)。抗体与靶细胞上的抗原结合是特异性的,而表达 Fc 段受体细胞的杀伤作用是非特异性的。

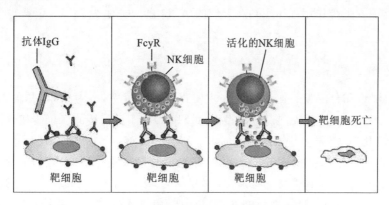

图 3-5 ADCC 示意图

3. Ⅰ型超敏反应 IgE 为亲细胞性抗体,其 Fc 段与肥大细胞、嗜碱性粒细胞表面 Fc 受体结合,使机体处于致敏状态。当致敏细胞表面结合的 IgE 再次与相同变应原结合时,使这些细胞释放生物活性物质,引起Ⅰ型超敏反应。

四、穿过胎盘和黏膜

在人类,IgG 是唯一能从母体通过胎盘转移到胎儿体内的免疫球蛋白。IgG 穿过胎盘的作用是一种重要的自然被动免疫,对于新生儿抗感染具有重要意义。另外,SIgA 可经黏膜上皮细胞进入消化道和呼吸道等黏膜表面,在黏膜局部发挥免疫作用。

第四节　各类免疫球蛋白的特性与功能

要求:Ig 可分为 IgG、IgA、IgM、IgD 和 IgE 五类,要求学习者列出各 Ig 的主要特性与功能。

一、IgG

IgG 是人类血清中的主要抗体,占血清免疫球蛋白总量的 75%~80%,多以单体形式存在。人 IgG 有 IgG1、IgG2、IgG3 和 IgG4 四个亚类。IgG 半衰期最长,为 20~23 天。出生后 3 个月婴儿开始合成 IgG,5 岁时达成人水平。五类免疫球蛋白中 IgG 是唯一能穿过胎盘的抗体,在新生儿抗感染免疫中起重要作用,是机体再次体液免疫应答的主要抗体。大多数抗菌、抗毒素和抗病毒抗体均属于 IgG 类抗体。有些自身抗体如抗核抗体、抗甲状腺球蛋白抗体以及参与 Ⅱ、Ⅲ 型超敏反应的抗体也属于 IgG。IgG1、IgG2、IgG3 可通过经典途径活化补体,发挥免疫效应。IgG 通过其 Fc 段与吞噬细胞和 NK 细胞表面的相应受体结合,发挥调理吞噬和 ADCC。IgG 的 Fc 段还能同金黄色葡萄球菌蛋白 A (SPA)结合,再与相应特异性抗原结合出现凝集现象,即协同凝集试验,已广泛用于免疫学检验。

二、IgM

IgM 是相对分子质量最大的免疫球蛋白,故又称巨球蛋白,它是由 5 个单体通过一个 J 链和二硫键连接成的五聚体。IgM 一般不能透过血管壁,主要存在于血液中,占血清免疫球蛋白总量的 5%~10%。IgM 是个体发育中最早合成的免疫球蛋白,在胎儿晚期已能合成,但不能通过胎盘,如脐带血中出现高浓度 IgM 时,提示胎儿宫内感染。IgM 也是初次免疫应答中最早出现的抗体,半衰期约为 5 天,若血清中特异性 IgM 含量升高,表明机体有近期感染,IgM 可用于感染的早期诊断。五聚体 IgM 含 10 个 Fab 段,具有很强的抗原结合能力;含 5 个 Fc 段,其激活补体、促进杀菌与溶菌及调理吞噬等作用强于 IgG。天然的 ABO 血型抗体为 IgM。IgM 也参与 Ⅱ、Ⅲ 型超敏反应。

三、IgA

IgA 分为血清型和分泌型。血清型 IgA 主要存在于血清中,多为单体,占血清免疫球蛋白总量的 10%~15%,其免疫作用较弱。分泌型 IgA(SIgA)由 J 链连接的二聚体和分泌片组成,主要分布于呼吸道、消化道、泌尿生殖道黏膜表面,以及初乳、唾液、泪液等外分泌液中。IgA 和 J 链主要由呼吸道、胃肠道及泌尿生殖道等处黏膜固有层中的浆细胞合成,分泌片由黏膜上皮细胞合成,当 IgA 二聚体经过黏膜上皮细胞时,与分泌片结合,形成完整的 SIgA,然后随分泌液排出到黏膜表面。SIgA 主要参与黏膜局部免疫,通过与相应病原体(细菌、病毒等)结合,阻止其黏附于细胞表面。婴儿在出生后 4~6 个月才能合成 IgA,但可从母亲初乳中获得 SIgA,这对婴儿抵抗胃肠道感染具有重要意义,所以应提倡母乳喂养。

四、IgD

IgD 在血清中含量很低,约占血清 Ig 总量的 0.2%。IgD 为单体,铰链区较长,对蛋白酶水解敏感,半衰期仅为 3 天。IgD 可在个体发育的任何时间产生。血清中 IgD 功能尚不清楚,但表达在 B 细胞表面的 IgD(mIgD)是 B 细胞成熟的标志,又是 B 细胞表面的抗原识别受体(BCR),可接受相应抗原的刺激,并对 B 细胞的活化、增殖和分化产生免疫调节作用。

五、IgE

IgE 是正常人血清中含量最低的免疫球蛋白,仅占 Ig 总量的 0.002%,以单体形式存在,主要

NOTE

由呼吸道如鼻咽、扁桃体、支气管和胃肠道黏膜固有层中的浆细胞产生。IgE 可通过 Fc 段与嗜碱性粒细胞和肥大细胞膜上相应受体(FcεR1)结合，引起 I 型超敏反应，故称为亲细胞抗体。在寄生虫感染或超敏反应发生时，患者血清中特异性 IgE 含量显著增高，对机体抗寄生虫感染具有一定意义。人各类免疫球蛋白的主要理化特性和生物学特性见表 3-1。

表 3-1　人各类免疫球蛋白的主要理化特性和生物学特性

特　性	IgG	IgM	IgA	IgD	IgE
重链	γ	μ	α	δ	ε
相对分子质量	140000～165000	970000	160000 或 400000	184000	188000
主要存在形式	单体	五聚体	单体或二聚体	单体	单体
开始合成时间	出生后 3 个月	胎儿末期	出生后 4～6 个月	任何时间	较晚
相对含量/(%)	75～80	10～15	5～10	0.2	0.002
半衰期(天)	23	10	6	3	2
经典途径活化补体	+	+	-	-	-
替代途径活化补体	+	-	+	-	-
结合巨噬细胞	+	-	+	-	+
结合肥大细胞或嗜碱性粒细胞	-	-	-	-	+
结合 SPA	+	-	-	-	-
介导 ADCC	+	-	-	-	-
穿过胎盘	+	-	-	-	-

注:"+"表示具有该生物学特征;"-"表示不具有该生物学特征。

第五节　人工制备抗体的类型

一、多克隆抗体

由单一细胞无性增殖形成的细胞群体，称为细胞克隆。大多数天然抗原分子表面具有多种抗原决定簇，每一种抗原决定簇均可刺激机体内一个相应的 B 细胞克隆产生一种特异性抗体。若将天然抗原注入机体，可刺激多个 B 细胞克隆产生针对多种抗原决定簇的抗体混合物，称为多克隆抗体(polyclonal antibody，PcAb)。获得多克隆抗体的主要途径有动物免疫血清、恢复期患者血清或免疫接种人群。多克隆抗体的特点是来源广泛、制备容易，免疫作用全面;但特异性不高，易发生交叉反应。

二、单克隆抗体

只识别抗原分子上一种抗原决定簇，由单一 B 细胞克隆产生的均一抗体，称为单克隆抗体(monoclonal antibody，McAb)。1975 年 Kohler 和 Milstein 建立了体外杂交瘤细胞技术，即用抗原免疫小鼠的脾细胞(富含 B 细胞)与小鼠的骨髓瘤细胞融合而形成杂交瘤细胞。这种杂交瘤细胞既保存了肿瘤细胞在体外无限制繁殖的特性，又继承了 B 细胞能合成和分泌特异性抗体的能力。再经特异性抗原检查后寻找到针对某种抗原表位的杂交瘤细胞，可通过体外培养或通过接种于小鼠腹腔内，使之大量扩增，即克隆化，从培养上清液或腹腔积液中获得单克隆抗体。

单克隆抗体具有特异性强、性质纯、效价高、易大量制备等优点，广泛应用于生命科学各个领域。①用于检测各种抗原，包括肿瘤表面抗原、受体、激素、神经递质及细胞因子等。②用于治

知识点:只识别抗原分子上一种抗原决定簇，由单一 B 细胞克隆产生的均一抗体，称为单克隆抗体。

疗,单克隆抗体可与抗癌药物、毒素或核素偶联,制备成导向药物用于肿瘤治疗。③用于防治,抗T细胞、抗 IL-2R 的 McAb 可防治器官移植排斥反应。

三、基因工程抗体

基因工程抗体(genetic engineering antibody)是指用基因重组技术制备的抗体。其是借助DNA重组和蛋白质工程技术,在基因水平上对免疫球蛋白进行切割、拼接或修饰,重新组装成的新型抗体。基因工程抗体既保留单克隆抗体均一性、特异性强的优点,又克服了其为鼠源性的弊端。它主要包括人-鼠嵌合抗体、人源化抗体、双特异性抗体、单链抗体、小分子抗体等。

归纳总结

抗体是B细胞识别抗原后活化、增殖分化为浆细胞,由浆细胞产生的一类能与相应抗原特异性结合的球蛋白。免疫球蛋白是指具有抗体活性或化学结构与抗体相似的球蛋白。Ig基本结构由两条重链和两条轻链借二硫键连接而成,分为可变区和恒定区,其中可变区是与抗原特异性结合部位;而恒定区具有激活补体、穿过胎盘和结合细胞表面 Fc 受体等作用。IgG 经木瓜蛋白酶水解后裂解得到两个 Fab 段和一个 Fc 段,而经胃蛋白酶作用后可获得一个 $F(ab')_2$ 段和 pFc' 段。此外,有些类别的 Ig 还含有 J 链和分泌片等辅助成分。

根据重链恒定区结构不同将 Ig 分为 IgG、IgA、IgM、IgD 和 IgE 五类,其中 IgG 在正常人体内含量最多,半衰期长,是唯一通过胎盘的抗体,具有中和毒素与病毒、激活补体、调理作用及介导 ADCC 等作用;IgM 为五聚体,相对分子质量最大,是个体发育和初次免疫应答最早合成的抗体,其结合抗原、激活补体、调理及促进溶菌作用等均强于 IgG;SIgA 在黏膜局部抗感染起着重要作用;IgE 介导 I 型超敏反应。

人工制备抗体的类型主要有多克隆抗体、单克隆抗体和基因工程抗体。

能力检测

一、单项选择题

1. 相对分子质量最大、合成最早的 Ig 是(　　)。

A. IgG　　　　　B. IgA　　　　　C. IgM　　　　　D. IgD　　　　　E. IgE

2. 关于 SIgA 的描述错误的是(　　)。

A. 为单体分子　　　　　B. 为二聚体　　　　　C. 具有 J 链

D. 具有分泌片　　　　　E. 可出现于初乳、唾液中

3 参与 I 型超敏反应的 Ig 是(　　)。

A. IgG　　　　　B. IgA　　　　　C. IgM　　　　　D. IgE　　　　　E. IgD

4. 胎盘球蛋白中主要含的 Ig 是(　　)。

A. IgG　　　　　B. IgM　　　　　C. IgA　　　　　D. IgE　　　　　E. IgD

5. 下列正确的说法是(　　)。

A. 抗体不是免疫球蛋白

B. 免疫球蛋白就是抗体

C. 抗体与免疫球蛋白两者没有关系

D. 抗体就是免疫球蛋白,但免疫球蛋白不一定是抗体

E. 以上都是

6. 下列哪项属于抗体 Fab 段的作用? (　　)

A. 通过胎盘　　B. 结合细胞　　C. 激活补体　　D. 结合抗原　　E. 参与超敏反应

7. IgG 经木瓜蛋白酶水解后得到(　　)。

A. 2 个 Fab 段和 1 个 Fc 段   B. 1 个 Fab 段和 2 个 Fc 段

C. 2 个 F(ab')$_2$ 段和 1 个 pFc' 段   D. 2 个 F(ab')$_2$ 段和 1 个 Fc 段

E. 2 个 Fab 段和 1 个 pFc' 段

8. 既有调理作用又能激活补体的 Ig 是（   ）。

A. IgG 和 IgA   B. IgM 和 IgE   C. IgM 和 IgA   D. IgD 和 IgA   E. IgM 和 IgG

二、名词解释

抗体   免疫球蛋白   单克隆抗体

三、简答题

1. 简述抗体与免疫球蛋白的关系与区别。

2. 简述抗体的主要生物学作用。

四、论述题

以 IgG 为例，试述 Ig 的基本结构、分类及 Ig 肽链功能区。

（张文霞）

第四章 补体系统

 学习目标

◆掌握补体的概念、补体系统的组成及其理化性质。

◆掌握补体的生物学作用。

◆熟悉补体激活的激活物及三条激活途径的比较。

◆了解补体系统的命名。

 案例引导

患者,男,9 岁,因发热 4 天加重两天入院。查体:T 39 ℃,神志清,精神差,心律齐,右肺中叶闻及管状呼吸音及较多干湿性啰音,腹软,肝、脾肋缘下未触及。既往病史,足月顺产,新生儿期正常。4 月、18 月龄 2 次患肺炎链球菌脑膜炎,自生后 7 个月至 8 岁患大叶性肺炎 7 次。4 月龄患局灶性癫痫,19 月龄发生血尿、蛋白尿。3 岁 6 月龄发现活性溶血性补体和纯合子 C3 缺乏,5 岁 7 月龄肾活检示膜增殖性肾小球肾炎。曾接种单剂多价肺炎链球菌疫苗。实验室检查溶血性补体和纯合子 C3 明显低于正常值,T 和 B 细胞活性正常,多种特异性抗体血清滴度阳性(血型物质、破伤风、脊髓灰质炎、风疹和 3、18、19 及 23 型肺炎链球菌等)。诊断:先天性 C3 缺乏症、大叶性肺炎。

分析思考:

1. 何为补体? 为什么补体 C3 缺乏的患者易发生化脓性细菌感染?

2. 简述补体的生物学作用。

3. 查阅相关资料,归纳先天性 C3 缺乏症的临床特点。

第一节 概 述

重点:补体是存在于人和脊椎动物血清、组织液和细胞表面的一组经活化后具有酶活性的蛋白质;补体系统由补体固有成分、补体调节蛋白及补体受体组成;补体 56 ℃ 30 min 即可灭活。

补体(complement,C)是存在于人和脊椎动物血清、组织液和细胞表面的一组经活化后具有酶活性的蛋白质。由于补体包括 30 多种可溶性蛋白和膜结合蛋白,亦称为补体系统。补体系统在机体的免疫应答中发挥抗感染和免疫调节作用,也可参与免疫病理反应。

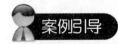 知识链接

补体的发现

19 世纪末,继抗毒素发现之后,1894 年 Pfeiffer 用新鲜免疫血清在豚鼠体内观察到对霍乱弧菌的溶菌现象。不久,比利时科学家 Bordet 在实验中发现将新鲜免疫血清在 60 ℃ 中加热 30 min 则可丧失溶菌能力。他认为在新鲜免疫血清内存在两种不同物质与溶菌作用有关,一种对热稳定的物质称为溶菌素,即抗体,有特异性;另一种对热不稳定的物质,可存在于正常血清中,为非特异性成分,称为补体。其后又证实了抗各种动

物红细胞的抗体加入补体成分也可引起红细胞的溶解现象。由此建立了早期的补体概念,即补体为正常血清中的单一组分,它可被抗原与抗体形成的复合物所活化,产生溶菌和溶细胞现象。

一、补体系统的组成

补体系统的组成可根据其生物学功能分为三类。

1. 补体固有成分 补体的固有成分是指存在于体液中,参与补体活化过程的补体成分,包括经典激活途径的 C1(C1q、C1r、C1s)、C2、C3、C4、C5、C6、C7、C8、C9 共 9 种成分,11 种蛋白质组成;旁路激活途径的 B 因子、D 因子、P 因子;甘露聚糖结合凝集素(MBL)激活途径的 MBL、丝氨酸蛋白酶(MASP)。

2. 补体调节蛋白 补体调节蛋白以可溶性或膜结合形式存在,是调节补体活化程度和范围的蛋白质。如备解素、C1 抑制物、I 因子、H 因子、C4 结合蛋白、细胞膜表面的衰变加速因子(DAF)和膜辅助蛋白(MCP)等。

3. 补体受体 补体受体(CR)表达于不同类型细胞膜表面,通过与补体活性片段结合而介导生物学效应。包括 CR1~CR5、C3aR、C4aR、C5aR 等。

二、补体系统的命名

补体经典激活途径成分按其发现先后顺序命名为 C1、C2、C3……C9,其中 C1 由三个亚单位组成,分别称为 C1q、C1r、C1s。参与补体旁路激活途径的成分以英文大写字母表示,如 B 因子、D 因子、H 因子等;补体调节蛋白多以功能命名,如 C1 抑制物、C4 结合蛋白、衰变加速因子(DAF)等。补体成分被激活时,具有酶活性的成分或复合物在其符号上加一横线表示,如 $\overline{C1}$、$\overline{C3bBb}$ 等;其裂解片段在该成分后加英文小写字母表示,如 C3a、C3b 等,通常 a 为小片段,b 为大片段。灭活后的补体片段在其符号前加英文字母 i 表示,如 iC3b。

三、补体的理化性质

补体各成分主要由肝细胞、巨噬细胞以及肠黏膜上皮细胞等多种细胞产生。补体成分均为糖蛋白,多数是 β 球蛋白,少数为 γ 或 α 球蛋白。补体约占血清球蛋白总量的 10%,以 C3 含量最高。补体性质极不稳定,许多理化因素均可破坏补体活性。对热不稳定,56 ℃ 30 min 即可灭活;在室温下也易失活,0~10 ℃ 条件下补体活性仅能保持 3~4 天。因此,临床检测补体活性时须用新鲜血清。

第二节 补体的激活

在生理情况下,血清中大多数补体成分均以非活性状态存在,只有在某些激活物的作用下或在特定的固相表面上,补体各成分按一定顺序,以连锁的酶促反应依次激活,才表现各种生物学活性。补体的激活过程分为三条途径,即经典途径、旁路途径和 MBL 途径。

一、经典途径

经典途径又称传统途径。IgG(IgG1、IgG2、IgG3)或 IgM 类抗体与相应抗原结合形成的免疫复合物,是经典激活途径的主要激活物。此复合物与 C1 结合启动,依次连锁激活补体 C4、C2、C3、C5~C9。经典途径的激活过程可分为识别、活化和膜攻击三个阶段。

(一)识别阶段

识别阶段是 C1 识别免疫复合物形成活化的 C1 酯酶阶段。C1 是由 1 个 C1q,2 个 C1r,2 个

C1s 依赖 Ca^{2+} 结合形成的多聚体复合物。其中 C1q 为六聚体,有 6 个球状头部,能结合免疫球蛋白分子上的补体结合点。当抗体与抗原结合后,抗体铰链区构型改变,补体结合点暴露,两个以上 C1q 球形头部与之结合,使 C1q 的 6 个亚单位构型发生改变,导致 C1r 和 C1s 的相继激活(图 4-1)。

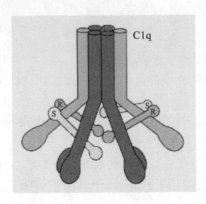

图 4-1　C1 分子结构示意图

(二)活化阶段

活化阶段是形成 C3 转化酶($\overline{C4b2b}$)和 C5 转化酶($\overline{C4b2b3b}$)阶段。在 Mg^{2+} 存在的情况下,活化的 $\overline{C1}$ 依次酶解 C4 和 C2。$\overline{C1}$ 使 C4 裂解成 C4b 和 C4a 两个片段,C4a 释放入液相,C4b 与抗原抗体复合物所在的靶细胞膜结合;C2 与 C4b 形成复合物,被 $\overline{C1}$ 裂解为 C2b 和 C2a。C2b 与 C4b 结合形成 $\overline{C4b2b}$ 复合物,即 C3 转化酶。在 C3 转化酶的作用下,C3 裂解为 C3a 和 C3b。C3b 与细胞膜上 C4b2b 结合,形成 $\overline{C4b2b3b}$ 复合物,即 C5 转化酶。补体裂解过程中生成的小分子 C4a、C2a、C3a 游离于液相中,发挥各自的生物学作用。

(三)膜攻击阶段

膜攻击阶段是 C5 转化酶裂解 C5 后形成膜攻击复合物(MAC),导致靶细胞裂解阶段。在 C5 转化酶的作用下,C5 被裂解成 C5a 和 C5b,C5a 游离于液相中;C5b 与细胞膜结合,再依次结合 C6、C7 形成 $\overline{C5b67}$ 复合物,插入细胞膜脂质双层中。$\overline{C5b67}$ 吸附 C8 形成 $\overline{C5b678}$,其中 C8 是 C9 的结合部位,通常与 12~15 个 C9 分子结合,共同组成 $\overline{C5b6789n}$ 膜攻击复合物(MAC)。MAC 嵌入靶细胞膜脂质双层,形成内径约 11 nm 的跨膜孔道,使可溶性小分子和离子从细胞内溢出,水分子大量进入,导致细胞破裂(图 4-2)。

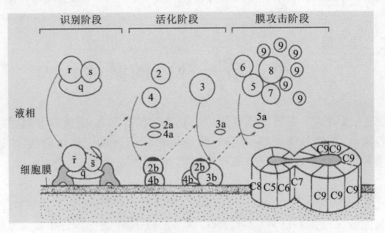

图 4-2　补体经典激活途径示意图

二、旁路途径

旁路途径又称 C3 途径。其激活过程越过 C1、C4、C2,在 B 因子、D 因子和 P 因子的参与下直

接激活 C3,然后完成 C5～C9 活化的连锁反应。旁路途径激活物质主要是细菌的脂多糖、酵母多糖、葡聚糖、凝聚的 IgA 和 IgG4 等。整个激活过程可分为准备、活化和膜攻击三个阶段(图 4-3)。

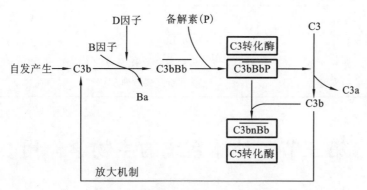

图 4-3 补体旁路激活途径示意图

（一）准备阶段

在生理条件下,血清中的 C3 可被自发水解产生少量 C3b。在 Mg^{2+} 存在下,C3b 可与 B 因子结合形成$\overline{C3bB}$。血清中的 D 因子将结合状态的 B 因子裂解成 Ba 和 Bb。小片段 Ba 游离于液相,大片段 Bb 附着于 C3b 上形成$\overline{C3bBb}$复合物,即为旁路途径的 C3 转化酶。$\overline{C3bBb}$与血清中 P 因子结合成为$\overline{C3bBbP}$,其酶活性更稳定。

（二）活化阶段

当旁路激活物存在时,C3b 和$\overline{C3bBb}$与其结合后不易被灭活。结合于激活物表面的$\overline{C3bBb}$或$\overline{C3bBbP}$,可使 C3 大量裂解生成 C3a 和 C3b。C3b 再与$\overline{C3bBb}$结合,形成$\overline{C3bBb3b}$或$\overline{C3bnBb}$,此即旁路途径的 C5 转化酶。

（三）膜攻击阶段

C5 转化酶裂解 C5 形成膜攻击复合体,导致靶细胞溶解。

三、MBL 途径

MBL 途径又称凝集素途径,与经典途径的激活过程相似。其激活起始于炎症期产生的蛋白与病原体结合之后。在病原微生物感染的急性期,肝细胞合成与分泌急性期蛋白 MBL 和 C 反应蛋白。MBL 是一种钙依赖性糖结合蛋白,属于凝集素家族。正常血清中 MBL 含量极低,在急性感染期其水平明显升高。MBL 可与病原体表面的甘露糖等残基结合,随后构象发生改变,活化与之相连的 MBL 相关的丝氨酸蛋白酶(MASP)。活化的 MASP 能以类似于$\overline{C1}$的方式裂解 C4 和 C2,形成 C3 转化酶,之后的激活与经典途径相同。

旁路途径和 MBL 途径的激活不依赖抗原抗体复合物,可被入侵机体的病原微生物的成分或机体产生的急性期蛋白直接激活,故在病原微生物感染早期发挥重要作用。而经典途径的活化是在机体已产生免疫应答后开始,常在感染的恢复期或持续过程中发挥作用。三条激活途径在生理情况下密切相关,均以 C3 活化为中心,最终形成相同的膜攻击复合体,产生基本相同的生物学效应。补体三条激活途径比较见表 4-1。

表 4-1 补体三条激活途径比较

项 目	经典途径	旁路途经	MBL 途径
激活物质	抗原抗体复合物	脂多糖、酵母多糖、凝聚的 IgG4 和 IgA 等物质	MBL、C 反应蛋白
参与成分	C1～C9	C3,C5～C9,B 因子、D 因子和 P 因子	MASP、C2～C9

知识点:旁路途径是细菌的脂多糖等在 B 因子、D 因子等的参与下直接激活 C3,然后依次活化 C5～C9。

知识点:MBL 途径是急性期蛋白直接激活,其过程与经典激活途径相似。

续表

项　目	经典途径	旁路途经	MBL 途径
C3 转化酶	$\overline{C4b2b}$	$\overline{C3bBb}$	$\overline{C4b2b}$
C5 转化酶	$\overline{C4b2b3b}$	$\overline{C3bnBb}$	$\overline{C4b2b3b}$
作用	参与特异性免疫效应阶段,在感染的后期发挥作用	参与非特异性免疫效应,在感染早期发挥重要作用	参与非特异性免疫效应,在感染早期起重要作用

第三节　补体系统的生物学作用

重点:补体的生物学作用包括溶菌和细胞溶解、调理作用、清除免疫复合物、介导炎症反应和参与免疫调节。

补体系统具有多种生物学作用,既参与非特异性免疫,又参与特异性免疫应答。补体的主要作用包括补体在细胞膜表面形成膜攻击复合物(MAC)导致溶细胞作用以及补体激活过程中所产生的各种水解片段介导的生物学效应。

一、溶菌和细胞溶解作用

补体裂解病原微生物是机体抗感染的重要机制之一。补体系统激活后,在靶细胞表面形成膜攻击复合物,导致靶细胞溶解。在无抗体存在的情况下,某些微生物表面成分可直接"激活"补体旁路途径或 MBL 途径而被溶解。而在病理情况下,自身抗体与相应抗原结合后可通过经典途径激活补体,导致自身组织细胞损伤。

二、调理作用

补体能促进吞噬细胞发挥吞噬能力的作用称为调理作用。C3b、C4b 和 iC3b 均是重要的调理素,当其氨基端与细菌等靶细胞结合后,羧基端与吞噬细胞上相应受体结合,促进吞噬细胞对病原微生物的吞噬。

三、清除免疫复合物

体内中等相对分子质量的免疫复合物可沉积于血管壁,通过激活补体导致周围组织损伤,而补体也可参与清除免疫复合物,保持机体的自身稳定。其机制:①C3b、C4b 与免疫复合物中的 IgFc 段结合,一方面可改变 Ig 的空间构象,干扰抗原抗体结合,抑制新的免疫复合物形成;另一方面 C3b 嵌入免疫复合物的网络结构,减弱抗原抗体分子间的结合力,溶解已形成的免疫复合物。②补体还可通过 C3b 或 C4b 使免疫复合物黏附于具有相应受体的血细胞上,形成大分子聚合物,容易被体内游走或固定的吞噬细胞吞噬清除。

四、介导炎症反应

1. 过敏毒素样作用　C3a、C4a 和 C5a 具有炎症介质作用,能与肥大细胞、嗜碱性粒细胞表面的相应受体结合,促使其脱颗粒,释放组胺等生物活性物质,引起血管扩张、通透性增加以及平滑肌收缩等过敏反应。

2. 趋化作用　C3a、C5a 具有趋化因子的作用,能吸引中性粒细胞和单核-巨噬细胞向炎症区域游走和集聚,增强炎症反应。

五、免疫调节作用

补体不仅在非特异性防御反应中起重要作用,而且还参与特异性免疫应答的调节。其调节主要通过以下几个环节来实现:①参与捕获、固定抗原,并使抗原易于被抗原提呈细胞处理与提呈。②补体成分可与多种免疫细胞相互作用,调节免疫细胞的增殖、分化。③补体参与调节多种

免疫细胞效应功能,如自然杀伤细胞与C3b结合,可增强其对靶细胞的ADCC。

归纳总结

补体是存在于人和脊椎动物血清、组织液和细胞表面的一组经活化后具有酶活性的蛋白质。补体系统包括补体固有成分、补体调节蛋白和补体受体。补体性质极不稳定,56 ℃ 30 min即可灭活。

补体系统的激活有三条途径:①经典激活途径由免疫复合物激活和C1~C9参与。②旁路激活途径由细菌脂多糖等激活和D因子、B因子、P因子、C3、C5~C9参与。③MBL激活途径是由MBL、C反应蛋白启动和MASP、C4、C2、C3、C5~C9参与。补体系统激活后可形成膜攻击复合物,导致靶细胞溶解;激活过程中生成的补体片段具有调理作用、清除免疫复合物、介导炎症反应和免疫调节作用。

能力检测

一、单项选择题

1. 补体经典激活途径的主要激活物质是( )。
A. 内毒素 　　　　B. 抗原抗体复合物 　　　　C. 凝聚的IgA
D. 抗原 　　　　E. 脂多糖

2. 补体固有成分中,血清中含量最高的是( )。
A. C1 　　B. C2 　　C. C3 　　D. C4 　　E. C9

3. 具有过敏毒素作用的补体组分是( )。
A. C3a、C4a 　　　　B. C3a、C5a 　　　　C. C3a、C567
D. C3a、C4a、C5a 　　　　E. C3b、C4b

4. 补体旁路激活途径首先激活的是( )。
A. C1 　　B. C2 　　C. C3 　　D. C4 　　E. C5

5. 下列不是补体系统生物学作用的是( )。
A. 溶菌与溶解细胞 　　　　B. 介导炎症反应 　　　　C. 中和与溶解病毒
D. 清除免疫复合物 　　　　E. 参与免疫调节作用

二、名词解释

补体 经典途径

三、简答题

1. 简述补体系统的组成成分及理化特性。
2. 简述补体三种激活途经的主要区别。

四、论述题

论述补体激活后可产生哪些裂解片段?其引起哪些生物学作用?

(张文霞)

第五章 免疫系统

学习目标 ┊......

◆掌握免疫系统的组成及免疫器官的功能。
◆掌握 T 细胞和 B 细胞的主要特点和功能。
◆熟悉其他免疫细胞的特点及功能。
◆了解细胞因子的种类与功能。

 案例引导

　　患者,女,39 岁,自述 6 年前曾在血贩子处卖血 3 次;3 年前出现发热、乏力、肌肉痛、关节痛、咽痛、腹泻及全身不适等症状,到医院经对症治疗后症状缓解。近 1 个月患者又出现上述症状,并伴有皮肤瘙痒、体重下降、口腔黏膜溃烂、咳嗽、呼吸困难及颈部、腋下等淋巴结肿大,到医院就诊。

　　查体:精神萎靡,表情呆板。体温 38.4 ℃,心率 90 次/分。皮肤表面有紫红色丘疹,多处有破溃;颈部、腋下、枕部及腹股沟淋巴结肿大,无压痛;心律齐,左肺呼吸音粗,闻及水泡音,右肺呼吸音减低;肝肋下 2 cm,脾肋下 4 cm。

　　实验室检查:WBC 2.3×10^9/L,RBC 3.4×10^{12}/L,Hb 7.2 g/dL;CD4$^+$ T 细胞总数＜350 个/mm³(参考值 681±21 个/mm³),CD4/CD8＜1;抗 HIV 抗体阳性,并经确认试验证实;胸片显示右肺多发性结节,可见胸腔积液。

　　分析思考:

　　1. 该患者患何种疾病?

　　2. 查阅相关资料,分析患者 CD4$^+$ T 细胞数量明显减少与发病机制的关系。

　　3. 该病最可能侵犯淋巴结和脾脏的哪些部位?

　　免疫系统(immune system)是机体执行免疫功能、产生免疫应答的物质基础,其通过识别和排除抗原性异物,来维持机体的生理平衡与稳定。免疫系统由免疫器官、免疫细胞和免疫分子组成(图 5-1)。

```
                  ┌ 中枢免疫器官:骨髓、胸腺
          免疫器官 ┤
          │       └ 外周免疫器官:淋巴结、脾脏、黏膜相关淋巴组织
          │
          │       ┌ 免疫活性细胞:T细胞、B细胞
免疫系统 ┤ 免疫细胞 ┤ 抗原提呈细胞:树突状细胞、单核-巨噬细胞、B细胞等
          │       └ 其他免疫细胞:自然杀伤细胞、中性粒细胞、嗜酸性粒细胞、红细胞等
          │
          └ 免疫分子:抗体、补体、细胞因子等
```

图 5-1　免疫系统的组成

第一节 免疫器官

免疫器官(immune organ)按其发生的先后和功能不同,可分为中枢免疫器官和外周免疫器官。中枢免疫器官(central immune organ)是免疫细胞发生、分化、成熟的场所。外周免疫器官(peripheral immune organ)是 T、B 细胞定居、增殖的场所及发生免疫应答的主要部位。

一、中枢免疫器官

(一)骨髓

骨髓(bone marrow)是造血器官,也是各种免疫细胞的发源地。骨髓产生的多能造血干细胞在其微环境中分化成为髓样干细胞和淋巴样干细胞。髓样干细胞进一步分化为红细胞、血小板、粒细胞、单核细胞和树突状细胞等;淋巴样干细胞分化成熟为 B 细胞。所以骨髓是人类及哺乳类动物 B 细胞分化、成熟的场所。

重点:骨髓是 B 细胞分化、成熟的场所,胸腺是 T 细胞分化、成熟的场所。

(二)胸腺

胸腺(thymus)是 T 细胞分化、成熟的场所。骨髓的淋巴样干细胞经血液循环进入胸腺,受胸腺素及多种细胞因子的作用下,分化成熟为 T 细胞。如胸腺功能低下或缺陷时,可导致机体 T 细胞数量减少或细胞免疫功能下降。

知识链接

先天性胸腺发育不全

先天性胸腺发育不全又称为 DiGeorge 综合征,属于原发性免疫缺陷病。其是由于胚胎早期第Ⅲ、Ⅳ咽囊发育障碍造成来源于它的器官,如胸腺、甲状旁腺和大血管(如主动脉弓)等发育不全。先天性胸腺发育不全的主要临床特征为:抗感染能力低下,出生后即有反复感染;新生儿低钙血症和手足抽搐,伴有先天性心血管畸形,外周血 T 细胞数量明显减少或缺如;接种麻疹疫苗、卡介苗等减毒活疫苗时可引起全身感染甚至死亡。

二、外周免疫器官

(一)淋巴结

淋巴结(lymph nodes)分布于颈部、腋窝、腹股沟、纵隔及腹腔等淋巴通道上。淋巴结内的淋巴细胞大约 75% 是 T 细胞,25% 为 B 细胞。

重点:淋巴结和脾是 T、B 细胞定居、增殖、产生免疫应答的场所;黏膜相关淋巴组织具有局部抗感染作用。

淋巴结的表面有一层被膜,实质分为皮质和髓质。皮质又分浅皮质区和深皮质区。浅皮质区中含有淋巴小结,是 B 细胞定居的场所,称为非胸腺依赖区。近髓质的深皮质区是 T 细胞定居的部位,称为胸腺依赖区。

淋巴结的主要功能:①过滤淋巴液:淋巴结中的吞噬细胞能吞噬和清除细菌等异物,具有过滤和净化淋巴液的作用。②T、B 细胞定居、增殖及受到抗原刺激后产生免疫应答的场所。

(二)脾

脾(spleen)是人体最大的外周免疫器官。脾的实质分为白髓和红髓。T 细胞主要分布于白髓的中央动脉周围的弥散淋巴组织;而 B 细胞主要分布于白髓的淋巴小结和红髓的髓索内。白髓和红髓的交界处称为边缘区,内含有 T 细胞、B 细胞和巨噬细胞。脾中 B 细胞占淋巴细胞的

50%~65%;T细胞占30%~50%。

脾的主要功能:①过滤血液作用:脾是血液的过滤器,能清除血液中的病原微生物和自身衰老、损伤的细胞。②T、B细胞定居及接受抗原刺激产生免疫应答的场所。

(三)黏膜相关淋巴组织

黏膜相关淋巴组织包括扁桃体、阑尾、肠系膜淋巴结、肠集合淋巴结以及呼吸道、消化道、泌尿生殖道黏膜下分散的淋巴小结和弥散的淋巴组织。黏膜相关淋巴组织中的 B 细胞多为 IgA 产生细胞,受抗原刺激后直接将 SIgA 分泌到黏膜表面,发挥局部免疫作用。

三、淋巴细胞再循环

成熟的淋巴细胞离开中枢免疫器官后,经血液循环迁移并定居在外周免疫器官的特定区域。有些淋巴细胞离开外周免疫器官,经淋巴管、淋巴干及胸导管进入血液循环;淋巴细胞随血液循环到达外周免疫器官后,又穿越毛细血管后微静脉重新分布于外周免疫器官。淋巴细胞在血液、淋巴液、淋巴结或组织间反复循环的过程称为淋巴细胞再循环。

淋巴细胞通过其再循环进出淋巴结等组织,使得淋巴组织可从反复循环的"细胞库"中补充新的淋巴细胞。同时,淋巴细胞不断地从淋巴组织迁移到血液,增加了淋巴细胞与抗原接触的机会,有助于引起免疫应答。

第二节　免　疫　细　胞

免疫细胞是指参加免疫应答或与免疫应答有关的细胞及前体细胞,主要包括 T、B 细胞、单核-巨噬细胞、树突状细胞、自然杀伤细胞、粒细胞、红细胞和肥大细胞等。其中 T、B 细胞接受抗原刺激后能活化、增殖和分化,产生特异性免疫应答,称为免疫活性细胞。

淋巴细胞及其他免疫细胞在分化的不同阶段或处于不同功能状态下,其细胞膜上可表达不同的分子,通常将这些表面功能分子称为细胞表面标志。这些分子可以用单克隆抗体进行分类整理,以分化群(cluster of differentiation,CD)统一命名。迄今为止,人 CD 的序号已从 CD1 命名至 CD350。

一、T 淋巴细胞

T 淋巴细胞(又称 T 细胞)起源于骨髓造血干细胞,在胸腺微环境及胸腺素作用下分化成熟为 T 细胞,又称胸腺依赖性淋巴细胞。成熟 T 细胞离开胸腺迁移至外周血液中,占淋巴细胞总数的 65%~80%,定居于外周淋巴器官,介导特异性细胞免疫。

(一)T 细胞表面分子

1. T 细胞抗原受体(TCR)　T 细胞抗原受体是 T 细胞特异性识别抗原的受体,也是所有 T 细胞的特征性标志。它是 T 细胞特异性结合抗原的部位。TCR 可分为两类:一类是由 α 和 β 两条肽链组成的 TCRαβ 异二聚体,外周血中约 95% 的 T 细胞表达;另一类是由 γ 和 δ 链组成,外周血中约 5% 的 T 细胞表达。TCR 与 CD3 共同表达在 T 细胞表面构成复合物,能转导抗原识别信号(图 5-2)。

2. CD4 和 CD8 分子　CD4 和 CD8 分子是成熟 T 细胞重要的表面标志,其中 Th 细胞有 CD4 分子,Tc 细胞具有 CD8 分子。借此可将 T 细胞分为 CD4$^+$T 细胞或 CD8$^+$T 细胞两个亚群。CD4 分子与 MHC-Ⅱ类分子结合,CD8 分子与 MHC-Ⅰ类分子结合,可增强和稳定 TCR 与抗原提呈细胞或靶细胞之间的亲和力,辅助 TCR 识别抗原。此外,CD4 和 CD8 分子还参与 T 细胞在胸腺内的发育、分化及成熟。

3. 协同刺激分子　CD28 分子是 T 细胞表面的一种重要的协同刺激分子,其配体是位于抗

知识点:T 细胞介导细胞免疫应答;其表面的 TCR-CD3 具有识别抗原和转导活化信号作用;CD4 和 CD8 分子是辅助 TCR 识别抗原。

NOTE

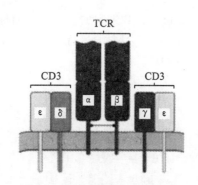

图 5-2　T 细胞抗原受体示意图

原提呈细胞表面的 B7 分子。CD28 与 B7 结合产生协同刺激信号,促进 T 细胞活化。另外, CD40L 是协同刺激因子 CD40 的配体,表达在活化的 CD4$^+$ T 细胞表面,能与 B 细胞表面的 CD40 结合,传递细胞活化的第二信号,促进 B 细胞活化。

4. CD2 分子　CD2 分子又称绵羊红细胞受体。在成熟 T 细胞表面有 CD2 分子,能与绵羊红细胞结合形成玫瑰花环,称为 E 花环。该试验称为 E 花环形成试验,用于检测外周血中 T 细胞的数量和比例,从而间接反映机体细胞免疫功能。

5. 有丝分裂原受体　T 细胞表面有植物血凝素(PHA)受体、刀豆蛋白 A(ConA)受体及美洲商陆(PWM)受体,接受相应丝裂原刺激后可活化、增殖、分化为淋巴母细胞。临床上常用 PHA 刺激人外周血 T 细胞,观察其增殖、转化为母细胞的程度,借此用于测定 T 细胞的免疫功能。

6. 细胞因子受体(CKR)　活化的 T 细胞都会表达多种细胞因子受体,可接受细胞因子的作用,参与调节 T 细胞的活化、增殖和分化。主要受体包括 IL-1R、IL-2R、IL-4R、IL-6R 及 IL-7R 等。

（二）T 细胞亚群及功能

目前,根据 T 细胞表面标志和免疫功能不同将其分为三类。

1. 辅助性 T 细胞(helper T cell,Th 细胞)　其细胞表面具有 CD4 分子,包括 Th1 和 Th2 细胞两个亚群。Th1 细胞接受抗原刺激后,分泌 IL-2、IFN-α、TNF-β 等细胞因子,引起炎症反应和迟发型超敏反应,故 Th1 细胞又称为炎性 T 细胞或迟发型超敏反应性 T 细胞(TDTH 细胞)。Th2 细胞可通过分泌 IL-4、IL-5、IL-6、IL-10 等细胞因子,促进 B 细胞增殖、分化和抗体的生成,引起体液免疫应答。此外,Th2 在超敏反应和抗寄生虫感染中还发挥重要作用。

2. 细胞毒性 T 细胞(cytotoxic T cell,Tc 细胞)　其细胞表面有 CD8 分子。CD8$^+$ T 细胞受抗原刺激后分化成为细胞毒性 T 细胞,可特异性攻击带致敏抗原的靶细胞,如肿瘤细胞和感染病毒的组织细胞。

3. 调节性 T 细胞(regulatory T cell,Tr 细胞)　其是一群高表达 CD25 的 CD4$^+$ T 细胞,具有免疫应答的负调节作用,主要包括自然调节性 T 细胞和适应调节性 T 细胞。前者主要是通过与 CD4$^+$/CD8$^+$ T 细胞直接接触的方式,抑制效应 T 细胞的过度活化与增殖;后者主要是通过分泌细胞因子,如 IL-2、TGF-β,对免疫效应细胞产生抑制作用。

二、B 淋巴细胞

B 淋巴细胞(简称 B 细胞)是骨髓内多能干细胞在骨髓微环境中分化、成熟而成的,并分布于血液、淋巴结、脾、黏膜相关淋巴组织,故又称为骨髓依赖性淋巴细胞。在外周血中,B 细胞占淋巴细胞总数的 5%～25%。其主要功能是接受抗原刺激后分化为浆细胞产生抗体,介导体液免疫。

（一）B 细胞的表面分子

1. B 细胞抗原受体(BCR)　B 细胞抗原受体为 B 细胞特异性识别抗原的受体。该受体是镶

重点:T 细胞分为辅助性 T 细胞、细胞毒性 T 细胞和调节性 T 细胞。

重点:B 细胞的特征性表面标志为 mIg,是 B 细胞特异性识别抗原的受体;B 细胞介导体液免疫应答。

嵌于细胞膜表面的膜免疫球蛋白(mIg),是 B 细胞的特征性表面标志。成熟 B 细胞表面可同时表达 mIgM 和 mIgD,BCR 能与相应抗原特异性结合。而由 BCR 与 Igα/Igβ 异二聚体组成 BCR 复合物,具有转导抗原识别信号的作用(图 5-3)。

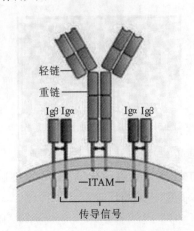

轻链
重链
Igβ Igα   Igα Igβ
—ITAM—
传导信号

图 5-3　B 细胞抗原受体示意图

2. 协同刺激因子　协同刺激因子为提供 B 细胞活化第二信号的辅助分子,主要包括 CD40。CD40 与 T 细胞表面 CD40L 结合,传递细胞活化的第二信号,促进 B 细胞产生免疫应答。

3. Fc 受体(FcR)　Fc 受体是细胞表面能与免疫球蛋白 Fc 段相结合的结构。多数 B 细胞表面表达 IgG Fc 受体 II(FcγR II),与免疫复合物中的 IgG Fc 段结合,从而抑制其表面 mIg 介导的信号转导,对 B 细胞的免疫应答产生调节作用。

4. 补体受体(CR)　成熟 B 细胞主要表达 CR1 和 CR2,分别与相应的配体(C3b 和 C3d)结合促进 B 细胞活化。

5. 丝裂原受体　B 细胞表面有脂多糖受体、葡萄球菌 A 蛋白受体和与 T 细胞共有的美洲商陆受体。可直接诱导 B 细胞活化、增殖与分化。

6. 细胞因子受体　B 细胞表面具有多种细胞因子受体,如 IL-1、IL-2 和 IFN-γ,与不同的细胞因子结合后可产生相应的生物学效应。

(二) B 细胞亚群

根据 B 细胞表面是否表达 CD5 分子,将 B 细胞分为 B1(CD5+)和 B2(CD5-)细胞两个亚群。在个体发育中 B1 细胞出现较早,主要分泌 IgM 型抗体,不产生免疫记忆,无再次应答;B2 细胞在体内出现较晚,主要产生 IgG 型抗体,产生免疫记忆,是参与体液免疫的主要细胞。

三、抗原提呈细胞

知识点:APC 具有吞噬、处理和提呈抗原作用;专职 APC 包括单核-巨噬细胞、树突状细胞和 B 细胞。

抗原提呈细胞(APC)是指能摄取、加工、处理抗原,并将抗原信息提呈给特异性淋巴细胞的一类细胞。APC 可分为两类:一类是专职 APC,包括单核-巨噬细胞、树突状细胞和 B 细胞;另一类是非专职 APC,包括内皮细胞、成纤维细胞和上皮细胞等。

(一) 单核-巨噬细胞

单核-巨噬细胞包括血液中的单核细胞(monocyte)和组织中的巨噬细胞(macrophage)。单核细胞主要由骨髓多能干细胞发育成熟后进入血液,进而通过毛细血管进入肝、脾、淋巴结及全身结缔组织中发育、分化为巨噬细胞。

单核-巨噬细胞表面具有多种受体,如 IgGFc 受体、补体 C3 受体等,这些受体与其发挥多种免疫功能有关。单核-巨噬细胞在机体免疫中的主要作用如下。

1. 吞噬杀伤作用　单核-巨噬细胞可吞噬多种病原微生物、肿瘤细胞、体内衰老细胞等,并在抗体或补体参与下得以加强。

2. 处理、提呈抗原　单核-巨噬细胞摄取抗原后,可将其加工处理成抗原肽,以抗原肽

NOTE

MHC-Ⅰ类或Ⅱ类分子复合物形式表达于细胞表面,供 T、B 细胞识别,产生免疫应答。

3. 参与免疫应答的调节 单核-巨噬细胞可分泌多种细胞因子,如 IL-1、干扰素等,参与免疫应答的调节。

(二)树突状细胞

树突状细胞(dendritic cell,DC)广泛分布于脑以外的全身组织和器官,仅占人外周血单个核细胞的 1%。DC 是机体内最强的抗原提呈细胞,其通过摄取、加工、处理抗原和提呈抗原,直接激活 T 细胞应答反应。

四、其他免疫细胞

1. 自然杀伤细胞 自然杀伤细胞(natural killer cell,NK 细胞)是来源于骨髓的淋巴干细胞,是不同于 T、B 细胞的第三类淋巴细胞。NK 细胞主要分布于血液和脾脏,占外周血淋巴细胞的 5%～10%。

NK 细胞表面具有 IgGFc 受体,当靶细胞膜上的抗原与抗体 IgG 特异性结合时,IgG 通过与 NK 细胞的 Fc 受体结合,触发 NK 细胞对靶细胞的杀伤作用。另外,NK 细胞还可直接杀伤某些肿瘤细胞或病毒感染的细胞,所以,NK 细胞在机体抗肿瘤、抗病毒感染中发挥重要作用。

2. 参与免疫反应的其他细胞 参与免疫反应的其他细胞有中性粒细胞、嗜酸性粒细胞、嗜碱性粒细胞、肥大细胞、血小板和红细胞等,在免疫应答中发挥着不同的作用。

知识点:NK 细胞具有 ADCC 和直接杀伤肿瘤细胞或病毒感染细胞的作用。

第三节 细胞因子

细胞因子(cytokine,CK)是指由机体多种细胞分泌,通过结合细胞表面的相应受体而发挥生物学效应的小分子蛋白质。

一、细胞因子的共同特性

细胞因子的种类很多,每种细胞因子都有各自独特的分子结构、理化特性及生物学功能,但它们也具有一些共同特性,主要如下。

(一)细胞因子的理化性质和分泌特点

1. 理化性质 细胞因子多为相对分子质量较小的分泌型蛋白,绝大多数为糖蛋白。多数细胞因子以单体形式存在,少数(如 IL-5、IL-12、M-CSF 等)为二聚体或(TNF-α)三聚体。

2. 分泌特点

(1)多源性 多种多样的因素刺激机体细胞产生细胞因子,一种细胞因子可由多种细胞产生,一种细胞也可分泌多种细胞因子。

(2)短暂性和自限性 细胞因子并非储存在细胞内,而是接受刺激后启动细胞基因转录、翻译、合成分泌到细胞外发挥生物学作用。但刺激消失后,细胞因子的合成亦随即停止并被迅速降解,半衰期十分短暂。

(二)细胞因子的生物学作用特点

1. 作用方式的多样性 多数细胞因子通过自分泌、旁分泌的方式作用于产生细胞因子的细胞本身或邻近细胞,产生局部效应。但少数细胞因子如 IL-1 在高剂量时以内分泌方式通过血流作用于远处的靶细胞(图 5-4)。

2. 细胞因子的作用特点 细胞因子是抗原或丝裂原等刺激细胞后合成、释放到细胞外的小分子多肽,并通过与细胞表面的相应受体结合发挥生物学效应。

(1)多效性 一种细胞因子可作用于多种靶细胞,产生多种生物学效应。

(2)高效性 细胞因子受体与细胞因子的亲和力远高于抗原抗体亲和力,故极微量细胞因子

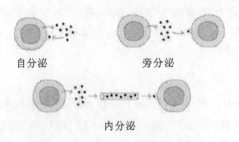

图 5-4　细胞因子作用方式示意图

$(10^{-15}\sim10^{-10}\ \text{mol/L})$就能产生明显的生物学效应。

（3）**重叠性**　几种不同的细胞因子可作用于同一种靶细胞，产生相同或相似的生物学效应，即重叠性。

（4）**协同性与拮抗性**　不同细胞因子间具有协同作用与拮抗作用。一种细胞因子强化另一种细胞因子的功能为协同性；而一种细胞因子抑制其他细胞因子的作用称为拮抗性。

（5）**网络性**　细胞因子的作用不是独立存在的，其通过合成分泌的相互调节，受体表达的相互制约，生物学效应的相互影响，共同构成细胞因子的网络性。

二、细胞因子的主要生物学作用

细胞因子在生理条件下，可发挥免疫调节、促进造血、抗感染、抗肿瘤等作用；但在一定条件下，又可介导炎症反应、诱导肿瘤及某些自身免疫反应。

1. 抗感染和抗肿瘤作用　具有抗感染、抗肿瘤作用的细胞因子（如 IL-1、IL-12、TNF 及 IFN 等）可以直接作用于组织或肿瘤细胞产生效应，亦可通过激活效应细胞间接发挥作用。

2. 免疫调节作用　在免疫应答过程中，免疫细胞通过分泌细胞因子形成网络调节机体的免疫功能，维持机体免疫功能的平衡。如 T 细胞产生 IL-2、IL-4、IL-5、IL-6、IL-10、IL-13，INF-γ 等细胞因子刺激 B 细胞的分化、增殖和产生抗体；而 B 细胞又可产生 IL-12 调节 Th1 细胞活性和 Tc 细胞活性。

3. 刺激造血功能　自造血干细胞到成熟的血细胞的分化发育过程中，每一阶段均需要有细胞因子参与，其中起主要作用的是各类集落刺激因子。如 GM-CSF 可刺激粒细胞和单核细胞的产生；红细胞生成素（EPO）刺激骨髓红细胞前体分化为成熟红细胞；IL-6 和 IL-11 刺激巨噬细胞成熟等。

4. 介导炎症反应　IL-1、IL-8、IL-16、TNF 等细胞因子能促进单核-巨噬细胞和中性粒细胞等炎症细胞聚集，并激活炎症细胞和血管内皮细胞表达黏附分子和释放炎症介质，加重炎症反应。此外，IL-1 和 TNF 可直接作用于下丘脑体温调节中枢引起体温升高。

三、几种重要的细胞因子

细胞因子主要包括白细胞介素、干扰素、肿瘤坏死因子、集落刺激因子、生长因子和趋化因子等。

（一）白细胞介素

白细胞介素（interleukin，IL）是一类在白细胞间起免疫调节作用的细胞因子。目前，已发现 30 余种白细胞介素，主要由淋巴细胞、单核-巨噬细胞产生。大多数白细胞介素对免疫细胞有激活、趋化、诱导产生细胞因子和加强免疫效应的作用，如 IL-2、IL-4、IL-6 等促进 T 和 B 细胞增殖和分化；部分能促进造血及介导炎症反应；少数有免疫抑制作用，如 IL-10 抑制 Th1 细胞产生细胞因子。

（二）干扰素

干扰素（interferon，IFN）是由病毒或其他干扰素诱导剂刺激机体细胞产生的一类糖蛋白，具

知识点: 常见的细胞因子包括白细胞介素、干扰素、肿瘤坏死因子、集落刺激因子、生长因子和趋化因子等，它们具有抗感染、抗肿瘤、调节免疫应答、介导炎症反应及促进造血等作用。

有广泛的抗病毒、抗肿瘤和免疫调节作用。根据来源和理化性质不同,可将干扰素分为 IFN-α、IFN-β 和 IFN-γ。IFN-α 和 IFN-β 主要由白细胞、成纤维细胞和病毒感染细胞产生,属于 Ⅰ 型干扰素,抗病毒能力强;IFN-γ 由活化 T 细胞和 NK 细胞产生,具有较强的抑制肿瘤细胞增殖和免疫调节作用。

(三)肿瘤坏死因子

肿瘤坏死因子(tumor necrosis factor,TNF)是一类使肿瘤组织坏死并能杀伤肿瘤细胞的细胞因子。肿瘤坏死因子分为 TNF-α 和 TNF-β 两种,前者主要由活化的单核-巨噬细胞产生;后者主要由活化的 T 细胞产生。TNF 具有抗肿瘤、抗病毒、免疫调节及诱发炎症反应等作用。

(四)集落刺激因子

集落刺激因子(colony stimulating factor,CSF)是一组能够选择性刺激多能造血干细胞分化成某一特定谱系细胞的细胞因子。CSF 主要包括单核-巨噬细胞集落刺激因子(M-CSF)、粒细胞集落刺激因子(G-CSF)和粒细胞-巨噬细胞集落刺激因子(GM-CSF)。此外,干细胞生长因子(SCF)、红细胞生成素(EPO)和血小板生成素(TPO)也属于集落刺激因子。

(五)生长因子

生长因子(growth factor,GF)是具有刺激细胞生长作用的细胞因子。如转化生长因子(TGF-β)、表皮生长因子(EGF)、血管内皮细胞生长因子(VEGF)等。

(六)趋化因子

趋化因子(chemokine)主要由白细胞与造血微环境中的基质细胞分泌,可结合在内皮细胞的表面,具有对中性粒细胞、单核细胞、淋巴细胞、嗜酸性粒细胞和嗜碱性粒细胞的趋化和激活作用。

归纳总结

免疫系统包括免疫器官、免疫细胞和免疫分子。免疫器官分为中枢免疫器官和外周免疫器官。前者包括骨髓和胸腺,是免疫细胞发生、分化、成熟的场所;后者由淋巴结、脾脏及黏膜相关淋巴组织组成,是 T、B 细胞定居及发生免疫应答的场所。

免疫细胞是指参加免疫应答或与免疫应答有关的细胞,主要包括 T、B 细胞、单核-巨噬细胞及其他抗原提呈细胞、自然杀伤细胞、粒细胞、红细胞和肥大细胞等,其中 T、B 细胞又称为免疫活性细胞。T 细胞表面形成 TCR-CD3 复合物,具有识别抗原和转导活化信号作用;CD4 和 CD8 分子是 T 细胞辅助受体,辅助 TCR 识别抗原;CD28 和 CD40L 是协同刺激因子。T 细胞分为辅助性 T 细胞、细胞毒性 T 细胞和调节性 T 细胞。B 细胞的特征性表面标志为 mIg,是 B 细胞特异性识别抗原的受体。抗原提呈细胞具有摄取、加工、处理抗原,并将抗原信息提呈给特异性淋巴细胞的功能。专职抗原提呈细胞包括树突状细胞、单核-巨噬细胞和 B 细胞。NK 细胞具有直接杀伤肿瘤细胞或病毒感染的细胞以及 ADCC 等功能。

细胞因子是指由机体多种细胞分泌,通过结合细胞表面的相应受体而发挥生物学效应的小分子蛋白质。它主要包括白细胞介素、干扰素、肿瘤坏死因子、集落刺激因子、生长因子和趋化因子等,它们具有抗感染、抗肿瘤、调节免疫应答、介导炎症反应及促进造血等生物学作用。

能力检测

一、单项选择题

1. 下列属于黏膜相关淋巴组织的是(   )。

A. 脾脏   B. 淋巴结   C. 扁桃体   D. 骨髓   E. 胸腺

2. 活化后可非特异性杀伤某些肿瘤和病毒感染细胞的细胞是(   )。

A. 肥大细胞　　B. 巨噬细胞　　C. B 细胞　　　　D. 树突状细胞　　E. NK 细胞

3. T 细胞表面识别结合特异性抗原的受体是(　　)。

A. CD3 分子　　B. TCR　　　C. CD2 分子　　　D. CD4 分子　　E. CD8 分子

4. 人类 B 细胞分化发育成熟的场所是(　　)。

A. 胸腺　　　　　B. 脾脏　　　　C. 淋巴结　　　　D. 骨髓　　　　E. 阑尾

5. 胸腺是下列哪个细胞分化、成熟的场所?(　　)

A. T 细胞　　　　　　　　　B. NK 细胞　　　　　　　　C. B 细胞

D. 单核-巨噬细胞　　　　　E. 红细胞

6. 人类的中枢免疫器官是(　　)。

A. 脾脏和淋巴结　　　　　　B. 淋巴结和骨髓　　　　　　C. 胸腺和骨髓

D. 骨髓和黏膜相关淋巴组织　E. 胸腺和脾脏

7. 机体的免疫活性细胞是指(　　)。

A. T 细胞和 B 细胞　　　　　B. NK 细胞和 T 细胞　　　　C. 单核-巨噬细胞

D. B 细胞和树突状细胞　　　E. 中性粒细胞和肥大细胞

8. B 细胞表面特异性识别抗原的受体是(　　)。

A. CD3 分子　　B. mIg　　　C. CD2 分子　　　D. CD4 分子　　E. CD8 分子

9. 下列哪项属于细胞因子?(　　)

A. 抗体　　　　　　　　　　B. 补体　　　　　　　　　　C. NK 细胞

D. 致敏淋巴细胞　　　　　　E. 白细胞介素

二、名词解释

免疫活性细胞　抗原提呈细胞　细胞因子

三、简答题

1. 简述机体免疫系统的组成。

2. 简述各免疫器官的免疫作用。

3. 列出常见的细胞因子的种类,简述其主要的生物学作用。

四、论述题

试比较 T、B 细胞的来源、分布、亚群及功能。

(张文霞)

第六章 主要组织相容性复合体及其编码分子

学习目标

◆掌握主要组织相容性复合体(MHC)和人类白细胞抗原(HLA)的概念。

◆掌握 MHC 分子的生物学功能。

◆熟悉 MHC 分子结构与分布。

◆了解 MHC 的遗传特点和 HLA 在医学上的意义。

案例引导

患者,男,43 岁,患不明原因的肾功能衰竭 2 年余,经血液透析治疗 17 个月,无输血史。半个月前患者成功进行肾移植手术,1 天来自觉发热、全身不适,食欲减退、肌肉及关节酸痛;移植肾区胀痛,尿量减少。

查体:体温 38 ℃、血压 140/98 mmHg、心率 90 次/分;移植肾肿大、质硬有压痛;24 h 尿量<1000 mL。

实验室检查:血肌酐 329 μmol/L(参考值 45～115 μmol/L),尿素氮 18.3 mmol/L,尿酸 399 mmol/L,尿蛋白(＋),尿红细胞(＋)。B 超检查显示:移植肾肿大,皮质回声增强,肾椎体增大;动脉血流阻力指数 RI 为 0.8(正常值<0.75),移植肾血流灌注量减少,血流速度减慢。

分析思考:

1. 在临床上该患者被诊断为什么疾病?

2. 查阅相关资料,归纳该病的临床特点及其发病机制。

不同种属或同种异型个体动物间进行组织或器官移植时,会出现移植排斥反应。这种移植排斥反应的本质是因供者与受者细胞表面的抗原不同而引起的一种免疫应答。

组织相容性是指器官或组织移植时供者与受者相互接受的程度。在进行不同个体间的组织器官移植时,移植物能否存活取决于供者与受者细胞表面抗原特异性。这种存在于机体细胞表面,代表个体特异性的抗原称为组织相容性抗原。组织相容性抗原是一个复杂的抗原体系,其中能引起迅速而强烈排斥反应的抗原称为主要组织相容性抗原(major histocompatibility antigen, MHA)。编码主要组织相容性抗原的基因群称为主要组织相容性复合体(major histocompatibility complex,MHC)。MHC 分子(MHA)是 MHC 基因编码的产物,由于人类的 MHA 首先是在白细胞表面发现的,故人类的 MHA 又称人类白细胞抗原(human leucocyte antigen,HLA)。编码 HLA 的基因群称为 HLA 复合体。小鼠的 MHC 称为 H-2 复合体。

知识链接

在 MHC 或 HLA 研究领域获得诺贝尔奖的 5 位科学巨星

自 1901 年设立诺贝尔奖开始,在免疫学研究领域内所获得的诺贝尔生理学或医学奖累计已有 17 次,其中 MHC 研究本身就占 2 项:一是 Benacerraf、Dausset 和 Snell 因发现了人类和动物中的 MHC 系统、HLA 和免疫应答的遗传控制,共同分享了 1980 年

度诺贝尔生理学或医学奖。二是 Doherty 与 Zinkernagel 因揭示 MHC 对细胞毒性 T 细胞的限制性作用和 T 细胞在胸腺内发育过程中的阳性选择而共同荣获了 1996 年度诺贝尔生理学或医学奖。他们的成果为移植免疫学和现代分子免疫学奠定了基础,给许多疾病的治疗提供了建设性理论。

第一节　主要组织相容性复合体

一、MHC 的基因结构

重点:MHC 是编码主要组织相容性抗原的基因群,位于第 6 号染色体短臂上,分为 MHC-Ⅰ、MHC-Ⅱ和 MHC-Ⅲ类基因。

　　人类的 MHC 是一组紧密连锁的基因群,结构非常复杂。它位于第 6 号染色体短臂上,DNA 片段长度为 3600 kb,共有 224 个基因座位,其中 128 个为有产物的功能性基因,96 个为假基因。根据 MHC 编码的产物不同,将 MHC 分为Ⅰ类基因区、Ⅱ类基因区和Ⅲ类基因区(图 6-1)。

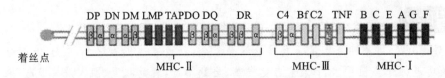

图 6-1　人类 MHC 结构示意图

　　1. MHC-Ⅰ类基因　MHC-Ⅰ类基因位于 MHC 远离着丝点的一端,包括 B、C、A 三个经典的基因座位,仅编码 MHC-Ⅰ类分子。

　　2. MHC-Ⅱ类基因　MHC-Ⅱ类基因位于 MHC 复合体中靠近着丝点处,结构较为复杂,有 DP、DQ、DR 三个亚区,每个亚区又包括两个或两个以上的基因座位。其编码产物为 MHC-Ⅱ类分子。

　　3. MHC-Ⅲ类基因　MHC-Ⅲ类基因位于Ⅰ类与Ⅱ类基因之间,主要编码的产物包括 C4、C2、B 因子等补体成分和热休克蛋白 70 等其他血清蛋白。

二、MHC 的遗传特征

知识点:MHC 具有高度多态性、单元型遗传和连锁不平衡的遗传特征。

(一) 高度多态性

　　多态性是指一个基因座位上存在多个等位基因。对于个体而言,染色体上任何一个基因座位最多只能有两个等位基因,分别来自父母双方的同源染色体。然而,多态性指的是一个群体概念,即群体中不同个体同一基因座位上的等位基因存在差异。由于 MHC 等位基因及其产物结构上拥有多态性,赋予不同机体对特定抗原的应答能力差异,抵御各种病原体的侵袭,适应多变的环境条件,有利于种群的生存和延续。

(二) 单元型遗传

　　MHC 是一组紧密连锁的基因群。其基因在一条染色体上的组合称为单元型。在遗传中,MHC 以单元型作为一个完整的遗传单位由亲代传给子代,即单元型遗传。子代的 MHC 单元型一条来自父亲,一条来自母亲。所以,亲代与子代间必然有一个相同单元型,也只能有一条单元型相同。根据概率,同胞之间 MHC 单元型型别只会出现下列三种可能性:①两个单元型完全相同的概率为 25%。②两个单元型完全不同的概率为 25%。③有一个单元型相同的概率为 50%。同卵双胞胎之间的 MHC 及其产物完全相同,理论上的移植成功率应为 100%。这一遗传特点可作为器官移植供者的选择及亲子鉴定的依据。

（三）连锁不平衡

不同基因座位的各等位基因在人群中以一定的频率出现。在某一群体中,不同座位上某两个等位基因出现在同一条单元型上的频率与预期的随机频率之间存在明显差异的现象,称为连锁不平衡。

由于 MHC 不同基因座位的某等位基因经常连锁在一起遗传,而连锁的基因并不完全随机地组成单元型,有些基因总是较多地在一起出现,致使某些单元型在群体中呈现较高的频率,表现出连锁不平衡。这种基因型别能够显示人种和地理分布的特点,可能与某些免疫疾病的发生有关。

第二节 MHC 编码的分子

由 MHC 编码的蛋白质分子称为 MHC 分子或 MHC 抗原,在人类也称为白细胞抗原(HLA)。

一、MHC 分子的分布

MHC-Ⅰ类分子广泛分布于体内所有有核细胞表面,包括网织红细胞和血小板,其中淋巴细胞表面 MHC-Ⅰ类分子的密度最大,而成熟红细胞不表达。

MHC-Ⅱ类分子主要表达于抗原提呈细胞(如单核-巨噬细胞、B 细胞、树突状细胞)表面以及其他少数细胞(胸腺上皮细胞、活化的 T 细胞等)的表面。

MHC-Ⅲ类分子主要是一些存在于血清及其他体液中的可溶性分子。包括补体成分、肿瘤坏死因子等。

> 重点:MHC-Ⅰ类分子分布于有核细胞及血小板表面,MHC-Ⅱ类分子主要分布于抗原提呈细胞表面。

二、MHC 分子的结构

（一）MHC-Ⅰ类分子的结构

MHC-Ⅰ类分子是由一条 α 链(重链)和一条 β 链(轻链)以非共价键结合形成的异二聚体。α 链为糖蛋白,是人第 6 号染色体 MHC-Ⅰ类基因编码的产物。β 链又称 β_2 微球蛋白,其编码基因位于人第 15 号染色体上。MHC-Ⅰ类分子可以分为四个区。

> 知识点:MHC 分子结构中的肽结合区是与抗原肽结合的部位。

1. 肽结合区 肽结合区位于 α 链的氨基端,由 α_1 和 α_2 功能区组成,共同构成抗原肽结合槽,是与抗原肽结合的区域。抗原肽结合槽是多态性区域,决定了 MHC-Ⅰ类分子与抗原肽结合的选择性和亲和力。

2. 免疫球蛋白样区 由重链 α_3 功能区和 β_2 微球蛋白组成。α_3 功能区是与 T 细胞表面 CD8 分子的结合部位。β_2 微球蛋白与 α_3 通过非共价键结合,维持 MHC-Ⅰ类分子结构的稳定性。

3. 跨膜区 约由 25 个疏水性氨基酸残基组成,它们形成螺旋状结构穿过细胞膜,并将 MHC-Ⅰ分子锚定在细胞膜上。

4. 胞质区 胞质区是重链羧基末端约 30 个氨基酸序列,位于细胞质内,具有细胞内外信号传导的功能。

（二）MHC-Ⅱ类分子的结构

MHC-Ⅱ类分子是由 α 链和 β 链以非共价键结合而成的异二聚体。α 链和 β 链均为第 6 号染色体 MHC-Ⅱ类基因编码的产物。两条多肽链的基本结构相似,氨基端在胞外,羧基端在胞内,胞外包括两个功能区,即 α_1、α_2 和 β_1、β_2。MHC-Ⅱ类分子也可以分为四个区。

1. 肽结合区 由 α_1 和 β_1 组成。它们构成抗原肽结构槽,是抗原肽结合的区域,决定Ⅱ类分子的多态性,通常特异性结合外源性的抗原肽。

2. 免疫球蛋白样区 免疫球蛋白样区位于近膜端,由 α_2 和 β_2 功能区组成。β_2 区是 T 细胞表

面 CD4 分子识别部位。

3. **跨膜区** 两条链均穿过细胞膜,并将 MHC-Ⅱ类分子锚定在细胞膜上。

4. **胞质区** 约含 30 个氨基酸残基,参与跨膜信号的传递。

MHC-Ⅰ类分子和Ⅱ类分子的结构如图 6-2 所示。

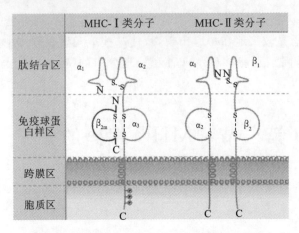

图 6-2 MHC-Ⅰ、MHC-Ⅱ类分子结构示意图

重点:MHA 分
子具有限制免
疫细胞间相互
作用和参与提
呈抗原、T 细胞
分化、移植排斥
反应及免疫应
答的调节。

三、MHC 分子的功能

1. **参与提呈抗原** MHC-Ⅰ类和 MHC-Ⅱ类分子的主要生物学功能是提呈抗原肽。内源性抗原如自身抗原、肿瘤抗原及病毒抗原等在细胞内降解为抗原肽,并与 MHC-Ⅰ类分子结合,形成抗原肽-MHC-Ⅰ类分子复合物表达于细胞表面,提呈给 CD8$^+$ T 细胞。外源性抗原在抗原提呈细胞(APC)内降解成抗原肽,并与 MHC-Ⅱ类分子结合,形成抗原肽-MHC-Ⅱ类分子复合物,运送至 APC 表面,供 CD4$^+$ T 细胞识别、活化。

2. **限制免疫细胞间的相互作用** T 细胞在识别抗原时,除其抗原受体(TCR)识别抗原肽外,还需识别与抗原肽结合的 MHC-Ⅰ分子或 MHC-Ⅱ类分子,这一现象称为 MHC 限制性。即 CD4$^+$ T 细胞 TCR 识别抗原肽,通过 CD4 分子识别 APC 的 MHC-Ⅱ类分子;而 CD8$^+$ T 细胞 TCR 识别抗原肽,CD8 分子识别 MHC-Ⅰ类分子。

3. **参与 T 细胞分化过程** MHC 分子参与 T 细胞发育过程中的阳性和阴性选择,对 T 细胞 MHC 限制性的获得和自身免疫耐受性的形成起重要作用。胸腺上皮细胞以及其他 APC 上的 MHC-Ⅰ类和 MHC-Ⅱ类分子通过提呈自身蛋白质抗原肽,参与 T 细胞分化成熟和建立自身免疫耐受性。

4. **参与移植排斥反应** 在同种异体间进行组织器官移植时,MHC-Ⅰ类和 MHC-Ⅱ类分子作为同种异型抗原,可诱导机体产生强烈的移植排斥反应。

5. **参与免疫应答的调节** MHC 分子通过抗原提呈、MHC 的限制性及参与 T 细胞分化成熟等多环节来调节免疫应答,有助于维持免疫稳定。

第三节 HLA 与临床医学

一、HLA 与器官移植

在器官移植后,移植物存活率的高低主要取决于供体和受体的 HLA 型别吻合的程度。因此,器官移植前应进行 HLA 配型,以寻找合适供体。移植物成活率的顺序:同卵双胞胎＞同胞＞亲属＞无亲缘关系个体。

二、HLA 的异常表达和临床疾病

细胞表面 HLA 异常表达与一些疾病的发生有关。在突变细胞表面的 HLA Ⅰ 类分子表达的减少或缺失,以致不能有效地激活特异性 CD8$^+$ Tc 细胞,造成突变细胞逃避了机体的免疫监视,最终发展成肿瘤。相反,在正常情况下不表达 HLA Ⅱ 类分子的细胞,由于感染等因素的影响,异常表达 HLA Ⅱ 类抗原,可导致自身免疫性疾病。如 Graves 病患者的甲状腺上皮细胞、1 型糖尿病患者的胰岛 β 细胞等异常表达 HLA Ⅱ 类分子,将自身抗原提呈给 T 细胞,从而启动自身免疫反应,导致自身免疫病的发生。

三、HLA 与疾病的关联

HLA 是人体对疾病易感的主要免疫遗传学成分。从第一个被发现与 HLA 有明确联系的疾病以来,迄今已发现 60 多种人类疾病与 HLA 相关。如强直性脊柱炎患者中 HLA-B27 抗原阳性率高达 90%,而健康对照人群中仅为 8%。因此,分析 HLA 有助于某些疾病的诊断及发病机制的研究。

四、HLA 与法医学

HLA 系统显示多态性的遗传特性,这意味着两个无亲缘关系个体之间 HLA 型别完全相同的机会几乎为零。而每个人所拥有的 HLA 型别一般终身不变。据此法医学上用于亲子鉴定和验明死者的身份。

归纳总结

主要组织相容性复合体(MHC)是编码主要组织相容性抗原的基因群,位于人类第 6 号染色体短臂上,包括 MHC-Ⅰ 类基因区、MHC-Ⅱ 类基因区和 MHC-Ⅲ 类基因区。其编码的产物是主要组织相容性抗原(MHA),在器官移植中能引起迅速、强烈的排斥反应。在人类 MHA 又称为人类白细胞抗原(HLA),是重要的免疫调控因子和独特的遗传标志。

MHC 分子由肽结合区、免疫球蛋白样区、跨膜区和胞质区四部分组成。其中 MHC-Ⅰ 类分子分布于所有有核细胞和血小板表面;MHC-Ⅱ 类分子主要分布于抗原提呈细胞、胸腺上皮细胞及活化的 T 细胞表面。MHC 分子通过控制免疫应答的启动、限制免疫细胞间的相互作用和参与 T 细胞分化等来发挥免疫应答的调节作用,实现免疫功能的遗传调控。

由于 MHC 具有高度多态性、单元型遗传和连锁不平衡的遗传特点,使 HLA 成为一个种族、某一个体的特有遗传标志。这种遗传标志一方面在医学上给同种异型器官移植的配型带来很大困难,如 HLA 的配型不符就会诱发移植排斥反应;另一方面也可用于法医上亲子鉴定和个体身份的鉴定。

能力检测

一、单项选择题

1. MHC-Ⅰ 类分子存在于(   )。

A. 所有白细胞表面　　　　　　　　　　B. 有核细胞和血小板表面

C. 主要脏器组织细胞表面　　　　　　　D. 所有免疫细胞表面

E. 所有血细胞表面

2. 人类的 MHC 定位的染色体是(   )。

A. 第 17 号染色体　　　　B. 第 2 号染色体　　　　C. 第 6 号染色体

D. 第 15 号染色体　　　　E. 第 9 号染色体

3. T 细胞表面识别结合 MHC-Ⅱ类分子的受体是( )。

A. CD3 分子　　B. TCR　　　　C. CD2 分子　　D. CD4 分子　　E. CD8 分子

4. 人或哺乳动物体内能引起强烈而迅速排斥反应的抗原系统称为( )。

A. 移植抗原　　　　　　　　　　　　B. 次要组织相容性抗原系统

C. 主要组织相容性抗原系统　　　　　D. 红细胞抗原

E. 主要组织相容性复合体

二、名词解释

MHC　主要组织相容性抗原

三、简答题

1. 简述 MHC-Ⅰ分子和 MHC-Ⅱ分子的分布及其生物学功能。

2. 简述 HLA 在医学上的意义。

四、论述题

1. 试述 MHC 的遗传特征与器官移植排斥反应之间的联系。

（张文霞）

第七章 适应性免疫应答

 学习目标

◆掌握免疫应答的概念、类型、基本过程和特点。
◆掌握抗体产生的一般规律及在医学实践中的意义。
◆熟悉体液免疫应答和细胞免疫应答的生物学效应。
◆了解体液免疫应答和细胞免疫应答的过程。

案例引导

我国制定的儿童计划免疫程序中规定新生儿需接种卡介苗和乙型肝炎疫苗,此后卡介苗要延迟至儿童 7 岁时才进行复种(第二次接种),而乙型肝炎疫苗却在 1 月龄时即进行第二次接种,6 月龄时进行第三次接种后才完成接种程序,7 岁以后再行加强免疫。

分析思考:

1. 查阅资料,分析卡介苗和乙型肝炎疫苗诱发免疫力的机制有何不同?

2. 这两种疫苗免疫程序的制定有何理论依据?

免疫应答(immune response)是机体针对抗原异物所发生的一系列排异反应过程,即免疫细胞识别、摄取、处理抗原,继而活化、增殖、分化,最终发挥免疫效应的过程。免疫应答可分为固有免疫应答(innate immune response)和适应性免疫应答(adaptive immune response)。固有免疫应答指由组织屏障、固有免疫细胞和固有免疫分子介导的免疫应答。适应性免疫应答又称特异性免疫应答或获得性免疫应答,是指机体免疫系统接受抗原性异物的刺激后,B 细胞和 T 细胞识别特异性抗原,自身活化、增殖和分化,最终发挥生物学效应的全过程。

第一节 概 述

一、适应性免疫应答的类型

根据介导细胞类型和生物效应不同,将适应性免疫应答分为 B 细胞介导的体液免疫应答与 T 细胞介导的细胞免疫应答。

根据对抗原性异物反应状态不同,适应性免疫应答又可分为正免疫应答和负免疫应答。负免疫应答是指在某些特殊条件下,免疫细胞接触抗原性物质后所表现出的一种特异性免疫无应答状态,即免疫耐受。它是免疫应答的一种特殊类型。

二、适应性免疫应答的基本过程

适应性免疫应答的基本过程可分为以下三个阶段。

1. 抗原提呈与识别阶段 抗原提呈细胞(如树突状细胞、巨噬细胞等)摄取、加工处理和提呈

> 重点:免疫应答分固有免疫应答和适应性免疫应答,后者又包括 B 细胞介导的体液免疫应答和 T 细胞介导的细胞免疫应答。

抗原,以及 B 细胞和 T 细胞通过其表面的抗原识别受体(BCR 和 TCR)对抗原特异性识别阶段。

2. 活化、增殖与分化阶段 B 细胞和 T 细胞受到抗原刺激后发生活化、增殖和分化的阶段。即 B 细胞分化成为浆细胞并产生特异性抗体,T 细胞分化成为效应 T 细胞阶段。其中部分细胞分化成为长寿的记忆细胞(Tm、Bm)。

3. 效应阶段 特异性抗体和效应 T 细胞与相应抗原发生特异性结合,并发挥体液免疫效应和细胞免疫效应,将抗原性异物清除,维持机体生理平衡与稳定。

三、适应性免疫应答的特点

1. 特异性 B 细胞和 T 细胞受到某种抗原刺激后,只能产生针对该抗原的抗体与效应 T 细胞,并且产生的抗体与效应 T 细胞也只能与对应抗原发生反应。

2. 记忆性 B 细胞和 T 细胞初次接触抗原刺激后,一部分 B 细胞和 T 细胞停止增殖和分化,成为具有免疫记忆功能的长寿细胞。当再次接触相同抗原时,免疫记忆细胞可发生更迅速、更强烈的免疫应答。

3. MHC 限制性 T 细胞与抗原提呈细胞、靶细胞之间相互作用时,T 细胞不仅需要识别抗原提呈细胞、靶细胞表面的抗原肽,同时还需识别提呈抗原肽的 MHC 分子,即 CD4$^+$T 细胞只能识别由 MHC-Ⅱ类分子提呈的抗原,CD8$^+$T 细胞只能识别由 MHC-Ⅰ类分子提呈的抗原。

第二节 体液免疫应答

体液免疫应答是指 B 细胞在接受抗原等因素刺激后,活化、增殖、分化为浆细胞,由浆细胞合成并分泌特异性抗体,特异性抗体最终发挥生物学效应的过程。TD 抗原和 TI 抗原均可诱导体液免疫应答。

一、TD 抗原诱导的体液免疫应答

(一)抗原提呈与识别阶段

初次进入机体的抗原由树突状细胞摄取、加工处理后以抗原肽-MHC 分子复合体(pMHC)形式提呈给 CD4$^+$Th 细胞。再次进入机体的抗原则由单核-巨噬细胞或 B 细胞提呈给 CD4$^+$Th 细胞。B 细胞通过其表面的 BCR 特异性识别抗原决定簇,获取抗原信息。

(二)活化、增殖与分化阶段

B 细胞在 CD4$^+$Th 细胞辅助下,通过双信号模式增殖分化为浆细胞,并在不同细胞因子作用下产生不同类型的抗体。其中有一部分 B 细胞转为记忆细胞(Bm)。当相同抗原再次刺激时,Bm 可迅速增殖分化为浆细胞,产生再次免疫应答。

1. CD4$^+$Th 细胞活化、增殖与分化 CD4$^+$Th 细胞的完全活化需要双信号和某些细胞因子的作用。

(1)第一活化信号 第一活化信号即抗原识别信号。CD4$^+$Th 细胞通过 TCR 识别 APC 表面 pMHC 中的抗原肽,同时 CD4 分子识别 APC 表面的 MHC-Ⅱ类分子,获得第一活化信号(双识别)。

(2)第二活化信号 第二活化信号即协同刺激信号。CD4$^+$Th 细胞通过表面 CD28 和 LFA-1 等共刺激分子与 B 细胞表面 B7 和 ICAM-1 等共刺激分子结合,可诱导产生 T 细胞活化第二信号使 CD4$^+$Th 细胞激活。活化 CD4$^+$Th 细胞可表达 CD40L 和多种细胞因子的受体,同时分泌 IL-2、IL-4、IL-5 和 IFN-γ 等多种细胞因子发挥免疫调节作用。

(3)细胞因子的作用 除双信号外,由活化的 APC 和 T 细胞产生的 IL-1、IL-2、IL-6、IL-12 等细胞因子有利于 Th 细胞充分活化。

重点:适应性免疫应答分为抗原提呈与识别阶段和活化、增殖与分化阶段以及效应阶段。

重点:适应性免疫应答具有特异性、记忆性和 MHC 限制性。

2. B 细胞活化、增殖与分化　在活化 CD4+ Th 细胞的辅助下,B 细胞可通过双信号模式并在相应细胞因子的作用下完全活化(图 7-1)。

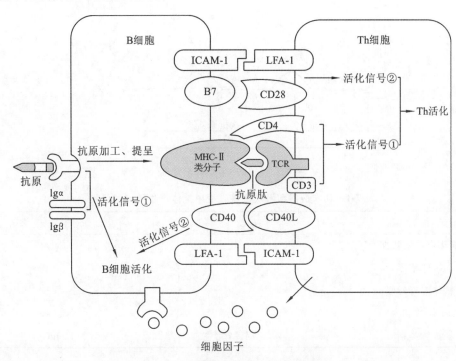

图 7-1　B 细胞与 Th 细胞间的相互作用

(1)第一活化信号　第一活化信号即抗原识别信号。B 细胞可通过 BCR 直接识别天然抗原表位,产生第一活化信号。

(2)第二活化信号　第二活化信号即协同刺激信号。B 细胞通过表面 CD40 和 ICAM-1 等共刺激分子与活化 CD4+ Th 细胞表面相应的 CD40L 和 LFA-1 等共刺激因子结合,可诱导产生 B 细胞活化第二信号使 B 细胞活化。活化 B 细胞可表达多种细胞因子受体,促其进一步增殖和分化。

(3)细胞因子的作用　Th 细胞产生的多种细胞因子,如 IL-2、IL-4、IL-5、IL-6 等有助于 B 细胞增殖、分化为浆细胞。其中部分 B 细胞分化为记忆 B 细胞。

(三)效应阶段

此阶段是指抗体发挥生物学效应的阶段。浆细胞合成分泌抗体后,与相应抗原结合发挥中和、调理吞噬、激活补体、ADCC 等多种免疫效应,最终清除抗原异物。

二、TI 抗原诱导的体液免疫应答

TI 抗原诱导的体液免疫应答和 TD 抗原诱导的体液免疫应答不同,诱导 B 细胞活化不需要抗原提呈细胞的提呈和 Th 细胞的辅助,整个免疫应答过程也不产生记忆细胞,只产生 IgM 类别的抗体。

三、抗体产生的一般规律

抗体是体液免疫应答的效应物质,由于再次应答时有记忆细胞的存在,抗体在初次应答和再次应答过程中产生的特点不同(图 7-2)。

1. 初次应答　初次应答是机体初次接受抗原刺激后产生的免疫应答。

2. 再次应答　再次应答是机体再次接受同样抗原刺激后产生的免疫应答。抗体在初次应答和再次应答过程中产生的特点不同,两者的区别见表 7-1。

重点:根据初次应答和再次应答抗体产生的特点,可指导疫苗接种和辅助传染病的诊断。

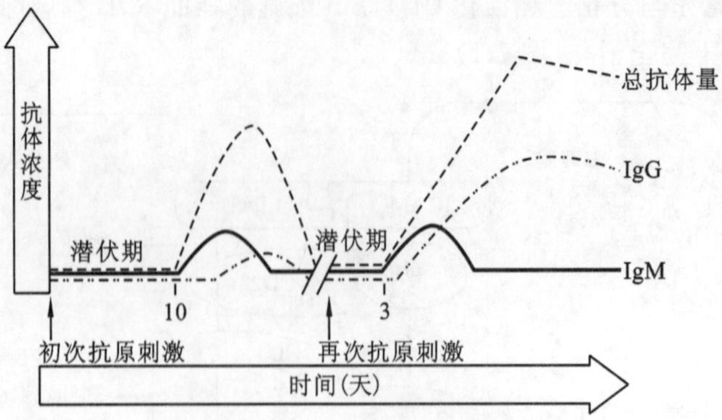

图 7-2 抗体产生规律示意图

表 7-1 初次应答和再次应答过程中抗体产生特点的区别

产生特点	初次应答	再次应答
抗体产生潜伏期	长	短
抗体浓度	低	高
抗体维持时间	短	长
抗体亲和力	低	强
抗体类别	以 IgM 为主	以 IgG 为主

3. 抗体产生规律的临床意义 ①指导疫苗接种:根据抗体产生规律,疫苗接种的次数安排 2 次或 2 次以上可强化免疫,能诱导机体产生高效价、高亲和力抗体,增强免疫效果。②辅助传染病的诊断:血清中 IgM 升高可作为早期感染的诊断依据之一;检测抗体含量变化可了解病程及评估疾病转归。

重点:体液免疫的生物学效应包括中和作用、激活补体、调理作用和参与 ADCC 效应等。

四、体液免疫的生物学效应

体液免疫应答的主要效应分子为抗体,抗体可发挥多种生物学效应:①中和作用:抗体可结合毒素、病毒,阻止毒素、病毒结合易感细胞;也可结合细菌,阻止病原菌黏附。②激活补体:发挥溶菌、裂解病毒感染细胞的作用。③调理作用:增强吞噬细胞的吞噬和杀伤作用。④参与 ADCC 效应:增强 NK 细胞对微生物感染的靶细胞和肿瘤细胞的杀伤作用。⑤参与某些超敏反应和自身免疫性疾病。

第三节 细胞免疫应答

细胞免疫应答(cellular immune response)是指 T 细胞通过其细胞膜表面的 TCR 与 APC 表面的抗原肽-MHC 分子复合物特异结合后,在抗原和其他辅助因素作用下,活化、增殖与分化成为效应 T 细胞(致敏 Th1 细胞和致敏 Tc 细胞),发挥特异性免疫效应以及对免疫应答调节的过程。参与细胞免疫应答的细胞主要包括 APC、$CD4^+$ Th 细胞和 $CD8^+$ Tc 细胞。其可分为三个阶段。

一、抗原提呈与识别阶段

外源性抗原被 APC 摄取,降解成小分子抗原肽,然后与 MHC-Ⅱ类分子结合形成 pMHC 并表达于 APC 表面,$CD4^+$ Th 细胞通过其表面 TCR 和 CD4 分子识别 APC 表面的 pMHC。

内源性抗原被降解成小分子抗原肽,与 MHC-Ⅰ类分子结合形成 pMHC 并表达于 APC 表面,$CD8^+$ CTL 通过其表面的 TCR 和 CD8 分子识别靶细胞表面的 pMHC。

二、活化、增殖与分化阶段

此阶段 T 细胞在抗原诱导下,活化、增殖、分化为效应 T 细胞。执行细胞免疫应答的效应 T 细胞为 CD4+Th1 细胞和 CD8+CTL。

(一) T 细胞活化

1. 第一活化信号 第一活化信号即抗原识别信号。Th 细胞的 TCR 和 CD4 分子分别识别 APC 提呈的外源性抗原肽和 MHC-Ⅱ类分子;CD8+CTL 的 TCR 和 CD8 分子分别识别靶细胞表面的内源性抗原肽和 MHC-Ⅰ类分子,产生第一活化信号。

2. 第二活化信号 第二活化信号即协同刺激信号。Th 细胞与 APC,CTL 与靶细胞之间,依靠 T 细胞表面黏附因子 CD28 与 APC 或靶细胞表面的 B7 相互结合,产生第二活化信号。

3. 细胞因子促进作用 除双信号外,活化的 APC 和 T 细胞产生的 IL-1、IL-2、IL-6、IL-12 等细胞因子有利于 T 细胞进一步活化。

(二) T 细胞增殖和分化

激活的 T 细胞可迅速增殖、分化为效应 T 细胞。在这一过程中,IL-1、IL-12 等多种细胞因子起到重要作用。

1. CD4+ T 细胞的增殖和分化 初始 T 细胞经双信号模式活化后形成 Th0 细胞。在 IL-12 和 IFN-γ 诱导下 Th0 细胞分化为 CD4+Th1 细胞。

2. CD8+ T 细胞的增殖和分化 活化的 CD8+ T 细胞通过表面 IL-12R、IL-2R 和 IFN-γR 等细胞因子受体,接受 IL-12、IL-2 和 IFN-γ 等细胞因子刺激后,可增殖和分化为效应 CD8+CTL。

三、效应阶段

(一) Th1 细胞的免疫效应

当效应 Th1 细胞再次和相同抗原相遇后,释放 IL-2、INF-γ、TNF-β 等多种细胞因子,作用于单核-巨噬细胞、淋巴细胞、粒细胞和血管内皮细胞,吸引、增强单核-巨噬细胞、中性粒细胞等细胞的吞噬、降解作用,杀灭胞内寄生菌等抗原异物,同时使局部产生以淋巴细胞和单核-巨噬细胞浸润为主的慢性炎症反应和迟发型超敏反应,故 Th1 细胞也称迟发超敏反应性 T 细胞(TDTH 细胞)。CD4+Th1 细胞释放的主要细胞因子及其作用见表 7-2。

表 7-2 CD4+Th1 细胞释放的主要细胞因子及其作用

淋巴因子	主 要 作 用
IL-2	诱导和刺激 CTL 增殖分化为效应 CTL;促进 Th1 细胞增殖并分泌 IL-2、TNF-β、IFN-γ 等细胞因子
INF-γ	增强单核-巨噬细胞吞噬功能;活化 NK 细胞,增强其杀伤肿瘤细胞和抗病毒作用;促进巨噬细胞对抗原提呈的能力
TNF-β	促进血管内皮细胞表达黏附分子、分泌趋化因子;增强中性粒细胞吞噬和杀菌能力;使周围组织细胞发生损伤坏死

(二) CTL 的免疫效应

效应 CTL 的 TCR 特异性结合靶细胞表面的抗原肽-MHC-Ⅰ类分子复合物,以及两细胞间 CD28 与 B7 等辅助分子结合,触发 Tc 细胞释放穿孔素和颗粒酶(丝氨酸蛋白酶)。穿孔素单体可迅速嵌入靶细胞膜,在 Ca²⁺ 存在下,聚合形成孔道,导致靶细胞溶解;颗粒酶经穿孔素从靶细胞膜上形成的孔道进入,激活细胞凋亡相关的酶系统而导致靶细胞凋亡,并可分泌肿瘤坏死因子(TNF)和表达受体 Fas 的配体(FasL),这些效应分子与靶细胞上 TNF 受体和 Fas 分子结合介导靶细胞凋亡,从而选择性杀伤所接触的靶细胞,而不影响邻近正常的细胞(图 7-3)。

知识点:Th1 细胞通过释放细胞因子发挥免疫效应,CTL 能直接特异性杀伤靶细胞。

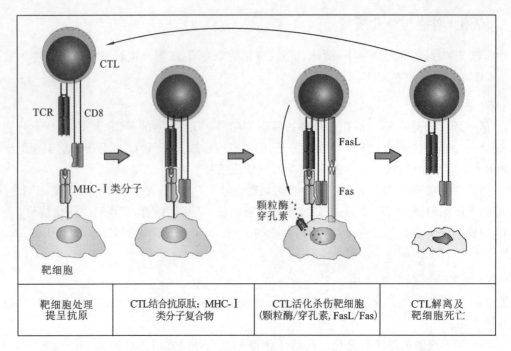

图 7-3　Tc 细胞杀伤靶细胞的过程

效应 Tc 细胞对靶细胞的杀伤作用特点：①特异性杀伤作用。②杀伤作用受 MHC-Ⅰ类分子的限制。③可连续杀伤靶细胞。

重点：细胞免疫的生物学效应包括抗胞内病原微生物感染、抗肿瘤和免疫损伤作用。

四、细胞免疫的生物学效应

细胞免疫应答的生物学效应主要包括：①抗胞内病原微生物感染：主要针对胞内菌（结核分枝杆菌、麻风分枝杆菌、伤寒沙门菌等），还有病毒、真菌及寄生虫等感染。②抗肿瘤：效应 CTL 可以直接杀伤肿瘤细胞，此外，多种细胞因子还具有调节免疫的作用，增强巨噬细胞和 NK 细胞的抗肿瘤功能。③免疫损伤作用：Th1 细胞参与迟发型超敏反应及某些自身免疫病的发生与发展。

第四节　免疫耐受

知识点：免疫耐受是指免疫系统接触抗原性异物刺激后所表现出的一种特异性无应答状态。

一、免疫耐受的概念

免疫耐受（immunological tolerance）是指免疫系统接触抗原性异物刺激后所表现出的一种特异性的无应答状态。它是免疫应答的另外一种特殊类型，具备特异性和记忆性。其与免疫抑制不同，前者有抗原特异性，只对特定抗原无应答，而后者无抗原特异性，对任何抗原都无应答。

二、免疫耐受的类型

根据免疫耐受形成的特点和表现，可分为天然免疫耐受与获得性免疫耐受。前者是指个体在胚胎发育期或新生期遭遇自身抗原或外来抗原刺激形成的免疫耐受；后者亦称诱导免疫耐受，是指原本具有应答能力的 T、B 细胞克隆，受多种因素影响而丧失应答能力，产生的免疫耐受。

三、诱导免疫耐受形成的影响因素

一般认为获得性免疫耐受的形成受到抗原和机体两方面因素的影响。

1. 抗原因素 抗原因素包括抗原的理化性状、抗原剂量以及抗原进入机体途径等因素。此外,抗原的持续存在、抗原的表位特点、抗原的变异等均影响获得性免疫耐受的形成。

2. 机体因素 机体因素包括动物的种属和品系、机体免疫系统发育程度或年龄及机体生理状态等因素。

四、研究免疫耐受的意义

临床许多疾病的发生、发展与转归受到免疫耐受的影响。诱导免疫耐受能防治超敏反应性疾病、自身免疫性疾病和移植排斥反应。解除免疫耐受则有利于机体清除病原微生物和肿瘤。

归纳总结

免疫应答是指机体针对抗原异物所发生的一系列排异反应过程。免疫应答包括固有免疫应答与适应性免疫应答两种。适应性免疫应答又称为特异性免疫应答,可分为 T 细胞介导的细胞免疫应答和 B 细胞介导的体液免疫应答。适应性免疫应答的基本过程包括抗原提呈与识别阶段、活化增殖与分化阶段和效应阶段三个阶段。其基本特点有特异性、记忆性和 MHC 限制性。

抗体产生的一般规律包括初次应答和再次应答的规律,其在临床上具有重要的意义。体液免疫应答的生物学效应包括中和作用、激活补体、调理作用、参与 ADCC 效应以及参与超敏反应和某些自身免疫性疾病等。细胞免疫应答的生物学效应表现为抗胞内病原微生物感染、抗肿瘤以及免疫损伤作用。

能力检测

一、单项选择题

1. CTL 细胞杀伤靶细胞的特点是(　　)。

A. 无抗原特异性　　　　　　　　　　B. 受 MHC-Ⅱ类分子限制

C. 可释放穿孔素杀伤靶细胞　　　　　D. 通过 ADCC 杀伤靶细胞

E. 具调理作用

2. 特异性免疫无应答状态又称为(　　)。

A. 免疫机制　　B. 免疫耐受　　C. 免疫调节　　D. 免疫缺陷　　E. 免疫抑制

3. 抗体与下列哪项联合能更有效地破坏抗原?(　　)

A. 补体　　　　B. 吞噬细胞　　C. NK 细胞　　D. 肥大细胞　　E. 嗜碱性粒细胞

4. 产生免疫球蛋白的细胞是(　　)。

A. T 细胞　　　B. NK 细胞　　C. 浆细胞　　　D. 肥大细胞　　E. 嗜碱性粒细胞

5. 细胞免疫的介导细胞是(　　)。

A. B 细胞　　　B. 巨噬细胞　　C. T 细胞　　　D. NK 细胞　　E. 浆细胞

6. 受抗原刺激后产生最早的抗体是(　　)。

A. IgM　　　　B. IgD　　　　C. IgG　　　　D. IgA　　　　E. IgE

7. 机体再次接受相同抗原刺激而出现的免疫应答称为(　　)。

A. 超敏反应　　B. 初次应答　　C. 再次应答　　D. 耐受反应　　E. 肥达反应

8. 介导体液免疫的细胞是(　　)。

A. T 细胞　　　　　　　　　　B. NK 细胞　　　　　　　　　C. B 细胞

D. 嗜酸性粒细胞　　　　　　　E. 肥大细胞

二、名词解释

免疫应答　适应性免疫应答　体液免疫应答　细胞免疫应答　免疫耐受

三、简答题

1. 简述适应性免疫应答的基本过程。
2. 简述抗体产生的一般规律及临床意义。
3. 细胞免疫的生物学效应有哪些？

（尹晓燕）

第八章 固有免疫

学习目标

◆掌握固有免疫的概念和基本特点。
◆熟悉固有免疫应答的物质基础、作用时相。
◆熟悉固有免疫应答与适应性免疫应答的关系。

案例引导

患儿,5岁。因发热伴头痛、呕吐两天,服退热及消炎药后,症状无改善,头痛加剧,诉颈部痛,烦躁。入院时 T 39 ℃,呕吐两次,呈喷射状,神志尚清。右眼结膜及全身皮肤有针头至绿豆大小不等的红色出血点,咽微红,颈硬。脑脊液检查:外观混浊,白细胞总数 $22×10^9$/L,中性粒细胞96%,淋巴细胞4%。将脑脊液离心沉淀后取沉渣涂片,革兰染色检查,发现白细胞内、外均有革兰阴性双球菌。临床诊断:流行性脑脊髓膜炎。

分析思考:

1. 从固有免疫的角度考虑,本病例发病涉及哪些免疫屏障防线及因素?

2. 为何该病好发于儿童?

固有免疫(innate immunity)又称非特异性免疫或天然免疫,是指生物体在长期种系发育及进化过程中逐渐形成的一种天然防御功能。它是机体防御病原体侵害的第一道防线,同时在适应性免疫应答启动和效应过程中也发挥重要作用。

固有免疫的主要特点:①与生俱来,人人都有,经遗传获得。②作用无特异性,对各种病原微生物都有一定的防御能力。③无记忆性,固有免疫直接对抗原发挥效应,不产生记忆细胞。

第一节 固有免疫的物质基础

一、组织屏障

1. 体表屏障 机体表面及与外界相通的腔道都被皮肤和黏膜覆盖,它们能有效阻止病原微生物入侵,是抗感染的第一道防线。它们通过以下三种方式抵御病原体的感染。①物理屏障:皮肤、黏膜上皮细胞定期更新,呼吸道黏膜上皮细胞纤毛的定向摆动以及黏膜表面分泌液的冲洗作用,均有助于清除附着于体表的病原体。②化学屏障:皮肤或黏膜能分泌多种抑菌、杀菌物质,如汗腺分泌的乳酸,皮脂腺分泌的脂肪酸,胃液中的胃酸等。③生物屏障:体表与外界相通的腔道(如口腔、消化道、泌尿生殖道等)寄居着不同种类的正常菌群,可以抑制和杀伤病原体。

2. 血-脑屏障 由软脑膜、脉络丛的毛细血管壁以及星形胶质细胞形成的胶质膜组成,其组织结构致密,能阻挡来自血液中的病原体和其他大分子物质进入脑组织及脑室,从而对中枢神经系统起到保护作用。婴幼儿期血-脑屏障尚未发育成熟,故易发生中枢神经系统感染。

3. 胎盘屏障 由母体子宫内膜的基蜕膜和胎儿的绒毛膜滋养层细胞组成。胎盘屏障可阻挡

重点:固有免疫的概念;特点为生来就有,作用无特异性;固有免疫又称非特异性免疫或天然免疫。

知识点:固有免疫包括组织屏障、固有免疫细胞和固有免疫分子;组织屏障包括体表屏障、血-脑屏障和胎盘屏障;吞噬的后果有完全吞噬、不完全吞噬和造成组织损伤。

来自母体内病原体和有害物质进入胎儿体内,保护胎儿在宫内正常发育。在妊娠早期(3个月内)胎盘屏障发育尚未完善,此时孕妇若感染某些病毒如风疹病毒、巨细胞病毒等,可导致胎儿畸形、流产或死胎。

二、固有免疫细胞

(一)吞噬细胞

吞噬细胞是一类具有吞噬和杀伤功能的细胞,分为两类:①小吞噬细胞:常见的中性粒细胞。②大吞噬细胞:单核-巨噬细胞。吞噬细胞发挥作用的过程如下。

1. 吞噬过程 吞噬细胞先与病原体随机相遇或通过趋化因子的吸引而向炎症病灶定向运动。到达炎症局部后,吞噬细胞通过固有免疫识别的模式识别病原体,然后吞噬细胞伸出伪足将其包绕并摄入细胞内,形成吞噬体,吞噬体与溶酶体融合成吞噬溶酶体,在溶酶体内通过氧依赖途径和非氧依赖途径杀死病原体,并将不能消化的残渣排出吞噬细胞外(图8-1)。

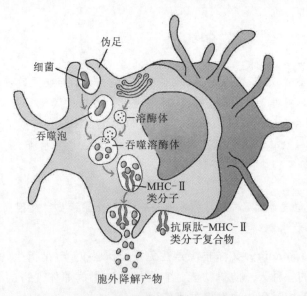

图 8-1 吞噬细胞的吞噬降解作用

2. 吞噬的结果 ①完全吞噬:病原体被吞噬细胞完全杀死、消化。②不完全吞噬:某些胞内寄生菌(如结核分枝杆菌等)被吞噬细胞吞入后,在缺乏特异性免疫的机体内,细菌不但不被杀死,反而在吞噬细胞内生长繁殖,并随血液、淋巴液扩散到机体的其他部位。③造成组织损伤:吞噬细胞在吞噬过程中,有时向胞外释放多种溶酶体酶,破坏邻近组织细胞,损伤组织,如损伤肾小球基底膜引起肾小球肾炎等。

(二)NK 细胞

NK 细胞无需抗原预先致敏,就可杀伤某些病毒或胞内寄生菌感染的靶细胞,因此可以在病原体感染的早期即体现杀伤功能;也可通过 ADCC 效应定向杀伤 IgG、C3b、C4b 特异性结合的病毒感染的靶细胞。

(三)其他固有免疫细胞

1. γδT 细胞 γδT 细胞主要分布于黏膜和上皮组织,是皮肤和黏膜局部抗病毒感染的重要效应细胞。

2. B1 细胞 B1 细胞主要存在于腹腔、胸腔以及肠壁固有层中,具有自我更新能力,在抵抗早期感染中起到重要作用。

三、固有免疫分子

1. 补体系统 补体系统是机体非特异性免疫的一个重要组成部分,在机体早期抗感染免疫

过程中具有十分重要的意义。

2. 防御素 防御素是一组富含精氨酸耐受蛋白酶的小分子多肽,主要由中性粒细胞产生,对细菌、真菌和某些包膜病毒具有杀伤作用。其杀伤机制:①破坏细菌细胞膜。②干扰细菌蛋白质合成。③能吸引吞噬细胞到感染局部,增强吞噬细胞摄入病原微生物。

3. 溶菌酶 溶菌酶是一种不耐热的碱性蛋白质,主要来源于巨噬细胞,广泛存在于各种体液、外分泌液和巨噬细胞溶酶体中。溶菌酶主要能裂解革兰阳性菌细胞壁肽聚糖,使细胞壁损伤,溶解细菌。

4. 细胞因子 病原体感染机体后,可刺激免疫细胞和感染的组织细胞产生多种细胞因子而发挥一系列生物学效应,包括诱导和促进炎症反应、增强抗肿瘤、干扰病毒复制等作用。

第二节 固有免疫应答

一、固有免疫应答的作用时相

(一)瞬时固有免疫应答阶段

知识点:固有免疫应答的作用时相分为瞬时固有免疫应答阶段、早期固有免疫应答阶段和适应性免疫应答诱导阶段。

瞬时固有免疫应答阶段发生在感染后 0~4 h 内。皮肤黏膜及其分泌液中的抗菌物质和正常菌群作为物理、化学和微生物屏障,可阻挡外界病原体入侵机体,具有即刻免疫防御作用。当少量病原体突破机体屏障结构进入皮肤或黏膜下组织,可及时被局部存在的巨噬细胞清除。某些病原体如革兰阴性菌等可直接通过旁路途径激活补体导致溶解死亡。补体活化产物 C3b 发挥调理作用,增强吞噬细胞的吞噬功能。C3a、C5a 可直接作用于肥大细胞、嗜碱性粒细胞释放组胺、激肽原酶等生物活性物质,导致局部毛细血管通透性增强。中性粒细胞是机体抗感染的主要细胞,中性粒细胞浸润是细菌感染性炎症反应的重要特征,经过中性粒细胞的强大杀伤作用,绝大多数病原体感染终止于此时相。

(二)早期固有免疫应答阶段

早期固有免疫应答阶段发生在感染后 4~96 h 内。感染部位组织细胞分泌多种细胞因子(如 IFN-γ、GM-CSF 等),趋化大量巨噬细胞到达炎症局部,继之巨噬细胞被活化,抗感染能力也大大增强。活化的巨噬细胞又产生大量细胞因子和炎症介质,导致局部毛细血管扩张,血管内皮细胞间隙增大,有助于血液内吞噬细胞和免疫分子游走到炎症局部,同时也会导致血浆渗出,引起红、肿、热、痛症状,进一步扩大固有免疫应答和炎症反应。另外,在血小板活化因子作用下,血小板和血管内皮细胞活化,形成微血栓封闭血管受损部位,能有效阻止病原体进一步扩散。促炎细胞因子(如 IL-1、TNF-α 等)作用于下丘脑体温调节中枢,引起机体发热,还可引起急性期反应,使肝细胞产生 C 反应蛋白、甘露聚糖结合凝集素等,这些急性期蛋白又可激活补体,发挥杀伤作用。

(三)适应性免疫应答诱导阶段

适应性免疫应答诱导阶段发生在感染 96 h 后。此时,活化的巨噬细胞等 APC 加工、处理并提呈抗原肽,以抗原肽-MHC 分子复合物的形式表达于细胞表面,供特异性的 T、B 细胞识别,为适应性免疫应答做好准备。

二、固有免疫应答与适应性免疫应答的关系

知识点:固有免疫应答与适应性免疫应答的关系。

固有免疫应答和适应性免疫应答是组成免疫应答的两部分。在感染早期,适应性免疫应答还未启动时,固有免疫应答先发挥抗感染作用,当机体产生适应性免疫应答以后,两者则相辅相成,共同完成清除异物的免疫功能。

1. 启动适应性免疫应答 巨噬细胞虽然是固有免疫细胞,在固有免疫应答中发挥吞噬和杀

伤病原体的功能,但它又可作为 APC 加工、处理并提呈抗原肽,启动适应性免疫应答。

2. 影响特异性免疫应答的类型　固有免疫应答过程中产生的细胞因子有的促进体液免疫应答,有的促进细胞免疫应答。

3. 协助适应性免疫应答发挥免疫效应　固有免疫细胞和固有免疫分子可通过激活补体、调理作用和 ADCC 协助适应性免疫应答发挥生物学效应。

固有免疫应答和适应性免疫应答的主要特点见表 8-1。

表 8-1　固有免疫应答和适应性免疫应答的主要特点

特　点	固有免疫应答	适应性免疫应答
主要参与细胞	吞噬细胞、NK 细胞	B 细胞、T 细胞、抗原提呈细胞
主要参与分子	补体、细胞因子	特异性抗体、淋巴因子
作用时相	0～96 h	96 h 后
作用特点	无特异性,不产生记忆功能	有特异性,产生记忆功能
维持时间	较短	较长

知识链接

固有免疫抗病毒新发现

中国医学科学院发现 RNA 病毒感染巨噬细胞后能够特异性诱导表达一个膜分子即唾液酸结合性免疫球蛋白样凝集素-G,它能够在巨噬细胞和树突状细胞中以负反馈方式,促进 RNA 病毒识别受体分子 RIG-I 的蛋白降解,进而抑制 RIG-I 所活化的信号通路及其触发的 I 型干扰素产生,从而帮助 RNA 病毒逃逸机体天然免疫。

归纳总结

固有免疫又称非特异性免疫或天然免疫,是指生物体在长期种系发育及进化过程中逐渐形成的一种天然防御功能。固有免疫应答的主要特点:①与生俱来,人人都有,经遗传获得。②作用无特异性。③无记忆性。

固有免疫应答由机体的组织屏障、固有免疫细胞和固有免疫分子组成。屏障结构主要包括体表屏障、血-脑屏障和胎盘屏障;固有免疫细胞主要包括吞噬细胞、NK 细胞;固有免疫分子主要包括补体系统、防御素、溶菌酶、细胞因子等。固有免疫应答的作用时相可分为瞬时固有免疫应答、早期固有免疫应答和适应性免疫应答诱导三个阶段。固有免疫应答启动、影响、协助适应性免疫应答发挥免疫效应。

能力检测

一、单项选择题

1. 机体固有免疫应答的构成,错误的是(　　)。

A. 补体系统　　　　　　　B. 单核-巨噬细胞　　　　　　C. T 细胞

D. 血-脑屏障　　　　　　E. 胎盘屏障

2. 下列物质,发挥适应性免疫作用的是(　　)。

A. 干扰素　　　　　　　　B. 溶菌酶　　　　　　　　　C. 补体系统

D. 细胞毒性 T 细胞　　　　E. 血-脑屏障

3. 溶菌酶作用的描述,正确的是(　　)。

A. 需抗体介导   B. 一般只溶解革兰阴性菌

C. 通过传统途径激活补体   D. 作用于革兰阳性菌细胞壁的肽聚糖

E. 作用于革兰阴性菌细胞壁的肽聚糖

4. 早期固有免疫应答发生于感染后（　　）。

A. 4～96 h 之内   B. 48 h   C. 96 h 之后

D. 数小时   E. 48 h 之后

5. 固有免疫的特点是（　　）。

A. 作用有特异性   B. 作用无特异性   C. 必须有抗原刺激

D. 后天获得   E. 放大性

二、名词解释

固有免疫应答

三、简答题

1. 简述固有免疫应答的特点。

2. 简述固有免疫应答的物质基础。

3. 固有免疫应答的作用时相有哪些？

4. 分析固有免疫应答与适应性免疫应答的关系。

（尹晓燕）

第九章　临床免疫

　学习目标

◆掌握超敏反应的概念及类型。
◆掌握Ⅰ、Ⅱ、Ⅲ、Ⅳ型超敏反应的特点、发生机制及临床上常见的疾病。
◆了解自身免疫病、免疫缺陷病、肿瘤免疫、移植免疫的发病机制和免疫机制。

第一节　超敏反应

超敏反应(hypersensitivity)又称变态反应(allergy),是指当机体的免疫系统再次接触同一抗原刺激后引起的一种以生理功能紊乱或组织细胞损伤为主的病理性免疫应答。能导致超敏反应发生的抗原称为变应原(allergen)。

根据超敏反应的发生机制和临床特点的不同,将其分为Ⅰ、Ⅱ、Ⅲ、Ⅳ四个类型,其中Ⅰ~Ⅲ型均属于体液免疫应答,由不同抗体介导,Ⅳ型属于细胞免疫应答,由T细胞介导。

一、Ⅰ型超敏反应

　案例引导

患者,男,15岁。诊断:急性扁桃体炎。青霉素皮试弱阳性,被误做阴性处理,静脉滴注青霉素约半分钟后,患者出现胸闷、气急、呼吸困难,随即抽搐、昏迷,抢救无效死亡。

分析思考:

1. 引起患者死亡的原因是什么?

2. 该病是如何发生的? 如何预防?

Ⅰ型超敏反应又称速发型超敏反应或过敏反应(anaphylaxis)。临床最常见,可发生于局部,也可发生于全身,其主要特征:①反应发生快,几秒钟至几十分钟内出现症状,消退也快。②主要由IgE介导,效应细胞为肥大细胞和嗜碱性粒细胞。③主要病变为生理功能紊乱,一般不发生组织细胞损伤。④具有明显的个体差异和遗传倾向。

(一)参与反应的物质和细胞

1. 变应原　引起Ⅰ型超敏反应的变应原主要有:①吸入性变应原:植物花粉、动物皮屑、尘螨、羽毛、昆虫毒液、真菌菌丝及孢子等。②食入性变应原:牛奶、鱼、虾、鸡蛋、蟹等。③其他:药物、异种动物血清、塑料、化纤、昆虫及其毒液等。

2. 抗体　介导Ⅰ型超敏反应的抗体主要是IgE,IgE主要由鼻咽部、扁桃体、气管及胃肠道黏膜下固有层中的浆细胞合成,这些部位也是Ⅰ型超敏反应的好发部位。正常人血清中IgE含量很低,而在Ⅰ型超敏反应的患者体内,IgE水平异常升高。

3. 细胞　介导Ⅰ型超敏反应的细胞主要有肥大细胞和嗜碱性粒细胞。另外,嗜酸性粒细胞

重点:Ⅰ型超敏反应发生快,由IgE介导,为生理功能紊乱,有个体差异和遗传倾向。

重点:Ⅰ型超敏反应参与的抗体为IgE,参与的细胞为肥大细胞和嗜碱性粒细胞,生物活性介质主要为组胺、激肽原酶、白三烯等,生物活性介质主要作用为毛细血管扩张、通透性增加,平滑肌收缩,腺体分泌增加。

也参与了Ⅰ型超敏反应,但在整个过程起负反馈作用。

（1）肥大细胞和嗜碱性粒细胞　肥大细胞大量分布于呼吸道、胃肠道、泌尿生殖道黏膜下及皮下结缔组织,嗜碱性粒细胞主要分布于外周血中,数量少。两种细胞表面有大量高亲和力IgE Fc受体,能与IgE Fc段结合。两种细胞内含大量颗粒,受抗原刺激时可合成或释放多种生物活性介质,包括组胺、肝素、白三烯、激肽原酶、前列腺素和嗜酸性粒细胞趋化因子等。

（2）嗜酸性粒细胞　嗜酸性粒细胞主要分布于呼吸道、消化道和泌尿生殖道黏膜下,细胞内含有大量嗜酸性颗粒。嗜酸性粒细胞活化后可释放生物活性介质如阳离子蛋白、主要碱性蛋白等杀伤组织细胞,还可释放组胺酶、芳基硫酸酯酶等灭活组胺、白三烯,在Ⅰ型超敏反应中起到负反馈调节作用。

4. 生物活性介质　①预先形成并储存于颗粒内的介质:如组胺、激肽原酶等;②新合成的介质:如白三烯、前列腺素、血小板活化因子、某些细胞因子等。这些活性介质的生物学作用主要表现为:使小血管扩张,毛细血管通透性增加,平滑肌收缩,腺体分泌增加,刺激神经末梢引发瘙痒。

（二）发生机制

Ⅰ型超敏反应的发生机制可分为三个阶段(图9-1)。

要求:以青霉素过敏性休克为例说明Ⅰ型超敏反应发生机制。

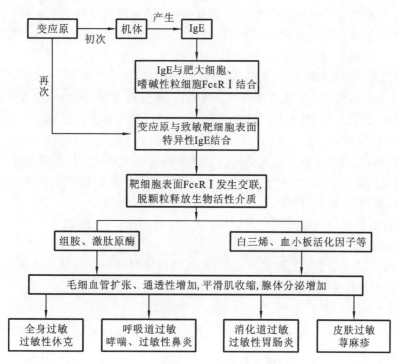

图9-1　Ⅰ型超敏反应的发生机制示意图

1. 致敏阶段　当变应原初次进入机体后,可刺激特异性B细胞活化、增殖、分化成为浆细胞,由浆细胞合成并分泌IgE,IgE产生后很快通过其Fc段与肥大细胞或嗜碱性粒细胞表面的FcεRⅠ结合,使肥大细胞或嗜碱性粒细胞表面吸附了大量IgE,此时机体处于致敏状态。游离状态的IgE半衰期很短,很快会被代谢掉,但结合在肥大细胞或嗜碱性粒细胞表面的IgE半衰期则比较长,可维持数月或更久。如果在此期间不再接触相同变应原,致敏状态会逐渐消失。

2. 激发阶段　相同变应原再次进入已致敏的机体时,可迅速与肥大细胞和嗜碱性粒细胞表面已经存在的相邻两个或两个以上的IgE特异性结合,使细胞膜表面FcεRⅠ发生交联,细胞膜稳定性下降,肥大细胞和嗜碱性粒细胞脱颗粒释放组胺、激肽原酶等生物活性介质。同时,新合成白三烯、前列腺素D2、血小板活化因子等生物活性介质。

3. 效应阶段　生物活性介质作用于效应组织与器官,引起毛细血管扩张、通透性增加,平滑肌收缩,腺体分泌增加等生理功能改变,表现为局部或全身的变态反应。不同生物活性介质作用快慢程度不等,根据效应发生的快慢和持续时间的长短,Ⅰ型超敏反应分为速发相反应和迟发相

反应两种类型。①速发相反应发生速度快,于接触变应原后几分钟内发生,可持续数小时,主要由作用快的组胺、前列腺素等引起。②迟发相反应发生速度慢,往往在变应原刺激后 6～12 h 发生,可持续数天或更长时间,主要由白三烯、血小板活化因子等引起,特别是白三烯引起支气管平滑肌收缩的作用比组胺强 100～1000 倍,且作用缓慢而持久。

(三)临床常见疾病

1. 过敏性休克 常见于患者再次接触某种药物和动物免疫血清后,表现为短时间内出现胸闷、气急、呼吸困难、面色苍白、四肢冰冷、脉搏细速、血压下降、意识障碍甚至昏迷,如不及时抢救可导致死亡。

(1)药物过敏性休克 临床很多药物均可引起过敏性休克,以青霉素最常见。青霉素相对分子质量小,一般无免疫原性,属于半抗原,但其降解产物(青霉噻唑醛酸或青霉烯酸)可与体内组织蛋白结合后获得免疫原性,能刺激机体产生特异性 IgE,IgE 产生后吸附在肥大细胞和嗜碱性粒细胞表面,使肥大细胞和嗜碱性粒细胞处于致敏状态。当机体再次接触青霉素时,青霉素可以和已经吸附在肥大细胞和嗜碱性粒细胞表面的 IgE 结合,使肥大细胞和嗜碱性粒细胞活化、脱颗粒释放生物活性介质诱发过敏性休克。

青霉素在弱碱性溶液中易降解形成青霉烯酸,故使用青霉素时应现配现用。临床少数患者在初次使用青霉素时也可发生过敏性休克,其原因可能是曾经吸入过空气当中的青霉菌孢子或使用过被青霉素污染的注射器等医疗器械而使机体处于致敏状态有关。

此外,头孢菌素、普鲁卡因、链霉素等其他药物也可引起过敏性休克。

(2)血清过敏性休克 临床使用破伤风抗毒素、白喉抗毒素等动物免疫血清进行治疗或紧急预防时,有些患者可因曾经注射过相同的血清制剂已被致敏,也会发生过敏性休克。

2. 呼吸道过敏反应 临床常见的呼吸道过敏反应有支气管哮喘和过敏性鼻炎,常因吸入花粉、真菌孢子、尘螨、毛屑等变应原引起。支气管哮喘是儿科和呼吸内科的重要疾病,好发于儿童和青壮年,有明显的遗传倾向,患者常感觉胸闷、呼吸困难。过敏性鼻炎又称变应性鼻炎,患者临床表现主要为鼻塞、流鼻涕、打喷嚏等。

3. 消化道过敏反应 一般出现于进食鱼、虾、蟹、蛋、牛奶等食物数分钟至 1 h 后,可出现恶心、呕吐、腹泻、腹痛等症状。

4. 皮肤过敏反应 临床常见荨麻疹、湿疹和血管神经性水肿等。这些皮肤过敏反应可由药物、食物、肠道寄生虫或羽毛等引起。

(四)防治原则

1. 查明变应原,避免与之接触 查明变应原后避免与其接触是预防Ⅰ型超敏反应最有效的方法。临床常通过皮肤点刺试验检测变应原:将常见的可疑变应原稀释后取 0.1 mL 在前臂内侧做皮内注射,15～20 min 后观察结果。若注射部位出现红晕、风团直径>1 cm,或虽无红肿,但注射处有瘙痒感或全身有不适反应者均为皮试阳性。

2. 脱敏疗法和减敏疗法 适用于已查明变应原,但却不能避免接触者。

(1)异种免疫血清脱敏疗法 对抗毒素皮试阳性但又必须使用免疫血清的患者,可采用小剂量、短间隔(20～30 min)、多次注射的方法进行脱敏。其机制可能是每次进入机体的变应原剂量很少,这些变应原使肥大细胞和嗜碱性粒细胞释放的生物活性介质的量也少,所以不足以引起明显症状,经多次注射后,致敏靶细胞中的颗粒分期分批释放而耗竭,此时机体已处于脱敏状态,再注射大量抗毒素血清也不会发生严重的超敏反应。但这种脱敏状态只是暂时的,一段时间后机体又可再次致敏。

(2)减敏疗法 已查明变应原(花粉、尘螨等)但又无法避免接触时可采用小剂量、长间隔(1～2 周)、反复多次皮下注射的方法进行脱敏治疗。其作用机制可能是通过改变变应原进入途径,刺激机体产生大量特异性 IgG 类抗体,当变应原再次进入机体时,特异性 IgG 可与 IgE 竞争结合变应原,阻断了 IgE 发挥作用。

3. 药物防治 ①抑制生物活性介质合成和释放的药物：如阿司匹林、色甘酸二钠、肾上腺素、前列腺素 E、氨茶碱等。②生物活性介质拮抗药：如苯海拉明、扑尔敏、异丙嗪、去氯羟嗪（克敏嗪）、特非那丁、阿司咪唑、氯雷他定等为组胺拮抗药；阿司匹林为缓激肽拮抗药；多根皮苷酊磷酸盐对白三烯有拮抗作用。③改善效应器官反应性的药物：如肾上腺素可以解除支气管平滑肌痉挛，收缩毛细血管使血压升高，是抢救过敏性休克的首选药；颠茄、阿托品可解除平滑肌痉挛；葡萄糖酸钙、维生素 C 可降低毛细血管通透性。

知识链接

过敏性休克的抢救措施

患者采取休克卧位，给予氧气吸入并保温。在患者未脱离危险前不宜搬动，并密切观察患者的体温、脉搏、呼吸、血压及瞳孔变化。立即皮下注射 0.1‰ 盐酸肾上腺素 0.5～1.0 mL，小儿酌减；症状如不缓解，可每 20～30 min 皮下或静脉注射 0.1‰ 盐酸肾上腺素 0.5 mL，直至脱离危险。同时补充血容量，纠正酸中毒，可给予低分子右旋糖酐 500 mL 或 4‰ 碳酸氢钠加入 5‰ 葡萄糖溶液内静脉滴注。针刺人中、十宣、涌泉、足三里、曲池等穴。

二、Ⅱ型超敏反应

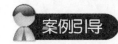 案例引导

某产妇，27 岁，血型 Rh⁻，产下一名 Rh⁺ 女婴，浑身多处淤斑，两天后死亡。诊断：新生儿溶血症。

分析思考：

1. 引起患儿死亡的原因是什么？
2. 该病是如何发生的？如何预防？

Ⅱ型超敏反应又称为细胞毒型或细胞溶解型超敏反应。其是 IgG 和 IgM 类抗体与靶细胞表面相应抗原结合后，通过激活补体、结合巨噬细胞及 NK 细胞而引起细胞溶解或组织损伤。

要求：以输血反应为例说明Ⅱ型超敏反应发生机制。

（一）发生机制

1. 靶细胞 正常组织细胞（如输入的异型红细胞）、改变的自身组织细胞或吸附有外来抗原、半抗原及免疫复合物的自身组织细胞，均可成为Ⅱ型超敏反应中被攻击的靶细胞。机体正常细胞成为靶细胞的原因可能有：①同种异型抗原的进入：如 ABO 血型抗原、Rh 血型抗原等。②药物半抗原的吸附：多数药物如青霉素、磺胺等是半抗原，可吸附于自身组织细胞表面，从而导致自身细胞的损伤。③病原微生物感染：特别是病毒感染可改变自身组织细胞使其成为自身抗原。④免疫耐受的解除：因物理、化学、生物、外伤等使机体免疫细胞对自身细胞的耐受失效，产生了抗自身组织的抗体。

2. 抗体 介导Ⅱ型超敏反应的抗体主要是 IgG 和 IgM。

3. 靶细胞或组织损伤机制（图 9-2） ①补体介导的溶解细胞作用：IgG 和 IgM 与靶细胞表面抗原特异性结合后，通过经典途径激活补体，最后形成膜攻击复合物，导致靶细胞溶解。②调理吞噬作用：特异性 IgG 与靶细胞表面抗原结合，其 Fc 段与巨噬细胞上 Fc 受体结合，增强巨噬细胞的吞噬作用，发挥调理作用。③抗体依赖性细胞介导的细胞毒作用：IgG 与靶细胞表面抗原结合，其 Fc 段与 NK 细胞上 Fc 受体结合，增强 NK 细胞的杀伤作用，发挥 ADCC 效应，杀伤靶细胞（图 9-3）。

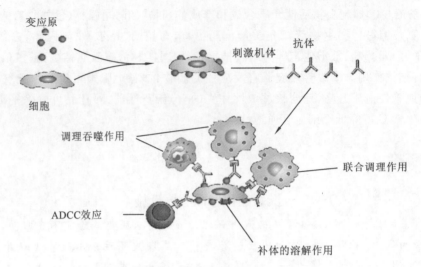

图 9-2 Ⅱ型超敏反应损伤机制示意图

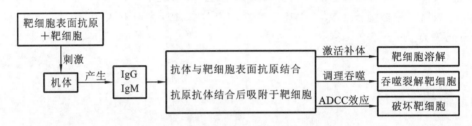

图 9-3 Ⅱ型超敏反应发生机制示意图

重点:临床常见疾病有输血反应、新生儿溶血症、药物过敏性血细胞减少症、肾小球肾炎和风湿热等。

(二)临床常见疾病

1. 输血反应 ABO 血型是人红细胞最重要的抗原系统,ABO 血型不符的人之间输血会引起严重的输血反应。由于人血清中存在天然血型抗体 IgM,若供血者和受血者血型不符,供血者红细胞表面血型抗原与受血者体内天然血型抗体结合,从而激活补体,红细胞被破坏,出现溶血反应。

2. 新生儿溶血症 常见于母子 Rh 血型不符。如果母亲血型为 Rh⁻,胎儿血型为 Rh⁺,在首次分娩时,由于胎盘剥离出血,胎儿红细胞进入母亲体内,其表面 Rh 抗原刺激母体产生 IgG 类抗 Rh 抗体。当该母亲再次妊娠而胎儿血型仍为 Rh⁺时,母体内抗 Rh 抗体通过胎盘进入胎儿体内,与胎儿红细胞表面抗原结合,激活补体,引起胎儿红细胞破坏,导致流产、死胎或新生儿溶血症。预防新生儿溶血症的有效方法是初次分娩后 72 h 内给母体注射抗 Rh 抗体,能及时清除进入母体内的 Rh⁺ 红细胞。母子间 ABO 血型不符也可引起新生儿溶血症,常见于母亲为 O 型血,胎儿为 A 型、B 型或 AB 型血。此种新生儿溶血症也不少见,但症状较轻。

3. 肾小球肾炎和风湿热 乙型溶血性链球菌(A 族 12 型)与人肾小球基底膜、心肌细胞和心脏瓣膜细胞之间存在共同抗原,故链球菌感染后产生的抗体除与其本身结合外,还可与肾小球基底膜、心肌细胞、心脏瓣膜细胞发生交叉反应,引起肾小球肾炎和风湿热。

4. 肺出血-肾炎综合征 肺出血-肾炎综合征是由自身抗体导致的以肺出血、严重肾小球肾炎为特点的疾病。肺泡基底膜和肾小球基底膜之间存在共同抗原,当病毒(如 A2 型流感病毒)感染或吸入某些有机溶剂造成肺组织损伤后,导致肺抗原性改变,由此诱生的自身抗体可与肺泡和肾小球基底膜结合,激活补体,结合巨噬细胞,造成局部病变。

5. 药物过敏性血细胞减少症 吸附于血细胞表面的青霉素、磺胺等药物半抗原与特异性抗体结合,或药物半抗原与特异性抗体结合形成抗原抗体复合物,吸附于血细胞表面,可通过激活补体、调理吞噬或 ADCC 效应等作用,导致血细胞破坏。临床上表现为药物性溶血性贫血、粒细胞减少症和血小板减少性紫癜等。

6. 甲状腺功能亢进（Graves 病） 患甲状腺功能亢进是因患者体内产生了针对促甲状腺激素（TSH）受体的自身抗体。TSH 的生理作用是刺激甲状腺上皮细胞产生甲状腺素，该种自身抗体与甲状腺上皮细胞表面 TSH 受体结合后可发挥和 TSH 一样的生物学作用，可持续刺激甲状腺上皮细胞合成和分泌甲状腺素，引起甲状腺功能亢进。

三、Ⅲ型超敏反应

案例引导

患者，男，8 岁，因患白喉大量注射动物免疫血清，1～2 周后局部红肿，淋巴结肿大，皮肤出现皮疹、发痒，面部及眼睑水肿，关节疼痛，肾小球肾炎，尿中出现蛋白。临床诊断：血清病。

分析思考：

1. 引起患者出现这些症状的原因是什么？

2. 该病是如何发生的？如何预防？

Ⅲ型超敏反应又称免疫复合物（IC）型或血管炎型超敏反应。Ⅲ型超敏反应主要由中等大小的可溶性免疫复合物沉积在肾小球基底膜、心肌、皮肤和关节滑膜等处，通过激活补体，吸引中性粒细胞浸润，血小板活化形成血栓，激活肥大细胞和嗜碱性粒细胞释放血管活性胺类等造成炎症反应和组织损伤。其特征以血管周围充血水肿、组织损伤、中性粒细胞浸润为主。

要求：以链球菌感染后肾小球肾炎为例说明Ⅲ型超敏反应发生机制。

（一）发生机制

1. 中等大小的可溶性 IC 形成与沉积 Ⅲ型超敏反应发生的首要因素是机体形成过多的中等大小的可溶性 IC。抗原与抗体的比例不同，形成的 IC 分子大小也不同。大分子不溶性 IC 可及时被吞噬细胞吞噬和清除，小分子可溶性 IC 可通过肾脏滤过排出，只有中等大小的可溶性 IC 不能及时被机体清除，长期存留体内。由于 IC 激活补体释放活性物质，引起血管内皮细胞收缩，间隙增大，从而使中等大小的 IC 嵌入内皮细胞间隙，沉积在血管基底膜。沉积部位多为管腔小、血压高的毛细血管迂回处，如肾小球、心肌、关节滑膜、皮肤等处微血管壁基底膜。

2. IC 沉积后引起炎症损伤的机制 ①IC 激活补体后形成攻膜复合体，造成局部组织细胞损伤。②补体激活后产生大量过敏毒素 C3a、C5a 等，引起肥大细胞和嗜碱性粒细胞脱颗粒释放组胺等生物活性介质，组胺等能使血管通透性增加，血浆外渗，导致局部水肿。③补体激活后产生的趋化因子吸引中性粒细胞吞噬 IC，中性粒细胞释放溶酶体酶造成血管基底膜和周围组织损伤。④免疫复合物和 C3b 可使血小板聚集、活化，释放血管活性胺类物质，激活凝血系统形成微血栓，造成局部缺血坏死（图 9-4）。

（二）临床常见疾病

重点：临床常见疾病局部免疫复合物病、血清病、链球菌感染后肾小球肾炎和类风湿性关节炎等。

1. 局部免疫复合物病 Arthus 发现用马血清经皮下反复免疫家兔几周后，当再次注射同样马血清时，注射局部出现红肿、出血和坏死等剧烈炎症反应，称为 Arthus 反应。在临床上发现患者反复注射胰岛素或狂犬病疫苗等制剂时，注射局部也可出现类似 Arthus 反应的局部炎症反应，称为类 Arthus 反应。

2. 全身免疫复合物病

（1）血清病 初次大量注射动物抗毒素血清后 7～14 天，患者出现发热、皮疹、关节肿痛、淋巴结肿大、一过性蛋白尿等症状，一般病程比较短，停止注射上述抗毒素后症状可自行消退。这是由于患者体内针对抗毒素的抗体与尚未完全排出的抗毒素结合，形成中等大小的 IC 所致。有些患者长期使用青霉素、磺胺等药物也会引起类似血清病样反应。

（2）链球菌感染后的肾小球肾炎 其占急性肾小球肾炎的 80%。常发生于 A 群溶血性链球菌感染后 2～3 周，此时体内产生抗链球菌抗体与链球菌抗原形成免疫复合物，沉积在肾小球基底膜引起组织损伤。临床发现其他病原微生物如葡萄球菌、肺炎链球菌、某些病毒或疟原虫感染

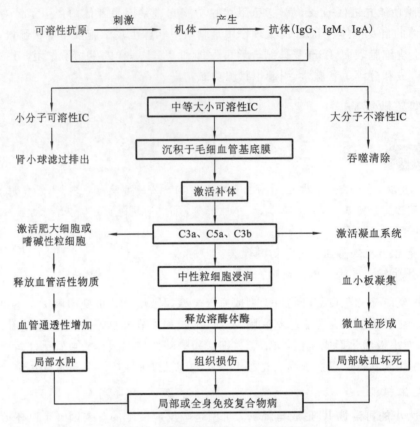

图 9-4 Ⅲ型超敏反应发生机制示意图

后也可发生类似疾病。

（3）类风湿性关节炎　某些病毒或支原体感染后,这些病原体或其代谢产物可导致体内 IgG 变性,变性的 IgG 会刺激机体产生抗变性 IgG 的自身抗体,这种自身抗体以 IgM 为主,临床称之为类风湿因子(RF)。类风湿因子与变性 IgG 结合形成的免疫复合物反复沉积于小关节滑膜,引起类风湿性关节炎。

（4）系统性红斑狼疮　患者体内常出现抗核抗体,与循环中的核抗原形成可溶性循环复合物,反复沉积在肾小球、关节、皮肤或其他部位的血管内,引起肾小球肾炎、关节炎、皮肤红斑和多部位的脉管炎等。

四、Ⅳ型超敏反应

重点:Ⅳ型超敏反应发生机制与细胞免疫完全一致。

Ⅳ型超敏反应又称迟发型超敏反应,是由效应 T 细胞介导的免疫病理损伤。此型超敏反应发生速度慢,一般需接触抗原后 24～72 h 发生,属于 T 细胞介导的细胞免疫应答,抗体和补体并不参与,其病理变化为以单个核细胞浸润和组织细胞损伤为主要特征的炎症反应。

（一）发生机制

引起Ⅳ型超敏反应的抗原主要包括胞内寄生菌、某些病毒、寄生虫和化学物质等。变应原经 APC 加工处理并提呈给 T 细胞,刺激 T 细胞活化、增殖、分化为效应 CD4+ Th1 细胞和 CD8+ CTL。CD4+ Th1 细胞再次接触相同变应原后分泌产生 IL-2、TNF-α 及 IFN-γ 等多种细胞因子,使巨噬细胞在抗原存在部位聚集并活化产生以单个核细胞浸润为主的炎症反应。CD8+ CTL 可直接与靶细胞表面的相应抗原作用,释放穿孔素、颗粒酶或表面表达 FasL 与靶细胞表面的 Fas 结合等途径诱导靶细胞凋亡,引起组织细胞变性坏死(图 9-5)。

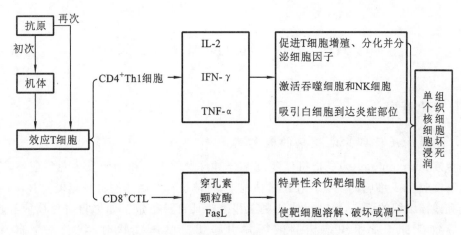

图 9-5 Ⅳ型超敏反应的发生机制示意图

（二）临床常见疾病

1. 传染性超敏反应 机体抗胞内寄生菌、病毒、某些真菌感染主要靠细胞免疫,但细胞免疫在清除病原体的同时也会导致自身组织细胞损伤。如结核分枝杆菌引起的空洞形成、干酪样坏死和全身毒血症,以及麻风患者引起的皮肤肉芽肿都与Ⅳ型超敏反应有关。麻疹的皮疹也是由于细胞毒性 T 细胞一定程度上损伤病毒感染的细胞引起。

2. 接触性皮炎 药物、塑料、油漆、染料、农药等小分子抗原能与表皮细胞角质蛋白结合成完全抗原,使机体致敏,当再次接触相同变应原时可导致局部皮肤出现红肿、皮疹、水泡,重症时可出现剥脱性皮炎,慢性表现为丘疹和鳞屑。

3. 移植排斥反应 在进行同种异体组织或器官移植时,由于供者与受者之间组织相容性抗原不同,可刺激受者机体产生Ⅳ型超敏反应,2～3 周后移植物被排斥、坏死、脱落。

实际上,超敏反应的发生情况比较复杂,临床常可见一种超敏反应性疾病由多种超敏反应损伤机制引起,如肾小球肾炎的发生既有Ⅲ型超敏反应参与,也有Ⅱ型超敏反应参与。一种抗原物质也可在不同情况下诱导不同类型的超敏反应性疾病,如青霉素可引起Ⅰ型过敏性休克,Ⅱ型血细胞减少症,Ⅲ型血清病及Ⅳ型接触性皮炎。四种超敏反应的比较见表 9-1。

重点:临床常见疾病有传染性超敏反应、接触性皮炎和移植排斥反应。

表 9-1 四种类型超敏反应的比较

类 型	Ⅰ型超敏反应	Ⅱ型超敏反应	Ⅲ型超敏反应	Ⅳ型超敏反应
名称	速发型超敏反应	细胞毒型超敏反应或细胞溶解型超敏反应	免疫复合物型超敏反应或血管炎型超敏反应	迟发型超敏反应
免疫应答类型	体液免疫	体液免疫	体液免疫	细胞免疫
参与的抗体	IgE	IgG、IgM	IgG、IgM、IgA	—
参与的细胞	肥大细胞、嗜碱性粒细胞、嗜酸性粒细胞	巨噬细胞、NK 细胞	中性粒细胞、肥大细胞、嗜碱性粒细胞、血小板	Th1 细胞 CTL 巨噬细胞
补体	—	+	+	
临床常见病	过敏性休克、支气管哮喘、过敏性鼻炎、消化道过敏反应、皮肤过敏反应	输血反应、新生儿溶血症、药物过敏性血细胞减少症、Graves 病等	Arthus 反应、血清病、肾小球肾炎、类风湿性关节炎	传染性超敏反应、接触性皮炎、移植排斥反应

第二节 临床相关免疫

一、自身免疫病

（一）自身免疫与自身免疫病的概念

自身免疫(autoimmunity)是指机体免疫系统对自身的组织和细胞发生免疫应答,产生自身抗体和自身反应性 T 细胞的现象。在正常情况下,机体也存在微弱的自身免疫应答,它可以促进体内衰老和残损组织的清除,帮助机体的更新和维持其自身稳定。如果自身免疫应答超过一定的水平,导致自身正常组织结构的破坏并引起相应临床症状时,就会发生自身免疫病(autoimmune disease,AID)。

（二）自身免疫病的分类

按病变分布的范围不同可将自身免疫病分为器官特异性自身免疫病与非器官特异性自身免疫病两大类(表 9-2)。器官特异性自身免疫病往往病情较轻,患者病变通常局限在某一特定器官;而非器官特异性自身免疫病病变广泛,见于多种组织和器官,病情较重。

表 9-2 自身免疫病及其相应的自身抗原

类 别	自身免疫病	自身抗原
非器官特异性 自身免疫病	系统性红斑狼疮	核成分(DNA,DNA-核蛋白)等
	类风湿性关节炎	变性 IgG
	慢性甲状腺炎	甲状腺球蛋白、甲状腺过氧化酶
	弥漫性甲状腺肿	甲状腺细胞表面 TSH 受体
	原发性肾上腺皮质功能减退症	肾上腺皮质细胞
器官特异性 自身免疫病	自身免疫性溶血性贫血	红细胞膜表面分子
	青少年型胰岛素依赖型糖尿病	胰岛细胞
	萎缩性胃炎	胃壁细胞
	胰岛素抵抗型糖尿病	胰岛素受体
	重症肌无力(MG)	乙酰胆碱受体
	特发性血小板减少性紫癜	血小板膜糖蛋白

（三）自身免疫病的发病特点

自身免疫病有如下主要特征:①患者以女性多见,发病率随年龄而增高,且有遗传倾向。②患者机体中可查出高效价自身抗体或自身反应性 T 细胞。③多呈反复发作和慢性迁延趋势。④易伴发其他自身免疫病。

（四）自身免疫病的发病机制

1. 隐蔽抗原的释放 在手术、外伤、感染等情况下,隐蔽抗原可释放入血液或淋巴系统,与免疫系统接触,诱导相应的自身免疫应答,导致自身免疫病发生。如眼外伤时,伤侧眼球的晶状体蛋白可"释放"入血,激发机体产生针对晶状体蛋白的抗体或激活特异性淋巴细胞,进而引起健侧眼球发生交感性眼炎。

2. 自身抗原的改变 许多生物(如细菌、病毒、寄生虫等)、物理(如冷、热、电离辐射等)、化学(如药物等)等因素均可改变自身抗原性质,刺激机体产生免疫应答,引起自身免疫病。如感染风疹病毒和乙型肝炎病毒后发生的血管炎和关节炎;巨细胞病毒和 EB 病毒感染后引起的溶血性贫血。

3. 共同抗原诱导　某些外来抗原(如微生物)与人类某些组织成分具有相同或相似的抗原表位,由前者激发人体产生的抗体可与这些自身组织成分发生交叉免疫反应,从而导致 AID 的发生。如风湿病、肾小球肾炎与链球菌感染有密切关系。

4. 淋巴细胞突变　由于理化、生物或某些目前未知因素的影响,使淋巴细胞突变,导致其抗原识别能力异常,可对自身组织成分产生免疫应答。

5. 淋巴细胞旁路活化　在正常情况下,体内存在针对自身抗原的 T、B 细胞克隆,但由于机体中对免疫应答起重要作用的 Th 细胞易产生免疫耐受,故不出现自身免疫应答。在某些致病因子作用下,可通过旁路途径绕过耐受的 Th 细胞激活静止的效应淋巴细胞,导致 AID 的发生。

6. 遗传因素　遗传因素在一定程度上决定着机体对自身免疫病的易感性,尤其是 HLA 分子的作用最为重要,某些带有特殊 HLA 分子的人群容易发生自身免疫病。

（五）自身免疫病的治疗原则

由于人工诱导免疫耐受的方法仍不成熟,因此,目前临床对自身免疫病的治疗主要限于缓解或减轻其临床症状。

1. 常规治疗

(1) 对症治疗　应用皮质激素、水杨酸制剂等可抑制炎症反应;对于自身免疫病所致的某些具有重要生理作用的物质减少,可给予替代疗法;为清除血浆中的自身抗体和免疫复合物,可进行血浆置换。

(2) 非特异性免疫抑制治疗　抗细胞代谢的药物(如硫唑嘌呤、环磷酰胺、甲氨蝶呤等)可抑制快速增殖的细胞,从而抑制自身反应性淋巴细胞的增殖和分化。

2. 特异性免疫抑制治疗

(1) 单克隆抗体治疗　单克隆抗体可清除或抑制自身反应性淋巴细胞的活化及其功能。如抗 TNF 单克隆抗体已成功用于治疗类风湿关节炎。

(2) T 细胞疫苗　动物实验表明用自身反应性 T 细胞克隆进行主动免疫,可使实验性自身免疫性脑脊髓炎小鼠的症状获得持续性缓解。

(3) 细胞因子治疗　用细胞因子、细胞因子拮抗剂或细胞因子受体阻断剂等对一些自身免疫病有一定的疗效。如动物实验证明,IFN-β 可通过抑制 IL-12 治疗多发性硬化症。

二、免疫缺陷病

免疫缺陷病(immunodeficiency disease,IDD)是免疫系统因先天发育不全或后天因素使免疫细胞发育、分化、增殖和代谢异常,导致免疫功能障碍的临床综合征。免疫缺陷病按病因不同可分为原发性免疫缺陷病(PIDD)和继发性免疫缺陷病(SIDD)两大类;按缺陷的免疫系统成分不同可分为细胞免疫缺陷(T 细胞缺陷)、体液免疫缺陷(B 细胞缺陷)、联合免疫缺陷(T、B 细胞缺陷)、吞噬细胞缺陷和补体缺陷五大类。

（一）原发性免疫缺陷病

PIDD 是免疫系统的遗传缺陷或先天性发育障碍而导致免疫功能不全引起的疾病,常伴其他组织器官的发育异常或畸形,故又称为先天性免疫缺陷病(CIDD)。缺陷可发生于免疫系统发育成熟的各环节,多见于婴幼儿,严重者可危及生命,常见的有原发性 B 细胞缺陷病、原发性 T 细胞缺陷病、原发性联合免疫缺陷病、补体系统缺陷病和吞噬细胞缺陷病。

（二）继发性免疫缺陷病

由后天因素造成的、继发于某些疾病或使用药物后产生的免疫缺陷性疾病。可发生于任何年龄,较原发性免疫缺陷病多见,其缺陷的程度和类型与造成免疫功能缺陷的原因有关。如获得性免疫缺陷综合征(AIDS),即艾滋病,由人类免疫缺陷病毒(HIV)感染,通过性接触、血液传播和垂直传播,造成机体免疫功能低下以及由此产生的各种机会性感染和某些罕见肿瘤为特征的免疫缺陷病。

三、肿瘤免疫

肿瘤免疫学是研究肿瘤抗原、机体对肿瘤的免疫应答、机体免疫功能与肿瘤的发生、发展和转归的关系以及肿瘤的免疫学诊断和防治的科学。

(一)肿瘤抗原

肿瘤抗原是指在细胞癌变过程中出现的新抗原或过度表达的抗原物质。肿瘤抗原可诱导机体产生抗肿瘤免疫,同时也是肿瘤免疫学诊断和治疗的基础。肿瘤抗原的分类方法有很多种,目前常用的有按肿瘤抗原的特异性进行分类。

1. 肿瘤特异性抗原(TSA)　只表达于肿瘤细胞而不存在于正常细胞的新抗原。TSA能为机体的免疫系统识别,诱发免疫应答发挥抗肿瘤效应。目前,人们应用肿瘤特异性CTL克隆并结合分子生物学技术,成功地从基因水平上证实了TSA的存在。

2. 肿瘤相关抗原(TAA)　指无严格的肿瘤特异性,即非肿瘤细胞所特有,正常细胞也可表达的抗原,但在细胞癌变时体内含量明显增多。TAA仅表现为量的变化而无严格的肿瘤特异性。如胚胎抗原、分化抗原等均属TAA。

(二)机体抗肿瘤的免疫效应机制

机体抗肿瘤的免疫效应机制十分复杂,涉及多种免疫成分,包括固有免疫和适应性免疫两方面。肿瘤细胞组织来源和产生方式各不相同,免疫原性各异。对于免疫原性较弱的肿瘤,固有免疫应答发挥更重要的作用。适应性免疫应答在免疫原性较强的肿瘤中起主要作用。一般认为,细胞免疫是抗肿瘤的主要力量,尤其是CD8+CTL起关键作用,体液免疫通常只起协同作用。

(三)肿瘤的免疫逃逸机制

免疫系统可以产生多种抗肿瘤的免疫学效应,但肿瘤仍能在人体发生、发展和转移,表明肿瘤细胞能通过某些途径逃避宿主免疫系统的攻击,可能与以下因素有关:肿瘤抗原的缺失或调变、肿瘤细胞MHC-Ⅰ类分子表达异常、肿瘤细胞协同刺激分子表达异常、肿瘤细胞导致免疫抑制或耐受、肿瘤细胞的抗凋亡作用以及肿瘤细胞的"漏逸"。

(四)肿瘤的免疫学诊断和治疗

1. 肿瘤的免疫学诊断　肿瘤的免疫学诊断主要是通过生化和免疫学技术检测肿瘤抗原、抗肿瘤抗体和其他肿瘤标记物,尤其是肿瘤抗原的检测是目前最常用的诊断方法。例如,AFP的检测有助于原发性肝癌的诊断。

2. 肿瘤的免疫学治疗　肿瘤的免疫学治疗是通过激发和增强机体的免疫功能,抑制肿瘤细胞的转化,达到控制和杀灭肿瘤细胞的目的。肿瘤的免疫治疗包括主动免疫治疗、被动免疫治疗和基因治疗。主动免疫治疗是给患者注射具有免疫原性的肿瘤疫苗,激发机体对肿瘤的特异性免疫反应。被动免疫治疗是给患者输入免疫效应物质,如抗体、细胞因子、免疫效应细胞等,可较快地发挥治疗作用。基因治疗是应用分子生物学技术将相关基因导入肿瘤细胞或效应细胞内,或借助外源基因及其产物的效应,以抑制肿瘤细胞生长或直接杀伤肿瘤。

四、移植免疫

移植(transplantation)是用正常细胞、组织或器官替换受损或失去功能的细胞、组织或器官的方法。在移植术中,提供移植物的个体称为供者(donor),而接受移植的个体称为受者(recipient),被移植的细胞、组织或器官称为移植物。

根据移植物的来源和遗传背景的不同,可将移植分为四类:自体移植、同系移植、同种异体移植、异种移植。目前临床进行的主要是同种异体移植。

(一)同种异体移植排斥反应的机制

同种异体移植排斥反应的本质是受者免疫系统针对移植物产生的免疫应答,由存在于移植

物中的同种异体抗原引起,受者 T 细胞在免疫应答中起关键作用。

1. 诱导排斥反应的同种异体抗原

(1)主要组织相容性抗原 可引起强烈而迅速的排斥反应。HLA 是人类的主要组织相容性抗原,而供、受者之间的 HLA 型别差异是发生急性排斥反应的主要原因。

(2)次要组织相容性抗原 某些非 MHC 基因编码的、能引起 T 细胞介导的移植排斥反应的一系列同种异体抗原。排斥反应一般发生慢而弱。

(3)其他同种异体抗原 例如红细胞血型抗原和组织特异性抗原。血型不符的受者血清中的血型抗体可与移植物血管内皮细胞表达的血型抗原结合,导致超急性移植排斥反应;组织特异性抗原是表达在特定细胞、组织和器官表面的抗原,不同组织该抗原的免疫原性不同,引起的移植排斥反应强度也不同。

2. 同种异体移植排斥反应的机制 在移植排斥反应中细胞免疫应答发挥主要作用,尤其是 CD4$^+$Th1 细胞,可通过直接或间接途径识别移植物 APC 表面的 MHC 分子。体液免疫可与细胞免疫协同发挥作用,产生的针对同种异型抗原的特异性抗体可通过多种途径参与排斥反应,但一般来说,除了超急性移植排斥反应,体液免疫一般不起重要作用。

（二）移植排斥反应的防治

1. 选择组织型别匹配的供者

(1)预存抗体的检测 术前取受者血清与供者淋巴细胞进行交叉细胞毒试验,检测受者体内是否有预存抗体存在,以避免发生超急性排斥反应。

(2)ABO 血型检测 ABO 血型抗原不仅存在于红细胞表面,在多种实质脏器和血管内皮细胞表面也有,因此供、受者 ABO 血型应相同。

(3)HLA 配型 HLA 型别的匹配程度决定着排斥反应的强度,也决定着移植成功与否。通常 HLA-A 和 HLA-B 匹配的位点越多,移植物的存活率越高。此外,HLA-DR 的匹配也十分重要。

2. 免疫抑制药物的应用 终身使用免疫抑制药以预防和治疗移植排斥反应已成为器官移植的常规治疗方案。这些药物的作用机制主要是通过抑制受者 T 细胞的免疫功能来抑制排斥反应的发生,从而延长移植物的存活期。

(1)免疫抑制剂 目前临床上最常用的是环孢素 A,其作用机制是可抑制 T 细胞活化过程中 IL-2 的转录,阻断 T 细胞的生长和分化。此外,常用的免疫抑制剂还有 FK506、硫唑嘌呤、环磷酰胺、雷帕霉素、糖皮质激素等。

(2)生物制剂 主要是抗免疫细胞表面抗原的单克隆抗体,如抗 CD3、CD25、CD4、CD8 等的抗体,可用于抑制相应免疫细胞的活化和功能。

(3)其他 如应用血浆置换、淋巴细胞置换、脾切除、放射照射移植物等方法防治排斥反应,在临床已取得一定疗效。

3. 诱导移植耐受 从理论上讲,诱导受者免疫系统产生针对移植物抗原的免疫耐受是防治排斥反应的最佳方案。目前,已有许多诱导移植耐受的方案,如用供者的可溶性 MHC 分子或合成多肽阻断受者 T 细胞表面的 TCR 与移植物表面的 MHC 分子结合,使 T 细胞不能活化;阻断 T 细胞活化的协同信号通路,使受者 T 细胞进入免疫无能状态等。

归纳总结

超敏反应是一类以机体组织细胞损伤或生理功能紊乱为主的病理性免疫应答。Ⅰ型超敏反应由 IgE 介导,致敏的肥大细胞和嗜碱性粒细胞再次受到相同变应原刺激后,释放组胺、白三烯等一系列生物活性介质,引起机体的生理功能紊乱。Ⅱ型超敏反应是机体细胞表面抗原与相应抗体特异性结合,或抗原与抗体结合后吸附在细胞表面,在补体、吞噬细胞、NK 细胞的参与下,引起以细胞溶解和组织损伤为主的免疫病理效应。Ⅲ型超敏反应由中等大小的可溶性免疫复合物

沉积于血管基底膜引起,通过激活补体、吸引中性粒细胞释放溶酶体酶、活化血小板等途径引起血管炎症反应。Ⅳ型超敏反应与抗体和补体无关,由致敏 T 细胞与相应抗原作用后引起以单个核细胞浸润和组织细胞损伤为主的炎症反应。临床上超敏反应较复杂,有些超敏反应性疾病可由多种损伤机制引起,同一抗原也可在不同条件下引起不同类型的超敏反应性疾病。

自身免疫病是自身免疫应答超过了生理限度,导致自身组织和器官发生病理损伤、出现功能障碍等临床症状的病理状态。其发生机制与自身抗原、机体免疫功能异常、遗传因素等有关。

免疫缺陷病是免疫系统因先天发育不全或后天因素使免疫细胞发育、分化、增殖和代谢异常,导致免疫功能障碍的临床综合征,以反复发生的感染、肿瘤和自身免疫病为主要特点,按其病因不同可分为原发性免疫缺陷病和继发性免疫缺陷病两大类。

移植排斥反应的本质是受者免疫系统针对移植物产生的免疫应答,诱导排斥反应的抗原有主要组织相容性抗原、次要组织相容性抗原和其他同种异体抗原。在移植排斥反应中细胞免疫应答发挥主要作用,可表现为宿主抗移植物反应和移植物抗宿主反应。

能力检测

一、单项选择题

1. 下列关于超敏反应的叙述哪项是错误的?(　　)

A. 超敏反应也属免疫应答

B. 超敏反应是由于免疫应答引起的病理过程

C. 超敏反应和生理性免疫应答是两种机制完全不同的免疫应答

D. 超敏反应的发生取决于抗原的性质和机体反应两方面

E. 超敏反应又称变态反应

2. 与Ⅰ型超敏反应有关的主要抗体是(　　)。

A. IgG　　　　B. IgM　　　　C. IgA　　　　D. IgE　　　　E. IgD

3. 关于Ⅰ型超敏反应下列叙述哪项是错误的?(　　)

A. IgE 吸附于肥大细胞和嗜碱性粒细胞上　　　　B. 反应发生快,消退也快

C. 主要引起生理功能紊乱　　　　D. 过敏介质均来自嗜碱性颗粒

E. 具有明显的遗传背景和个体差异

4. 在减敏治疗中,诱导机体产生的封闭抗体是(　　)。

A. IgM　　　　B. IgG　　　　C. IgE　　　　D. IgD　　　　E. IgA

5. 新生儿溶血症属于(　　)。

A. Ⅰ型超敏反应　　　　B. Ⅱ型超敏反应　　　　C. Ⅲ型超敏反应

D. Ⅳ型超敏反应　　　　E. 过敏反应

6. 关于 Rh 血型在临床实践中会出现严重溶血反应的是哪一项?(　　)

A. Rh^+ 受血者第一次接受 Rh^- 血液　　　　B. Rh^- 受血者第一次接受 Rh^+ 血液

C. Rh^- 的母亲第二次怀有 Rh^+ 的胎儿　　　　D. Rh^- 的母亲第一次怀有 Rh^+ 的胎儿

E. Rh^- 的母亲怀有 Rh^- 的胎儿

7. 某孕妇为 Rh^- 血型,第一胎分娩 Rh^+ 血型的胎儿,为防止再次妊娠的 Rh^+ 血型的胎儿产生溶血症,应给 Rh^- 血型的母亲注射(　　)。

A. 抗 Rh 抗体　　　　B. Rh 抗原　　　　C. 免疫抑制剂

D. 免疫增强剂　　　　E. 以上都不是

8. 初次注入含大量抗毒素的马血清所引起的血清病发病机制属于(　　)。

A. Ⅰ型超敏反应　　　　B. Ⅱ型超敏反应　　　　C. Ⅲ型超敏反应

D. Ⅳ型超敏反应　　　　E. 过敏反应

9. 属于Ⅲ型超敏反应的疾病是(　　)。

A. 血清过敏性休克　　　　　B. 接触性皮炎　　　　　　C. 类风湿性关节炎

D. 新生儿溶血症　　　　　　E. 输血反应

10. T 细胞介导的超敏反应属于（　　）。

A. Ⅰ型超敏反应　　　　　　B. Ⅱ型超敏反应　　　　　C. Ⅲ型超敏反应

D. Ⅳ型超敏反应　　　　　　E. 以上都不是

二、名词解释

超敏反应

三、简答题

1. 简述Ⅰ型超敏反应的发生机制。

2. 各型超敏反应临床常见疾病有哪些？

（尹晓燕）

第十章 免疫学应用

 学习目标

◆掌握人工主动免疫与人工被动免疫的区别。

◆掌握常见人工主动免疫与人工被动免疫生物制剂。

◆了解常用免疫检测方法及免疫治疗方法。

 案例引导

根据国家实施的儿童计划免疫程序,小儿从出生到5岁需要接种卡介苗2次,乙肝疫苗3次,三价脊髓灰质炎疫苗4次,百白破疫苗4次、麻疹疫苗2次。

分析思考:

1. 儿童疫苗接种属于哪种类型的人工免疫?

2. 为什么一种疫苗要反复接种?

3. 上述疫苗中哪些疫苗属于活疫苗,哪些属于死疫苗,哪些属于类毒素,哪些属于新型疫苗?

第一节 免疫防治

重点:人工主动免疫与人工被动免疫的区别。

一、免疫预防

根据特异性免疫原理,采用人工方法将抗原或免疫效应物质注入机体使其获得特异性免疫能力,以达到预防疾病的目的称为免疫预防。免疫预防是控制和消灭传染病的重要手段。事实上,机体还可通过自然感染病原体或胎盘、乳汁等途径获得免疫力,这些都是自然免疫,免疫学预防则特指人工免疫。根据输入机体内的物质不同,人工免疫可分为人工主动免疫和人工被动免疫,两者的区别见表10-1。

表10-1 人工主动免疫与人工被动免疫的区别

区 别 点	人工主动免疫	人工被动免疫
输入物质	抗原(疫苗、类毒素等)	抗体、细胞因子、效应细胞等
免疫出现时间	慢,输入后1~4周生效	快,输入后立即生效
免疫维持时间	长,数月至数年	短,2~3周
主要用途	疾病的一般预防	疾病的紧急预防、治疗

重点:人工主动免疫的概念;常用的生物制剂有灭活疫苗、减毒活疫苗、类毒素等;活疫苗和死疫苗的区别。

(一)人工主动免疫

人工主动免疫是指给机体接种疫苗、类毒素等抗原物质,刺激机体免疫系统产生特异性免疫应答,从而获得免疫力的方法,又称预防接种。人工主动免疫方法简单,获得的免疫力维持时间长,免疫效果可靠,但出现较慢,故多用于传染性疾病的一般预防。

1. 常用制剂 国际上通常将细菌、病毒及其他微生物制成的供预防接种用的生物制品统称为疫苗(vaccine)。疫苗包括已经广泛使用的传统疫苗(灭活疫苗、减毒活疫苗、类毒素)及正在研发的新型疫苗。

(1) 灭活疫苗(死疫苗) 灭活疫苗是指使用理化方法将人工培养的病原微生物经灭活后制备而成的生物制剂。灭活疫苗进入机体后不能繁殖,也不能进入细胞内繁殖,主要刺激产生体液免疫应答,免疫作用相对较弱,常需多次接种才能获得强而持久的免疫力,接种后局部或全身反应比较明显。但灭活疫苗有较强的稳定性,使用较安全,易于保存与运输。常用的灭活疫苗有伤寒、百日咳、乙型脑炎、狂犬病、钩端螺旋体疫苗等。

(2) 减毒活疫苗(活疫苗) 减毒活疫苗是指经人工诱导变异或从自然界筛选得到的无毒或减毒的病原微生物制品。活疫苗接种后在体内有一定的生长、增殖能力,免疫作用强,可同时诱导产生体液免疫和细胞免疫。一般只需接种一次,接种剂量小。但其稳定性较差,不易保存,有恢复毒力的可能。免疫缺陷患者和孕妇一般不宜接种。常用的活疫苗有卡介苗(BCG)、麻疹疫苗、脊髓灰质炎疫苗等。灭活疫苗与减毒活疫苗的主要区别见表 10-2。

表 10-2 灭活疫苗与减毒活疫苗的比较

区 别 点	灭活疫苗	减毒活疫苗
制剂类型	灭活病原体	活病原体(无毒或弱毒)
接种剂量及次数	量多,2~3 次	量少,1 次
副作用	较重	较轻
免疫效果	较差,维持数月至 2 年	较好,维持 3~5 年或更长
保存	易保存,1 年	不易保存,4 ℃下保存数周

(3) 类毒素 类毒素将细菌的外毒素用 0.3%~0.4%甲醛处理,使其失去毒性,保留其免疫原性,即为类毒素。类毒素可刺激机体产生针对外毒素的抗体即抗毒素。常用的生物制品有破伤风类毒素和白喉类毒素。该两种类毒素可与百日咳死疫苗联合应用,制成百白破三联疫苗。

(4) 新型疫苗 近年来,随着分子生物学、免疫学、生物化学技术的发展,研制出许多高效、安全的新型疫苗。①亚单位疫苗:保留病原体的有效抗原成分,去除与保护性免疫无关甚至有害的部分而制成的疫苗。如乙型肝炎亚单位疫苗、流感病毒亚单位疫苗等。②结合疫苗:将细菌多糖与蛋白质载体偶联制成的疫苗。细菌多糖为 TI-Ag,不能刺激机体产生记忆细胞和 IgG 类抗体,但若将其与蛋白质载体交联,则可成为 TD-Ag,增强免疫效果。目前已应用的有脑膜炎奈瑟菌疫苗、肺炎链球菌疫苗、B 型流感嗜血杆菌疫苗等。③合成肽疫苗:根据可刺激保护性免疫应答的有效抗原氨基酸序列,人工设计和合成免疫原性多肽,与载体结合后制成的疫苗。④基因工程疫苗:将病原微生物中编码诱导保护性免疫的抗原基因与载体重组后导入宿主细胞,目的基因的表达产生大量相应抗原,由此制备的疫苗称为基因工程疫苗。

知识链接

基因工程疫苗

1. **重组抗原疫苗** 重组抗原疫苗是指通过 DNA 重组技术制备的只含保护性抗原的纯化疫苗。重组抗原疫苗不含病原相关的致病因子,安全有效。目前使用的有重组乙型肝炎疫苗、口蹄疫疫苗、莱姆病疫苗等。

2. **重组载体疫苗** 将编码病原体有效免疫原性蛋白的基因插入载体(减毒的病毒或细菌株)基因组中,接种后,随着疫苗株在体内的增殖,大量抗原被表达。目前使用最广泛的载体是痘苗病毒,已用于乙型肝炎、麻疹、单纯疱疹等疫苗的研制中。

3. **DNA 疫苗** 将编码病原体有效免疫原性的基因插入细菌质粒中,直接接种重组质粒,通过其在体内的表达来激发机体的保护性免疫应答。DNA 疫苗维持时间长,是

疫苗发展的新方向之一,但其作用机制和安全性尚不完全清楚,有待进一步验证。

2. 计划免疫　计划免疫是根据某些特定传染病的疫情监测和人群免疫状况分析,按规定的免疫程序,有计划进行预防接种,提高人群整体免疫力,最终达到控制以至完全消灭相应传染病的目标而采取的重要措施。目前我国实施的儿童计划免疫程序见表 10-3。

表 10-3　我国儿童计划免疫程序

年　　龄	接 种 疫 苗
出生时	卡介苗、乙型肝炎疫苗(第 1 针)
1 个月	乙型肝炎疫苗(第 2 针)
2 个月	脊髓灰质炎三价糖丸疫苗(第 1 针)
3 个月	脊髓灰质炎三价糖丸疫苗(复种)、百白破三联疫苗(第 1 针)
4 个月	脊髓灰质炎三价糖丸疫苗(复种)、百白破三联疫苗(第 2 针)
5 个月	百白破三联疫苗(第 3 针)
6 个月	乙型肝炎疫苗(第 3 针)
8 个月	麻疹疫苗(初种)
1.5 岁	脊髓灰质炎三价糖丸疫苗(加服)、百白破三联疫苗(加强)
4 岁	脊髓灰质炎三价糖丸疫苗(加服)、麻疹疫苗(复种)
7 岁	卡介苗(复种)、百白破三联疫苗(加强)、麻疹疫苗(复种)

预防接种的注意事项

(1)接种途径　灭活疫苗多皮下注射,减毒活疫苗常皮内注射、皮上划痕或自然感染途径接种。

(2)接种剂量、次数和间隔时间　在一次接种过程内,免疫力的产生与接种剂量成正比。但一次接种剂量不宜太大,否则接种反应过于强烈,影响机体健康,甚至机体可能产生免疫麻痹现象。故接种剂量不可随意增减,应按生物制品使用规定剂量接种。一般死疫苗注射 2~3 次,每次间隔 7~10 天。类毒素接种 2 次,每次间隔 4~6 周。

(3)接种后反应　常于接种后 24 h 发生,表现为局部红肿、疼痛、淋巴结肿大。全身可出现发热、头痛、乏力、全身不适等。症状轻者无需处理。

(4)禁忌证　凡高热、严重心血管疾病、急性传染病、活动性结核、恶性肿瘤、活动性风湿热、甲亢、糖尿病和免疫功能缺陷病等患者,均不宜接种疫苗,以免病情恶化。妊娠期和月经期也不宜接种疫苗。

(二)人工被动免疫

人工被动免疫是给机体输入特异性抗体或细胞因子等制品,从而使机体获得特异性免疫力的方法。注射后免疫力可立即获得,但维持时间短,故主要用于疾病的紧急预防或治疗。常用的人工被动免疫生物制剂有如下几种。

重点:人工被动免疫的概念;常用的人工被动免疫生物制剂有抗毒素、人免疫球蛋白、细胞因子和单克隆抗体。

1. 抗毒素　抗毒素是将细菌类毒素多次给马免疫,将马产生的高效价免疫血清分离、提纯、浓缩而成。抗毒素对人而言,既是抗体又是抗原,它来源于动物血清,注射前一定要进行皮肤过敏试验。临床常用的有破伤风抗毒素、白喉抗毒素等。

2. 人免疫球蛋白　人血浆丙种球蛋白和胎盘丙种球蛋白分别从健康人血浆或健康产妇胎盘血中分离制成。主要用于麻疹、甲型肝炎、脊髓灰质炎等疾病的预防。

3. 细胞因子和单克隆抗体　单克隆抗体和细胞因子制剂已应用于肿瘤、艾滋病、自身免疫性疾病等的治疗。

二、免疫治疗

机体的免疫功能低下或者免疫功能亢进,会导致免疫缺陷、肿瘤或自身免疫性疾病的发生。免疫治疗是人为地增强或抑制机体的免疫功能从而达到治疗疾病的方法。用于免疫治疗的制剂有抗体、细胞因子及其拮抗剂、免疫细胞、免疫增强剂和免疫抑制剂。

(一)以抗体为基础的免疫治疗

1. 多克隆抗体 多克隆抗体主要有抗毒素、人免疫球蛋白和抗淋巴细胞丙种球蛋白。抗淋巴细胞丙种球蛋白是用人 T 细胞免疫动物制备免疫血清,再从免疫血清中分离纯化免疫球蛋白,将其注入人体后在补体的参与下使 T 细胞溶解破坏,该制剂主要用于器官移植及某些自身免疫病的治疗。

2. 单克隆抗体

(1) 抗细胞表面分子的单克隆抗体 该抗体在体内能识别表达特定表面分子的免疫细胞,在补体参与下使细胞溶解。如抗 CD3 单抗可特异性破坏 T 细胞,可用于减轻器官移植时发生的急性排斥反应。在骨髓移植时还用来清除骨髓中的成熟 T 细胞,预防移植物抗宿主反应的发生。

(2) 抗细胞因子的单克隆抗体 如抗 IL-1 单抗可阻断 IL-1 与 IL-1 受体的结合,从而减轻炎症反应,已用于自身免疫疾病的临床治疗。

(3) 抗体导向药物治疗 用特异性的单抗为载体,将抗肿瘤药物、放射性核素以及毒素等细胞毒性物质靶向性携带至肿瘤病灶局部,可特异地杀伤肿瘤细胞,而对正常细胞的损伤较轻。

3. 基因工程抗体 基因工程抗体又称重组抗体,是指利用重组 DNA 和蛋白质工程技术对编码抗体的基因按不同需要进行加工改造和重新装配,经转染适当的受体细胞所表达的抗体分子。单克隆抗体为鼠源性抗体,应用于人体时可产生人抗鼠抗体的免疫反应。因此,利用基因工程技术制备的抗体,可降低其免疫原性,保留抗体结合抗原的特异性。

(二)以细胞因子及其拮抗剂为基础的免疫治疗

细胞因子补充和添加疗法已用于肿瘤、感染、造血障碍、自身免疫等疾病的治疗。如 IFN-α 主要用于治疗病毒性感染和肿瘤;IFN-β 可减轻多发性硬化症病情;CM-CSF 用于治疗粒细胞低下;IL-11 治疗因化疗造成的血小板减少症效果较好。

细胞因子阻断和拮抗的方法可用于治疗自身免疫性疾病、移植排斥反应、感染性休克等疾病。临床使用的此类制剂有抗细胞因子单克隆抗体、细胞因子重组可溶性受体等。

(三)以细胞为基础的免疫治疗

以细胞为基础的免疫治疗是给机体输入细胞制剂以激活或增强机体的特异性免疫应答,从而恢复和重建免疫功能。

1. 造血干细胞移植 造血干细胞具有分化为各类血细胞和自我更新能力,可重建或恢复患者的免疫系统造血功能,故造血干细胞移植广泛用于造血系统疾病、自身免疫病、免疫缺陷病等的临床治疗。

造血干细胞多存在于骨髓、外周血及脐血中。骨髓中干细胞数量较多,但异体骨髓移植需使供、受者的 HLA 型别匹配,否则易出现移植物抗宿主反应。外周血干细胞采集方便,但数量较少,且供、受者的 HLA 型别同样要求匹配。脐血中干细胞含量较高,且 HLA 表达水平较低,故免疫原性弱,因此可以部分替代同种异体骨髓移植。

2. 过继免疫治疗 将自体淋巴细胞在体外激活、增殖后回输给患者,直接杀伤肿瘤细胞或激发机体抗肿瘤免疫效应的方法称为过继免疫治疗。如淋巴因子激活的杀伤细胞(LAK)是将外周血淋巴细胞在体外经 IL-2 诱导培养后形成的杀伤细胞,肿瘤浸润淋巴细胞(TIL)是从实体肿瘤组织中分离后在体外经 IL-2 诱导培养而成的淋巴细胞。LAK 和 TIL 可直接杀伤肿瘤细胞,通常与 IL-2 联合治疗某些晚期肿瘤。

(四) 生物应答调节剂

生物应答调节剂是对免疫功能有促进或调节作用的制剂,通常对免疫功能正常者无影响,而对免疫功能低下者有促进或调节作用。生物应答调节剂已广泛应用于肿瘤、感染、自身免疫病、免疫缺陷病等的治疗。常用的生物应答调节剂有如下几种。

1. 微生物制剂 从微生物及其产物中提取的某些成分具有非特异性的刺激免疫功能的作用或发挥佐剂的作用,如卡介苗、短小棒状杆菌、溶血性链球菌 Su(OK-432)等,在抗肿瘤和感染的治疗中取得了确切的疗效。

2. 化学合成药物 一些化学合成药物具有明显的免疫促进作用,如左旋咪唑,原为驱虫药,后发现其可以活化巨噬细胞、促进 T 细胞产生细胞因子、增强 NK 细胞活性,可明显增强机体的免疫功能。此外,西咪替丁、异丙肌苷等也可增强免疫功能。

3. 中药制剂 许多中药如人参、灵芝、黄芪、枸杞等都有明显的免疫增强作用。一些中药提取物如云芝多糖、香菇多糖、人参皂苷等也被证实可促进淋巴细胞的增殖,用于肿瘤和感染的辅助治疗。

(五) 免疫抑制剂

免疫抑制剂能够抑制机体的免疫功能,主要用于自身免疫病、移植排斥反应、超敏反应等疾病的治疗。常用的免疫抑制剂如下。

1. 化学合成药物 主要包括烷化剂、抗代谢类药物以及糖皮质激素。烷化剂环磷酰胺可通过抑制处于增殖、分化阶段的 T、B 细胞抑制体液免疫和细胞免疫,主要用于自身免疫病、移植排斥反应和肿瘤的治疗;硫唑嘌呤为嘌呤类抗代谢药物,可抑制 DNA 复制和蛋白质合成,常用于防治移植排斥反应;糖皮质激素有显著的抗炎和免疫抑制作用,是治疗超敏反应和自身免疫病的首选药物,也可用于防治移植排斥反应。

2. 微生物制剂 环孢素 A、FK506、雷帕霉素等为真菌代谢产物,具有较强的免疫抑制作用,常用于抗移植排斥反应和自身免疫病的治疗。

第二节　免疫诊断

免疫诊断是对抗原、抗体、免疫细胞等进行检测,用于感染性疾病或与免疫有关疾病的诊断、病情监测、预后判断及疗效评价等。

一、体液免疫检测

知识点:抗原抗体反应具有特异性、可逆性和可见性。

抗原与相应的抗体在体内外均可发生特异性结合,体外可出现肉眼可见或仪器可检测到的反应现象。由于抗体主要存在于血清中,因此体外的抗原抗体反应又称为血清学反应。

(一) 抗原抗体反应的特点

1. 特异性 抗原抗体结合具有高度特异性,其分子基础是抗原表位与相应抗体的超变区之间存在结构的互补性。两者空间构型互补程度越高,则结合力越强,特异性也越强,利用这一点,可以在体外用已知的抗原来检测未知的抗体,也可用已知的抗体来检测未知的抗原。

2. 可逆性 抗原抗体的结合为分子表面的非共价结合,主要有氢键、疏水键、范德华力和静电引力等非共价方式参与。在一定条件下(如降低溶液 pH 值、提高离子强度等),抗原抗体结合的复合物可发生解离,且解离后的抗原、抗体性质仍能保持不变。

3. 可见性 抗原抗体结合后能否出现可见反应与两者的浓度和比例密切相关。天然的抗原分子为多价,单体抗体分子为二价,一个抗原分子可与多个抗体分子结合。若两者比例不合适(抗原过剩或抗体过剩),则易形成游离的小分子抗原抗体复合物,不能出现肉眼可见的反应;若两者比例合适,则抗原抗体分子相互交叉形成网格状的复合物,即肉眼可见的沉淀物或凝集物。

（二）抗原抗体反应的影响因素

1. 电解质　抗原抗体在中性条件下带负电荷,适当浓度电解质的存在可中和抗原抗体复合物上的部分电荷,使之凝集为较大的复合物,出现可见反应。因此,在免疫学实验中多用 0.85% NaCl 溶液来稀释抗原或抗体。

2. 温度　适当地提高温度可增加抗原与抗体分子碰撞的机会,加速抗原抗体复合物的形成,但是过高的温度可使抗原、抗体变性,因此,抗原抗体反应的最适温度一般是 37 ℃。

3. 酸碱度　抗原抗体反应的最适 pH 值为 6～8,pH 值过高或过低都会影响抗原、抗体的性质,出现非特异性凝集,导致假阳性或假阴性结果。

（三）抗原抗体反应的类型

根据抗原的性质、参与反应的成分和反应结果的不同,可将抗原抗体反应分为凝集反应、沉淀反应和免疫标记技术等。

1. 凝集反应　细菌、红细胞等颗粒性抗原与相应抗体结合后,在一定条件下出现肉眼可见的凝集现象,称为凝集反应(agglutination)。凝集反应可分为直接凝集反应和间接凝集反应两种。

（1）直接凝集反应　颗粒性抗原直接与相应的抗体结合出现肉眼可见的凝集物(图 10-1)。包括玻片凝集和试管凝集两种。玻片凝集为定性试验,用已知抗体检测未知抗原,方法简便、快速,常用于 ABO 血型的鉴定、细菌的鉴定和分型等。试管凝集为半定量试验,用已知抗原检测未知抗体的效价或滴度,如用于诊断伤寒和副伤寒的肥达试验。

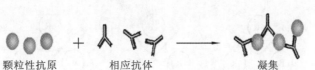

颗粒性抗原　　相应抗体　　凝集

图 10-1　直接凝集反应原理示意图

（2）间接凝集反应　将已知的可溶性抗原或抗体吸附在与免疫无关的颗粒性载体上,形成致敏颗粒后,再与相应抗体或抗原进行反应出现的凝集现象。如将抗原吸附在载体上进行凝集反应则称为正向间接凝集反应(图 10-2)。如将抗体吸附在载体上进行凝集反应则称为反向间接凝集反应。常用的载体颗粒有红细胞、聚苯乙烯乳胶、活性炭等。

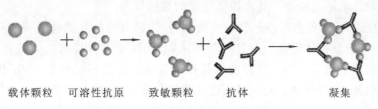

载体颗粒　　可溶性抗原　　致敏颗粒　　抗体　　凝集

图 10-2　间接凝集反应原理示意图

（3）间接凝集抑制反应　将未知可溶性抗原与已知抗体预先混合作用后,再加被已知抗原致敏的载体,如已知抗体与未知可溶性抗原结合,则抑制了已知抗体与已知抗原致敏的载体结合,不出现凝集现象,称为间接凝集抑制试验(图 10-3)。

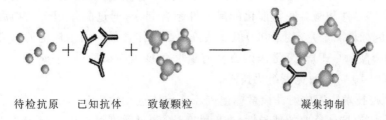

待检抗原　　已知抗体　　致敏颗粒　　凝集抑制

图 10-3　间接凝集抑制反应原理示意图

2. 沉淀反应　可溶性抗原(如毒素、细胞裂解液或组织浸液及血清蛋白等)与相应抗体结合

NOTE

后,在一定条件下出现肉眼可见的沉淀物,称为沉淀反应(precipitation)。沉淀反应可在液体或半固体琼脂凝胶中进行。目前以琼脂扩散法最为常用。

(1) 单向琼脂扩散试验 为定量试验。将一定量的已知抗体均匀混于琼脂凝胶中制成琼脂板,在适当位置打孔后将抗原加入孔中扩散。抗原与凝胶中的抗体相遇后,在比例适当处形成肉眼可见的白色沉淀环(图 10-4)。由于沉淀环的直径与抗原浓度呈正相关,所以可从绘制的标准曲线中查出待测抗原的含量。常用于检测血清免疫球蛋白(IgG、IgA、IgM)和 C3 等的含量。

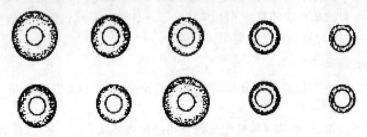

图 10-4 单向琼脂扩散示意图

(2) 双向琼脂扩散试验 为定性试验。将抗原和抗体分别加入琼脂平板相应的孔中,使两者同时向四周扩散,当两者比例合适时,在抗原和抗体孔之间形成白色沉淀线(图 10-5)。由于一对相应的抗原抗体只能形成一条沉淀线,因此根据沉淀线的数目和形状可对抗原或抗体进行定性检测、组分分析等。

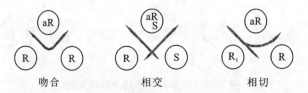

图 10-5 双向琼脂扩散示意图

(3) 对流免疫电泳 是在电场作用下的双向琼脂扩散试验。将琼脂凝胶板置于电泳槽内,在负极端孔内加抗原,在电场力作用下泳向正极;正极端孔内加抗体,在电渗力的作用下,泳向负极。抗原抗体相向而行,在比例适当处形成白色沉淀线。此方法简便快速,敏感度较双向琼脂扩散试验高 8~10 倍。临床上用于一些病原微生物的抗原检测。

知识点:免疫标记技术中最常用的是酶联免疫吸附试验(ELISA)。

3. 免疫标记技术 用荧光素、酶、放射性核素、胶体金及化学发光物质等标记物标记已知的抗体或抗原,进行的抗原抗体反应。通过检测标记物,间接测定待检抗原或抗体的含量,是目前应用最广泛的免疫检测技术。免疫标记技术提高了抗原抗体反应的灵敏度,不仅能对抗原或抗体进行定性和定量测定,而且结合光镜或电镜技术能观察抗原、抗体或抗原抗体复合物在组织细胞内的分布和定位。

(1) 免疫荧光技术 用荧光素标记已知抗体,再与待检标本中的抗原进行反应,通过在荧光显微镜下观察荧光来对标本中的抗原进行定性或定位。常用的荧光素有异硫氰酸荧光素(FITC)、藻红蛋白(PE)和罗丹明等。常用方法包括直接荧光法和间接荧光法(图 10-6)。

(2) 酶免疫技术 用酶标记抗体(或抗原)来检测相对应的抗原(或抗体)的方法。此方法将抗原抗体反应的特异性和酶对底物催化的高效性结合起来,通过酶作用于底物后的显色反应来判断结果,可用酶标仪测定光密度(OD)值反映抗原或抗体含量。用于标记的酶有辣根过氧化物酶(HRP)、碱性磷酸酶(AP)等。常用的方法有酶联免疫吸附试验(enzyme linked immunosorbent assay,ELISA)(图 10-7)和酶免疫组化技术。

(3) 放射免疫技术 用放射性核素标记抗原或抗体进行免疫学检测。该法兼有放射性核素的高度灵敏性和抗原抗体反应的特异性,准确性高,检测灵敏度可达皮克(pg)水平。常用于标记的放射性核素有^{125}I 和^{131}I 等。常用于激素、违禁药物、维生素等微量物质的检测。

(4) 免疫胶体金技术 是用胶体金作为标记物来检测抗原或抗体的方法。临床应用较多的

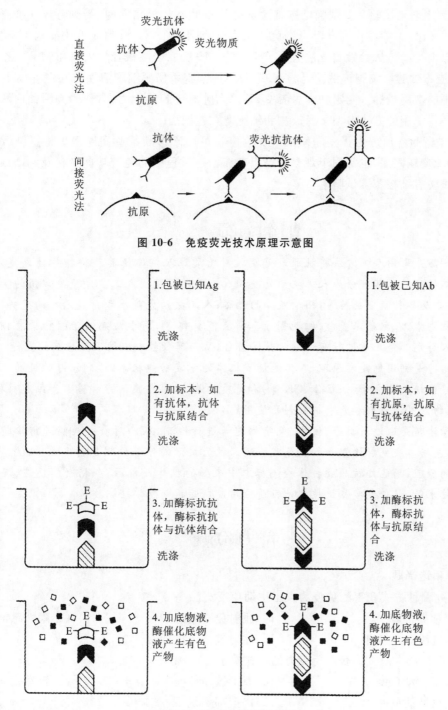

图 10-6　免疫荧光技术原理示意图

图 10-7　ELISA 原理示意图

主要有金免疫组织化学染色技术和金免疫测定技术,前者主要用于研究细胞内部的结构,后者已广泛应用于临床检验(如临床常用的 HCG 测定)。

（5）免疫印迹技术　又称 Western blotting,是将通过电泳分离的按相对分子质量大小排列的蛋白质转移至固相载体(硝酸纤维素膜),再用标记的抗体对蛋白质成分进行分析的一种技术。该方法能对分子大小不同的蛋白质进行分离并确定其相对分子质量,多用于检测病毒抗体或抗原。

二、细胞免疫检测

细胞免疫检测是指免疫细胞及其功能的检测。包括免疫细胞计数、鉴定以及某种细胞因子的检测,目的在于评估机体免疫功能状态、辅助诊断某些疾病和观察临床治疗效果。

1. T细胞增殖试验　　T细胞增殖试验是指T细胞在体外培养时,受到特异性抗原或非特异性促分裂原刺激后,能转化为淋巴母细胞。根据T细胞转化率,可判断机体细胞免疫功能水平。常用的淋巴细胞增殖试验检测方法有形态学方法、^{3}H-胸腺嘧啶核苷掺入法和MTT比色法。

2. 细胞毒试验　　细胞毒试验是检测CTL、NK细胞杀伤靶细胞活性的方法,它是评价机体细胞免疫水平的常用指标。测定肿瘤患者CTL杀伤肿瘤细胞的能力,常作为判断预后和观察疗效的指标之一。常用的方法有^{51}Cr释放法和细胞凋亡检测法。

3. 皮肤试验　　原理为Ⅳ型超敏反应。临床上可用于诊断某些病原微生物感染(结核、麻风等)和细胞免疫缺陷病,也常用于观察肿瘤患者在治疗过程中的免疫功能变化及判断预后等。常用的皮肤试验有结核菌素试验等。

归纳总结

　　免疫预防是采用人工方法将抗原或免疫效应物质注入机体使其获得特异性免疫能力,以达到预防疾病的目的。其可分为人工主动免疫和人工被动免疫。人工主动免疫常用的生物制剂有疫苗、类毒素及各种新型疫苗等,用于疾病的预防;人工被动免疫属于免疫治疗的范畴,常用的生物制剂有抗毒素、人免疫球蛋白、细胞因子和单克隆抗体等,用于疾病的治疗和紧急预防。计划免疫可对人群尤其是儿童进行有计划的预防接种,从而有效控制或消灭传染病的流行。

　　免疫治疗是利用免疫学原理,人为地调节机体的免疫功能状态,达到治疗的目的。常用的免疫治疗手段包括免疫分子(如抗体、CK等)和免疫细胞(过继免疫治疗和造血干细胞移植等)的输入,以及生物应答调节剂和免疫抑制剂的使用。

　　免疫学诊断是通过对抗原、抗体、免疫细胞等进行检测,从而对有关疾病进行诊断、监测、疗效评价等,包括体液免疫检测和细胞免疫检测。抗原抗体的体外检测是利用抗原、抗体可发生特异性结合的原理,用已知抗原或抗体检测标本中未知的抗体或抗原,包括凝集反应、沉淀反应和免疫标记技术等,其中免疫标记技术是目前应用最广泛的免疫学检测技术。

能力检测

一、单项选择题

1. 下列哪种方式获得的免疫为人工主动免疫?(　　)

　　A. 接种类毒素　　　　　　B. 注射免疫血清　　　　　　C. 隐性感染

　　D. 通过胎盘或初乳　　　　E. 注射破伤风抗毒素

2. 注射抗毒素使机体获得免疫力的方式属于(　　)。

　　A. 人工主动免疫　　　　　B. 人工被动免疫　　　　　　C. 自然主动免疫

　　D. 自然被动免疫　　　　　E. 以上都不是

3. 人工被动免疫采用哪种生物制剂?(　　)

　　A. 丙种球蛋白　　　　　　B. 灭活疫苗　　　　　　　　C. 减毒活疫苗

　　D. 类毒素　　　　　　　　E. 乙型肝炎疫苗

4. 下列哪种方式获得的免疫为人工被动免疫?(　　)

　　A. 接种类毒素　　　　　　B. 注射免疫血清　　　　　　C. 隐性感染

　　D. 通过胎盘或初乳　　　　E. 注射疫苗

5. 下列哪项不属于免疫制剂?(　　)

　　A. 类毒素　　B. 抗生素　　C. 疫苗　　　　D. 抗毒素　　　E. 以上都不是

6. 活疫苗与死疫苗的区别是死疫苗(　　)。

　　A. 接种剂量小　　　　　　B. 不易保存　　　　　　　　C. 免疫效果好

　　D. 接种次数多　　　　　　E. 以上都不是

7. 下列结论中正确的是（ ）。

A. 隐性感染后获得的免疫称人工主动免疫

B. 接种疫苗后产生的免疫称自然主动免疫

C. 注射抗毒素后产生的免疫称人工被动免疫

D. SIgA 通过初乳使婴儿获得免疫属人工被动免疫

E. 注射类毒素后产生的免疫为人工被动免疫

8. 下列血清学试验中抗原应是颗粒性抗原的是（ ）。

A. 玻片直接凝集　　　　B. 环状沉淀反应　　　　C. 双向琼脂扩散试验

D. 间接凝集反应　　　　E. 以上都是

二、名词解释

人工主动免疫　人工被动免疫

三、简答题

1. 列表比较人工主动免疫和人工被动免疫。

2. 常用的人工主动免疫生物制剂有哪些？

3. 用于免疫治疗的生物制剂有哪些？

4. 常用的抗原抗体检测方法有哪些？

（尹晓燕）

第十一章 医学微生物学概述

学习目标

◆掌握微生物的概念与分类。
◆了解微生物和人类的关系。
◆了解医学微生物的发展过程及现状。

第一节 微生物的概念、分类及与人类的关系

重点:微生物的
概念;微生物三
型八大类的名
称。

一、微生物的概念

微生物(microorganism)是存在于自然界的一大群个体微小、结构简单、肉眼看不见,必须用光学显微镜或电子显微镜放大几百倍、几千倍甚至几万倍才能看到的微小生物。

二、微生物的分类

微生物的种类繁多,根据微生物的结构和组成等不同可分为三大类型(表 11-1)。

表 11-1 三大类型微生物的比较

微 生 物	区 别	种 类
非细胞型微生物	无细胞结构,无产生能量的酶系统,只能在活细胞内生长繁殖	病毒
原核细胞型微生物	有原始核质、无核膜与核仁、细胞器不完整	细菌、衣原体、支原体、立克次体、螺旋体和放线菌
真核细胞型微生物	有典型的核结构(有核膜、核仁和染色体)、细胞器完整	真菌

1. **非细胞型微生物** 体积微小,无细胞结构,没有产生能量的酶系统,由单一核酸(DNA 或 RNA)和蛋白质外壳组成,只能在活细胞内增殖。如病毒。

2. **原核细胞型微生物** 仅有原始核质,无核膜和核仁,缺乏完整的细胞器,只有核糖体。如细菌、衣原体、支原体、立克次体、螺旋体和放线菌。

3. **真核细胞型微生物** 细胞核分化程度较高,有典型的核结构,有核膜、核仁和染色体,细胞器完整(如内质网、核糖体及线粒体等)。如真菌。

三、微生物与人类的关系

微生物在自然界中分布广泛,空气、土壤、江河、湖泊、海洋等都有数量不等、种类不一的微生物存在。在人和动植物体表及其与外界相通的腔道中也存在大量的微生物。绝大多数的微生物对人类是有益的,有些甚至是必需的。自然界物质循环离不开微生物的代谢活动。例如,植物根

部的固氮菌能将空气中的氮气转化为供植物吸收的"氮肥",土壤中的微生物能将动、植物蛋白质转化为无机含氮化合物,以供植物生长的需要,而植物又为人类和动物所利用。因此,没有微生物,植物就不能新陈代谢,而人类和动物也将无法生存。在农业方面,人类利用微生物制造菌肥、植物生长激素、杀灭害虫等。在工业方面,微生物在食品、制革、纺织、石油、化工、环保等领域的应用越来越广泛。特别是在医药工业方面,几乎所有的抗生素都是微生物的代谢产物,另外还可利用微生物来生产维生素、辅酶等药物。微生物在基因工程技术中也广泛应用,如用大肠埃希菌等作为基因载体来生产人类需要的多种生物制剂,如乙型肝炎疫苗、胰岛素等。但是,也有少数微生物能引起人类或动植物的疾病,这些具有致病作用的微生物称为病原微生物。

第二节 医学微生物学的发展与现状

医学微生物学(medical microbiology)是微生物学的一个分支。它主要研究与医学有关的病原微生物的生物学性状、致病性、免疫性、微生物学检查及特异性防治原则的一门科学。学习医学微生物学的目的,是为学习其他基础医学及临床医学各科的感染性疾病、超敏反应性疾病、肿瘤、无菌操作技术等奠定基础。

医学微生物学的发展经历了三个时期,具体如下:

一、经验时期

古代人类虽未观察到具体的微生物,但早已将微生物知识用于工农业生产和传染病病因防治之中。公元前两千多年的夏禹时代就有酿酒的记载,民间有盐腌、糖渍、烟熏、风干保存食物和水煮沸后饮用,对患者的衣服蒸过再穿就不会感染疾病,表明已有消毒的记载。我国明代隆庆年间(1567—1572)已广泛应用人痘预防天花。

二、实验时期

最早发现微生物的是荷兰人列文虎克(1632—1723),他于1674年制造了世界上第一架显微镜,并从雨水、牙垢、粪便等标本中第一次观察和描述了各种形态的微生物,为微生物学的发展奠定了基础。1857年法国微生物学家巴斯德(1822—1895)实验证明有机物质发酵和腐败是由微生物引起,并创用巴氏消毒法来进行酒类和乳类的消毒。巴斯德开创了微生物的生理学时代,自此微生物学成为一门独立学科。德国学者郭霍(1843—1910)创用了固体培养基和染色技术,使病原菌的分离培养和鉴定成为可能,并先后确定了多种传染病的病原菌。巴斯德与郭霍是微生物学的奠基人。1892年俄国学者伊凡诺夫斯基发现了第一种病毒即烟草花叶病病毒,随后许多对人类、动物、植物致病的病毒相继被发现。

知识点:列文虎克发明显微镜。

知识链接

人类历史上第一个看到微生物的人

首先看到微生物的人是荷兰人列文虎克(Leeuwenhoek,1632—1723)。他生于荷兰德尔夫特市,从童年时期起,他就热爱大自然中的一切。他16岁那年在一家布店当学徒时,从隔壁的眼镜店那儿学会磨制镜片技术。1676年的夏天,他用自己磨制的镜片放在一块金属板上,制成了一架能放大266倍的原始显微镜。用它观察雨水、口腔里的牙垢等,列文虎克看到了数不清的形状各异的"微型动物"即微生物,他正确地描述了它们的形态,为微生物世界的存在提供了科学依据。他将20多年观察记录结果报告给英国皇家学会,这个发现轰动了世界。1680年他被选为英国皇家学会会员,肯定了他是第一个看到微生物的人。

三、现代微生物学时期

半个世纪以来，随着细胞生物学、分子生物学、分子遗传学、医学免疫学及其他基础学科的发展，以及与医学微生物学相关的计算机技术、各种生物学技术等的飞速发展，极大地推动了医学微生物学的发展，如组织细胞培养、微生物自动化分析、气相与液相色谱、免疫标记、核酸杂交、单克隆抗体等技术的创建与改进，对病原微生物形态结构的研究，已突破亚显微结构水平，可以在分子水平上探讨基因结构的功能、致病的物质基础。自动化、微机化、微量化的快速诊断方法的迅速崛起，使人们对病原微生物的活动规律有了更深入的认识。相继发现了一些新的病原微生物，如埃博拉病毒、新型冠状病毒等。

我国在医学微生物学的研究方面取得了重大成就：最早发现旱獭为鼠疫耶尔森菌的宿主；首先用鸡胚培养分离出立克次体；新中国成立后，成功地分离出沙眼衣原体；20世纪70年代分离出流行性出血热病原体；较早地消灭了天花，有效地控制了鼠疫、白喉、麻疹、脊髓灰质炎、结核、霍乱等传染病。近年来发展更快，在肝炎病毒、流行性出血热病毒的研究上，基因工程疫苗、干扰素、抗生素、维生素、菌体制剂、白细胞介素、胰岛素、生长激素等生物制品的生产应用上已步入先进行列，不久将赶上世界先进水平。

归纳总结

微生物是自然界中个体微小、结构简单、肉眼看不见，必须用光学显微镜或电子显微镜放大几百倍、几千倍甚至几万倍才能看到的微小生物。它可分为非细胞型微生物、原核细胞型微生物和真核细胞型微生物。其中非细胞型微生物包括病毒，原核细胞型微生物包括细菌、衣原体、支原体、立克次体、螺旋体和放线菌，真核细胞型微生物主要指真菌。绝大多数的微生物对人类是有益的，少数微生物能引起人或动植物患病。

能力检测

一、单项选择题

1. 下列哪类属非细胞型微生物？（　　）

A. 衣原体　　　B. 细菌　　　C. 螺旋体　　　D. 真菌　　　E. 病毒

2. 下列哪类不属于原核细胞型微生物？（　　）

A. 细菌　　　B. 真菌　　　C. 放线菌　　　D. 螺旋体　　　E. 立克次体

3. 下列哪类属真核细胞型微生物？（　　）

A. 衣原体　　　B. 支原体　　　C. 细菌　　　D. 病毒　　　E. 真菌

4. 首先在光学显微镜下看到微生物的学者是（　　）。

A. 琴纳　　　B. 巴斯德　　　C. 列文虎克　　　D. 郭霍　　　E. 伊凡诺夫斯基

二、名词解释

微生物　病原微生物

三、简答题

1. 简述微生物的种类及特点。

2. 简述微生物与人类的关系。

（黄贺梅）

第十二章 细菌的形态与结构

 学习目标 ....

◆掌握革兰阳性菌和革兰阴性菌细胞壁的异同;掌握细菌的特殊结构及其意义;掌握革兰染色的操作方法及临床意义。

◆熟悉细菌的基本形态。

◆了解细菌L型与临床的关系;了解不染色标本检查法。

 案例引导

患者,男,65岁。患慢性肾盂肾炎多年,经临床实验室检查诊断为已感染上细菌L型。

分析思考:

1. 什么是细菌L型?

2. 该患者是否可用青霉素治疗,为什么?

细菌(bacterium)是一类具有细胞壁的单细胞原核细胞型微生物。各种细菌在适宜的条件下有相对稳定的形态与结构。了解细菌的形态与结构,不仅可以鉴定细菌,而且对于研究细菌的生理功能、致病性以及免疫性都具有重要意义。

第一节 细菌的大小与形态

一、细菌的大小

细菌个体微小,需用光学显微镜放大数百至上千倍才能看到。通常以微米(μm)作为测量单位。球菌以其直径表示大小,杆菌以其长与宽表示大小。多数球菌的直径约 1 μm,中等大小的杆菌长 2~3 μm,宽 0.3~0.5 μm。不同种类的细菌大小不一,差异较大。同一种细菌也可因菌龄和环境因素的影响而使其大小有差异。

二、细菌的形态

细菌有三种基本形态,即球形、杆形和螺形,因此,细菌可分为球菌、杆菌和螺形菌(图12-1)。

(一)球菌

球菌(coccus)呈球形或近似球形(如豆形、肾形或矛头形),直径约 1 μm。根据细菌繁殖时其分裂方向和分裂后菌体的排列方式不同,球菌又可分为:①双球菌:细菌沿一个平面分裂,分裂后两个菌体成双排列,如脑膜炎奈瑟菌、淋病奈瑟菌。②链球菌:细菌沿一个平面分裂,分裂后的菌体排列成链状,如乙型溶血性链球菌。③葡萄球菌:细菌沿多个不规则平面分裂,分裂后菌体无规律地堆积在一起,似葡萄状,如金黄色葡萄球菌。④四联球菌:细菌在两个相互垂直的平面分裂,分裂后四个菌体呈田字形排列在一起,如四联加夫基菌。⑤八叠球菌:细菌在三个相互垂直

重点:细菌的测量单位是微米(μm),观察工具为光学显微镜。

重点:细菌分为球菌、杆菌和螺形菌,螺形菌又分为弧菌和螺菌;球菌直径约 1 μm。

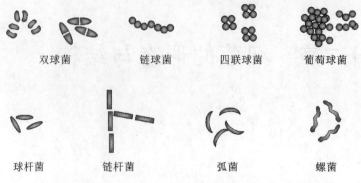

双球菌　　　　链球菌　　　　四联球菌　　　葡萄球菌

球杆菌　　　　链杆菌　　　　弧菌　　　　　螺菌

图 12-1　细菌的基本形态示意图

的平面上,沿上下、左右、前后方向分裂,分裂后八个菌体叠在一起,如藤黄微球菌。无论何种球菌都可以单球菌存在。

（二）杆菌

杆菌(bacillus)种类很多,不同种类的杆菌形态、大小、排列各异。其外形呈杆状或球杆状,菌体两端钝圆,少数平齐、尖细或膨大。大杆菌如炭疽芽胞杆菌长 4～10 μm,宽 1.0～1.5 μm;中等大小杆菌如大肠埃希菌长 2～3 μm,宽 0.5～0.7 μm;小杆菌如流感嗜血杆菌长 0.3～1.4 μm,宽 0.5～0.7 μm。多数杆菌分裂后分散存在,少数呈链状、栅栏状、V 形或分支状排列。

（三）螺形菌

螺形菌(spiral bacterium)菌体弯曲呈螺形,可分两类:①弧菌(vibrio):菌体长 2～3 μm,只有一个弯曲,呈弧形或逗点状,如霍乱弧菌。②螺菌(spirillum):菌体长 3～6 μm,有数个弯曲,如鼠咬热螺菌。

细菌形态受温度、pH 值、培养基成分和培养时间等多种因素的影响。一般来说,细菌在适宜的条件下培养 8～18 h,形态较为典型;在不利环境条件下,如培养时间过长,环境中含有抗生素、抗体以及高浓度的 NaCl 等,菌体可变为梨形、气球状、丝状或不规则形状,表现为多形性,难以识别。所以,在细菌的研究、鉴别及实验室诊断时应引起注意。

第二节　细菌的结构

重点:细菌的基本结构为细胞壁、细胞膜、细胞质和核质等,细菌特殊结构为荚膜、鞭毛、菌毛和芽胞等。

细菌的结构分为基本结构和特殊结构。细菌的基本结构是所有细菌都具有的结构,包括细胞壁、细胞膜、细胞质和核质等;细菌的特殊结构是某些细菌在一定条件下形成的结构,包括荚膜、鞭毛、菌毛和芽胞等(图 12-2)。

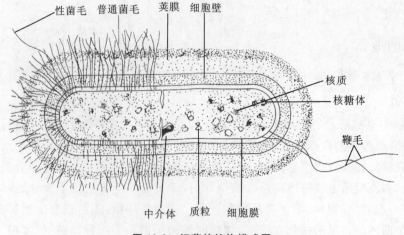

性菌毛　普通菌毛　　荚膜　细胞壁

核质
核糖体

鞭毛

中介体　质粒　细胞膜

图 12-2　细菌的结构模式图

一、细菌的基本结构

（一）细胞壁

细胞壁（cell wall）是位于细菌细胞膜外的一层坚韧而有弹性的膜状结构。厚度随菌种而异，平均 12～30 nm，占菌体干重的 10％～25％。

1. 细胞壁的功能　①维持细菌的固有形态，保护细菌抵抗低渗的外环境。细菌胞质内高浓度物质产生很高的渗透压（5～25 个标准大气压），细胞壁的存在避免了细菌在此环境中的破裂和变形。②与细菌内外物质交换相关。细胞壁上具有许多微孔，允许水和可溶性的物质（直径＜1 nm）自由通过，与细胞膜共同完成细菌细胞内外物质交换。③细胞壁上有多种抗原决定簇，决定了细菌的抗原性。④革兰阴性菌细胞壁上的脂多糖具有内毒素作用，与细菌致病有关。

2. 肽聚糖　细胞壁的化学结构相对复杂，主要成分是肽聚糖（peptidoglycan），为原核生物细胞所特有的物质。革兰阳性菌的肽聚糖由聚糖骨架、四肽侧链和五肽交联桥三部分组成，革兰阴性菌仅由聚糖骨架和四肽侧链两部分组成（图 12-3）。聚糖骨架是由 N-乙酰葡萄糖胺和 N-乙酰胞壁酸以 β-1,4-糖苷键连接交替间隔排列而成，各种细菌细胞壁聚糖骨架的组成和结构相同。四肽侧链连接在 N-乙酰胞壁酸上，是由 4 个氨基酸组成的短肽。革兰阳性菌中相邻的四肽侧链之间由五肽交联桥连接。通常四肽侧链和五肽交联桥的组成和排列方式随菌种而异，如金黄色葡萄球菌的四肽侧链由 L-丙氨酸、D-谷氨酸、L-赖氨酸和 D-丙氨酸组成，一条四肽侧链上第 3 位的 L-赖氨酸通过五肽交联桥（5 个甘氨酸组成）与相邻四肽侧链上第 4 位的 D-丙氨酸连接。而革兰阴性菌的四肽侧链与相邻四肽侧链直接连接，没有五肽交联桥，因而形成较疏松的二维平面结构。如大肠埃希菌肽聚糖，四肽侧链中第 3 位氨基酸是二氨基庚二酸（DAP），DAP 与相邻四肽侧链末端的 D-丙氨酸直接连接。

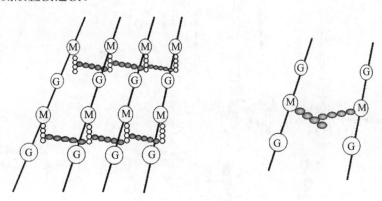

图 12-3　金黄色葡萄球菌（左）与大肠埃希菌（右）肽聚糖结构模式图

凡能破坏肽聚糖结构或抑制其合成的物质，大多能损伤细胞壁而杀伤细菌。例如溶菌酶能破坏肽聚糖中 N-乙酰葡萄糖胺和 N-乙酰胞壁酸之间的 β-1,4-糖苷键，从而破坏聚糖骨架，引起细菌裂解。青霉素能抑制四肽侧链上 D-丙氨酸与五肽交联桥之间的连接，使细菌不能合成完整的细胞壁，可导致细菌死亡。人和动物细胞无细胞壁结构，亦无肽聚糖，故溶菌酶和青霉素对人体细胞均无毒性作用。

3. 革兰阳性菌细胞壁的特殊组分　革兰阳性菌细胞壁较厚，由肽聚糖和磷壁酸组成。其中肽聚糖含量较多，可达 15～50 层，占细胞壁干重的 50％～80％，为质地致密、坚韧的三维空间结构。磷壁酸是革兰阳性菌细胞壁的特有成分（图 12-4），分为壁磷壁酸和膜磷壁酸两种，前者一端与肽聚糖的 N-乙酰胞壁酸连接，后者一端与细胞膜磷脂相连，它们的另一端均游离于细胞壁外。磷壁酸是革兰阳性菌的重要表面抗原，某些细菌的磷壁酸对人类细胞具有黏附作用，与致病性有关。

4. 革兰阴性菌细胞壁的特殊组分　革兰阴性菌细胞壁的结构较为复杂，由肽聚糖和外膜组成。其中肽聚糖含量较少，仅 1～2 层，占细胞壁干重的 5％～20％，为疏松的两维平面结构。外

重点：细胞壁的主要成分为肽聚糖；革兰阳性菌和革兰阴性菌细胞壁的异同点；细菌 L 型是指失去细胞壁而在高渗环境下仍能存活的细菌。

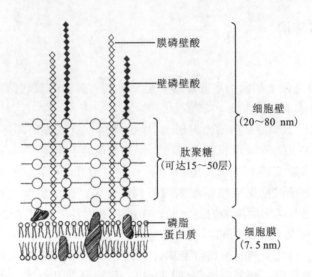

图 12-4　革兰阳性菌细胞壁结构模式图

膜是革兰阴性菌细胞壁的特有成分(图 12-5),位于肽聚糖之外。外膜由内向外依次为脂蛋白、脂质双层和脂多糖。脂蛋白位于肽聚糖和脂质双层之间,由脂质和蛋白质构成,蛋白质部分连接在肽聚糖四肽侧链上,脂质部分连接于脂质双层的磷脂上,使外膜和肽聚糖层构成一个整体。脂质双层的结构与细胞膜相似。脂多糖(LPS)是革兰阴性菌的内毒素,由脂质 A、核心多糖和特异多糖组成。脂质 A 是内毒素的毒性中心部位,与细菌的致病性有关。不同的革兰阴性菌其脂质 A 结构相似,其内毒素引起的毒性作用也大致相同。由于革兰阴性菌细胞壁含肽聚糖少,且受外膜层的保护,因此,对青霉素和溶菌酶不敏感。

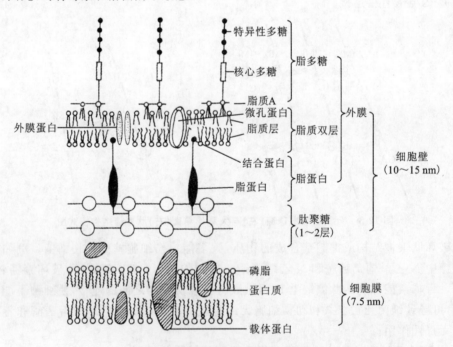

图 12-5　革兰阴性菌细胞壁结构模式图

革兰阳性菌和革兰阴性菌的细胞壁结构显著不同,导致这两类细菌在染色性、免疫原性、毒性及对某些药物的敏感性等方面存在很大差异(表 12-1)。

表 12-1　革兰阳性菌与革兰阴性菌细胞壁比较

结　　构	革兰阳性菌	革兰阴性菌
肽聚糖组成	聚糖骨架、四肽侧链、五肽交联桥	聚糖骨架、四肽侧链
肽聚糖层数	可达 50 层	仅 1～2 层

续表

结　构	革兰阳性菌	革兰阴性菌
肽聚糖含量(占胞壁干重)	50%～80%	5%～10%
坚韧度	强(三维)	弱(二维)
磷壁酸	有	无
外膜	无	有

5. 细菌 L 型 在某些情况下(如受溶菌酶或青霉素作用)失去细胞壁而在高渗环境下仍能存活的细菌称为细菌 L 型。这种细胞壁缺陷的细菌,最早是在英国 Lister 研究院被发现,故取其第一个字母命名为 L 型(L-form)。细胞壁的缺陷主要是肽聚糖的缺陷,因此,凡是能破坏肽聚糖结构或抑制其合成的物质(如抗生素、溶菌酶及紫外线等)都能损伤细菌细胞壁使其形成 L 型。

革兰阳性菌细胞壁肽聚糖缺失后,胞质仅被一层细胞膜包绕,称为原生质体。原生质体只能在与菌体内渗透压接近的高渗环境中存活。革兰阴性菌细胞壁肽聚糖含量少,肽聚糖受损后尚有外膜保护,这种缺损细胞壁的细菌称为原生质球。原生质球在低渗环境中仍有一定抵抗力。

细菌 L 型因细胞壁缺失而呈高度多形性,有球状、杆状和丝状,大小不一,且着色不均,大多数被染成革兰阴性。细菌 L 型生长繁殖时的营养要求基本与原菌相同,但在普通培养基中不易生长,必须提供高渗环境。细菌 L 型生长较为缓慢,一般培养 2～7 天后可形成中间较厚,四周较薄的荷包蛋样小菌落,也有的呈颗粒或丝状菌落。

细菌 L 型的分布非常广泛,在体内外均可存在。通常引起慢性和反复发作性感染,如肾盂肾炎、骨髓炎和心内膜炎等,并常在使用破坏细胞壁的抗菌药物(β-内酰胺类抗生素等)治疗过程中发生。临床遇有症状明显而标本常规细菌培养阴性者,应考虑细菌 L 型感染的可能性。

(二) 细胞膜

细胞膜(cell membrane)是位于细胞壁内侧,紧密包绕在细胞质外面的具有弹性的半渗透性的生物膜。其厚度为 5～10 nm,占细菌细胞干重的 10%～30%,结构与其他生物细胞膜基本相同,为脂质双层并镶嵌有多种蛋白质,这些蛋白质是具有特殊作用的酶和载体蛋白。细菌细胞膜的主要功能:①与物质交换有关:细胞膜有选择性通透作用,与细胞壁共同完成菌体内外的物质交换。②与生物合成有关:细胞膜上有多种合成酶,是细菌细胞生物合成的重要场所,如肽聚糖、磷壁酸、脂多糖等均可由细胞膜合成。③参与供能:细胞膜上有多种呼吸酶,参与细胞呼吸过程,与能量产生、储存和利用有关。④形成中介体:中介体位于细胞膜内侧,是细胞膜向胞质凹陷折叠形成的囊状物,多见于革兰阳性菌,其与细胞的分裂、呼吸、胞壁合成和芽胞形成有关。中介体扩大了细胞膜的表面积,相应地增加呼吸酶的含量,可为细菌提供大量能量,有拟线粒体之称。

(三) 细胞质

细胞质(cytoplasm)是由细胞膜包裹着的透明胶状物质,其基本成分是水、蛋白质、脂类、核酸及少量糖和无机盐等。细胞质的成分随菌种、菌龄和生长环境而变化。细胞质含丰富的酶系统,参与营养物质的合成与分解,故细胞质是细菌蛋白质和酶类合成的重要场所。胞质内还含有核糖体、质粒、胞质颗粒等结构。

1. 核蛋白体 核蛋白体又称核糖体。是游离于细胞质中的微小颗粒,数量可达万余个,由 RNA 和蛋白质组成,是蛋白质的合成场所。核蛋白体的沉降系数为 70S,由 30S 与 50S 两个亚基组成,链霉素能与其 30S 小亚基结合,红霉素与 50S 大亚基结合,从而干扰细菌蛋白质的合成,导致细菌死亡。由于人体细胞的核蛋白体为 80S(由 40S 与 60S 两个亚基组成),故这些抗生素仅作用于细菌核蛋白体而对人体细胞无影响。

2. 质粒 质粒是细菌染色体以外的遗传物质,为环状闭合的双链 DNA 分子,可携带细菌的某些遗传信息。质粒具有既能自我复制、传给子代,又可以通过接合或转导等方式传递给另一细菌的特点。医学上重要的质粒有决定细菌性菌毛的 F 质粒、决定耐药性的 R 质粒等。

重点:质粒是细菌染色体以外的遗传物质,为环状闭合的双链 DNA 分子。

3. 胞质颗粒 又称内含物,细胞质中含有多种胞质颗粒,多数为细菌暂时储存的营养物质,包括多糖、脂类、磷酸盐等。胞质颗粒中常见的有异染颗粒,其主要成分是 RNA 与多偏磷酸盐,嗜碱性强,用特殊染色法可染成与细菌其他部位不同的颜色而得名。如白喉棒状杆菌的异染颗粒多在菌体两端,有助于细菌的鉴别。

(四)核质

核质由一条细长的闭合双股 DNA 反复盘绕卷曲而成的松散网状结构,即细菌的染色体。细菌是原核细胞,没有核膜和核仁,故细菌的遗传物质称为核质或拟核。核质决定着细菌的遗传性状,是细菌遗传变异的物质基础。

二、细菌的特殊结构

(一)荚膜

> 重点:荚膜具有抗吞噬抗杀菌的作用。

荚膜(capsule)是某些细菌细胞壁外包绕的一层较厚的黏液性物质(图 12-6)。荚膜对一般碱性染色剂亲和力低,不易着色,普通染色只能看到菌体周围有未着色的透明圈。特殊染色法可将荚膜染成与菌体不同的颜色。

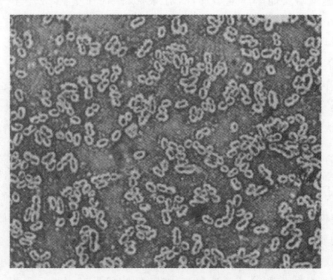

图 12-6　肺炎链球菌的荚膜

荚膜的形成受遗传控制并与所处的环境有关,一般在机体或营养丰富的培养基中易形成荚膜,环境不良或在普通培养基培养易消失。荚膜的化学成分随菌种不同而有所差异,大多数为多糖,如肺炎链球菌荚膜;少数为多肽,如炭疽芽胞杆菌荚膜;链球菌的荚膜则为透明质酸。

荚膜是细菌的重要致病因素,它能保护细菌抵抗吞噬细胞的吞噬与消化作用,还能抵抗体液中的溶菌酶、补体及其他杀菌物质的作用,从而增加细菌的侵袭力。例如肺炎链球菌,数个有荚膜菌株就可使实验小鼠致死,无荚膜菌株则高达上亿个细菌才能使小鼠死亡。荚膜还具有免疫原性,可用以鉴别细菌或进行细菌分型。

(二)鞭毛

> 重点:鞭毛是细菌的运动器官。

鞭毛(flagellum)是所有的弧菌、螺菌、部分杆菌和个别球菌由细胞膜伸出到菌体外的细长弯曲的丝状物,经特殊染色后才能在普通光学显微镜下看到。根据鞭毛数目和排列方式,可分为:①单鞭毛,菌体一侧顶端仅有 1 根鞭毛,如霍乱弧菌。②双鞭毛,菌体两端各有 1 根鞭毛,如空肠弯曲菌。③丛鞭毛,菌体一端或两端有数根成丛的鞭毛,如铜绿假单胞菌。④周鞭毛,菌体周身有许多鞭毛,如伤寒沙门菌(图 12-7)。

鞭毛是细菌的运动器官,具有鞭毛的细菌在液体环境中能做位移运动。根据鞭毛的有无,可帮助鉴别细菌。如伤寒沙门菌与志贺菌形态相似,但前者有鞭毛能运动,后者无鞭毛不能运动,

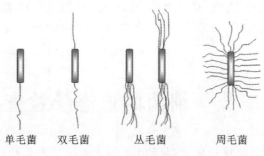

单毛菌　　双毛菌　　丛毛菌　　周毛菌

图 12-7 细菌的鞭毛

借此可区别细菌。鞭毛的化学成分是蛋白质,也称鞭毛素,具有较强的免疫原性,鞭毛抗原(H 抗原)可以用来鉴别细菌。另外,有些细菌的鞭毛与致病性有关,如霍乱弧菌等借其鞭毛的运动穿透小肠黏膜表面的黏液层,使菌体黏附于黏膜上皮细胞而导致病变。

(三)菌毛

菌毛(pilus)是许多革兰阴性菌和个别革兰阳性菌菌体表面具有的比鞭毛更细、短而直硬的丝状物。菌毛在普通光学显微镜下看不见,必须用电子显微镜才能看到。菌毛的化学成分为蛋白质,可分为普通菌毛和性菌毛两类。

普通菌毛遍布整个菌体表面,短而直,数百根。它具有黏附能力,是细菌的黏附器官,能与宿主呼吸道、消化道和泌尿生殖道等处黏膜上皮细胞表面的特异性受体结合,是细菌感染的第一步。因此,普通菌毛是细菌的重要侵袭因素,失去菌毛的细菌其致病力也随之减弱或消失。

性菌毛比普通菌毛长而粗,仅有 1~4 根,中空呈管状。性菌毛是由 F 质粒所编码,通常把有性菌毛的细菌称为雄性菌(F^+ 菌),无性菌毛的细菌称为雌性菌(F^- 菌)。带性菌毛的细菌具有致育性,性菌毛能将 F^+ 菌的某些遗传物质转移给 F^- 菌,使后者也获得 F^+ 菌的某些遗传特性。细菌的 F 质粒、R 质粒都能通过接合方式转移,使受体菌获得某些相应的性状,如性菌毛、耐药性等。

重点:菌毛在普通光学显微镜下不可见,普通菌毛具有黏附作用,性菌毛能够传递遗传物质。

(四)芽胞

芽胞(spore)是某些细菌在一定的环境条件下,细胞质脱水浓缩,在菌体内形成的折光性强、通透性低、具有多层膜包裹的圆形或椭圆形小体。芽胞不易着色,用特殊染色才能着色。能形成芽胞的细菌均为革兰阳性菌,如需氧与厌氧芽胞杆菌。芽胞一般在机体外营养物质缺乏的环境条件下形成。芽胞形成后菌体成为空壳,有的芽胞可从菌体脱落游离。在条件适宜时,芽胞可发芽形成新的菌体。一个芽胞只能形成一个新的菌体。因此,芽胞的形成不是细菌的繁殖方式,而是细菌对营养缺乏的一种反应,是细菌的休眠状态。与芽胞相对而言,未形成芽胞具有繁殖能力的细菌体称为繁殖体。

重点:芽胞是细菌休眠状态,抵抗力强,临床上常以杀灭芽胞作为灭菌的标准。

芽胞的大小、形态和位置随菌种不同而有差异(图 12-8),这有助于鉴别细菌。如炭疽芽胞杆菌的芽胞内径小于菌体的横径,位于菌体中央,呈圆形或椭圆形;破伤风梭菌的芽胞呈正圆形,其内径大于菌体横径,位于菌体顶端呈鼓槌状。芽胞对热、干燥、化学消毒剂和辐射等都有很强的抵抗力,有利于细菌长期存活,故在医学实践中具有重要意义。在进行消毒灭菌时,应以是否杀死芽胞作为判断灭菌效果的指标。芽胞抵抗力强的原因:①含水量少(约 40%)。②芽胞的结构

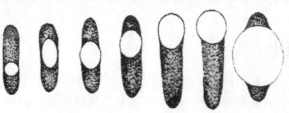

图 12-8 细菌芽胞的形态与位置

很复杂,由内向外可分为核心、内膜、芽胞壁、皮质、外膜、芽胞壳和芽胞外衣等多层厚而致密的结构。③含有耐热性很强的酶类。④核心和皮质层含有大量的吡啶二羧酸钙盐,可稳定芽胞的酶类。

第三节 细菌的形态学检查法

细菌形态学检查法是细菌检验的重要手段之一。通过形态学检查,可了解细菌的形态、结构、动力及染色性,常用于细菌的分类和鉴定。

知识链接

常用的显微镜

1. 普通光学显微镜 油镜是观察细菌最常用的显微镜,以日光或灯光为光源,可将细菌放大 1000 倍左右,一般细菌均在 0.25 μm 以上,故可将细菌放大为人的肉眼能看到的微粒。

2. 暗视野显微镜 多用于不易染色的微生物如螺旋体等的形态和运动观察。在光镜上配置暗视野聚光器,菌体在黑暗的背景中可发出亮光,形成明暗反差便于观察。

3. 电子显微镜 电子显微镜是以电子流替代可见光波,以电磁圈替代放大透镜,可将物体放大几万甚至数十万倍以上,不仅能看到细菌的外部形态结构,而且能观察其内部超微结构。电子显微镜因在真空干燥状态下检查,故不能用于观察活的微生物。

此外,还有荧光显微镜、相差显微镜、共聚焦显微镜、超高倍显微镜等,适用于不同情况下观察细菌的形态与结构。

知识点:不染色标本检查法有压滴法和悬滴法,主要用于观察细菌动力。

一、细菌不染色标本检查法

细菌标本不经染色直接放于显微镜下观察活菌,因难以清楚地看到细菌的形态和结构特征,故该法主要用于检查细菌的动力。常用的方法有压滴法和悬滴法。

(一)压滴法

用接种环取细菌液体培养物 2～3 环置于洁净载玻片的中央,用小镊子夹一盖玻片使其一边接触菌液边缘,然后缓缓放下覆盖于菌液上。静止数秒后先用低倍镜找到观察部位,再换高倍镜或油镜暗视野观察细菌的运动。有鞭毛的细菌有方向性位移,为真正运动;无鞭毛的细菌因水分子的撞击而在原位颤动,称布朗运动(分子运动)。

(二)悬滴法

取洁净凹玻片及盖玻片各一张,在凹玻片的凹孔四周平面上涂少许凡士林;用接种环取菌液 2～3 环于盖玻片中央;将凹玻片的凹孔对准盖玻片中央的液滴并盖于其上,然后迅速翻转,再用小镊子轻压盖玻片,使盖玻片与凹孔边缘黏紧封闭,置低倍镜下找到悬滴的边缘,再换高倍镜暗视野观察细菌的运动。

二、细菌染色标本检查法

细菌标本经染色后,与周围环境在颜色上形成鲜明的对比,可在普通光学显微镜下清楚看到细菌的形态、大小、排列方式和某些结构,还可根据染色反应将细菌进行分类,因此,染色标本的检查在细菌的鉴定中应用广泛,一般形态学检查均须先经染色再检查。染色方法可分为单染色法和复染色法两大类。

（一）单染色法

单染色法只用一种染料，染色后所有细菌被染成同一种颜色，如美蓝染色法。这种染色方法只能显示细菌的形态、大小、排列及简单的结构，不能显示细菌染色特性。

（二）复染色法

复染色法是用2种或2种以上染料对细菌进行染色，可将不同细菌或同一细菌不同的结构染成不同的颜色。染色后不但可以显示细菌的形态结构，还可以显示不同细菌的染色性。常用的有革兰染色法、抗酸染色法等。

1. 革兰染色法 革兰染色法最常用，它是丹麦细菌学家 Christian Gram 于1884年创建的。具体方法是：细菌标本经涂片、干燥、固定后，用碱性结晶紫初染、碘液媒染、95%乙醇脱色，有些细菌被脱色，有些细菌不被脱色，最后用稀释复红复染。该法可将所有的细菌分为两大类：不被乙醇脱色仍保留紫色者为革兰阳性（G$^+$）菌，被乙醇脱色后复染成红色者为革兰阴性（G$^-$）菌。

革兰染色法的原理有多种解释：①细胞壁结构学说：革兰阳性菌细胞壁结构致密，肽聚糖层厚，脂质含量少，脱色时乙醇不易渗入；革兰阴性菌细胞壁结构疏松，肽聚糖层薄，脂质含量多，乙醇可溶解脂质使细胞壁通透性增高，进而渗入使结晶紫与碘的复合物被溶出而脱色。②化学学说：革兰阳性菌细胞内含有大量核糖核酸镁盐，易和结晶紫牢固结合而不易脱色；而革兰阴性菌细胞内核糖核酸镁盐含量极少，故易被乙醇脱色。③等电点学说：革兰阳性菌等电点（pH 2～3）比革兰阴性菌（pH 4～5）低，因此在相同pH值溶液中革兰阳性菌带负电荷多，容易与带正电荷的结晶紫染料结合且不易脱色。

革兰染色法具有重要的临床意义：①鉴别细菌：通过革兰染色可将所有细菌分为革兰阳性菌和革兰阴性菌两大类，有助于初步鉴别细菌。②指导临床选择药物：革兰阳性菌与革兰阴性菌在细胞壁等结构上的差异决定了它们对不同抗生素的敏感性不同。如大多数革兰阳性菌对青霉素类药物敏感，而大多数革兰阴性菌对青霉素类药物不敏感，但对链霉素、氯霉素敏感。临床可根据病原菌的革兰染色特性选择有效的药物及时治疗。③与致病性有关：大多数革兰阳性菌的致病物质为外毒素，而革兰阴性菌则大多能产生内毒素，两者致病机制不同。根据病原菌的革兰染色特性，可帮助临床选择有针对性的治疗方案。

2. 抗酸染色法 本法用于鉴别抗酸与非抗酸性细菌。染色方法是将固定的标本经石炭酸复红加温染色，再用盐水乙醇脱色，最后用亚甲蓝复染。抗酸性细菌，如结核分枝杆菌、麻风分枝杆菌等细菌含有分枝菌酸，能和石炭酸复红牢固结合，不易被脱色而染成红色，非抗酸性细菌则染成蓝色。

3. 特殊染色法 细菌的特殊结构如鞭毛、荚膜、芽胞以及细胞壁、异染颗粒等，用上述染色不易着色，必须用特殊染色法才能着色。这些染色可使细菌的特殊结构着色并与菌体染成不同颜色，有助于对细菌的观察和鉴别。

重点：革兰染色用碱性结晶紫初染、碘液媒染、95%乙醇脱色，最后用稀释复红复染；G$^+$菌被染成紫色，G$^-$菌被染成红色；革兰染色的临床意义有鉴别细菌、指导临床选择药物、与致病性有关。

归纳总结

细菌属于原核细胞型微生物，按形态可分为球菌、杆菌及螺形菌，有细胞壁、细胞膜、细胞质及核质四种基本结构。其中细胞壁具有维持菌体外形和保护细菌抵抗低渗环境等重要作用，G$^+$菌细胞壁由肽聚糖、磷壁酸组成，G$^-$菌细胞壁由肽聚糖和外膜组成。某些细菌还有特殊结构，包括荚膜、鞭毛、菌毛和芽胞，它们在细菌的鉴别和致病性上各具意义。其中荚膜具有抗吞噬作用，普通菌毛具有黏附作用、性菌毛能传递遗传物质，鞭毛与运动有关，芽胞的抵抗力强，临床以是否杀灭芽胞作为灭菌的标准。细菌形态学检查法分为不染色标本检查和染色标本检查。不染色标本检查法有压滴法和悬滴法，主要用于观察细菌动力。染色标本检查法最常用的是革兰染色，其具体方法为用碱性结晶紫初染、碘液媒染、95%乙醇脱色，最后用稀释复红复染。G$^+$菌被染成紫色，G$^-$菌被染成红色。革兰染色对鉴别细菌、指导临床选择药物、研究和了解细菌的致病性等具

有极其重要的意义。

能力检测

一、单项选择题

1. 细菌的测量单位是(　　)。

A. cc　　　　　　B. mm　　　　　　C. μm　　　　　　D. cm　　　　　　E. nm

2. 下列哪项不属于细菌的基本结构?(　　)

A. 细胞壁　　　B. 细胞膜　　　C. 细胞质　　　D. 核质　　　E. 鞭毛

3. 细菌细胞壁所共有的成分是(　　)。

A. 肽聚糖　　　B. 磷壁酸　　　C. 脂多糖　　　D. 脂蛋白　　　E. 脂质双层

4. 以下哪个属于细菌的特殊结构?(　　)

A. 质粒　　　B. 细胞核　　　C. 菌毛　　　D. 肽聚糖　　　E. 中介体

5. 具有抗吞噬作用的细菌特殊结构是(　　)。

A. 荚膜　　　B. 普通菌毛　　　C. 鞭毛　　　D. 性菌毛　　　E. 芽胞

二、名词解释

细菌 L 型　　质粒

三、简答题

1. 比较革兰阳性菌与革兰阴性菌细胞壁结构的异同。

2. 简述细菌的特殊结构及其功能。

(黄贺梅)

第十三章 细菌的生长繁殖与培养

 学习目标

◆掌握细菌生长繁殖的条件、方式与速度。

◆熟悉细菌的代谢产物及其意义,以及细菌在培养基中的生长现象。

◆了解细菌的理化性状。

案例引导

患者,男,21 岁。急性腹痛 3 天,每天 10 次左右水样便,有明显的里急后重,肠鸣音亢进,体温 38 ℃,血压正常,白细胞数 $17 \times 10^9/L$,中性粒细胞 78%,淋巴细胞 15%。取黏液便镜检红细胞 3 个/HP,白细胞 8 个/HP,未见阿米巴原虫。实验室拟采取粪便标本进行分离培养以确定诊断。

分析思考:

1. 进行粪便等临床标本细菌培养时一般应提供哪些基本的生长条件?

2. 细菌分离培养时需选用哪种类型的培养基?培养多长时间后观察结果?细菌在该培养基上的生长现象有哪些?

细菌具有独立的生命活动能力,可从外界环境中摄取营养物质,获得能量。细菌在代谢过程中可产生多种对人类生活及医学实践有重要意义的代谢产物。研究细菌的生理活动,认识细菌的生长繁殖及新陈代谢的规律,对于掌握细菌的培养方法、了解病原菌的致病性及进行细菌鉴定等均有重要作用。

第一节 细菌的理化性状

一、细菌的化学组成

细菌和其他生物细胞的化学组成相似,由水、无机盐、蛋白质、糖类、脂类、核酸等组成。其中水是细菌细胞重要的组成成分,占菌体重量的 80%,固体成分仅占 15%～20%。固体成分包括:蛋白质占固体总量的 50%～80%,糖类占 10%～30%,脂类占 1%～7%,无机盐约占 3%～10%等。此外,细菌体内还含有一些原核细胞型微生物特有的化学物质,如肽聚糖、胞壁酸、磷壁酸、D 型氨基酸、二氨基庚二酸(DAP)、吡啶二羧酸(DPA)等。

> 知识点:细菌的化学组成与其他生物细胞相似。

二、细菌的物理性状

1. 光学性质 细菌为半透明体。当光线照射至细菌,部分被吸收,部分被折射,故细菌悬液呈混浊状态。细菌越多浊度越大,可用比浊法粗略地估计细菌的数量。

2. 表面积 细菌体积微小,其单位体积的表面积远比其他生物大,这有利于细胞同外界进行

> 知识点:细菌为无色半透明体,在中性环境中带负电荷。

物质交换。如葡萄球菌直径约 1 μm,则 1 cm³ 体积的表面积可达 60 000 cm²,而直径为 1 cm 的其他生物体,1 cm³ 体积的表面积仅 6 cm²,两者相差 1 万倍。因此细菌的代谢旺盛,繁殖迅速。

3. 带电现象 革兰阳性菌等电点为 pH 2~3,革兰阴性菌等电点为 pH 4~5,在中性或弱碱性环境中,细菌均带负电荷,尤以革兰阳性菌带负电荷更多。细菌的带电现象与细菌的染色反应、凝集反应、抑菌和杀菌作用有密切关系。

4. 半透性 细菌的细胞壁和细胞膜都有半透性,允许水及部分小分子物质通过,有利于吸收营养和排出代谢产物。

5. 渗透压 细菌体内含有高浓度的营养物质和无机盐,因而具有较高的渗透压。如革兰阳性菌的渗透压高达 20~25 个标准大气压,革兰阴性菌为 5~6 个标准大气压。细菌一般生活在渗透压较低的环境中,由于有细胞壁的保护而不致膨胀破裂。

第二节　细菌的生长繁殖

一、细菌生长繁殖的条件

细菌的种类不同,生长繁殖所需的条件不完全相同,但基本条件可归纳为以下几个方面。

(一)营养物质

细菌所需的营养物质主要有水、碳源、氮源、无机盐和生长因子等。

1. 水 水是细菌细胞的组成成分,也是良好的溶剂。营养物质的吸收、代谢产物的排泄都需要水才能进行。此外,水还是细菌细胞调节温度、新陈代谢的重要媒介。

2. 碳源 病原菌主要从糖类中获得碳源,以合成菌体的糖类、脂类、蛋白质、核酸等成分,同时为细菌提供能量。

3. 氮源 细菌对氮源的需要量仅次于碳源,其主要功能是作为合成菌体成分的原料。病原菌主要从氨基酸、蛋白胨等有机氮化物中获得氮,少数如克雷伯菌亦可利用硝酸盐甚至氮气,但利用率低。

4. 无机盐 细菌所需要的无机盐主要是钾、钠、钙、镁、磷、铁和硫等,其作用是构成菌体和酶的组成成分,调节菌体内外的渗透压和酸碱平衡,参与能量的储存和运转等。

5. 生长因子 为某些细菌生长所必需而又不能自身合成的有机化合物。主要是 B 族维生素、某些氨基酸、嘌呤和嘧啶等。少数细菌还需要特殊的生长因子,如流感嗜血杆菌需 X、V 因子,X 因子是高铁血红素,V 因子是辅酶Ⅰ(NAD)或者辅酶Ⅱ(NADP),两者为细菌呼吸所必需。

(二)酸碱度

大多数病原菌的最适 pH 值为 7.2~7.6,个别细菌如霍乱弧菌在碱性(pH 8.4~9.2)条件下生长最好,结核分枝杆菌在弱酸性(pH 6.5~6.8)条件下生长最适宜。

(三)温度

大多数病原菌的最适生长温度为 35~37 ℃,故实验室中常用 37 ℃恒温箱培养细菌。但也有个别细菌例外,如鼠疫耶尔森菌在 28~30 ℃生长最好,有些弯曲菌最适生长温度为 42 ℃。

(四)气体环境

病原菌生长繁殖需要的气体主要是 O_2 和 CO_2。一般细菌在代谢过程中产生的 CO_2 可满足自身的需要。按细菌对氧的需求可将其分为 4 类:①专性需氧菌:必须在有氧环境下才能生长的细菌,如结核分枝杆菌等。②微需氧菌:在低氧环境下(5%~6%)生长最好,氧浓度>10%生长受抑制的细菌,如空肠弯曲菌等。③兼性厌氧菌:在有氧或无氧环境中都能生长的细菌,大多数病原菌属于此类。④专性厌氧菌:必须在无氧环境下才能生长的细菌,如破伤风梭菌等。

重点:细菌生长繁殖的条件包括营养物质、pH 值、温度和气体环境;大多数病原菌的最适 pH 值为 7.2~7.6,最适生长温度为 35~37 ℃,为兼性厌氧菌。

二、细菌生长繁殖的规律

（一）细菌个体生长繁殖的规律

细菌以二分裂方式进行无性繁殖。在适宜条件下，大多数细菌繁殖速度很快，分裂一次仅为 20～30 min。个别细菌较慢，如结核分枝杆菌 18～20 h 分裂一次。

（二）细菌群体生长繁殖的规律

细菌繁殖速度较快，一个细菌若按 20 min 分裂一次的速度计算，10 h 后细菌数可超过 10 亿。细菌群体若按此速度生长将庞大到难以想象的程度。实际上由于细菌繁殖中营养物质逐渐消耗，有害代谢产物逐渐积聚，细菌不可能保持高速度的无限繁殖，而是呈现出一定的规律。将一定量的细菌接种于适宜的液体培养基后，连续定时取样计算活菌数，以培养时间为横坐标，培养物中活菌数的对数为纵坐标，可绘出一条曲线，即细菌的生长曲线(图 13-1)。

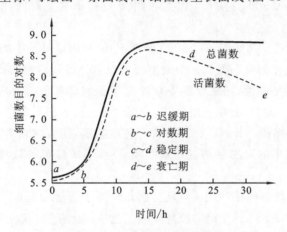

图 13-1　细菌的生长曲线

从曲线上看，细菌群体的生长繁殖分为四期：①迟缓期：细菌进入新环境后的短暂适应阶段。该期菌体增大，代谢活跃，为细菌的分裂繁殖合成并积累充足的酶、辅酶和中间代谢产物，但分裂缓慢，繁殖极少。此期一般为 1～4 h。②对数期：细菌在该期生长繁殖迅速，细菌数以稳定的几何级数快速增长，活菌数直线上升。此期细菌的形态、染色性及生理活性等都较典型，对外界环境因素的作用敏感。研究细菌的生物学特性、进行药物敏感试验等最好选用此期的细菌。一般在细菌培养后的 8～18 h。③稳定期：由于培养基中营养物质的消耗和有害代谢产物积累，使细菌繁殖速度减慢，死亡菌数上升，细菌繁殖数与死亡数趋于平衡，总活菌数保持稳定。一些细菌的芽胞、外毒素、抗生素等代谢产物大多在此期产生。④衰亡期：继上述培养环境的改变进一步加剧，死菌数迅速超过活菌数。此期细菌形态显著改变，出现衰退型或菌体自溶。因此，陈旧的细菌培养物难以鉴定。

虽说细菌的生长曲线只有在体外培养的条件下才能观察到，在自然界或人体内，因受环境因素和机体免疫因素的影响不会出现典型的生长曲线。但细菌的生长繁殖规律却是普遍存在的。根据细菌生长规律，人为地改变培养条件，调整细菌的生长繁殖阶段，可以更为有效地利用对人体有益的细菌。

三、细菌的代谢产物及意义

细菌在生长繁殖过程中，除合成菌体自身必需的成分外，还能产生一些在医学上有重要意义的分解代谢产物及合成代谢产物。

（一）分解代谢产物及生化反应

各种细菌所具有的酶不完全相同，对营养物质的分解能力不同，因此产生的代谢产物也不同，据此可鉴别细菌。利用生物化学方法来鉴别不同细菌的试验称为细菌的生物化学试验。

1. 糖发酵试验　由于各种细菌含有发酵不同糖类的酶,故对糖的分解能力及分解糖产生的终末产物各不相同,如有的能分解糖类产酸产气,有的仅产酸,有的不能分解糖。故可利用此特点来鉴别细菌。如大肠埃希菌能分解葡萄糖和乳糖,既产酸又产气;而伤寒沙门菌可发酵葡萄糖,只产生酸不产气,且不能发酵乳糖。

2. VP 试验　大肠埃希菌和产气肠杆菌均能发酵葡萄糖产酸产气,两者很难区别。但产气肠杆菌在发酵葡萄糖产生丙酮酸后,能使丙酮酸脱羧,生成中性的乙酰甲基甲醇,乙酰甲基甲醇在碱性环境中被空气中的氧气氧化成二乙酰,二乙酰与培养基内含胍基化合物反应生成红色化合物,为 VP 试验阳性。大肠埃希菌不能生成乙酰甲基甲醇,故 VP 试验阴性。

3. 甲基红试验　细菌发酵葡萄糖产生丙酮酸,丙酮酸进一步的代谢途径因菌而异,有的细菌可产生大量的酸,使 pH 值降至 4.4 以下,从而使加入至培养基中的甲基红指示剂呈现红色反应,甲基红试验阳性,如大肠埃希菌。若细菌产酸量少或因产酸后进一步分解为其他物质(如醇、醛、酮、气体和水等),使培养基 pH 值在 5.4 以上,则甲基红指示剂呈黄色,甲基红试验阴性,如产气肠杆菌。

4. 枸橼酸盐利用试验　某些细菌(如产气肠杆菌)能利用培养基中的枸橼酸盐作为唯一的碳源,也能利用其中的铵盐作为唯一氮源。细菌生长过程中分解枸橼酸盐产生碳酸盐,分解铵盐生成氨,二者均能使培养基呈碱性,导致溴麝香草酚蓝指示剂显蓝色,为该试验阳性。大肠埃希菌不能利用枸橼酸盐为唯一碳源,故在该培养基上不能生长,指示剂不变色,为枸橼酸盐试验阴性。

5. 吲哚试验　某些细菌(如大肠埃希菌)含有色氨酸酶,能分解培养基中的色氨酸产生靛基质(吲哚),靛基质与试剂中的对二甲基氨基苯甲醛反应,形成红色的玫瑰靛基质(玫瑰吲哚),为吲哚试验阳性。

6. 硫化氢试验　有些细菌如沙门菌等能分解培养基中含硫氨基酸(胱氨酸、半胱氨酸等)产生 H_2S,H_2S 与培养基中 Fe^{2+}(或 Pb^{2+})反应生成黑色的硫化亚铁(或硫化铅)沉淀物。

(二)合成代谢产物及医学意义

细菌在新陈代谢过程中,除合成菌体自身各成分和酶类外,还能合成一些特殊代谢产物。在医学上具有重要意义的产物如下。

1. 热原质　许多革兰阴性菌(如伤寒沙门菌、脑膜炎奈瑟菌等)和少数革兰阳性菌(如枯草芽胞杆菌等),能合成一种注入机体可致发热反应的物质,称为热原质(pyrogen)。革兰阴性菌的热原质即其细胞壁中的脂多糖。热原质耐热,不被高压蒸汽灭菌所破坏,250 ℃高温干烤才能将其破坏。用吸附剂和特殊石棉滤板可除去液体中的大部分热原质,蒸馏法效果更好,但有一定局限性。因此,在制备和使用生物制品和注射液过程中应严格无菌操作,防止细菌污染,确保无热原质存在,从而预防输液反应的发生。

2. 毒素和侵袭性酶　毒素是病原菌在代谢过程中合成的对机体有毒害作用的物质,包括内毒素和外毒素两种。内毒素为革兰阴性菌细胞壁的脂多糖,作用于机体可引起发热、休克等症状。外毒素主要为革兰阳性菌在生长过程中合成的并释放到菌体外的毒性蛋白质,毒性强,且可引起机体出现不同症状。侵袭性酶是某些细菌产生的一类胞外酶,能损伤机体组织、促使细菌的侵袭和扩散。如链球菌的透明质酸酶、产气荚膜梭菌的卵磷脂酶等。

3. 抗生素　某些微生物代谢过程中产生的一类能抑制或杀灭某些其他微生物的物质。抗生素大多数由放线菌和真菌产生,如放线菌、真菌产生的链霉素、青霉素。细菌产生的抗生素很少,仅有多黏菌素和杆菌肽等。抗生素已广泛用于细菌感染性疾病的治疗。

4. 维生素　细菌能合成某些维生素,除供自身需要外,还能分泌到周围环境中。如人体肠道内的大肠埃希菌合成的 B 族维生素和维生素 K 可被人体吸收利用。

5. 色素　某些细菌在一定条件下能产生有色的物质,有助于鉴别细菌。细菌产生的色素有水溶性和脂溶性两类,水溶性色素如铜绿假单胞菌产生的蓝绿色色素,使培养基、伤口脓汁呈绿色;脂溶性色素如金黄色葡萄球菌产生的金黄色色素可使菌落和菌苔显色,而培养基不显色。

要求:归纳总结细菌的合成代谢产物在医学上的意义。

6. 细菌素 某些细菌产生的仅对近缘菌株有杀伤作用的蛋白质称为细菌素(bacteriocin)。细菌素不同于抗生素,其抗菌范围狭窄。如大肠埃希菌产生的细菌素称为大肠菌素,只作用于同种或遗传学上相近种的菌株。因其具有种和型的特异性,故可用于细菌的分型。

第三节 细菌的人工培养

人工培养细菌是根据细菌的生理需求和繁殖规律,用人工方法提供给细菌所需的各种条件来培养细菌。这对研究各种细菌的生物学特性、制备生物制品、细菌感染性疾病的诊治等都具有重要意义。

一、培养基

培养基(culture medium)是人工配制的适合细菌生长繁殖的营养基质。培养基 pH 值一般为 7.2～7.6,经灭菌后才能使用。根据培养基用途不同可将培养基分为以下几类。

1. 基础培养基 含有细菌需要的最基本营养成分,可供大多数细菌生长。常用的有营养肉汤、营养琼脂、蛋白胨水等。

2. 营养培养基 在基础培养基中加入葡萄糖、血液、血清、酵母浸膏等有机物,可供营养要求较高的细菌生长,如血液琼脂培养基、血清肉汤等。

3. 选择培养基 在培养基中加入某些化学物质,使之抑制某些细菌生长,而有利于另一些细菌的生长,从而将目的菌从混杂的细菌群中分离出来。如 SS 琼脂含有胆盐、煌绿等,可抑制革兰阳性菌及大肠埃希菌的生长,而有利于肠道致病菌中的沙门菌和志贺菌生长。

4. 鉴别培养基 利用各种细菌生化反应能力的不同,在培养基中加入特定的作用底物和指示剂,以达到鉴别细菌的目的。如各种单糖发酵管等。

5. 厌氧培养基 厌氧培养基是专供厌氧菌的分离、培养和鉴别的培养基。这种培养基营养丰富,还有特殊的生长因子,氧化还原电势低。常用的有庖肉培养基等,并在培养基表面加入凡士林或液体石蜡以隔绝空气。

培养基还可按物理性状分为液体、固体和半固体三大类。液体培养基常用于细菌的增菌和细菌的鉴定;在液体培养基中加入 2%～3% 琼脂即可制成固体培养基,常用于分离细菌;若加入 0.2%～0.5% 琼脂则制成半固体培养基,供保存菌种和观察细菌动力用。此外,尚有干燥培养基,其含有培养基的各种成分,使用时按一定比例加入适量的水,经灭菌后即可使用。

知识链接

培养基的制备

不同培养基制备的方法不完全相同,但主要程序基本相似,包括:调配、溶化、校正 pH 值、过滤澄清、分装、灭菌、检定、保存等步骤。制作培养基时,首先按培养基的配方准确称取各种成分,按比例加于蒸馏水中,然后通过加热等方式使各种成分充分溶解于水中,并将培养基的 pH 值校正至 7.4～7.6,且过滤去除杂质,再根据需要将培养基分装于不同容量的三角烧瓶、试管等容器内。接下来根据培养基的成分和性质采用不同的灭菌方法,灭菌后检查培养基的质量,对于质量合格的培养基注明名称、配制的日期等,置保鲜袋内存放于 4 ℃冰箱,以防止干涸、变质和污染。

二、常用的细菌培养方法

进行细菌培养时,应根据培养目的、细菌种类的不同,选择适宜的培养方法。常用方法有:普

NOTE

通培养、二氧化碳培养及厌氧培养法等。①普通培养：在有氧条件下培养细菌，主要用于需氧菌和兼性厌氧菌的培养。将已接种细菌的培养基置于 37 ℃恒温培养箱中培养 18～24 h，即可观察到大部分细菌的生长现象。②二氧化碳培养：在含有 5%～10%CO_2条件下培养细菌，用于培养某些需要 CO_2 才能生长的细菌（如脑膜炎奈瑟菌等）。常用的有烛缸法和二氧化碳培养箱法。③厌氧培养：在无氧条件下培养细菌，用于专性厌氧菌的培养。厌氧培养常用方法有：疱肉培养基法、焦性没食子酸法、厌氧罐法、厌氧气袋法、厌氧培养箱法等。

三、细菌在培养基中的生长现象

（一）细菌在液体培养基中的生长现象

要求：归纳出细菌在常用培养基中的生长现象。

细菌在液体培养基中可呈现三种生长状态：①均匀混浊生长：大多数细菌在液体培养基中生长后呈均匀混浊状态，如葡萄球菌。②沉淀生长：少数呈链状生长的细菌可沉积于管底，培养基较清，如链球菌。③菌膜生长：专性需氧菌在液体培养基表面形成菌膜，如枯草芽胞杆菌。澄清透明的药液，如有上述现象，则药液可能被细菌污染，不能使用。

（二）细菌在固体培养基中的生长现象

细菌在固体培养基上可形成菌落或菌苔。将细菌以划线接种于固体培养基表面，一般经 37 ℃18～24 h 培养后，单个细菌就可以繁殖成肉眼可见的细菌集团，称为菌落（colony）（图 13-2）。许多菌落融合在一起形成菌苔。各种细菌的菌落，其形状、大小、颜色、湿润度、透明度等均有很大的差异，这些有助于识别和鉴定细菌。细菌的菌落一般可分为如下几种。①光滑型菌落（smooth colony，S 型菌落）：表面光滑、湿润，边缘整齐，如葡萄球菌的菌落。②粗糙型菌落（rough colony，R 型菌落）：表面粗糙、干燥、呈皱纹或颗粒状，边缘不整齐，如结核分枝杆菌的菌落。③黏液型菌落（mucoid colony，M 型菌落）：黏稠、有光泽，似水珠样，如肺炎克雷伯菌的菌落。

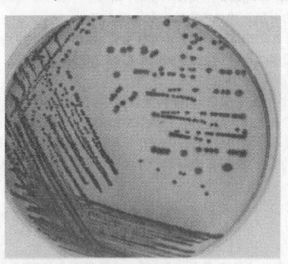

图 13-2　细菌在固体培养基中的生长现象

（三）细菌在半固体培养基中的生长现象

半固体培养基含琼脂量少而较软，有鞭毛的细菌在其中仍可自由游动，可沿穿刺线向四周扩散呈羽毛状或云雾状混浊生长。无鞭毛细菌不能运动，在半固体培养基上仅沿穿刺线呈明显的线状生长。

四、人工培养细菌的实际意义

1. 病原菌的细菌学研究　在进行病原菌的细菌学研究时，必须首先经培养得到纯种细菌，才能作为研究的材料。

2. 感染性疾病的病原学诊断与治疗　从患者标本中分离并鉴定出病原菌是诊断感染性疾病

的最可靠的指标,病原菌的药物敏感试验对临床应用抗生素治疗感染性疾病具有指导意义,这些都需要人工培养细菌。

3. 生物制品的制备 人工分离培养所得到的纯细菌及其代谢产物,可制成疫苗、类毒素、抗毒素、免疫血清、诊断血清、诊断菌液等生物制品。

归纳总结

细菌在充足的营养物质、适宜的 pH 值、合适的温度以及必要的气体环境条件下迅速生长繁殖。大多数病原菌最适宜的 pH 值为 7.2～7.6,最适生长温度为 35～37 ℃,且为兼性厌氧菌。细菌以二分裂的方式进行繁殖,分裂一次仅为 20～30 min。研究细菌的生物学性状及进行药物敏感试验时常选用对数期的细菌。在细菌的代谢产物中,与细菌致病有关的包括热原质、毒素和侵袭性酶;与疾病治疗有关的有抗生素和维生素;与鉴别细菌有关的有色素及糖和蛋白质的分解代谢产物;用于细菌分型的是细菌素。细菌在液体培养基中的生长现象为均匀混浊、沉淀和形成菌膜;在固体培养基中的生长现象为菌落和菌苔;在半固体培养基中有鞭毛的细菌沿穿刺线向四周扩散呈羽毛状或云雾状混浊生长,无鞭毛的细菌仅沿穿刺线呈明显的线状生长。

能力检测

一、单项选择题

1. 大多数细菌生长繁殖最适宜的酸碱度是(   )。

A. pH 6.5～6.8 　　　　　　B. pH 7.0～7.2 　　　　　　C. pH 7.2～7.6

D. pH 7.6～8.0 　　　　　　E. pH 8.0～9.0

2. 细菌主要的繁殖方式是(   )。

A. 复制方式 　　B. 二分裂方式 　C. 出芽方式 　　D. 孢子生成 　　E. 有丝分裂

3. 研究细菌的生物学性状最好是选用细菌群体生长繁殖的哪个期?(   )

A. 迟缓期 　　B. 对数期 　　C. 稳定期 　　D. 衰亡期 　　E. 以上都不是

4. 下列细菌代谢产物中哪一种与输液反应有关?(   )

A. 毒素 　　B. 细菌素 　　C. 侵袭性酶 　D. 色素 　　E. 热原质

5. 下列哪种培养基可用来做动力试验?(   )

A. 固体培养基 　　　　　　B. 液体培养基 　　　　　　C. 半固体培养基

D. SS 培养基 　　　　　　E. 肉汤培养基

二、名词解释

菌落　培养基　热原质

三、简答题

1. 简述细菌生长繁殖的条件。

2. 简述细菌在培养基中的生长现象。

(黄贺梅)

第十四章　细菌的分布

　学习目标

◆掌握正常菌群、菌群失调、菌群失调症的概念,以及正常菌群的生理意义。
◆熟悉条件致病菌的概念以及正常菌群转变为条件致病菌的特定条件。
◆了解细菌在自然界和人体的分布状况。

案例引导

患者,女,65 岁,因尿频、尿痛 5 天入院。医生嘱其做尿细菌培养并计数。第 1 天培养结果,血液琼脂平板上共有 4 种细菌生长:革兰阴性杆菌 2 种,革兰阳性球菌 2 种,以革兰阴性杆菌居多。检验医师认为标本被污染,告知医生希望重送标本。但第 2 天的培养结果仍然不理想,血液琼脂平板上有 5 种细菌生长,提示标本仍受污染。

分析思考:

1. 检验医师为什么判断标本被污染?
2. 分析患者尿液标本被污染的可能原因。
3. 做尿细菌培养时应选用什么标本?
4. 如何避免尿液标本的污染?

细菌广泛分布于自然界,在水、土壤、空气、食物、人和动物的体表以及与外界相通的腔道中,常有各种细菌和其他微生物存在。了解细菌的分布,充分认识它们与人类的关系,对建立无菌观念、严格无菌操作、预防医院感染等具有重要意义。

第一节　细菌在自然界的分布

一、土壤中的细菌

知识点:土壤中的病原菌主要与创伤感染有关。

土壤具备细菌生长繁殖所需的温度、湿度、气体、营养等适宜的生长条件,因此,土壤中含有大量的细菌和其他微生物,1 g 肥沃土壤中含细菌数以亿万计。土壤中的细菌有些是天然生活在土壤中的自养菌和腐物寄生菌,有些是来源于动物排泄物及其尸体等。它们大部分在离地面10~20 cm 深的土壤中存在。土层越深,菌数越少;而暴露于土层表面的细菌由于日光照射和干燥,不利于其生存,细菌数量也较少。土壤中的微生物以细菌为主,放线菌次之,另外还有真菌、螺旋体等。土壤中的细菌多数为非致病菌,在自然界的物质循环中起着重要的作用。进入土壤中的病原菌容易死亡,但是一些能形成芽胞的细菌如破伤风梭菌、产气荚膜梭菌、肉毒梭菌、炭疽芽胞杆菌等可在土壤中存活多年,可通过伤口引起感染,应引起重视。

二、水中的细菌

知识点:水中的病原菌主要与消化道感染有关。

水也是细菌存在的天然环境,水中的细菌来自土壤、尘埃、污水、人畜排泄物及垃圾等。水中

的细菌种类及数量因水源不同而异,一般地面水比地下水含菌数量多,并易被病原菌污染。水中的病原菌如伤寒杆菌、痢疾杆菌、霍乱弧菌、钩端螺旋体等主要来自人和动物的粪便及污染物。水源被污染可引起多种消化系统传染病,甚至暴发流行。因此,保护水源,加强粪便管理对控制和消灭消化道传染病有重要意义。但直接检查水中的病原菌是比较困难的,常通过测定细菌总数和大肠菌群数来判断水的污染程度。目前我国规定生活饮用水的标准为 1 mL 水中细菌总数不超过 100 个;每 100 mL 水中总大肠菌群不得检出。若超过限值,表示水源可能受粪便等严重污染,水中可能有病原菌存在。

三、空气中的细菌

空气中因缺乏细菌等微生物生长所必需的营养物质,且受日光照射和干燥的影响,细菌不易繁殖。只有抵抗力较强的细菌和真菌或细菌芽胞才能存留较长时间。空气中的细菌主要来自土壤、尘埃、人和动物的呼吸道及口腔排出物,尤其是人口密集的公共场所和医院,空气中的细菌种类和数量显著增多。空气中常见的病原菌有脑膜炎奈瑟菌、结核分枝杆菌、化脓性链球菌、金黄色葡萄球菌和铜绿假单胞菌等,可引起呼吸道或伤口感染。空气中的非致病菌,常可造成生物制品、药物制剂及培养基的污染。因此,医院的手术室、病房、制剂室、实验室等要经常进行空气消毒,并严格按照有关制度和无菌技术进行医疗操作,以防止疾病的传播及医院感染。

知识点:空气中的病原菌主要与呼吸道或伤口感染有关。

┃ 第二节 细菌在人体的分布 ┃

一、人体正常菌群

重点:正常菌群的概念。
要求:能说出人体正常无菌的部位。

(一)正常菌群的概念

正常人体的体表及与外界相通的腔道中,如口腔、鼻咽腔、胃肠道、呼吸道、泌尿生殖道、眼结膜等部位存在着不同种类和数量的微生物,这些微生物通常对人体无害,称为正常菌群(normal flora)。人体各部位正常菌群的种类和数量存在差异(表 14-1),应注意的是机体的血液、内脏、骨骼、肌肉等部位是无菌的。

表 14-1 人体常见的正常菌群

部 位	主 要 菌 类
皮肤	葡萄球菌、类白喉棒状杆菌、铜绿假单胞菌、丙酸杆菌、白假丝酵母菌、非结核分枝杆菌
口腔	表皮葡萄球菌、甲型和丙型链球菌、肺炎链球菌、奈瑟菌、乳杆菌、类白喉棒状杆菌、放线菌、白假丝酵母菌、类杆菌
鼻咽腔	葡萄球菌、甲型和丙型链球菌、肺炎链球菌、奈瑟菌、梭杆菌、类杆菌
外耳道	葡萄球菌、类白喉棒状杆菌、铜绿假单胞菌、非结核分枝杆菌
眼结膜	葡萄球菌、干燥棒状杆菌、非致病性奈瑟菌
胃	一般无菌
肠道	大肠埃希菌、产气肠杆菌、变形杆菌、铜绿假单胞菌、葡萄球菌、粪链球菌、类杆菌、产气荚膜梭菌、破伤风梭菌、双歧杆菌、乳杆菌、白假丝酵母菌
前尿道	葡萄球菌、类白喉棒状杆菌、非结核分枝杆菌
阴道	乳酸杆菌、大肠埃希菌、阴道棒状杆菌、表皮葡萄球菌

由于细菌广泛分布于自然界和正常人体体表及与外界相通的腔道内,且种类繁多,故在医疗实践中易发生医院获得性感染及实验室感染。这就要求各类医务工作者在各种诊疗操作、微生物检验及其他生物技术实验操作过程中必须加强无菌观念,严格执行无菌操作,以避免医院内感

染和实验室感染的发生。

知识链接

人体正常菌群的重量

人体表面及与外界相通的腔道常栖居着种类繁多、数量庞大的微生物。一个健康人由 10^{13} 个动物细胞组成,而定植的原核细胞达 10^{14} 个,人体自身细胞只占栖居在体表和体内微生物细胞的 10%。按重量计算,人体携带的微生物总重量约为 1271 g,其中肠道携带的约占 1000 g,肺携带的约占 20 g,口腔携带的约占 20 g,鼻携带的约占 10 g,眼携带的约占 1 g,阴道携带的约占 29 g,皮肤携带的约占 200 g。人体携带的微生物主要在肠道,胃肠的微生物量占人体总微生物量的 78.67%,粪便重量的 33%～40% 是微生物。

(二)正常菌群的生理意义

> 重点:正常菌群的生理意义包括生物拮抗作用、营养作用、免疫作用以及抗衰老、抗肿瘤作用。

正常菌群与寄居宿主和外环境间构成了一个复杂的生物圈,相互依存、相互制约,处于一个相互平衡状态。在这种状态下,正常菌群中的细菌不但对人不致病,有些对人体还起着有益的作用。

1. 生物拮抗作用 正常菌群在人体构成生物屏障,可阻止外来细菌的入侵,还能通过竞争营养或产生不利细菌的代谢产物等方式拮抗病原菌的生长。如口腔中唾液链球菌产生的过氧化氢,能抑制脑膜炎奈瑟菌与白喉棒状杆菌的入侵与生长,大肠埃希菌产生的大肠菌素能抑制痢疾志贺菌的生长。

2. 营养作用 正常菌群参与机体的物质代谢、营养物质的转化及合成,表现在氮的利用、糖的代谢及维生素的合成。如肠道内的大肠埃希菌和脆弱类杆菌可产生维生素 K 和 B 族维生素,乳杆菌和双歧杆菌可合成烟酸、叶酸及 B 族维生素供人体利用。

3. 免疫作用 正常菌群能促进宿主免疫器官的发育和成熟,亦可刺激免疫系统发生免疫应答,产生的免疫物质既限制了正常菌群本身对宿主的危害,又对与正常菌群有交叉抗原组分的致病菌产生一定程度的抑制或杀灭作用。

此外,正常菌群有利于宿主的生长、发育和长寿,若菌群失调易使宿主衰老。正常菌群还有一定的抗癌作用,其机制可能是激活巨噬细胞,促进其吞噬作用和降解某些致癌物质。

(三)条件致病菌

> 知识点:正常菌群转变为条件致病菌的特定条件包括机体免疫功能低下、寄居部位的改变以及不适当的抗菌药物治疗。

寄居于人体一定部位的正常菌群相对稳定,正常情况下不表现致病作用。但正常菌群与人体间的平衡关系在某些特定条件下可被打破,原来不致病的正常菌群也能引起疾病,因此把这些在特定条件下能够引起疾病的细菌称为条件致病菌或机会致病菌。正常菌群转化为条件致病菌的特定条件有:①机体免疫功能低下,如皮肤黏膜受伤(特别是大面积烧伤)、身体受凉、过度疲劳、长期消耗性疾病、使用大剂量皮质激素或抗肿瘤药物、放射治疗等,可导致正常菌群的自身感染。②寄居部位的改变,如大肠埃希菌从原寄居的肠道进入腹腔或泌尿道,可引起腹膜炎、泌尿道感染。③不适当的抗菌药物治疗所导致的菌群失调。

二、菌群失调及菌群失调症

(一)菌群失调及菌群失调症的概念

> 重点:菌群失调及菌群失调症的概念。

菌群失调(dysbacteriosis)是指由于某种原因使正常菌群的种类、数量和比例发生较大幅度的改变,导致机体微生态失去平衡。严重的菌群失调可使机体产生一系列临床症状,称为菌群失调症。菌群失调的诱因主要是长期大量使用抗生素、激素、放射性核素等治疗,或手术、侵入性医

疗器械检查等。菌群失调往往是在抗生素治疗原有感染性疾病的过程中所发生的一种新感染，故菌群失调症又称为二重感染。引起二重感染的细菌以金黄色葡萄球菌、革兰阴性杆菌和白假丝酵母菌为多见。临床表现为肠炎、鹅口疮、肺炎、尿路感染或败血症等。因此在临床护理工作中，对长期使用抗生素、免疫抑制剂、激素等的患者，应注意加强护理，密切观察病情，防止发生二重感染。

（二）菌群失调的防治原则

1. 保护微生态环境　微生态环境对正常菌群的影响不仅是直接的，而且是主要的。所以应尽量找出来自宿主的影响正常菌群生长繁殖的微观生态环境因素。去除或改变这些因素，就有可能纠正微生态失调。一是去除引起或保持微生态失调的病理状态，如胃酸缺乏症、肝胆或胰腺疾病等。二是去除或缓解异常的解剖结构，如手术造成的异常结构。

2. 增强机体免疫力　改善营养、科学锻炼、适当使用细胞因子及微生态调节剂等以增强机体的非特异性免疫力，应用疫苗、丙种球蛋白等进行人工免疫则可提高机体的特异性免疫力。以上措施对预防病原菌的感染，避免菌群失调的发生具有重要意义。

3. 合理使用抗生素　在临床应用抗生素时应尽量维护和保持微生态平衡。抗生素使用原则如下：①应根据药物敏感试验结果选择用药，尽可能使用敏感的窄谱抗生素。②在有效剂量范围内尽可能选用小剂量，并科学掌握用药疗程。③对全身感染或肠外感染最好非经口用药，这样可避免伤害到肠道的正常菌群。④尽量保护厌氧菌，因为厌氧菌的数量占正常菌群的绝对优势，厌氧菌的存在常是维护微生态平衡的重要因素。

4. 及时应用微生态调节剂　微生态调节剂（microecological modulator）是指在微生态学理论指导下，具有调整微生态失调、保持微生态平衡、提高宿主健康水平或增进健康状态的制品。目前国际上已将微生态调节剂分为益生菌（probiotics）、益生元（prebiotics）和合生元（synbiotics）等三种类型。其中益生菌是指使用后通过改善宿主肠道菌群生态平衡而发挥有益作用，达到提高宿主健康水平和健康状态的活菌制剂及其代谢产物。目前应用于人体的益生菌有双歧杆菌、乳杆菌、肠球菌、枯草芽胞杆菌、蜡样芽胞杆菌、地衣芽胞杆菌、丁酸梭菌和酵母菌等。益生元则是指一种不能被宿主消化的食物成分，但可选择性刺激一种或几种益生菌的活性或生长繁殖。常见的有乳果糖、蔗糖低聚糖、异麦芽低聚糖和大豆低聚糖等。合生元是指益生菌和益生元同时并存的制品，服用后到达肠道内使进入的益生菌在益生元的作用下，再行繁殖增多，使之更有利于发挥抗病、保健的有益作用。

归纳总结

细菌在自然界分布广泛，多数细菌对人体是无害甚至有利的。通常土壤中的病原菌与创伤感染有关，水中的病原菌与消化道传染病有关，而空气中的病原菌可引起呼吸道或伤口感染。正常人体表及与外界相通的腔道中也存在大量的细菌群，称正常菌群，在机体正常时，这些正常菌群对人体有利而无害，包括生物拮抗、免疫、营养、抗衰老、抗肿瘤等作用，但一定情况下，如机体免疫力下降、寄居部位变迁及菌群失调时也会引起机体疾病，称为条件致病菌。菌群失调是指由于某种原因使正常菌群的种类、数量和比例发生较大幅度的改变，导致机体微生态失去平衡。严重的菌群失调可使机体产生一系列临床症状，称为菌群失调症。我们可通过保护微生态环境、增强机体免疫力、合理使用抗生素和及时应用微生态调节剂来防治菌群失调。

能力检测

一、单项选择题

1. 水源被细菌污染后，常可引起（　　）。

A. 呼吸道传染病感染　　　　　　　　　B. 消化道传染病感染

NOTE

C. 伤口化脓性感染   D. 泌尿道传染病感染

E. 厌氧菌感染

2. 下列部位中无正常菌群寄居的是(   )。

A. 皮肤   B. 消化道   C. 呼吸道   D. 泌尿生殖道   E. 实质器官

3. 菌群失调最常见的原因是(   )。

A. 长期应用广谱抗生素   B. 细菌寄居部位改变

C. 医院内交叉感染   D. 接触污染物品引起

E. 机体免疫功能降低

4. 菌群失调是指(   )。

A. 正常菌群与人体之间的平衡被打破

B. 正常菌群种类、数量和比例之间的平衡被打破

C. 正常菌群寄居的部位改变

D. 机体的免疫防御机能下降

E. 自然界中细菌的分布发生紊乱

二、名词解释

正常菌群   菌群失调   菌群失调症

三、简答题

1. 简述正常菌群的生理意义。

2. 外科手术切口感染,细菌可能来源于哪些方面?

(黄贺梅)

第十五章　消毒灭菌

 学习目标

◆掌握消毒、灭菌、防腐、无菌操作等概念；高压蒸汽灭菌法的方法及应用。

◆熟悉紫外线消毒法和常用消毒剂的原理、方法及应用。

◆了解其他消毒灭菌法的原理、方法及应用。

案例引导

100多年前，外科手术患者的死亡率非常高。明明手术很成功，但伤口却发红发肿，化脓溃烂，最后患者痛苦地死去。英国外科医生李斯特一直在积极寻找着解决问题的办法。有一次，李斯特看到法国科学家巴斯德的一篇论文。在论文中巴斯德阐述了有机物的腐败和发酵，是微生物进入的结果。这篇文章表面上看起来与李斯特的外科手术并没有直接关系，但李斯特却从中得到了灵感：患者的伤口感染化脓，不也是一种有机物的腐败现象吗？正是那些我们肉眼看不见的微生物进入了外科手术的创面，进而繁殖和侵害人的躯体，才导致了人体的感染，甚至失去生命。在巴斯德的影响下，李斯特选用石炭酸喷洒手术室和煮沸手术用具以防止术后感染，使手术患者的死亡率大大降低。就这样，李斯特创立了消毒外科，为防腐、消毒及无菌操作奠定了基础。他因此被称为"外科消毒之父"。

分析思考：

1. 文中提到的消毒、防腐及无菌操作的概念是什么？

2. 李斯特采用了哪些防止术后感染的方法？

3. 李斯特创立消毒外科的案例给了我们哪些启示？

第一节　基本概念

细菌为单细胞的原核生物，易受环境条件的影响。当环境适宜时，其生长繁殖极为迅速；当环境条件改变时，细菌可发生变异甚至死亡。根据这一现象，在医学实践中为防止微生物污染和感染，可以采用多种物理、化学或生物学方法来抑制或杀灭外环境中的病原微生物，从而控制或消灭传染病。以下术语常用来表示物理或化学方法对微生物的杀灭程度。

重点：消毒、灭菌、防腐、无菌操作的概念。

1. 清洁　清洁是指通过除去尘埃和一切污垢以减少微生物数量的过程。适用于医院外环境，也是物品消毒、灭菌前的必要步骤，有利于提高消毒、灭菌的效果。

2. 防腐（antisepsis）　防止或抑制微生物生长繁殖的方法。微生物一般不死亡。用于防腐的化学制剂称为防腐剂。如在生物制品中加入0.01%硫柳汞以防止杂菌的生长。

3. 消毒（disinfection）　杀死物体上或环境中病原微生物的方法，并不一定能杀死细菌芽胞或非病原微生物。用于消毒的化学制剂称为消毒剂。如75%乙醇是常用的皮肤消毒剂。

4. 灭菌（sterilization）　杀灭物体上所有微生物（包括细菌芽胞在内的全部病原微生物和非病原微生物）的方法。如用高压蒸汽灭菌法进行手术器械和敷料的灭菌。

5. 无菌及无菌操作 无菌指无活菌存在。防止细菌进入人体或其他物品的操作技术,称为无菌操作。许多护理操作如注射、手术、插管、伤口换药等都需要进行无菌操作以防止感染。

第二节 物理消毒灭菌法

用于消毒灭菌的物理因素有热力、紫外线、电离辐射、滤过除菌、超声波等。

一、热力消毒灭菌法

主要是利用高温使菌体蛋白质凝固变性,从而使酶失去活性来实现杀死微生物的方法。它是目前最常用的消毒灭菌方法,分干热法和湿热法两大类。在同样的温度下,湿热法灭菌效果比干热法好,其原因:①湿热时菌体蛋白易凝固变性。②湿热的穿透力比干热强。③湿热的蒸汽变成液态会释放潜热,迅速提高物品的温度。

(一)干热法

干热的杀菌作用是通过高温使菌体脱水干燥和大分子变性而实现的。

1. 焚烧 可在焚烧炉内焚烧或直接点燃,是一种彻底的灭菌方法。适用于处理废弃的污染物品,如病理标本、尸体、废弃衣物、纸张以及医疗垃圾等。

2. 烧灼 直接在火焰上烧灼灭菌。适用于微生物实验室接种环、试管口等的灭菌。

3. 干烤 利用干烤箱,加热至 160～170 ℃ 2 h 进行灭菌。适用于耐高温的固体及粉剂的灭菌,如玻璃器皿、瓷器、滑石粉等。

知识点:干烤温度为 160～170 ℃,时间为 2 h。

重点:高压蒸汽灭菌法中压力为 103.4 kPa、温度为 121.3 ℃,维持 15～30 min,适用于耐高温、耐高压、耐潮湿物品的灭菌;巴氏消毒法用于牛奶和酒类消毒。

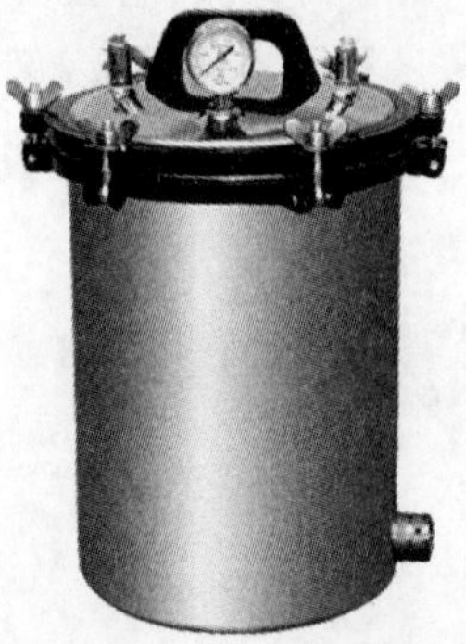

图 15-1 手提式高压蒸汽灭菌器

4. 红外线 红外线的杀菌作用主要依靠其热效应。1～10 μm 波长的红外线热效应最强。利用红外线烤箱灭菌多用于医疗器械的灭菌。

(二)湿热法

1. 高压蒸汽灭菌法 热力灭菌法中应用最广泛、效果最可靠的一种方法。其原理是利用在密闭的容器(图 15-1)中,随着压力升高,蒸汽温度也相应升高。在压力达到 103.4 kPa 时,温度达到 121.3 ℃,维持 15～30 min,可杀灭包括细菌芽胞在内的所有微生物。常用于耐高温、耐高压、耐潮湿物品的灭菌,如各类手术器械、敷料、搪瓷、橡胶、玻璃制品、生理盐水及一般培养基等。

知识链接

高压蒸汽灭菌器的使用

高压蒸汽灭菌器可分为手提式高压蒸汽灭菌器和卧式(或立式)高压蒸汽灭菌器。无论使用哪种高压蒸汽灭菌器,都应注意:完全排除锅内冷空气,使锅内气体全部是水蒸气,灭菌才能彻底。常用方法:关闭放气阀,通电后,待压力上升到 0.05 MPa 时,打开放气阀,放出空气,待压力表指针归零后,再关闭放气阀。关阀再通电后,压力表上升达到 0.1 MPa 时,开始计时,维持压力 0.1～0.15 MPa 20 min。灭菌完毕,要等压力降到零才能开盖取物。

2. 煮沸法 100 ℃煮沸 5 min 可杀死细菌繁殖体,芽胞须煮沸 1～2 h 或更长时间才被杀灭。此法常用于饮水、患者食具和刀剪的消毒。如在水中加入 2% 碳酸氢钠,可提高其沸点达 105 ℃,

既可促进杀灭芽胞,又能防止金属器皿生锈。

3. 流通蒸汽法 利用蒸笼或阿诺蒸锅进行消毒。流通蒸汽法温度不超过100 ℃,经15～30 min可杀灭细菌繁殖体。如要杀灭芽胞应采用间歇灭菌法,即将需灭菌物置于流通蒸汽灭菌器内,100 ℃加热15～30 min,杀死其中的繁殖体,但芽胞尚有残存。取出后放37 ℃孵箱过夜,使芽胞发育成繁殖体,次日再蒸一次,如此连续三次以上,可达到灭菌的效果。此法适用于不耐高温、营养丰富的培养基的灭菌。

4. 巴氏消毒法 由法国微生物学家巴斯德创建。该法用61.1～62.8 ℃ 30 min或71.7 ℃ 15～30 s杀灭液体中的病原菌或特定微生物,同时不破坏物品中所需要的不耐热成分。现广泛采用后一种方法(71.7 ℃ 15～30 s)消毒牛奶和酒类。

二、辐射杀菌法

(一) 日光与紫外线

日光的杀菌作用主要靠紫外线,此外,热和干燥也起一定作用。患者的衣服、被褥、书籍常用日光暴晒法消毒。紫外线波长在200～300 nm范围内具有杀菌作用,其中以265～266 nm最强,这与DNA的吸收光谱范围相一致。其消毒原理:紫外线易被细菌的核蛋白吸收,从而干扰细菌DNA的复制与转录,导致细菌变异或死亡。紫外线穿透能力较弱,可被普通玻璃、纸张、尘埃、水蒸气等阻挡,故只能用于物品表面的消毒及手术室、传染病房、微生物实验室的空气消毒。使用紫外线灯管进行空气消毒时有效距离为2～3 m,照射时间为1～2 h,应从灯亮后5～7 min开始计时。杀菌波长的紫外线对人体皮肤、眼睛有损伤作用,使用时应注意防护。

(二) 电离辐射

电离辐射包括高速电子、X射线和γ射线等。其杀菌机制在于射线的能量可直接破坏细菌的核酸和蛋白质,或者先作用于水分子,使其电离后产生自由基再破坏细菌的DNA。由于该法可在常温下对不耐热物品进行灭菌,故又称"冷灭菌"。该法适用于不耐热物品如一次性医用塑料制品、食品、药品和生物制品等在常温下的灭菌。

三、滤过除菌法

滤过除菌法是用物理阻留的方法除去液体或空气中的细菌,但不能除去病毒、支原体和衣原体。该法所用器具为滤菌器。滤过除菌法适用于空气以及一些不耐高温的血清、抗毒素、抗生素和药液等的除菌。

第三节 化学消毒灭菌法

化学消毒灭菌法主要利用化学消毒剂进行消毒灭菌。由于消毒剂对人体组织细胞有毒性,故只能外用或用于环境的消毒。消毒剂一般可用于人体皮肤和黏膜、患者的排泄物和分泌物、饮水、空气、医疗器械、物品表面、厕所、阴沟及病区环境等的消毒。

一、消毒剂的杀菌机制

化学消毒剂的杀菌机制主要分以下几类。

(1) 使菌体蛋白质变性或凝固,如酚类(高浓度)、醇类、重金属盐类(高浓度)、酸碱类、醛类等。

(2) 干扰或破坏细菌的酶系统,如重金属盐类(汞、砷盐等)、某些氧化剂均可与菌体酶蛋白中的巯基(—SH)结合,使酶失去活性,导致细菌的代谢障碍而死亡。

(3) 改变细菌细胞壁和细胞膜的通透性,如酚类(低浓度)、表面活性剂等能增加细胞膜的通

知识点:紫外线最适杀菌波长为265～266 nm,消毒原理是干扰细菌DNA的复制与转录,紫外线穿透能力较弱,只用于物品表面和空气消毒。

透性,使胞内重要物质外漏,胞外液体内渗,致使细菌死亡。

二、常用消毒剂的种类、用途

要求:说出五种常用化学消毒剂的用途。

常用消毒剂的种类、浓度与用途见表15-1。

表 15-1 常用消毒剂的种类、浓度与用途

类 别	作用机制	常用消毒剂及浓度	用 途
重金属盐类	氧化作用,蛋白质变性与沉淀,灭活酶类	2.0%红汞	皮肤黏膜的小创伤消毒
		0.1%硫柳汞	皮肤、手术部位消毒
		1%硝酸银	新生儿滴眼,预防淋病奈瑟菌感染
		0.1%高锰酸钾	皮肤、尿道、蔬菜、水果消毒
氧化剂	氧化作用、蛋白质沉淀	3%过氧化氢	皮肤黏膜、创口消毒
		0.2%~0.5%过氧乙酸	塑料、玻璃器材、人造纤维消毒
		2.0%~2.5%碘酊	皮肤消毒
		0.2~0.5 mg/L氯	饮水及游泳池消毒
		10%~20%漂白粉	地面厕所与排泄物消毒
醇类	蛋白质变性或凝固,干扰代谢	70%~75%乙醇	皮肤、体温计消毒
醛类	蛋白质变性	10%甲醛	物品表面消毒,室内空气熏蒸
		2%戊二醛	手术缝合线、内窥镜等消毒
酚类	损伤细胞膜,蛋白质变性	3%~5%苯酚	地面、器具表面的消毒
		2%来苏	皮肤、地面、器具表面消毒
表面活性剂	损伤细胞膜,灭活氧化酶等酶的活性,蛋白质沉淀	0.05%~0.1%苯扎溴铵	术前洗手,皮肤黏膜、手术器械消毒
		0.05%~0.1%度米芬	皮肤创伤冲洗,金属器械、塑料、橡皮类消毒
酸碱类	损伤细胞壁和细胞膜,蛋白质凝固	5~10 mL/m³醋酸加等量水蒸发	空气消毒
		生石灰(按1:4~1:8比例加水配成糊状)	排泄物及地面消毒
烷化剂	菌体蛋白质及核酸烷基化	50 mg/L环氧乙烷	手术器械、敷料等消毒
		0.05%~4%氯己定	术前洗手,膀胱、阴道等冲洗
染料	抑制细菌繁殖,干扰氧化过程	2%~4%甲紫	浅表创伤消毒

三、影响消毒剂灭菌效果的因素

知识点:影响消毒剂灭菌效果的因素有消毒剂的浓度、性质与作用时间、细菌的种类与生活状态、环境中有机物的影响、温度、酸碱度等。

消毒灭菌的效果受环境、微生物种类及消毒剂本身等多种因素的影响。

1. 消毒剂的浓度、性质与作用时间 一般情况下消毒剂浓度愈大,作用时间愈长,杀菌作用愈强,但乙醇例外。因为高浓度的乙醇有很强的脱水作用,能使菌体表面蛋白质迅速脱水凝固,阻碍乙醇向菌体内渗透而降低杀菌作用。另外,消毒剂的理化性质也影响消毒灭菌的效果。如苯扎溴铵为阳离子表面活性剂;因有吸附作用,在苯扎溴铵溶液中投入纱布后,会降低其消毒效果。

2. 细菌的种类与生活状态 不同种类的细菌对消毒剂的敏感程度不同。如结核分枝杆菌对

酸、碱的抵抗力比其他细菌强,但对 75% 乙醇敏感。幼龄菌比老龄菌对消毒剂敏感,细菌的芽胞对消毒剂的抵抗力最强。

3. 环境中有机物的影响 被消毒的环境中如有血清、脓汁、粪便、痰等有机物存在,可与消毒剂结合而影响消毒剂的效果,故消毒皮肤或器械之前应先洗净再消毒。对排泄物消毒时,应选择那些受有机物影响较小的消毒剂,如漂白粉、生石灰等。

4. 温度 温度升高可提高消毒效果。例如 2% 戊二醛杀灭每毫升含 10^4 个炭疽芽胞杆菌的芽胞,20 ℃时需 15 min,40 ℃时为 2 min,56 ℃时仅 1 min 即可。

5. 酸碱度 消毒剂的杀菌作用受酸碱度的影响。例如戊二醛本身呈中性,其水溶液呈弱酸性,不具有杀芽胞的作用,只有在加入碳酸氢钠后才发挥杀菌作用。新洁尔灭的杀菌作用是 pH 值愈低所需杀菌浓度愈高,在 pH 值为 3 时所需的杀菌浓度,较 pH 值为 9 时要高 10 倍左右。

归纳总结

消毒灭菌是医疗工作者重要的实践工作。消毒是指杀死物体上病原微生物的方法;灭菌是指杀灭所有微生物(包括病原微生物和非病原微生物、细菌繁殖体和芽胞)的方法;防腐是指防止或抑制微生物生长繁殖的方法;无菌是指不含活的微生物;防止微生物进入机体或物体的操作技术称为无菌操作。消毒灭菌的方法很多,包括物理和化学消毒灭菌方法。常用的物理消毒灭菌法有热力、辐射、滤过除菌法等,其中最常用、最有效的是高压蒸汽灭菌法,通常在103.4 kPa蒸汽压下,温度达到 121.3 ℃,维持 15～30 min,可杀灭包括细菌芽胞在内的所有微生物。用于消毒的化学药品称为消毒剂,消毒剂种类繁多,作用机制及作用效果都不一样,需根据临床需要选择消毒剂。

能力检测

一、单项选择题

1. 患者,女性,50 岁,因反复胃痛需做胃镜检查。胃镜室浸泡纤维胃镜宜用的消毒液是(   )。

A. 0.1% 苯扎溴铵　　　　　　B. 0.2% 过氧乙酸　　　　　　C. 70% 乙醇

D. 2% 戊二醛　　　　　　　　E. 碘伏

2. 患者入院后请你代买洗漱用具,人民币消毒应用(   )。

A. 消毒剂浸泡　　　　　　　　B. 日光暴晒　　　　　　　　C. 甲醛熏蒸

D. 消毒剂擦拭　　　　　　　　E. 紫外线照射

3. 杀灭所有微生物的方法称(   )。

A. 消毒　　　　B. 防腐　　　　C. 灭菌　　　　D. 无菌　　　　E. 无菌操作

4. 手术包的灭菌可用(   )。

A. 煮沸法　　　　　　　　　　B. 流通蒸汽灭菌法　　　　　　C. 间歇灭菌法

D. 高压蒸汽灭菌法　　　　　　E. 巴氏消毒法

5. 牛奶和酒类的消毒常用(   )。

A. 煮沸法　　　　　　　　　　B. 流动蒸汽灭菌法　　　　　　C. 间歇灭菌法

D. 巴氏消毒法　　　　　　　　E. 高压蒸汽灭菌法

二、名词解释

消毒　灭菌　防腐　无菌　无菌操作

三、简答题

举例说明影响消毒剂消毒灭菌效果的因素。

四、论述题

说明用于传染病患者排泄物、传染性尸体、体温计、饮水、餐具、手术室空气、手术器械、手术敷料的消毒灭菌方法。

（余志刚）

第十六章　细菌的遗传与变异

 学习目标

◆掌握细菌变异的实际意义。
◆熟悉细菌的变异现象。
◆了解细菌变异的物质基础及发生机制。

　　细菌与其他生物一样,具有遗传和变异的生命特征。遗传是指生物子代与亲代之间的性状相似性;变异则是指生物子代与亲代之间性状的差异性。细菌常见的变异现象有形态结构的变异、菌落变异、毒力变异和耐药性变异等。细菌的变异在医学实践中有重要的意义。

第一节　细菌的变异现象

案例引导

　　医学权威杂志《柳叶刀》2010 年 8 月 11 日刊登的一篇论文警告说,研究者已经发现一种"超级病菌",它可以让致病细菌变得无比强大,耐受几乎所有抗生素。这种"超级病菌"携带 NDM-1(新德里金属 β-内酰胺酶 1)基因,对绝大多数常用抗生素耐药。"超级病菌"感染的病例已在印度、巴基斯坦、英国、荷兰、日本、美国、加拿大、澳大利亚等国出现。有专家称,滥用抗生素是产生"超级病菌"的根本原因。这种新型细菌变种基因有可能在全球蔓延。届时,超级病菌感染的病例将无药可治。

　　分析思考:

　　1. 文中提到的超级细菌是指什么?属于何种变异现象?

　　2. 产生"超级病菌"的根本原因是什么?

一、形态与结构的变异

　　细菌的大小、形态以及结构受外界环境条件的影响可发生变异。

　　1. 形态变异　如鼠疫耶尔森菌的典型形态为两极浓染的椭圆形小杆菌,若将其接种于含 3%～6%氯化钠的培养基中,则可出现球形、杆状、逗点状等多形性改变。

　　2. L 型变异　许多细菌在某些因素如青霉素、溶菌酶等的影响下,细胞壁肽聚糖合成受抑制,可形成细胞壁缺陷菌,称为细菌 L 型。

　　3. 荚膜变异　肺炎链球菌在机体内或营养丰富的培养基内易形成荚膜,致病性强。在普通培养基中培养或传代,荚膜可逐渐消失,致病性也随之减弱。

　　4. 芽胞变异　将能形成芽胞、毒力强的炭疽芽胞杆菌 42 ℃培养 10～20 天后,可失去形成芽胞的能力,毒力也随之减弱。

　　5. 鞭毛变异　将有鞭毛的变形杆菌点种在琼脂平板上,由于鞭毛的作用使细菌在平板上弥散生长,形成薄膜状菌落,称为 H 菌落;若将该菌点种在含有 1%石炭酸的培养基上,细菌会失去

NOTE

重点:H-O变异是鞭毛变异,S-R变异是菌落变异,卡介苗是利用毒力变异制备的,细菌对某种抗菌药物由敏感变成耐药的变异称为耐药性变异。

鞭毛,形成单个菌落,故又称 O 菌落。这种细菌失去鞭毛的变异称为 H-O 变异。

二、菌落变异

细菌菌落主要有光滑(smooth,S)型和粗糙(rough,R)型两类。S 型菌落表面光滑、湿润、有光泽、边缘整齐;R 型菌落表面粗糙、干燥且有皱纹,边缘不整齐。刚从标本中分离的细菌菌落多为 S 型,经多次传代培养后则逐渐变为 R 型菌落。细菌菌落由光滑型变为粗糙型,称为 S-R 变异。细菌发生 S-R 变异时,其毒力、抗原性和生化反应等特性也发生改变。

三、毒力变异

细菌的毒力变异表现为毒力的减弱或增强。卡介苗(BCG)就是将有毒力的牛型结核杆菌在含胆汁、甘油和马铃薯的培养基中转种 230 次,历时 13 年所获得的一株毒力减弱而保留免疫原性的变异菌株。预防接种对人不致病,却可使人获得免疫力。

知识链接

卡介苗的由来

1907 年,法国微生物学家卡默德和介兰将一株从患结核病的牛乳汁内分离出来的结核分枝杆菌接种于含有胆汁的马铃薯培养基中,每隔 3 周移种一次,在培养转种过程中,进行了 200 多次动物实验,耗费了整整 13 年的光阴,制成了毒力高度减弱的活结核分枝杆菌苗。1921 年,减毒的活结核分枝杆菌菌苗首次被应用于人类。它不仅不会引起结核病,反而使人体对结核分枝杆菌产生抵抗力。为了纪念这两位为结核疫苗付出了艰苦劳动的科学家卡默德和介兰,人们把这种疫苗称作"卡介苗"。

四、耐药性变异

细菌对某种抗菌药物由敏感变成耐药的变异称为耐药性变异。自抗生素在临床上广泛使用以来,细菌耐药性日趋严重和普遍。如金黄色葡萄球菌耐青霉素的菌株已从 1946 年的 14% 上升至目前的 80% 以上;耐甲氧西林金黄色葡萄球菌(MRSA)从 1980 年的 5%、1985 年的 24% 升到 1992 年的 70%。有些细菌还表现为多重耐药性(同时耐受多种抗菌药物),目前在一些国家发现携带 NDM-1(新德里金属 β-内酰胺酶 1)基因的"超级细菌"感染的病例。科学家指出滥用抗生素是产生"超级细菌"的根本原因。细菌的耐药性变异给临床治疗带来极大的困难,感染"超级细菌"的病例几乎无药可治。因此防止细菌耐药性变异的产生,是医务工作者一项刻不容缓的艰巨任务。

第二节 细菌遗传变异的物质基础

细菌遗传变异的物质基础是细菌的染色体和质粒、噬菌体、转位因子等。

一、细菌染色体

细菌染色体是单一的环状双螺旋 DNA 长链,在菌体内高度盘旋缠绕成丝团状。细菌染色体携带绝大部分遗传信息,决定细菌的生命活动,控制细菌的各种遗传性状。细菌 DNA 复制过程中,子代 DNA 碱基若发生变化,就会使子代发生变异而出现新的性状。

二、质粒

质粒存在于细胞质中,是细菌染色体外的遗传物质,为闭合环状双链 DNA。质粒携带的遗传信息能控制细菌的某些特定的遗传性状,如 F 质粒控制细菌形成性菌毛,R 质粒控制细菌的耐药性,Vi 质粒编码与细菌致病性有关的毒力因子等。质粒具有自我复制的能力,可随细菌的分裂转移到子代细胞中,还可通过接合或转导的方式在细菌间传递。与细菌染色体不同的是质粒在丢失或消除后,质粒控制的性状会消失,但细菌仍可存活。

三、噬菌体

噬菌体(bacteriophage)是能感染细菌、真菌、放线菌、螺旋体等微生物的病毒。因能使细菌裂解而得名。噬菌体与细菌的变异密切相关。

(一) 生物学性状

噬菌体很小,在光学显微镜下看不到,须用电子显微镜观察。其基本形态有蝌蚪形、微球形和纤线形三种。大多数噬菌体呈蝌蚪形,由头部和尾部两部分组成(图 16-1)。头部为双辐射状的六棱柱体,外壳为蛋白质,内含的核酸是噬菌体的遗传物质;尾部是蛋白质组成的管状结构,由中空的尾髓和外包的尾鞘组成,尾部末端有尾板、尾刺和尾丝。尾刺和尾丝是噬菌体与敏感微生物接触、吸附的部位,尾丝能识别宿主菌体表面的特殊受体。

噬菌体具有严格的宿主特异性,即某种噬菌体只能感染某一种或某一型微生物。因此,可以利用噬菌体对细菌进行鉴定和分型。

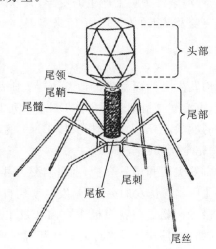

头部
尾领
尾鞘
尾髓
尾部
尾刺
尾板
尾丝

图 16-1 蝌蚪形噬菌体结构模式图

(二) 噬菌体与宿主菌的相互关系

根据与宿主菌的相互关系,噬菌体可分成毒性噬菌体和温和噬菌体。

1. 毒性噬菌体(virulent phage) 能在宿主菌细胞内增殖并引起宿主菌裂解的噬菌体称为毒性噬菌体。从噬菌体吸附在细菌表面,到细菌裂解释放出子代噬菌体,称为毒性噬菌体的复制周期或溶菌周期,包括吸附、穿入、生物合成、成熟与释放 5 个阶段。首先通过尾丝识别敏感菌表面相应受体,特异性吸附在细菌表面。之后尾鞘收缩将头部中核酸注入细菌细胞内,蛋白质外壳留在菌体外。进入菌体内的噬菌体核酸以复制的方式进行增殖,即以亲代核酸为模板复制子代核酸,再合成子代噬菌体的蛋白质,完成生物合成。子代核酸与结构蛋白装配为完整的子代噬菌体。成熟的子代噬菌体达到一定数量时,细菌裂解,释放出噬菌体,继而感染其他敏感菌。

2. 温和噬菌体(temperate phage) 噬菌体感染敏感菌后不增殖,而是将其基因整合到细菌染色体中,并随着细菌的分裂而分配至子代细菌的染色体中,这种噬菌体称为温和噬菌体。整合在细菌染色体中的噬菌体基因组称为前噬菌体,带有前噬菌体的细菌称为溶原性细菌。溶原性

细菌中的前噬菌体可偶尔自发或经诱导脱离宿主菌染色体进入溶菌周期,产生新的子代噬菌体,导致宿主菌裂解。

知识链接 ·····················

转 位 因 子

　　转位因子是存在于细菌染色体或质粒 DNA 分子上一段特异性的 DNA 片段,它能在 DNA 分子中移动,改变它们的位置,并能从一个基因组转移到另一基因组中。转位因子通过位移改变了遗传物质的核苷酸序列,或影响插入点附近基因的表达,或转位因子本身携带一定的基因序列,如耐药性基因、毒素基因等。转位因子主要有三类,即插入序列、转座子和转座噬菌体。其中转座子携带的耐药性基因可使细菌获得耐药性,转座子可能与细菌的多重耐药性有关。

第三节 细菌变异的发生机制

　　细菌的变异分为遗传性变异和非遗传性变异,前者是指细菌的基因结构发生了改变,又称基因型变异;后者是细菌在一定的环境条件影响下产生的变异,其基因结构不改变,又称表型变异。细菌遗传性变异主要通过基因突变及基因的转移和重组来实现。

一、基因突变

　　突变是细菌遗传基因的结构发生突然而稳定的改变,导致细菌性状的遗传性变异。突变可分为小突变和大突变两种类型,小突变是指细菌染色体 DNA 序列上的改变仅为一个或几个碱基的置换、插入或丢失,引起较少的性状变异;大突变指大段 DNA 的碱基序列发生改变,又称染色体畸变,其结果将导致基因产物完全无效甚至细菌死亡。

　　细菌的基因突变还可分为自发突变和诱发突变,前者自然发生,突变率为每代 $10^{-9} \sim 10^{-6}$;诱发突变是指用人工方法如理化因素等诱发的突变,其发生率比自发突变高 $10 \sim 1000$ 倍。如细菌的耐药性突变是指敏感菌在接触药物之前就有极少数菌株发生基因突变,成为耐药菌株。当使用抗菌药物后,对药物敏感的菌株均被淘汰,耐药突变株却大量繁殖。这也是耐药性变异的发生机制之一。

二、基因转移与重组

　　外源性遗传物质由供体菌转入受体菌的过程称为基因转移。转移的基因与受体菌 DNA 整合在一起称为基因重组,重组可使受体菌获得供体菌某些特性。外源性遗传物质包括供体菌染色体 DNA 片段、质粒 DNA 及噬菌体基因等。细菌的基因转移与重组的方式有转化、接合、转导、溶原性转换等。

　　1. 转化(transformation)　受体菌直接摄取供体菌裂解游离的 DNA 片段,与自身基因重组后获得新的遗传性状的过程称为转化。

　　2. 接合(conjugation)　接合是指供体菌通过性菌毛与受体菌连接沟通,将遗传物质(主要是质粒)转移给受体菌的过程。能通过接合方式转移的质粒称为接合性质粒,主要包括 F 质粒、R 质粒、Col 质粒和毒力质粒等。其中 R 质粒的接合与细菌的耐药性变异尤其与细菌的多重耐药密切相关。R 质粒也称耐药性质粒,由耐药传递因子和耐药决定因子两部分组成,前者编码性菌毛的产生,决定质粒的复制、接合及转移;后者可携带多个耐药基因,赋予细菌多重耐药性。耐药性

的接合传递是细菌耐药性变异日益增多的一个重要原因。

3. 转导(transduction) 转导是以温和噬菌体为载体,将供体菌的一段 DNA 转移到受体菌内,使受体菌获得新性状的过程。

4. 溶原性转换(lysogenic conversion) 当温和噬菌体感染细菌时,噬菌体的 DNA 片段整合到细菌的染色体中,使细菌成为溶原状态而使细菌获得新的性状,称为溶原性转换。如 β-棒状杆菌噬菌体感染白喉棒状杆菌后,可使白喉棒状杆菌产生白喉毒素。

第四节 细菌遗传变异在医学上的应用

一、在疾病诊断、治疗、预防中的应用

1. 病原学诊断 由于细菌可发生形态结构、染色性、生化特性、抗原性等变异,变异的细菌往往失去典型特征,因此在临床细菌学检查中,不仅要熟悉细菌的典型特性,还要了解细菌的变异规律,只有这样才能做出正确的诊断。

2. 临床治疗 自抗生素的广泛应用,细菌的耐药性变异日趋严重和普遍。从对单一药物耐药到多重耐药,甚至对绝大多数抗生素均不敏感。细菌的耐药性变异给临床治疗带来了极大的困难,为减少耐药菌株的产生及扩散,应注意:①用药前做药物敏感试验,选择敏感药物,减少盲目用药。②用药应足量,疗程要合适,彻底杀灭病原菌。③必要时联合用药,合理配伍。④做好消毒与隔离,避免耐药菌的交叉感染。

3. 传染病预防 为预防传染病的发生,可利用细菌的毒力变异获得细菌的减毒株或无毒株,以制备预防传染病的各种疫苗。

重点:细菌的变异在医学中的应用。

二、在测定致癌物质方面的应用

一般认为基因突变是细胞恶性转化的重要原因,因此凡能诱导细菌发生突变的物质都有可能是致癌物质。Ames 试验就是根据能导致细菌基因突变的物质均为可疑致癌物的原理设计的。选用某营养缺陷型细菌作为试验菌,以被检测的可疑化学物质作为诱变剂。把细菌接种在营养缺乏的培养基上,通常细菌不能生长,当在诱变剂的作用下发生基因突变则能生长。比较含有被检物的试验平板与无被检物的对照平板,计数培养基上的菌落数量,若试验平板上菌落生长较多,证明被检物有致癌的可能。

三、在基因工程方面的应用

基因工程是根据细菌可以通过基因转移和重组获得新性状的原理而设计的。其主要步骤:①从供体细胞(细菌或其他生物细胞)的 DNA 上切取一段需要表达的基因,即目的基因。②将目的基因结合在合适的载体(质粒或噬菌体)上。③通过载体将目的基因转移到工程菌(受体菌)内,随着细菌的大量繁殖表达出大量目的基因的产物。目前通过基因工程已能大量生产胰岛素、干扰素、生长激素、IL-2、乙型肝炎疫苗等生物制品。

归纳总结

细菌常见的变异现象有形态与结构的变异、菌落变异、毒力变异和耐药性变异等。细菌遗传变异的物质基础是细菌的染色体、质粒及噬菌体、转位因子等。细菌的变异主要通过基因突变及基因的转移和重组来实现。细菌的变异在医学实践中如疾病的诊断、治疗和预防中有重要的意义。

能力检测

一、单项选择题

1. H-O 变异属于( )。

A. 毒力变异　　B. 菌落变异　　C. 鞭毛变异　　D. 形态变异　　E. 耐药性变异

2. 关于耐药性突变,下列叙述错误的是( )。

A. 可以自然发生　　　　　　B. 可以诱导发生　　　　　　C. 具有相对稳定性

D. 可由噬菌体介导发生　　　E. 是在接触抗生素之前已经发生

3. 关于 R 质粒,下列叙述错误的是( )。

A. R 质粒是编码细菌耐药性的基因

B. 一种 R 质粒只含有针对一种抗生素的耐药基因

C. R 质粒可分为接合性 R 质粒和非接合性 R 质粒

D. 接合性 R 质粒是由耐药传递因子和耐药决定因子组成

E. 非接合性 R 质粒可经转化或转导方式进入受体菌

4. 下列除哪项外,都是细菌变异在医学实践上的意义?( )

A. 病原菌诊断、治疗　　　　　　　　　B. 基因工程

C. 制造活疫苗用于预防　　　　　　　　D. 测定致癌物质

E. 以上都不是

5. 关于细菌变异,下述错误的是( )。

A. H-O 变异属于鞭毛变异　　　　　　　B. S-R 变异属于菌落变异

C. BCG 的制备属于毒力变异　　　　　　D. 细菌 L 型属于荚膜变异

E. 芽胞变异属于形态与结构变异

二、名词解释

耐药性变异　卡介苗

三、论述题

解释细菌的毒力变异和耐药性变异,举例说明其医学意义。

(余志刚)

第十七章 细菌的致病性与感染

 学习目标

◆掌握细菌的致病因素、细菌毒力的物质基础。
◆熟悉细菌感染的来源与类型。
◆了解医院感染的概念、来源、特点及防控。

 案例引导

李女士前几天嘴角长了一个疖子,局部红肿并出现脓点,自觉影响美观,就将疖子挤破。第二天发觉面部红肿,并出现畏寒、发热、头痛、全身不适,到医院后出现意识模糊,经医生检查,诊断为颅内化脓性感染。

分析思考:
1.患者面部疖肿为何导致颅内化脓性感染?
2.此案例说明了什么?

第一节 细菌的致病性

细菌在一定条件下侵入宿主机体后,与宿主机体相互作用并引起机体不同程度的病理过程,称为细菌的感染或传染。能引起感染或宿主疾病的细菌称为致病菌或病原菌。病原菌能引起感染的能力称为致病性(pathogenicity)。不同致病菌可引起不同的疾病,如伤寒沙门菌引起伤寒,结核分枝杆菌引起结核病,破伤风梭菌引起破伤风。因此,致病性是细菌的重要特征之一。致病菌致病性的强弱程度称为毒力(virulence)。

病原菌的致病性与其毒力强弱、侵入数量、侵入门户或途径等都有着密切的关系。

一、细菌的毒力

构成细菌毒力的物质基础主要是侵袭力和毒素。

(一)侵袭力

侵袭力是指病原菌突破机体的防御功能,进入机体并在机体内立足定居、生长繁殖和蔓延扩散的能力。侵袭力与菌体表面结构和侵袭性酶的作用密切相关。

1. 菌体表面结构 菌体表面结构包括黏附素、荚膜和微荚膜等。

(1)黏附素 存在于细菌细胞表面的具有黏附作用的一些特殊结构,如革兰阴性菌的普通菌毛、革兰阳性菌的膜磷壁酸等。细菌的黏附通常是细菌引起感染的第一步,细菌通过菌毛等黏附素黏附在宿主的呼吸道、消化道或泌尿生殖道等黏膜上皮细胞表面,以免被呼吸道的纤毛运动、胃肠蠕动、黏液分泌、尿液冲洗等活动所清除。如淋病奈瑟菌可借助其菌毛黏附于宿主的泌尿生殖道黏膜表面,以免被尿液冲洗掉,继而引起泌尿生殖道的化脓性炎症。

重点:细菌的侵袭力包括菌体表面结构和侵袭性酶。

（2）荚膜和微荚膜　细菌荚膜的厚度＞0.2 μm，具有抵抗吞噬细胞的吞噬和抗体液中杀菌物质的作用，使致病菌能在宿主体内大量繁殖，产生病变。实验证明，将无荚膜的肺炎链球菌注射至小鼠腹腔，细菌在小鼠体内易被吞噬杀灭，小鼠仍然存活；但若接种有荚膜的肺炎链球菌，则细菌大量繁殖，小鼠常于注射后24 h内死亡。微荚膜比荚膜薄，厚度＜0.2 μm，如A群链球菌的M蛋白、伤寒沙门菌的Vi抗原等，作用与荚膜相似。

2. 侵袭性酶　某些细菌在代谢过程中可产生有助细菌抵抗吞噬或促其在体内扩散的胞外酶称为侵袭性酶。如致病性葡萄球菌产生的血浆凝固酶，能使血浆中的纤维蛋白原变成纤维蛋白，围绕在细菌表面，起到类似荚膜的作用（抗吞噬、抗杀菌）。A群链球菌产生的透明质酸酶能降解结缔组织中的透明质酸，使结缔组织疏松，通透性增加，有利于细菌在组织中扩散；该菌还能产生链激酶，可激活纤维蛋白酶原转变为纤维蛋白酶，而使纤维蛋白凝块溶解，也有利于细菌的扩散。

（二）毒素

细菌毒素（toxin）按其来源、性质和作用的不同，可分为外毒素（exotoxin）和内毒素（endotoxin）两种。

1. 外毒素　不同细菌产生的外毒素具有以下共同特征。

（1）来源及存在部位　外毒素主要由革兰阳性菌产生，如肉毒梭菌、破伤风梭菌、白喉棒状杆菌、金黄色葡萄球菌、A群链球菌等；部分革兰阴性菌如痢疾志贺菌、肠产毒型大肠埃希菌、霍乱弧菌、铜绿假单胞菌等在代谢过程中也可合成外毒素。大多数外毒素是在细菌细胞内合成后分泌至菌体外，也有存在于菌体内，当细菌破溃后释放出来。

（2）化学成分及稳定性　外毒素的化学成分为蛋白质，性质不稳定，对热、酸、蛋白酶敏感。如白喉外毒素在58~60 ℃经1~2 h，破伤风外毒素在60 ℃经20 min可被破坏，肉毒毒素100 ℃ 1 min或80 ℃5~10 min即被破坏。

（3）毒性作用　外毒素毒性极强。如1 mg肉毒毒素纯品能杀死2亿只小鼠，毒性比KCN强1万倍，是目前已知毒性最强的毒物。不同细菌产生的外毒素对机体的组织器官具有很强的选择作用，可引起特殊的病变。如肉毒毒素能阻断胆碱能神经末梢释放乙酰胆碱，使眼和咽肌等麻痹，引起眼睑下垂、复视、斜视、吞咽困难等，严重者可因呼吸麻痹而死；白喉毒素则对外周神经末梢、心肌等有亲和性，通过抑制靶细胞蛋白质的合成而导致心肌炎、肾上腺出血及外周神经麻痹等。

（4）免疫原性　外毒素是异种蛋白，故免疫原性强。因外毒素有毒性，故不宜应用于人体。可将细菌外毒素经甲醛处理，使其失去毒性，仍保留免疫原性，称为类毒素（toxoid）。类毒素注入机体后，可刺激机体产生抗毒素，抗毒素具有中和外毒素的毒性作用。类毒素和抗毒素可用于防治传染病，前者主要用于预防，后者常用于治疗和紧急预防。如破伤风类毒素可预防破伤风的发生；当已出现破伤风或有可疑症状时，则应早期足量使用破伤风抗毒素（TAT）。

2. 内毒素　内毒素是革兰阴性菌的主要毒力因子，与外毒素显著不同（表17-1）。

（1）来源及存在部位　内毒素是革兰阴性菌细胞壁中的脂多糖（LPS），只有当菌体裂解后才释放出来。

（2）化学成分及稳定性　内毒素化学成分为脂多糖，性质稳定，耐热，加热100 ℃ 1 h不被破坏；需加热160 ℃ 2~4 h，或用强碱、强酸或强氧化剂煮沸30 min才被灭活。高压蒸汽灭菌法也不能使之破坏，故要防止内毒素的污染，其根本措施是严格无菌操作，预防细菌污染。

（3）毒性作用　内毒素的毒性作用较弱，且对组织细胞的选择性不强，各种细菌内毒素产生大致相似的毒性作用，其原因是脂质A是内毒素的主要毒性组分，不同革兰阴性菌的脂质A结构基本相似，其毒性作用也大致相似。内毒素的生物学作用主要有：①发热反应：微量内毒素可激活巨噬细胞、中性粒细胞等，使之产生IL-1、IL-6和TNF-α，这些细胞因子作为内源性致热原作用于下丘脑体温调节中枢使体温升高。②白细胞反应：内毒素可使血液循环中的大量白细胞移动并黏附于微血管壁，白细胞数先急剧减少；数小时后，LPS诱生中性粒细胞释放因子，刺激骨髓

释放中性粒细胞进入血流,使外周血中白细胞数量显著增加。但伤寒沙门菌内毒素例外,血液循环中的白细胞总数始终减少,机制不明。③内毒素血症与内毒素休克:当大量内毒素入血时,可导致内毒素血症。内毒素作用于巨噬细胞、中性粒细胞、内皮细胞、血小板、补体系统、凝血系统等,引起 TNF-α、IL-1、IL-6、组胺、5-羟色胺、前列腺素、激肽等血管活性介质的释放,使小血管功能紊乱而造成微循环障碍,表现为低血压、组织器官毛细血管灌注不足、缺氧、酸中毒等,严重时则导致以微循环衰竭和低血压为特征的内毒素休克。④弥散性血管内凝血(disseminated intravascular coagulation,DIC):内毒素可直接或间接活化凝血系统,导致广泛性微血栓形成,出现 DIC。内毒素还能激活纤溶系统,使血管内的凝血又被溶解。由于血管内凝血过程造成凝血因子的消耗和减少,可引起皮肤和内脏的广泛出血和渗血,严重者可致死亡。

表 17-1 外毒素与内毒素的主要区别

区别要点	外 毒 素	内 毒 素
来源	革兰阳性菌与部分革兰阴性菌	革兰阴性菌
存在部位	活菌分泌至菌体外,少数细菌崩解后释放出	细胞壁组分,菌体裂解后释放出
化学成分	蛋白质	脂多糖
稳定性	不稳定,60~80 ℃加热 30 min 被破坏	稳定,160 ℃ 2~4 h 才被破坏
免疫原性	强,可刺激机体产生抗毒素;经甲醛处理脱毒可形成类毒素	弱,刺激机体产生的中和抗体作用弱,经甲醛处理不形成类毒素
毒性作用	强,对组织器官有选择性毒害效应,引起特殊临床表现	较弱,各菌的毒性效应大致相同,引起发热、白细胞增多、微循环障碍与休克、DIC 等

> **重点**:细菌的外毒素与内毒素的区别。

二、细菌侵入的数量

病原菌侵入机体引起感染,除取决于毒力外,还需要足够的侵入数量。一般来说细菌毒力愈强,引起感染所需的菌量愈少,反之则多。如毒力强的鼠疫耶尔森菌,数个即能引起疾病;而引起食物中毒的沙门菌毒力较弱,需食入数亿个才能引起急性胃肠炎。

三、细菌侵入的途径

病原菌引起特定的感染,除了具有一定的毒力和足够数量外,还必须通过适当的途径才能致病。这与病原菌生长繁殖需要特定的微环境有关。如破伤风梭菌的芽胞须侵入缺氧的深部创伤组织才能引起破伤风,经口食入则不能致病;伤寒沙门菌须经消化道才能致病。但有的病原菌可通过多种途径侵入引起感染,如结核分枝杆菌可经呼吸道、消化道、皮肤创伤等途径感染。

> **重点**:细菌的致病性与细菌的毒力、细菌侵入的数量和侵入的途径有关。

第二节 感染的来源与类型

一、感染的来源

感染来源于宿主体外的称为外源性感染,若来自患者自身体内或体表的称为内源性感染。

(一)外源性感染

外源性感染的来源如下。

1. 患者 从疾病潜伏期一直到病后恢复期,患者都有可能将致病菌传播给周围其他人。因此,对患者及早诊断、隔离和治疗,是控制和消灭传染病的根本措施之一。

2. 带菌者 携带有病原菌但未出现临床症状的人称为带菌者。带菌者可分为健康带菌者和恢复期带菌者,前者是指机体内带有病原菌的健康人,后者是指某些传染病患者恢复后在一段时

> **要求**:能够判断患者感染的来源属于外源性还是内源性。

间内仍持续排菌。这些带菌者因不出现临床症状,不易被人们察觉,故在传染病的传播上其危害性高于患者,是很重要的传染源。

3. 患病或带菌动物　某些细菌是人畜共患病的病原菌,患病或带菌动物体内的病原菌也可传播给人类。如炭疽芽胞杆菌、鼠疫耶尔森菌、布鲁菌以及引起食物中毒的沙门菌等。

（二）内源性感染

引起内源性感染的细菌多数为条件致病菌,少数是以潜伏状态存在于体内的病原菌。内源性感染已成为现代临床感染中的常见类型。当机体长期大量使用广谱抗生素导致菌群失调以及机体的免疫力下降,机体内的正常菌群就转化为条件致病菌,引起内源性感染。如晚期癌症患者、艾滋病患者、器官移植使用免疫抑制剂者、婴幼儿和老年人等易发生内源性感染。

要求:能结合日常生活经验举例说明细菌的传播途径。

二、感染的方式与途径

1. 呼吸道感染　病原菌由患者或带菌者通过咳嗽、打喷嚏以及大声说话等排出的飞沫散布到周围空气中,经呼吸道感染他人。常见经呼吸道传播的病原菌有结核分枝杆菌、白喉棒状杆菌、脑膜炎奈瑟菌等。

2. 消化道感染　伤寒、细菌性痢疾、霍乱及食物中毒等,一般都通过摄入被患者或带菌者排泄物污染的食物而感染。苍蝇、蟑螂、污染的手和食具等是重要的传播媒介。

3. 接触感染　病原菌可通过人与人或动物与人的密切接触而感染。如淋病、麻风病等。

4. 节肢动物叮咬感染　又称虫媒传播,是通过吸血昆虫叮咬传播。如鼠蚤传播人类鼠疫等。

5. 创伤感染　致病性葡萄球菌、链球菌可经皮肤黏膜的伤口侵入引起化脓性感染。泥土、人畜粪便中的破伤风梭菌、产气荚膜梭菌等芽胞可进入伤口深部组织大量繁殖而引起严重感染。

6. 多途径感染　有些致病菌可通过呼吸道、消化道、皮肤创伤等多种途径感染。例如结核分枝杆菌、炭疽芽胞杆菌等。

重点:感染的类型包括隐性感染、显性感染和带菌状态。全身性感染主要包括毒血症、菌血症、败血症、脓毒血症和内毒素血症。

三、感染的类型

感染的发生、发展和结局是机体与病原菌在一定条件下相互作用的复杂过程,双方力量的对比决定了感染的不同类型。

（一）隐性感染

当机体的抗感染免疫力较强,或侵入的病原菌毒力较弱、数量较少,感染后对机体损害较轻,不出现或仅出现轻微的症状,称为隐性感染或称亚临床感染。隐性感染后,机体常可获得足够的特异性免疫力,能抵御相同致病菌的再次感染。

（二）显性感染

当机体的抗感染免疫力较弱,或入侵的病原菌毒力强、数量多时,以致机体的组织细胞受到损害,生理功能发生障碍,并出现一系列临床症状和体征,称为显性感染,又称传染病。显性感染按病情缓急和感染部位差异又有不同种类。

1. 按病情缓急不同　可分为急性感染和慢性感染。

（1）急性感染　发作突然,病程较短,一般是数日至数周,病愈后致病菌从宿主体内消失。如脑膜炎奈瑟菌引起的流行性脑脊髓膜炎,霍乱弧菌引起的霍乱等。

（2）慢性感染　发病缓慢,病程较长,常持续数月至数年。如结核分枝杆菌引起的结核病,麻风分枝杆菌引起的麻风病。

2. 按感染部位不同　分为局部感染和全身感染。

（1）局部感染　致病菌侵入宿主机体后,仅局限在某一部位生长繁殖引起局部病变。如化脓性球菌所致的疖、痈等。

（2）全身感染　感染发生后,致病菌或其毒性代谢产物向全身播散引起全身性症状的一种感染类型。临床上常见的全身感染有下列几种情况:①毒血症(toxemia):病原菌在局部生长繁殖不

侵入血流,但其产生的外毒素进入血流。外毒素经血流到达易感的组织和细胞,引起特殊的中毒症状。例如白喉、破伤风等。②菌血症(bacteremia):病原菌由局部侵入血流,但未在血流中繁殖,只是短暂的一过性经血液循环到达适宜部位再进行繁殖而致病。如伤寒早期有菌血症期,患者出现发热、不适、全身疼痛等前驱症状。③败血症(septicemia):病原菌侵入血流,并在其中大量生长繁殖,产生毒性代谢产物,引起高热、皮肤和黏膜淤斑、肝脾肿大等全身中毒症状。如金黄色葡萄球菌、鼠疫耶尔森菌、炭疽芽胞杆菌等可引起败血症。④脓毒血症(pyemia):化脓性细菌侵入血流后大量繁殖,并通过血流扩散到机体的其他组织或器官,产生新的化脓性病灶。如金黄色葡萄球菌的脓毒血症,常导致多发性肝脓肿、肾脓肿和皮下脓肿等。⑤内毒素血症(endotoxemia):革兰阴性菌侵入血流,并在其中大量繁殖,崩解后释放出大量的内毒素引起中毒症状。在严重的革兰阴性菌感染时,常发生内毒素血症。

(三)带菌状态

有时致病菌在显性感染或隐性感染后并未立即消失,而在体内继续留存一定时间,与机体免疫力处于相对平衡状态,称带菌状态。该宿主称为带菌者。如伤寒病愈后常出现带菌状态。

第三节 抗细菌免疫

病原菌侵入机体后,首先引起非特异性免疫,其中以细胞吞噬和炎症反应为主,随后特异性免疫产生,两者协同,共同消灭病原菌。病原菌可分为胞外菌和胞内菌。机体对胞外菌感染的免疫主要以体液免疫为主,对胞内菌感染的免疫主要以细胞免疫为主。

一、抗胞外菌感染的免疫

常见胞外菌有化脓性球菌、志贺菌、白喉棒状杆菌、破伤风梭菌等。胞外菌致病与其产生的毒素、侵袭性酶、荚膜、菌毛等致病物质有关。抗胞外菌感染除先天性免疫的防御因素外,体液免疫也发挥重要的作用。

1. SIgA 对细菌黏附的抑制作用 病原菌通过呼吸道、消化道、泌尿生殖道黏膜入侵机体时,黏膜表面的 SIgA 与细菌菌毛等黏附物质结合,阻止其进入黏膜而阻断其感染。

2. 调理作用 特异性 IgG 通过其 Fab 段与细菌结合,其 Fc 段与吞噬细胞表面 IgG Fc 受体结合,可增强吞噬细胞对细菌的吞噬作用。此外,抗体与细菌抗原结合所形成的复合物与补体 C3b 等裂解片段结合,可进一步促进吞噬作用。

3. 抗体与补体联合参与的溶菌作用 抗体(IgG、IgM)与细菌结合后,激活补体的经典途径,在细菌细胞表面形成攻膜复合体,使细菌溶解。

4. 抗毒素对外毒素的中和作用 抗毒素(IgG)与游离的外毒素结合,通过阻断外毒素与宿主易感细胞上受体的结合,使外毒素不能发挥毒性作用。抗毒素与外毒素结合所形成的免疫复合物,随血液循环,经肾小球排泄或被吞噬细胞清除。由于抗毒素对已与易感细胞受体结合的外毒素无中和作用,故使用抗毒素应早期、足量。

胞外菌在体内可通过不同的机制逃避机体的免疫杀伤。例如肺炎链球菌等在胞外形成的荚膜,能抵抗吞噬细胞的吞噬;淋病奈瑟菌的菌毛不断发生变异,使原有抗菌毛抗体无效;淋病奈瑟菌等产生 IgA 蛋白酶,能降解宿主黏膜表面的 SIgA;福氏志贺菌能诱导巨噬细胞凋亡。

二、抗胞内菌感染的免疫

引起人类感染的胞内寄生菌主要有结核分枝杆菌、麻风分枝杆菌、伤寒沙门菌、嗜肺军团菌、布鲁菌等。胞内寄生菌感染的特点除细胞内寄生外,尚有低细胞毒性,主要通过在胞内的持续增殖和病理性免疫损伤等而致病。机体对胞内菌的感染,主要通过 CD_4^+ Th1 细胞和 CD_8^+ CTL,并

在巨噬细胞参与下,共同发挥细胞免疫抗感染作用。

1. CD₄⁺Th1 细胞的抗感染作用 CD₄⁺Th1 细胞通过产生 IL-1、IFN-γ 和 TNF-β 等细胞因子,促使吞噬细胞向病原菌聚集,加强吞噬细胞的吞噬能力,产生以淋巴细胞和单核细胞浸润为主的炎症反应,发挥其抗胞内菌感染作用。

2. CD₈⁺CTL 的抗感染作用 CD₈⁺CTL 能释放穿孔素和颗粒酶,进入胞内菌感染细胞,破坏细胞完整性,使病菌散出,再在抗体、补体等体液因素参与下清除细菌。

第四节 医院感染

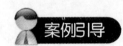

ICU 病房收住 10 例患者,1 例脑挫伤昏迷气管切开患者于 9 月 4 日确诊为鲍曼不动杆菌下呼吸道感染,此后 ICU 病房 20 天内相继出现 12 例鲍曼不动杆菌下呼吸道感染。ICU 病房第 1 例感染患者于 9 月 16 日转到神经外科病房,转入后的第 3～12 天,相邻两病室 6 张床,有 3 例气管切开患者先后发生鲍曼不动杆菌下呼吸道感染。

分析思考:

1. ICU 病房的 12 例患者和神经外科病房的 3 例患者属于医院感染吗?

2. 感染的途径有哪些? 属于内源性感染还是外源性感染?

重点:医院感染的概念。

一、医院感染的概念

医院感染(hospital infection,HI)也称医院内感染,是指医院内各类人群所获得的感染,故又称为医院内获得性感染。界定医院感染时需了解以下几点:①明确规定感染对象为一切在医院活动的人群,包括住院或门诊患者、探视者、陪护人员、医务工作者等,但主要为住院患者。②感染发生的地点必须在医院内。③感染发生的时间界限指患者在住院期间发生的或在医院内获得出院后才发生的感染,但不包括入院前已开始或入院时已处于潜伏期的感染。随着科学技术和医学的发展,抗生素、免疫抑制剂、化疗药物以及导管、插管、内窥镜等介入技术的大量使用,医院感染的发生率和死亡率迅速增长。医院感染不仅给患者增加了额外的痛苦和经济负担,而且常使患者所患疾病疗效不理想或治疗失败,产生难以治愈的后遗症或死亡。此外,医院感染还加重医疗护理负荷,影响病房周转,影响医疗综合指标的完成,同时也阻碍现代医学技术的进一步发展。因此,医院感染已成为当今世界各国面临的突出公共卫生问题。我国已将医院感染的控制列为综合医院分级管理标准的重要考核项目。

二、医院感染的分类

(一)按感染来源分类

医院感染可分为内源性感染和外源性感染。以内源性感染常见,外源性感染少见。

1. 内源性感染 病原体来源于患者自身的正常菌群。在医院内,由于各种原因使患者自身的正常菌群转变为条件致病菌而导致的感染,也称自身医院感染。

2. 外源性感染 外源性感染是指患者遭受医院内非自身存在的微生物侵袭而发生的感染。如病原体来源于其他患者或携带者、被污染的医护用品或诊疗设备、医院环境等。

(二)按病原体分类

可分为细菌感染、真菌感染、病毒感染、支原体感染、衣原体感染、原虫感染等,其中以细菌感染最常见。如铜绿假单胞菌感染、耐甲氧西林的金黄色葡萄球菌(MRSA)感染、白假丝酵母菌感

染、柯萨奇病毒感染、肺炎支原体感染、沙眼衣原体感染、阿米巴原虫感染等在医院感染中十分常见。

（三）按感染部位分类

可分为以下各类，详见表17-2。

表 17-2　医院感染分类（按发生部位）

发生部位	举例
呼吸系统	上呼吸道感染、下呼吸道感染、胸腔感染
泌尿系统	肾盂肾炎、膀胱炎、尿道炎
运动系统	骨髓炎、关节感染、椎间盘感染、感染性肌炎
神经系统	颅内感染、椎管内脓肿
循环系统	心内膜炎、心包炎、心肌炎
血液系统	血管相关性感染、输血相关性肝炎
生殖系统	急性盆腔炎、外阴切口感染、前列腺炎
腹部与消化系统	感染性腹泻、肝炎、腹腔感染
皮肤与软组织	压疮感染、疖、坏死性筋膜炎、乳腺炎、脐炎
手术部位	浅表切口感染、深部切口感染、腔隙感染
眼耳鼻喉口腔	结膜炎、中耳炎、副鼻窦炎、口腔感染
全身多个部位	多系统感染、多部位感染

三、医院感染的特点

（一）医院感染的微生物特点

1. 条件致病菌为主　医院感染的微生物主要为条件致病菌，占95%以上。如铜绿假单胞菌、大肠埃希菌、肺炎克雷伯菌、金黄色葡萄球菌、表皮葡萄球菌及肠球菌等。

2. 常具有耐药性甚至多重耐药性　抗生素的广泛使用甚至滥用，导致医院菌群的耐药性变异非常普遍，并且大多数菌种表现为对多种抗生素耐药。如 MRSA 对许多广谱抗生素都不敏感，是典型的医院感染多重耐药菌株。

3. 医院感染的病原菌谱不断变迁　20世纪五六十年代，世界范围内医院感染的常见病原菌为革兰阳性球菌，其典型代表为金黄色葡萄球菌；而到七八十年代以后，国内外医院感染均以革兰阴性菌为主，如大肠埃希菌、克雷伯菌、阴沟肠杆菌等肠杆菌科细菌以及铜绿假单胞菌、鲍曼不动杆菌等非发酵菌是引起医院感染的流行菌株。一些过去很少引起感染的细菌在近年来也频繁致病。如凝固酶阴性的葡萄球菌现在常引起免疫缺陷患者的严重医院感染，空调的普及也使嗜肺军团菌造成医院散发或暴发感染。

（二）医院感染的感染对象

免疫力低下的人群是医院感染的主要对象。如老年人和婴幼儿、糖尿病和艾滋病等免疫缺陷病的患者、免疫抑制剂使用者、接受放射治疗的患者、脾切除术后者等抗感染能力低下的患者，是医院感染的主要对象。

（三）医院感染的传播途径

医院感染在传播途径和方式上较社会感染更复杂，多数为接触传播。

1. 接触传播　有直接接触和间接接触两种方式。如患者之间，医护人员与患者之间，母婴之间可通过直接接触进行传播；当医护人员的手及衣物受病原体污染后，诊疗设备（注射器、插管、手术器械等）被污染或灭菌不彻底，都可成为间接感染的传播媒介。医护人员的双手在医院感染

的接触传播中起到很重要的作用。

2. 空气传播　环境中的微生物通过呼吸道飞沫、呼吸机、空调、气溶胶等传播。如手术室空气中的微生物可引起手术伤口的感染,在空气中存活力强的结核分枝杆菌可通过飞沫或尘埃进行传播。

3. 输血和注射　当血液及血液制品、药液、注射剂等被微生物污染后可通过输血和注射等途径进入体内而引起感染。我国已经报道多起输血或血制品后肝炎和艾滋病的病例。

四、医院感染的控制

医院感染的发生包括三个环节即感染源、传播途径和易感宿主。三者同时存在并相互联系,就构成了感染链。学者们认为,在现代医院感染的感染链中,不易控制病原体及宿主因素这两个环节,切断传播途径是预防和控制医院感染的首要措施,同时兼顾病原体和宿主因素的特点采取综合措施。

(一)成立医院感染的管理组织,加强医院感染的监测

建立医院感染的管理组织,由专职人员负责制定防控医院感染的各项规章制度和规划,长期地、系统地、有计划地观察医院感染的发生、分布及各种影响因素,确定医院感染的分布动态和变化趋势,及时采取控制措施,客观评价防治效果,以达到降低医院感染率的目的。

(二)严格执行无菌操作,强化消毒隔离制度

严格执行无菌操作,做好医院消毒隔离是防止医院感染的关键。在手术、换药、注射、穿刺、引流、导尿以及微生物检验标本的采集、运送和检验等医疗实践操作中均应严格执行无菌操作和遵守操作规程,并要有熟练的技术,减少组织损伤,避免血肿形成,防止污染。要经常对医护人员手部、医院环境的带菌情况进行监测;通过建筑设计的合理布局,定期清洗、消毒手术室以及空气净化过滤器等多种途径达到净化医院空气的目的;医院供应室必须实行消毒灭菌监控,定期进行消毒灭菌效果的监测;隔离室的空气必须过滤;医疗垃圾也应集中回收和统一处理。

(三)合理使用抗菌药物,有效控制医院感染

目前抗菌药物是医院内使用最广泛的一类药物,滥用抗菌药物的现象非常普遍,这种现象加剧了病原微生物的耐药。病原微生物的耐药甚至多重耐药增加了医院感染的发生率。而合理使用抗菌药物有利于预防和控制医院感染。

知识链接

合理使用抗生素的几点建议

1. 一定要有严格的用药指征。病毒感染或非细菌性发热,应视为抗生素使用的禁忌证。

2. 如能检出细菌,最好做药物敏感试验,选用最敏感的抗生素。

3. 用药量要足,还要保障坚持按疗程用药,"蜻蜓点水"式地用药对治疗不利。

4. 根据需要,必要时可联合用药。

5. 不要随意把抗生素作为预防感染用药使用。

6. 严格掌握抗生素的局部用药指征。

7. 对发热原因不明,且无可疑细菌感染征象者,不宜使用抗生素;对病情严重或细菌性感染不能排除者,可有针对性地选用抗生素。

8. 强调综合用药,提高机体免疫力,不要过分依赖抗菌药物。

归纳总结

细菌的致病性与细菌的毒力、侵入数量和侵入途径三个因素有关。其中细菌的毒力是由细菌的侵袭力、毒素(内毒素、外毒素)两部分组成。细菌外毒素大多由革兰阳性菌产生,主要成分为蛋白质,毒性强且有明显的组织选择性,免疫原性强,能经甲醛脱毒转变成类毒素。内毒素大多由革兰阴性菌产生,主要成分为脂多糖,毒性相对较弱,不同细菌产生的内毒素毒性作用大致相似,主要表现为发热反应、白细胞反应、内毒素血症与内毒素休克、DIC等。

感染的来源包括外源性感染和内源性感染。感染的方式有呼吸道、消化道、接触、节肢动物叮咬、创伤及多途径感染。细菌感染的类型分为隐性感染、显性感染、带菌状态三类。其中显性感染分局部感染和全身感染,全身感染可分为毒血症、菌血症、败血症、脓毒血症和内毒素血症。

医院感染是指医院内各类人群所获得的感染。医院感染以内源性感染为主。在我国引起医院感染的微生物主要为条件致病菌。医院感染的控制应采取综合措施:成立医院感染的管理组织,加强医院感染的监测;严格执行无菌操作,强化消毒隔离制度;合理使用抗菌药物,有效控制医院感染。

能力检测

一、单项选择题

1. 与细菌致病性无关的结构是(　　)。
A. 荚膜　　　B. 菌毛　　　C. 异染颗粒　　D. 脂多糖　　　E. 磷壁酸
2. 与细菌侵袭力无关的物质是(　　)。
A. 荚膜　　　B. 菌毛　　　C. 血浆凝固酶　D. 芽胞　　　E. 透明质酸酶
3. 有助于细菌在体内扩散的物质是(　　)。
A. 菌毛　　　B. 荚膜　　　C. M蛋白　　　D. 血浆凝固酶　E. 透明质酸酶
4. 内毒素不具有的毒性作用是(　　)。
A. 食物中毒　B. 发热　　　C. 休克　　　D. DIC　　　E. 白细胞反应
5. 关于内毒素的叙述,下列错误的一项是(　　)。
A. 来源于革兰阴性菌
B. 能用甲醛脱毒制成类毒素
C. 其化学成分是脂多糖
D. 性质稳定,耐热
E. 只有当菌体死亡裂解后才释放出来
6. 关于外毒素的叙述,下列错误的是(　　)。
A. 多由革兰阳性菌产生　　　　　　　B. 化学成分是蛋白质
C. 耐热,使用高压蒸汽灭菌法仍不能将其破坏　　D. 经甲醛处理可制备成类毒素
E. 可刺激机体产生抗毒素
7. 类毒素是(　　)。
A. 抗毒素经甲醛处理后的物质
B. 内毒素经甲醛处理后脱毒而保持免疫原性的物质
C. 外毒素经甲醛处理后脱毒而保持免疫原性的物质
D. 细菌经甲醛处理后的物质
E. 外毒素经甲醛处理后脱毒并改变了免疫原性的物质
8. 细菌由局部侵入血流,在血中繁殖,产生大量毒性物质,而引起人体中毒,称为(　　)。
A. 毒血症　　B. 脓毒血症　　C. 病毒血症　　D. 败血症　　E. 菌血症

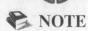

二、名词解释

感染　菌血症　败血症　脓毒血症　毒血症　医院感染

三、简答题

1. 病原菌的致病性与哪些因素有关？
2. 简述外毒素与内毒素的区别。

（余志刚）

第十八章　细菌感染的检查方法及防治原则

学习目标

◆掌握细菌标本采集与送检的原则。

◆熟悉细菌防治常用的生物制品及其应用。

◆了解细菌感染的检查方法。

案例引导

路易斯·巴斯德(1822—1895),法国微生物学家、化学家,近代微生物学的奠基人。被后人誉为"微生物学之父"。炭疽病是一种侵袭牛和许多其他动物包括人在内的严重传染病。路易斯·巴斯德证明有一种特殊的细菌是这种病的致病因素。但是远比这更为重要的是他发明了一种弱毒株炭疽芽胞杆菌,用这种弱毒株给牛注射,会使这种病发作轻微,而无致命危险,并且还会使牛对此病产生免疫力。他还成功地研制出鸡霍乱疫苗、狂犬病疫苗等多种疫苗,其理论和免疫法引起了医学实践的重大变革。人们很快就认识到他的这种方法同样可用于许多其他传染病的预防。

分析思考:

1. 炭疽病的疫苗实质是什么? 给牛注射该疫苗属于人工主动免疫还是人工被动免疫?

2. 路易斯·巴斯德的方法有什么重要的意义?

3. 你还知道路易斯·巴斯德在微生物学方面的哪些伟大成就?

第一节　细菌感染的检查方法

细菌感染的诊断主要包括以诊断病原菌及其抗原、代谢产物或核酸为目的的细菌学诊断和检测血清中特异抗体的血清学诊断。

一、细菌学诊断

(一)标本采集与运送

合理的标本采集、处理和送检是保证细菌感染检查结果正确的关键,应引起医护人员的重视。在采集与送检过程中必须符合下列几个原则,否则将直接影响到致病菌的检出。

(1)采集标本时应注意无菌操作,尽量避免杂菌污染。

(2)根据致病菌的感染部位和病期采取不同标本。例如:流行性脑脊髓膜炎取脑脊液、血液或淤斑渗出液;伤寒患者在病程1~2周内采取血液,2~3周时取粪便。

(3)采集标本应在使用抗菌药物之前,否则这种标本在分离培养时要加入药物拮抗剂。使用青霉素的加青霉素酶,使用磺胺药的加对氨基苯甲酸。在采取局部病变标本处,不可用消毒剂,必要时宜以无菌生理盐水冲洗,拭干后再取材。

重点: 标本采集时应尽早并严格无菌操作,并根据感染部位和病期采取不同标本。采集后及时送检。

（4）尽可能采取病变明显部位的材料。例如菌痢患者应取其沾有脓血或黏液的粪便,肺结核患者取其干酪样痰液等。

（5）标本必须新鲜,采集后尽快送检。送检过程中,除不耐寒冷的脑膜炎奈瑟菌、淋病奈瑟菌等要保暖外,多数菌可冷藏运送。粪便标本中含杂菌多,常置于甘油缓冲盐水保存液中。

（二）形态学检查

细菌的形态学检查法即利用显微镜观察直接涂片或分离培养的细菌形态,主要是指直接涂片镜检,该方法简单快速。凡在形态和染色性上具有特征的致病菌,直接涂片染色后镜检有助于初步诊断。例如痰中查见抗酸性细长杆菌,脓液中发现革兰阳性葡萄串状球菌或脑脊液中有革兰阴性双球菌时,可分别初步诊断为结核分枝杆菌、葡萄球菌或脑膜炎奈瑟菌感染。但很多细菌的形态和染色性缺乏明显特征,则需经细菌的分离培养后,对细菌进行生化试验和血清学鉴定。

（三）分离培养

原则上所有标本均应做分离培养,以获得纯培养后进一步鉴定。原为无菌部位采取的血液、脑脊液等标本,可直接接种至营养丰富的液体或固体培养基。从正常菌群存在部位采取的标本,应接种至选择或鉴别培养基。接种后放 37 ℃ 孵育,一般经 16～20 h 大多可生长茂盛或形成菌落。少数如布鲁菌、结核分枝杆菌生长缓慢,分别需经 3～4 周和 4～8 周才长成可见菌落。分离培养的阳性率要比直接涂片镜检高,但需时较久。因此,遇白喉等急性传染病时,可根据患者临床表现和直接涂片镜检结果作出初步诊断并及时治疗,不必等待培养报告,以免贻误治疗时间。

（四）生化试验

细菌的代谢活动依靠系列酶的催化作用,不同致病菌具有不同的酶系,故其代谢产物不尽相同,借此可对一些致病菌进行鉴别。例如肠道杆菌种类很多,形态、染色性基本相同,菌落亦类似。但它们的糖类和蛋白质的分解产物不完全一样,因而可利用不同基质进行生化试验予以区别。现已有多种微量、快速、半自动或自动的细菌生化反应试剂条(板)和检测仪器研制成功,并有商品供应。

（五）血清学试验

采用含有已知特异抗体的免疫血清与分离培养出的未知纯种细菌进行血清学试验,可以确定致病菌的种或型。常用方法是玻片凝集试验,在数分钟内就能得出结果。免疫荧光、协同凝集、对流免疫电泳、酶免疫、间接血凝、乳胶凝集等试验可快速、灵敏地检测标本中的微量致病菌的特异性抗原。这些方法的另一优点是即使患者已用抗生素等药物治疗,标本中的病菌被抑制或杀死使得培养不成功时,其特异性抗原仍可检出,有助于确定病因。

（六）动物实验

主要用于疑难的病原菌分离或微生物学的研究,对测定细菌致病性有重要意义。常用实验动物有小鼠、豚鼠和家兔等。应按实验要求,选用一定的年龄和体重,具有高度易感性的健康动物。接种途径有(皮内、皮下、腹腔、肌内、静脉、脑内)注射和灌胃等。

（七）药物敏感试验

药物敏感试验(简称药敏试验)对指导临床选择用药,及时控制感染有重要意义。方法有纸碟法、小杯法、凹孔法和试管法等,以纸碟法和试管法常用。纸碟法是根据抑菌圈有无、大小来判定试验菌对该抗菌药物耐药或敏感。试管法是以抗菌药物的最高稀释度仍能抑制细菌生长的测定管为终点,该管含药浓度即为试验菌的敏感度。

（八）分子生物学技术

近年来应用核酸杂交技术和 PCR 技术检测致病微生物核酸是临床诊断学的重大发展。

1. 核酸杂交技术　核酸杂交技术可以从标本中直接检出病原体,不受标本中的杂质干扰,对尚不能或难分离培养的病原体尤为适用。常用核酸杂交技术来检测的致病菌有结核分枝杆菌、

幽门螺杆菌、空肠弯曲菌和致病性大肠埃希菌等。

2. PCR 技术 PCR 技术是一种无细胞的分子克隆技术,能在体外经数小时的处理即可扩增成上百万个同一基因分子,然后对扩增后的基因进行检测。PCR 技术具有快速灵敏和特异性强等特点,现已用于生物医学中多个领域。在细菌学方面,可用 PCR 技术检测标本中的结核分枝杆菌、淋病奈瑟菌、肠产毒素型大肠埃希菌、军团菌等中的特异性 DNA 片段。

二、血清学诊断

人体受致病菌感染后,其免疫系统被刺激后发生免疫应答而产生特异性抗体。抗体的量常随感染过程而增多,表现为效价(titer,或称滴度)的升高。因此,用已知的细菌或其特异性抗原检测患者体液中有无相应特异抗体和其效价的动态变化,可作为某些传染病的辅助诊断。一般采取患者的血清进行试验,故这类方法通常称为血清学诊断(serological diagnosis)。血清学诊断主要适用于抗原性较强的致病菌和病程较长的感染性疾病。

机体血清中出现某种抗体,除患与该抗体相应的疾病外,亦可因曾受该菌隐性感染或近期预防接种所致。因此必须有抗体效价明显高于正常人的水平或随病程递增才有诊断价值。血清学诊断试验最好取患者急性期和恢复期双份血清标本,当后者的抗体效价比前者升高不低于 4 倍时方有意义。若患者在疾病早期即用抗菌药物,病菌在体内繁殖不多,抗体增长可能不明显。所以,细菌学检查和血清学诊断两者在细菌感染的确诊方面是相辅相成的。

常用于细菌性感染的血清学诊断种类有直接凝集试验(检测伤寒、副伤寒的肥达试验等)、乳胶凝集试验(检测脑膜炎奈瑟菌、流感嗜血杆菌等抗体)、沉淀试验(检测梅毒的 VDRL、RPR 试验等)、补体结合试验(检测 Q 热柯克斯体等抗体)、中和试验(检测风湿病的抗 O 试验等)和 ELISA 等。ELISA 技术已广泛用于多种病原体特异性抗体的检测。由于其特异、灵敏、快速,且可自动化检测大量标本,有逐渐替代其他血清学诊断方法的趋势。

第二节 细菌感染的防治原则

细菌所致感染性疾病的控制包括治疗和预防两个方面。治疗主要是合理使用抗菌药物;预防则必须对病原菌传播的各个环节(主要是传染源、传播途径、易感人群)进行控制。在同病原菌做斗争的过程中,免疫学防治是保护易感人群,特异性预防细菌感染的有效措施。

一、免疫学预防

免疫学预防包括人工主动免疫和人工被动免疫。人工主动免疫是将疫苗或类毒素等抗原物质接种于人体,使机体产生获得性免疫力,以达到长期预防的目的。人工被动免疫则是通过给机体注射抗毒素、丙种球蛋白、细胞因子等生物制品,达到紧急预防和治疗的目的。

二、药物治疗

1941 年青霉素投入临床使用,细菌感染性疾病的治疗从此进入抗生素时代。到了 20 世纪80 年代,越来越多的细菌对抗生素产生耐药性,抗菌治疗面临严重问题。了解抗菌药物的杀菌机制和细菌耐药性的产生机制,有助于正确使用抗菌药物和指导开发新型抗菌药物,控制细菌耐药性的产生和扩散。

临床使用的抗菌药物包括抗生素和化学合成抗菌药物。抗生素是某些微生物在代谢过程中产生的一类抗菌物质,极微量即能选择性地抑制或杀死某些病原微生物。抗生素大多由放线菌和丝状真菌产生。在抗生素母核中加入不同侧链或通过母核结构改造而获得的为半合成抗生素,完全化学合成的为化学合成抗菌药物。其杀菌机制如下。

1. 阻碍细胞壁的形成 如糖肽类抗生素(万古霉素和替考拉宁)和 β-内酰胺类抗生素(青霉

知识点:细菌感染的免疫学预防包括人工主动免疫和人工被动免疫;抗菌药物治疗时应注意耐药菌株。

素类、头孢菌素类等)。

2. 抑制蛋白质的合成　如氨基糖苷类抗生素(链霉素、庆大霉素、妥布霉素、阿米卡星等)、四环素类抗生素(四环素、多西环素、替加环素等)、大环内酯类抗生素(红霉素、螺旋霉素、克拉霉素、阿奇霉素等)、林可霉素、克林霉素、氯霉素等。

3. 抑制核酸的合成　如喹诺酮类抗菌药物(诺氟沙星、环丙沙星、氧氟沙星、吉米沙星等)、利福霉素类抗生素(利福平、利福布汀等)、磺胺类抗菌药物(磺胺甲噁唑等)、硝基咪唑类抗菌药物(甲硝唑等)。

4. 影响细胞膜的功能　如多黏菌素。

细菌可通过基因突变或"耐药基因"转移而成为耐药菌株,但耐药菌株在菌群中仅占极少部分,在自然环境下难以与占有压倒优势的敏感菌竞争,其生长规律必然受到正常菌群的拮抗。然而,抗生素的广泛应用提供了对耐药突变株的选择环境。例如当给患者长期使用抗生素,尤其是广谱抗生素时,正常菌群中敏感菌将迅速被抑制或"淘汰",使患者对医院流行的耐药菌株变得更加易感,耐药菌株乘机侵入并大量繁殖成为新的优势菌,最终取代敏感菌株的地位。可见,抗生素在耐药菌株产生过程中起到筛选作用。

归纳总结

细菌感染的检查方法包括细菌学诊断和血清学诊断。细菌学诊断时应注意标本的采集与运送。采集标本时应尽早并严格无菌操作,根据感染部位和病期采取不同标本,并尽可能采取病变明显部位的材料,采集后及时送检。细菌学检测的具体方法有形态学检查、分离培养、生化试验、血清学试验、动物实验、药物敏感试验和分子生物学技术等。细菌感染的防治有免疫学预防和药物治疗。其中免疫学预防采用人工主动免疫或人工被动免疫的方法,使机体获得特异性免疫力从而达到预防或治疗细菌感染的目的。抗菌药物治疗是治疗细菌感染的有效手段,但应注意合理使用抗菌药物,防止耐药性变异的产生。

能力检测

一、单项选择题

1. 在标本的采集与送检中不正确的做法是(　　)。

A. 严格无菌操作,避免杂菌污染

B. 采取局部病变标本时应先严格消毒

C. 标本采集后立即送检

D. 尽可能采集病变明显处标本

E. 标本容器上贴好标签

二、简答题

简述进行细菌学检测时标本采集和送检过程中应遵守的原则。

(余志刚)

第十九章　球　　菌

学习目标 ┃...

◆掌握葡萄球菌、链球菌、淋病奈瑟菌和脑膜炎奈瑟菌的生物学性状、致病性和防治原则。

◆熟悉肠球菌的生物学性状、致病性。

◆了解常见化脓性球菌的微生物学检查。

球菌(coccus)种类繁多,广泛分布于自然界和正常人体,多数为非致病性球菌。对人有致病作用的球菌主要引起化脓性炎症,又称化脓性球菌(pyogenic coccus)。根据革兰染色性不同,球菌分为两类:革兰阳性的葡萄球菌、链球菌、肠球菌和革兰阴性的脑膜炎奈瑟菌和淋病奈瑟菌。

第一节　葡萄球菌属

案例引导

某校多名学生在食堂进餐后 3 h,先后出现恶心、腹痛、腹泻、明显呕吐,伴有低热。白细胞升高,最高可达 4×10^{10}/L。取呕吐物及剩余食物进行微生物学检查,镜下可见革兰阳性球菌,葡萄状排列,普通培养基培养可见圆形、中等大小、金黄色、光滑菌落。

分析思考:

1. 根据症状及微生物学检查,初步判断为何种疾病? 由何种细菌所致?

2. 采取哪些措施可预防本病?

葡萄球菌属(Staphylococcus)是化脓性细菌中最常见者,因其常堆积成葡萄串状而得名。葡萄球菌广泛分布于自然界、人和动物的体表及与外界相通的腔道中,如口腔、鼻咽腔等。葡萄球菌属包括 30 多个种和亚种,其中金黄色葡萄球菌引起的感染最常见,占化脓性感染的 80% 左右。人类对该菌带菌率一般为 20%～50%,医务人员高达 70%,是引起医院交叉感染的重要病原菌。

一、生物学性状

(一)形态与染色

球形或略呈椭圆形,直径 1.0 μm 左右,在固体培养基上生长的细菌呈典型的葡萄串状排列(图 19-1),但在液体或脓汁中生长的葡萄球菌多成双或短链状排列。无芽胞,无鞭毛,体外培养时一般不形成荚膜,但某些菌株可有荚膜样黏液物质。革兰染色阳性。

(二)培养特性与生化反应

需氧或兼性厌氧,营养要求不高,在普通琼脂培养基上即可生长。最适生长温度为 37 ℃,最适宜 pH 值为 7.4。在 20% 的 CO_2 环境中有利于毒素产生。在肉汤培养基中经 37 ℃培养 18～24 h,呈均匀混浊生长,管底稍有沉淀。在普通琼脂平板上形成圆形、凸起、表面光滑、湿润、边缘整

重点:革兰阳性球菌,葡萄状排列。

重点:营养要求不高,耐盐性强。菌落为中等大小光滑型,有脂溶性色素,致病菌株可见 β 溶血。

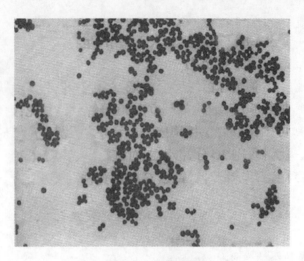

图 19-1　葡萄球菌

齐、不透明的菌落,直径 2～3 mm。属内不同菌种因产生金黄色、白色或柠檬色等脂溶性色素而使菌落着色。致病菌株在血平板上生长后,在菌落周围可见完全透明溶血环(β 溶血)。该菌耐盐性强,在含 10％～20％氯化钠培养基中仍能生长,故可用高盐培养基分离葡萄球菌。

触酶试验阳性。多数葡萄球菌能分解葡萄糖、麦芽糖和蔗糖产酸不产气。致病菌株能分解甘露醇,血浆凝固酶试验多为阳性。

（三）分类

葡萄球菌属现有 37 种、17 个亚种。其中金黄色葡萄球菌、表皮葡萄球菌和腐生葡萄球菌菌落色素以及生化反应各有特点,金黄色葡萄球菌多为致病菌,表皮葡萄球菌为条件致病菌,腐生葡萄球菌一般不致病。三者的主要性状见表 19-1。

表 19-1　三种葡萄球菌的主要性状

性　状	金黄色葡萄球菌	表皮葡萄球菌	腐生葡萄球菌
菌落色素	金黄色	白色	白色或柠檬色
凝固酶	＋	－	－
溶血素	＋	－	－
甘露醇分解	＋	－	－
葡萄球菌 A 蛋白	＋	－	－
耐热核酸酶	＋	－	－
致病性	强	弱或无	无

（四）抗原结构

1. 葡萄球菌 A 蛋白(staphylococcal protein A,SPA)　葡萄球菌 A 蛋白为存在于细胞壁表面有种属特异性的完全抗原。90％的金黄色葡萄球菌有此抗原。SPA 可与人类 IgG 分子中的 Fc 段发生非特异性结合,而 Fab 段仍能与相应的抗原发生特异性结合。在体内,SPA 与 IgG 结合后形成的复合物具有抗吞噬、促细胞分裂、引起超敏反应等作用。在临床上常用含 SPA 的葡萄球菌作为载体,结合特异性抗体后,来检测多种微生物抗原,该试验称为协同凝集试验。

2. 荚膜抗原　宿主体内的金黄色葡萄球菌表面存在有荚膜多糖抗原,有利于细菌黏附到细胞或生物合成材料(如人工关节、生物性瓣膜等)表面,引起感染。

（五）抵抗力

葡萄球菌对外界的抵抗力强于其他无芽胞菌。在干燥的脓汁或痰液中可存活 2～3 个月;加热 60 ℃ 1 h 或 80 ℃ 30 min 才将其杀死;对龙胆紫敏感,十万分之一的龙胆紫溶液可抑制其生

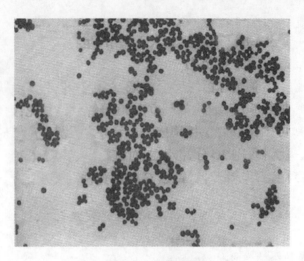

知识点:SPA 可与 IgG Fc 段结合,体内抗吞噬,体外用于协同凝集试验。

知识点:抵抗力较强,耐甲氧西林金黄色葡萄球菌为医院感染最常见的致病菌。

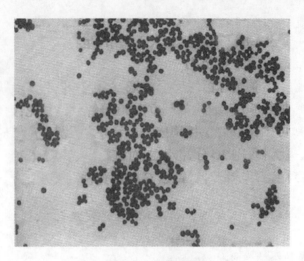

长;2%石炭酸中 15 min 或 1%的升汞中 10 min 死亡;对青霉素、红霉素、庆大霉素、链霉素均敏感。本菌易产生耐药性,目前金黄色葡萄球菌对青霉素 G 的耐药株高达 90%以上。尤其是耐甲氧西林金黄色葡萄球菌(methicillin-resistant staphylococcus aureus,MRSA),已经成为医院感染最常见的致病菌。

二、致病性与免疫性

(一)致病物质

金黄色葡萄球菌能产生多种侵袭性酶类和毒素,致病力较强。

1. 凝固酶 凝固酶能使含枸橼酸钠或肝素抗凝剂的人或兔的血浆发生凝固。多数致病菌株能产生凝固酶,可作为鉴定葡萄球菌有无致病性的重要指标。致病性葡萄球菌产生两种凝固酶,分泌至细菌体外的称为游离凝固酶,结合在菌体表面不释放的称为结合凝固酶。

凝固酶可使血浆中的纤维蛋白原变成纤维蛋白,沉积在菌体表面,不仅阻碍吞噬细胞对细菌的吞噬,还能保护细菌不受血清中杀菌物质的杀伤,同时使得病灶处细菌不易扩散。故葡萄球菌引起的感染易于局限化和形成血栓,脓汁黏稠。

2. 葡萄球菌溶血素 葡萄球菌能产生 α、β、γ、δ、ε 五种溶血素,对人有致病作用的主要是 α 溶血素。α 溶血素是一种外毒素,不耐热,对多种哺乳类动物红细胞、白细胞、血小板、肝细胞、成纤维细胞等均有损伤作用。α 溶血素经甲醛脱毒可制成类毒素。

3. 杀白细胞素 杀白细胞素能破坏中性粒细胞和巨噬细胞。杀白细胞素含有两种蛋白质组分,两者必须协同才能通过改变细胞膜的通透性破坏细胞;能抵抗宿主吞噬细胞的吞噬,增强细菌的侵袭力。

4. 肠毒素 肠毒素是一组对热稳定的可溶性蛋白质,耐热 100 ℃ 30 min,可抵抗胃肠液中蛋白酶的水解作用。50%临床分离的金黄色葡萄球菌可产生肠毒素。误食产毒菌株污染的食物如牛奶、肉类、鱼和蛋类后,大量肠毒素作用于肠道神经受体,刺激呕吐中枢,引起以呕吐为主要症状的急性胃肠炎,即食物中毒。

5. 表皮剥脱毒素 表皮剥脱毒素亦称表皮溶解毒素,具有抗原性,可制成类毒素。能裂解表皮组织的棘状颗粒层,使表皮与真皮脱离,引起剥脱性皮炎。

6. 毒性休克综合征毒素-1 可引起毒性休克综合征,致机体发热、休克及出现脱屑性皮疹,并增加对内毒素的敏感性,导致机体多个器官系统的功能紊乱。

(二)所致疾病

金黄色葡萄球菌是人类重要的致病菌,对人类所致疾病主要有如下两种类型。

1. 侵袭性疾病 葡萄球菌可通过多种途径侵入机体,引起化脓性感染。

(1)局部感染 主要有皮肤软组织感染,如疖、痈、脓肿、甲沟炎、睑腺炎(麦粒肿)及创伤感染等。临床表现是脓汁黄色、黏稠无臭味,病灶局限。发生在危险三角区的疖被挤压,细菌会沿内眦静脉进入颅内海绵窦,引起海绵状静脉炎。此外还可引起内脏器官感染如支气管炎、肺炎、中耳炎、新生儿脐炎、脑膜炎等。

(2)全身感染 由于外力挤压疖肿或过早切开未成熟的脓肿,细菌可向全身扩散,在机体免疫力低下时,可大量繁殖引起败血症;或随血流进入肝、脾、肾等器官,引起多发脓肿,即脓毒血症。

2. 毒素性疾病

(1)食物中毒 食入肠毒素污染的食物后经 1~6 h 潜伏期,出现恶心、呕吐、腹痛、腹泻等急性胃肠炎症状,呕吐最为突出。1~2 天内可恢复。少数严重者可发生虚脱或休克。为夏秋季节常见的胃肠道疾病。

(2)烫伤样皮肤综合征 由致病菌产生的表皮剥脱毒素引起,初期皮肤出现红斑,1~2 天表皮起皱,继而出现含清亮液体的水疱,易破溃,最后表皮上层脱落。多见于新生儿、婴儿和免疫力

重点:凝固酶作为鉴定葡萄球菌有无致病性的重要指标。可产生葡萄球菌溶血素、杀白细胞素、肠毒素、表皮剥脱毒素、毒性休克综合征毒素-1。

重点:金黄色葡萄球菌主要引起化脓性感染、食物中毒、烫伤样皮肤综合征、毒素休克综合征。

低下的成人。

（3）毒素休克综合征　主要表现为急性高热、恶心、呕吐、猩红热样皮疹伴脱屑及低血压,严重时还可出现心、肾功能衰竭,甚至发生休克。

表皮葡萄球菌一般不致病,在特殊情况下可成为条件致病菌。主要引起免疫力低下者和儿童的感染。感染类型有:①泌尿系感染:仅次于大肠埃希菌,为年轻女性急性膀胱炎的主要致病菌,使用器械检查尿道易发生此类膀胱炎。②细菌性心内膜炎:因心瓣膜修复术而感染。③败血症:仅次于大肠埃希菌和金黄色葡萄球菌。目前表皮葡萄球菌感染已成为瓣膜修复术或胸外科手术中的严重问题。

葡萄球菌引起感染后虽能获得一定的免疫力,但难以防止再次感染。

三、微生物学检查

1. 标本　依据病情可采取脓汁、血液、脑脊液、尿液和骨髓穿刺液等。食物中毒取剩余食物、患者呕吐物及粪便等不同标本。

2. 直接涂片镜检　取标本涂片,革兰染色后镜检。一般根据细菌形态、排列和染色特性可做出初步诊断。

3. 分离培养和鉴定　将标本接种至血琼脂平板,37 ℃孵育18～24 h后挑选可疑菌落行涂片染色镜检。血液标本需经肉汤培养基增菌后,再接种到血琼脂平板。致病性葡萄球菌的主要特点:菌落有金黄色色素、有溶血性,凝固酶试验阳性,发酵甘露醇。

4. 药物敏感试验　金黄色葡萄球菌易产生耐药性变异,约90%的菌株产生β-内酰胺酶而耐药。对临床分离的菌株,必须做药物敏感试验,以确定敏感药物。

5. 葡萄球菌肠毒素检查　用于葡萄球菌性食物中毒的诊断。常用方法有动物实验、ELISA等。目前也可用特异的核酸杂交技术和PCR技术检测葡萄球菌是否为产肠毒素的菌株。

四、防治原则

重点:注意个人卫生和消毒隔离,防止医源性感染。

注意个人卫生和消毒隔离,防止医源性感染,主要包括:①及时使用消毒药物处理皮肤创伤。②皮肤有化脓性感染者,未治愈前不宜从事食品制作或饮食服务行业。③治疗应根据药物敏感试验结果,防止耐药性菌株扩散。④反复发作的顽固性疖疮,宜采用自身菌苗或类毒素进行人工主动免疫,有一定疗效。

第二节　链球菌属

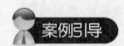

患者,男,2岁,体温升高至40 ℃,呼吸急促。在X线胸片中呈肺段或肺叶急性炎症伴实变,血象高。痰培养,在血平板上形成草绿色溶血、中间凹陷的菌落,革兰染色镜下呈矛头状相对排列。

分析思考:

1. 引起本病最可能的病菌是什么? 所致疾病是什么? 如何进行防治?

2. 草绿色溶血属于哪类溶血? 还有哪些溶血形式? 举例说明。

链球菌属(*Streptococcus*)是引起化脓性炎症的另一类常见的细菌,广泛分布于自然界、人及动物鼻咽部和肠道等处,大多数为正常菌群,不致病。链球菌属中对人类致病的主要是A族链球菌和肺炎链球菌,引起化脓性感染、猩红热、风湿热、肾小球肾炎等。

一、链球菌

（一）生物学性状

1. 形态与染色 球形或椭圆形，直径 0.6～1.0 μm，革兰染色阳性，常呈链状排列。链的长短与菌种和生长环境有关，在液体培养基中易形成长链，在固体培养基上和脓汁标本中多为短链、成双或单个散在排列。无鞭毛，无芽胞，在培养早期多数菌株可形成荚膜，当细菌自身产生透明质酸酶可使得荚膜消失。细胞壁外有菌毛样结构，含型特异性的 M 蛋白(图 19-2)。

> 重点：革兰阳性球菌，链状排列，无芽胞和鞭毛。

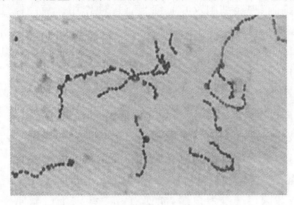

图 19-2 链球菌

2. 培养特性与生化反应 多数为兼性厌氧，少数为专性厌氧。营养要求较高，需在含血液、血清、葡萄糖等物质的培养基中才能生长。最适生长温度 37 ℃，最适 pH 值为 7.4～7.6。在血清肉汤培养基中呈絮状沉淀生长；在血平板上，形成灰白色、表面光滑、边缘整齐、直径 0.5～0.75 mm 的细小菌落，不同菌株形成的菌落周围可出现不同的溶血环。

> 重点：营养要求高，血平板上为灰白色、细小菌落，不同菌株可出现不同的溶血环。

链球菌能分解葡萄糖，产酸不产气，对乳糖、甘露醇的分解因菌而异。链球菌一般不分解菊糖，不被胆汁溶解，可用这两个特性来鉴别甲型溶血性链球菌和肺炎链球菌。

3. 抗原结构 链球菌抗原结构较复杂，主要有三种：①多糖抗原：又称 C 抗原，存在于细胞壁中，具有群特异性，是链球菌血清学分群的依据。②蛋白抗原：又称表面抗原，位于多糖抗原的外层，有 M 蛋白、F 蛋白、G 蛋白等，具有型特异性。③核蛋白抗原：无特异性，各种链球菌均相同。

> 知识点：多糖抗原是链球菌血清学分群的依据。

4. 分类

（1）根据溶血现象分类 按链球菌在血琼脂平板上的溶血现象分为：①甲型溶血性链球菌：血平板上菌落周围形成 1～2 mm 宽的草绿色溶血环，称甲型溶血或 α 溶血，低倍镜观察可见 α 溶血环内红细胞并未完全溶解，故亦称不完全溶血。这类菌多为条件致病菌。②乙型溶血性链球菌：血平板上菌落周围形成 2～4 mm 宽、界限分明、完全透明的无色溶血环，称乙型溶血或 β 溶血，β 溶血环中的红细胞完全溶解，故又称完全溶血。这类链球菌又称为溶血性链球菌。致病力较强，常引起人类和动物的多种疾病。③丙型链球菌：不产生溶血素，菌落周围无溶血环，因而亦称为不溶血性链球菌。一般不致病，常存在于乳类和粪便中。

> 重点：甲型溶血性链球菌为条件致病菌，乙型溶血性链球菌为致病菌，对人类致病的链球菌 90% 属 A 群。

（2）根据抗原结构分类 根据链球菌细胞壁中多糖抗原的不同，将链球菌分为 A、B、C 等 20 群，对人类致病的链球菌 90% 属 A 群。同一群的链球菌又分若干型。链球菌的群别与其溶血性之间无平行关系，但对人类致病的 A 群链球菌多形成 β 溶血。

5. 抵抗力 抵抗力较弱，60 ℃ 30 min 即可杀死该菌。对常用消毒剂敏感。在干燥的痰中可存活数周。对青霉素、红霉素、四环素及磺胺类药物均敏感。青霉素是链球菌感染的首选药物。

> 重点：青霉素是链球菌感染的首选药物。

（二）致病性与免疫性

1. 致病物质 A 群链球菌是链球菌中致病力最强者，致病物质主要有细菌胞壁成分、外毒素及侵袭性酶类。

重点：致病物质主要有细菌胞壁成分、外毒素及侵袭性酶类；链球菌引起的化脓性感染病灶界限不清，脓汁稀薄，感染易扩散。

（1）细菌胞壁成分　①脂磷壁酸：一种黏附素，与 M 蛋白一起构成菌毛样结构，增强细菌对细胞的黏附性。②F 蛋白：A 群链球菌重要的黏附素成员，有利于其黏附、定植和繁殖。③ M 蛋白：具有抵抗吞噬细胞的吞噬和杀菌作用，此外 M 蛋白与心肌、肾小球基底膜有共同抗原，因此与某些超敏反应性疾病有关。

（2）外毒素　①链球菌溶血素：链球菌溶血素有两种，链球菌溶血素 O(streptolysin O，SLO)和链球菌溶血素 S(streptolysin S，SLS)。SLO 为含—SH 的蛋白质，对氧敏感，遇氧时，—SH 基易被氧化为—S—S—基，失去溶血活性。若加入半胱氨酸等还原剂，溶血作用可逆转。SLO 对中性粒细胞、血小板、巨噬细胞、神经细胞及心肌细胞有毒性作用。免疫原性强，可刺激机体产生抗链球菌溶血素 O 抗体(antistreptolysin O，ASO)。在链球菌感染 2～3 周至一年内，85％～95％患者血清中可检出 ASO。活动性风湿热患者 ASO 显著增高，故临床常以测定 ASO 含量作为风湿热及其活动性的辅助诊断。SLS 对氧稳定，对热和酸敏感，不宜保存。无免疫原性。链球菌在血平板上的 β 溶血是由 SLS 所致。②致热外毒素：致热外毒素又称红疹毒素或猩红热毒素，是人类猩红热的主要毒性物质。其化学成分为蛋白质，抗原性强，有 A、B、C 三种血清型，较耐热，96 ℃ 45 min 才能被完全破坏。此毒素使吞噬细胞释放内源性致热源，直接作用于下丘脑的体温调节中枢而引起发热；还与猩红热的皮疹形成有关。

（3）侵袭性酶类　①透明质酸酶：能分解细胞间质的透明质酸，有利于细菌扩散，故又称扩散因子。②链激酶：又称链球菌溶纤维蛋白酶，能使血液中纤维蛋白酶原变成纤维蛋白酶，可溶解血块或阻止血浆凝固，有助于细菌扩散。③链道酶：亦称 DNA 酶，能分解脓汁中具有高度黏稠性的 DNA，使脓汁稀薄，促进病菌扩散。故链球菌引起的化脓性感染病灶界限不清，脓汁稀薄，感染易扩散。

重点：A 群链球菌主要引起化脓性感染、中毒性疾病和超敏反应性疾病；甲型溶血性链球菌引起亚急性细菌性心内膜炎。

2. 所致疾病　A 群链球菌引起的疾病约占人类链球菌感染的 90％，其传染源为患者和带菌者，传播方式有空气飞沫传播、经皮肤伤口感染等途径，可引起化脓性感染、中毒性疾病和超敏反应性疾病。

（1）化脓性感染　常见皮肤和皮下组织感染和其他系统感染，如蜂窝织炎、丹毒、扁桃体炎、淋巴管炎、脓疱疮、败血症等。

（2）中毒性疾病　猩红热是由产生红疹毒素的 A 群链球菌引起的急性呼吸道传染病。10 岁以下儿童多发，潜伏期 2～3 天，主要临床表现为发热、咽炎、全身弥漫性鲜红色皮疹及疹退后明显的脱屑、口周苍白圈和杨梅舌等。

（3）超敏反应性疾病　①风湿热：常继发于 A 群链球菌感染引起的咽炎或扁桃体炎，潜伏期 2～3 周，临床表现为发热、关节炎、心肌炎等。②急性肾小球肾炎：多见于儿童和青少年，临床以发热、血尿、蛋白尿、水肿、高血压为主要表现。其发病机制属于Ⅱ型或Ⅲ型超敏反应。

甲型溶血性链球菌是条件致病菌。拔牙或扁桃体摘除时，寄居在口腔、龈隙中的甲型溶血性链球菌乘机侵入血液，心脏若有先天性缺陷、风湿性损伤或人工瓣膜患者，细菌可在该处停留繁殖，引起亚急性细菌性心内膜炎。厌氧性的异链球菌与龋齿的发生密切相关。

A 群链球菌感染后，机体可获得对同型链球菌的特异性免疫力。链球菌的型别多，各型之间无交叉免疫力，故常可反复感染。患过猩红热后能建立牢固的同型抗毒素免疫。

知识点：风湿热辅助诊断用抗链球菌溶血素 O 试验。

（三）微生物学检查

1. 标本　根据不同疾病采取相应标本。例如创伤感染的脓汁，咽喉、鼻腔等病灶的棉拭子，败血症的血液等。风湿热患者取血做抗链球菌溶血素 O 抗体测定。

2. 直接涂片镜检　脓汁可直接涂片进行革兰染色，镜检发现有典型的链状排列球菌时，可做出初步诊断。

3. 分离培养与鉴定　脓汁或棉拭子直接接种在血琼脂平板，血液标本应先增菌后，再接种血琼脂平板，37 ℃ 孵育 24 h 后，如有 β 溶血菌落，应与葡萄球菌区别；若有 α 溶血菌落，要和肺炎链球菌鉴别。心内膜炎病例，因甲型溶血性链球菌生长缓慢，孵育时间至少延长至 3 周才能判定

结果。

4. 血清学试验 抗链球菌溶血素 O 试验简称抗 O 试验,常用于风湿热的辅助诊断。风湿热患者血清中 ASO 比正常人显著增高,大多在 250 U,活动性风湿热患者一般超过 400 U。

（四）防治原则

应对患者和带菌者及时治疗,以减少传染源。此外,还应注意对空气、器械和敷料等消毒。对急性咽喉炎和扁桃体炎患者,尤其是儿童,要早期彻底治疗以防止超敏反应性疾病的发生。治疗 A 群链球菌感染时,青霉素为首选药物。

二、肺炎链球菌

肺炎链球菌（*pneumococcus*）俗称肺炎球菌。常寄居在正常人的鼻咽腔内,多数不致病,只形成带菌状态,当机体免疫力降低时致病。主要引起大叶性肺炎、脑膜炎、支气管炎等。

（一）生物学性状

菌体呈矛头状,多成双排列,宽端相对,尖端向外。革兰染色阳性,无鞭毛和芽胞,在机体内可形成厚荚膜（图 19-3）。

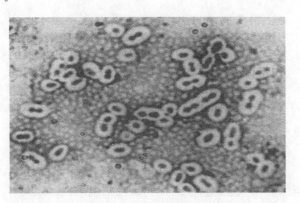

图 19-3 肺炎链球菌

兼性厌氧,营养要求较高,在血平板上形成细小、灰白色、圆形略扁、半透明、有草绿色溶血环的菌落。培养超过 24 h,因产生自溶酶,细菌自溶,使平板上菌落中央下陷呈脐窝状,血清肉汤由混浊渐变澄清。自溶酶可被胆汁或胆盐激活,促进培养物中细菌自溶,借此可与甲型链球菌鉴别。

肺炎链球菌抗原有荚膜多糖抗原和菌体抗原两种。荚膜多糖抗原具有型特异性,可将肺炎链球菌分为 80 多个血清型。菌体抗原是存在于细胞壁中的 C 多糖,具有种特异性,可与宿主血清中 C 反应蛋白结合,C 反应蛋白在急性炎症时急剧增多,用 C 多糖来测定 C 反应蛋白可辅助诊断活动性风湿热。

本菌对理化因素抵抗力较弱,对一般消毒剂敏感。

（二）致病性与免疫性

1. 致病物质 肺炎链球菌主要致病物质是荚膜,有抗吞噬作用。此外,肺炎链球菌溶血素 O 可溶解红细胞,脂磷壁酸、神经氨酸酶与肺炎链球菌的黏附、定植、繁殖及扩散有关。

2. 所致疾病 肺炎链球菌仅在感染、营养不良和抵抗力下降等因素导致呼吸道异常或受损伤时才引起感染。主要引起大叶性肺炎,其次为支气管炎。肺炎后可继发胸膜炎、脓胸、中耳炎、脑膜炎、败血症等。

病后可建立较牢固的型特异性免疫。其免疫机制主要是产生荚膜多糖型特异抗体,在发病后 5～6 天就可形成抗体。

（三）微生物学检查

根据病变部位,采取痰液、脓汁、血液或脑脊液等标本。可直接涂片镜检,若发现典型的革兰

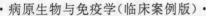

NOTE

阳性、具有荚膜的双球菌存在,即可作出初步诊断。血液或脑脊液须先经血清肉汤培养基增菌后,再在血平板上分离培养。肺炎链球菌主要应与甲型溶血性链球菌鉴别,常用方法有胆汁溶菌试验、荚膜肿胀试验、动物毒力试验等。

（四）防治原则

多价肺炎链球菌荚膜多糖疫苗可用于预防儿童、老年人和慢性病患者等肺炎链球菌性肺炎、败血症、脑膜炎等。肺炎链球菌感染可用青霉素治疗。

第三节 肠球菌属

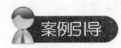

患者,女,56岁,时常有尿急、尿痛症状,尿白细胞升高。尿培养,血平板上呈灰白色、不透明、表面光滑的小菌落,无色素,无溶血环,革兰染色镜下成双或短链状、卵圆形革兰阳性菌。

分析思考:

1. 此患者可能是什么疾病?引起本病最可能的病菌是什么?

2. 还需要做哪些微生物学检查以确定病菌?

肠球菌属(*Enterococcus*)广泛分布在自然界,是人类和动物肠道中的正常菌群,为医院感染的重要病原菌,不仅可引起尿路感染、皮肤软组织感染,还可引起危及生命的腹腔感染、败血症、心内膜炎和脑膜炎。由于其固有耐药性,故治疗较困难。

一、生物学性状

肠球菌为球形或椭圆形,成双或短链状排列,革兰染色阳性,无芽胞,无荚膜,无鞭毛。

需氧及兼性厌氧菌,最适生长温度35 ℃,最适 pH 值为 7.4～7.6。在血液琼脂平板上经 37 ℃培养 18 h 后,可形成灰白色、不透明、表面光滑、直径 0.5～1 mm 大小的圆形菌落。不同菌株溶血性不同,典型菌落为不溶血性,但也可出现 α 或 β 型溶血。与链球菌的显著区别是肠球菌能在高盐(6.5%NaCl)、高碱(pH 9.6)、40%胆汁培养基上和 10～45 ℃环境下生长,并对许多抗菌药物表现为固有耐药。

肠球菌曾归类于链球菌属,现另立为肠球菌属,由 29 个种组成。对人类致病的主要为粪肠球菌(*E. faecalis*)和屎肠球菌(*E. faecium*)。在临床分离菌中粪肠球菌占85%～95%、屎肠球菌占 5%～10%,其余少数为坚韧肠球菌和其他肠球菌。

二、致病性与免疫性

肠球菌毒力不强,只有在一定条件下才能引起组织病变,导致感染。

（一）致病物质

肠球菌属的致病物质主要有表面黏附素、炎症调节因子和毒素。肠球菌可通过黏附素吸附至肠道、泌尿道上皮细胞及心内膜细胞。炎症调节因子可激活补体、诱导白细胞释放肿瘤坏死因子和干扰素而引起组织损伤。细胞溶素为肠球菌质粒编码的细菌素蛋白,能抑制革兰阳性菌生长,诱导局部组织损伤。

（二）所致疾病

肠球菌为正常菌群,但可引起机会性感染,容易在年老体弱、表皮黏膜破损以及抗生素使用不当等条件下产生感染。近年来,由于免疫抑制剂的使用、抗生素滥用、侵入性治疗增加等因素,肠球菌感染逐年增加,已成为医院感染的主要致病菌之一。

1. 泌尿道感染 泌尿道感染为仅次于大肠埃希菌的医院感染,一般表现为膀胱炎、肾盂肾炎,少数表现为肾周围脓肿等。

2. 腹腔、盆腔感染 肠球菌感染中居第 2 位。腹腔、盆腔感染常是肠球菌与大肠埃希菌或脆弱拟杆菌的混合感染。

3. 败血症 肠球菌感染中居第 3 位,低于金黄色葡萄球菌感染。其中 87% 为粪肠球菌、9% 为尿肠球菌、4% 为坚韧肠球菌。主要发生于腹腔、盆腔化脓性感染、泌尿生殖道感染、胆道感染和烧伤创面感染等。患者多为老年人、中青年女性、衰弱或肿瘤患者。

4. 心内膜炎 5%～20% 的心内膜炎由肠球菌引起,为引起心内膜炎的第 3 位病原菌,其中 93% 为粪肠球菌、5% 为尿肠球菌、2% 为坚韧肠球菌。

三、微生物学检查

1. 标本直接检查 常规方法采集血、尿、创伤标本和其他拭子,除了血标本之外的其他标本可直接涂片做革兰染色进行显微镜观察。

2. 分离培养与鉴定 标本接种于血琼脂平板,经 37 ℃培养 18～24 h 后,可形成灰白色、不透明、表面光滑、直径 0.5～1 mm 大小的圆形菌落,菌落周围可无溶血环,也可出现 α 溶血或 β 溶血。常用的鉴定试验有触酶试验、胆汁-七叶苷试验和 6.5% NaCl 生长试验。肠球菌触酶试验阴性,在胆汁-七叶苷和含 6.5%NaCl 培养基中可以生长。

四、防治原则

患者免疫防御功能正常时,大部分肠球菌感染经治疗可获痊愈。大部分肠球菌对呋喃妥因敏感,成功用于尿路感染。可单独应用青霉素、氨苄西林或万古霉素治疗尿路感染非产酶株。常用青霉素或氨苄西林与氨基糖苷类药物联合用药治疗肠球菌引起的心内膜炎、脑膜炎等感染。

第四节 奈瑟菌属

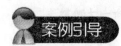 案例引导

患者,女,4 岁,有颅内感染症状:剧烈头痛、喷射状呕吐、颈项强直等,皮肤出现淤斑,采集脑脊液后直接涂片检查,革兰染色镜下有大量革兰阴性、呈双肾状排列的细菌,并有大量细胞。

分析思考:

1. 该患者可能诊断为哪种疾病?由什么病菌感染引起?

2. 该病传播途径是什么?如何防治?

奈瑟菌属(Neisseria)是一群常成双排列的革兰阴性球菌。人类是其自然宿主,主要寄居在人类的鼻咽部、胃肠道和泌尿生殖道。其中对人类致病的只有脑膜炎奈瑟菌和淋病奈瑟菌。

一、脑膜炎奈瑟菌

脑膜炎奈瑟菌,俗称脑膜炎球菌(meningococcus),是流行性脑脊髓膜炎(简称流脑)的病原体。

(一)生物学性状

1. 形态与染色 菌体呈肾形或豆形,常成双排列,凹面相对,直径 0.6～0.8 μm,无芽胞和鞭毛。在患者的脑脊液中,多位于中性粒细胞内,形态典型。新分离的菌株多有荚膜和菌毛。革兰染色阴性。

2. 培养特性与生化反应 专性需氧。营养要求较高,常用巧克力血琼脂平板培养,初次分离

重点:革兰阴性球菌,常成双排列,有荚膜和菌毛;专性需氧,巧克力血琼脂平板培养,初次分离培养需 5%～10% 的 CO_2;抵抗力较弱。

培养需 5%～10%的 CO_2。最适生长温度 37 ℃，低于 30 ℃ 或高于 40 ℃ 则不生长。最适 pH 值为 7.4～7.6。经培养形成无色、圆形、凸起、光滑、透明、湿润、似露滴状菌落。在血清肉汤中呈混浊生长。脑膜炎奈瑟菌多能分解葡萄糖和麦芽糖，产酸不产气，不分解蛋白质。

3. 抗原结构与分类 ①荚膜多糖抗原：据此将脑膜炎奈瑟菌分 A、B、C 等 13 个血清群，以 C 群致病力最强，我国 95% 以上为 A 群。②外膜蛋白抗原：有型特异性，据此将各血清群（A 群除外）分为若干血清型。③脂多糖抗原：脑膜炎奈瑟菌的主要致病物质。

4. 抵抗力 抵抗力较弱，对冷、热、干燥及消毒剂极敏感，在生理盐水中仅存活数小时，加热 60 ℃ 5 min 即死亡。可产生自溶酶，故标本应保温、保湿立即送检。

（二）致病性与免疫性

1. 致病物质 ①菌毛：可黏附至鼻咽部黏膜上皮细胞表面，利于入侵。②荚膜：有抗吞噬作用，能增强细菌的侵袭力。③内毒素：主要致病物质，可作用于小血管和毛细血管，引起坏死、出血，导致皮肤淤斑和微循环障碍。严重败血症时可导致中毒性休克或弥散性血管内凝血。

2. 所致疾病 人类是唯一易感宿主，通过飞沫经呼吸道传播。传染源是患者和带菌者。多在冬春季流行，流行性脑脊髓膜炎流行期间，正常人群带菌率达 70% 以上，是重要的传染源。易感者主要为 5 岁以下儿童和老人。因侵入病原菌毒力、数量和机体免疫力不同，流行性脑脊髓膜炎的病情轻重不一。临床类型包括普通型、暴发型和慢性败血症型。脑膜炎奈瑟菌首先侵入鼻咽部，若免疫力强，细菌被消灭；若免疫力较弱，细菌则侵入血液导致败血症。极少数免疫力弱的患者，细菌经血侵入脑脊髓膜，引起化脓性炎症，产生剧烈头痛、喷射状呕吐、颈项强直等脑膜刺激症状。细菌引起细小血管栓塞，导致皮肤出现淤斑。普通型占 90% 左右，主要表现有突发寒战、高热、出血性皮疹。暴发型较为少见，可出现烦躁不安、意识障碍、昏迷等，若不及时抢救，常于 24 h 内死亡。慢性败血症型成人患者较多，病程可迁延数日。

免疫以体液免疫为主。显性感染、隐性感染或接种疫苗后 2 周，血清中群特异性抗体水平提高。6 个月以内的婴儿可通过母体获得抗体，故具有一定的免疫力。人类可从正常寄居于鼻咽部、不致病脑膜炎奈瑟菌间共同抗原中获得一定的免疫性。

（三）微生物学检查

可取患者的脑脊液、血液或刺破出血斑取出的渗出物等标本。脑膜炎奈瑟菌对低温和干燥极敏感，标本采取后应注意保暖、保湿并立即送检。脑脊液、皮肤淤点渗出液可直接涂片染色后镜检，如发现中性粒细胞内、外有革兰阴性双球菌，可做出初步诊断。血液或脑脊液接种至血清肉汤培养基增菌，有细菌生长再做生化反应和玻片凝集试验鉴定。脑膜炎奈瑟菌很容易自溶，可用敏感、特异的对流免疫电泳、SPA 协同凝集试验和 ELISA 等方法快速诊断血液或脑脊液中的可溶性抗原。

（四）防治原则

流行性脑脊髓膜炎的防治要做到早发现、早诊断、早治疗和早防控。对儿童注射流行性脑脊髓膜炎荚膜多糖疫苗进行特异性预防。流行期间儿童可口服磺胺药物等预防。治疗首选药物为青霉素，剂量要大，若对青霉素过敏者可选用红霉素。

二、淋病奈瑟菌

淋病奈瑟菌俗称淋球菌（*gonococcus*），主要引起人类泌尿生殖系统黏膜的化脓性感染（淋病）。淋病是目前我国流行的发病率最高的性传播疾病。

（一）生物学性状

1. 形态与染色 菌体呈肾形或咖啡豆形，常成双排列，直径 0.6～0.8 μm。脓汁标本中，大多数淋病奈瑟菌常位于中性粒细胞内，但慢性淋病患者体内的奈瑟菌多分布在中性粒细胞外。无芽胞和鞭毛，有荚膜和菌毛。革兰染色阴性。

NOTE

2. 培养特性与生化反应 专性需氧,初次分离培养时需提供 5% 的 CO_2。营养要求高,常用巧克力血琼脂平板培养。最适生长温度 35 ℃,低于 30 ℃ 或高于 36 ℃ 不生长。最适 pH 值为 7.5。在巧克力血琼脂平板上经 24 h 培养,可形成圆形、凸起、灰白色、直径 0.5～1.0 mm 的光滑型菌落。淋病奈瑟菌只分解葡萄糖,产酸不产气,不分解其他糖类。氧化酶试验阳性。

3. 抗原结构与分类 ①菌毛蛋白抗原:存在于有毒菌株,具有黏附作用。②脂多糖抗原:内毒素,有致热作用,易发生变异。③外膜蛋白抗原:包括 PⅠ、PⅡ、PⅢ。PⅠ是主要的外膜蛋白,是淋病奈瑟菌分型的基础。

4. 抵抗力 对热、冷、干燥和消毒剂极度敏感。在干燥的环境中仅能存活 1～2 h,湿热 55 ℃ 5 min 或 100 ℃ 立即死亡;1% 硝酸银、1% 苯酚可迅速杀死该菌。对大观霉素(淋必治)和头孢曲松钠(菌必治)敏感。

（二）致病性与免疫性

1. 致病物质 ①菌毛:有菌毛的菌株可黏附到人类尿道黏膜上,不易被尿液冲洗掉;抗吞噬作用明显,即使被吞噬,仍能寄生在吞噬细胞内。②内毒素:与补体、抗体共同作用,在局部形成炎症反应。③外膜蛋白:PⅠ可导致中性粒细胞膜的损伤,PⅡ起到黏附作用,PⅢ可阻抑抗体杀菌的活性。④IgA1 蛋白酶:能破坏黏膜表面存在的特异性 IgA,使细菌能黏附在黏膜表面。

2. 所致疾病 人类是淋病奈瑟菌唯一的宿主。主要通过性接触和间接接触被污染的物品如毛巾、浴盆、衣物等方式感染。新生儿可经产道感染,致淋病性结膜炎,因眼内有大量脓性分泌物,故称脓漏眼。淋病潜伏期 3～5 天,主要表现为泌尿生殖道的化脓性感染（即淋病）,出现尿频、尿急、尿痛、尿道或宫颈口流脓等症状;部分女性患者可无症状或症状轻微,易被忽视。如感染扩散到生殖系统,引起男性的前列腺炎、附睾炎和精囊精索炎;女性出现前庭大腺炎和盆腔炎等,可能导致不育。

人类对淋病奈瑟菌的感染无天然抵抗力,患病后可产生特异性抗体,但免疫力不持久,再感染和慢性患者较普遍存在。

（三）微生物学检查

取泌尿生殖道脓性分泌物或宫颈口表面分泌物直接涂片,革兰染色后镜检,在中性粒细胞内发现革兰阴性双球菌,有诊断价值。标本采集后应注意保暖、保湿,立即送检接种。标本接种在预先加温的巧克力(色)血琼脂平板上,生长后根据菌落特点和镜下菌体形态即可诊断。还可挑取可疑菌落进一步做氧化酶试验、糖发酵试验或直接免疫荧光试验等确诊。

（四）防治原则

开展防治性病的知识教育、禁止卖淫嫖娼以及防止不正当的两性关系是非常重要的预防措施。治疗可选用青霉素、新青霉素及博来霉素等药物。近年来耐药菌株不断增加,防治愈发困难,除做药物敏感试验指导合理选择药物外,还应治疗淋病患者的性接触者。目前尚无有效的疫苗供特异性预防。婴儿出生时,不论母亲有无淋病,都应以氯霉素链霉素合剂滴入双眼,预防新生儿淋病性结膜炎的发生。

归纳总结

化脓性球菌主要包括革兰阳性菌的葡萄球菌、链球菌、肺炎链球菌和肠球菌,革兰阴性菌的脑膜炎奈瑟菌和淋病奈瑟菌。

葡萄球菌属为革兰阳性球菌,葡萄状排列。金黄色葡萄球菌多为致病菌,表皮葡萄球菌为条件致病菌,腐生葡萄球菌不致病。金黄色葡萄球菌可引起侵袭性和毒素性疾病,侵袭性疾病包括局部或全身感染,毒素性疾病包括食物中毒、烫伤样皮肤综合征、毒素休克综合征。防治上要注意个人卫生、消毒隔离和防止医源性感染。

链球菌属中对人类致病的主要是 A 群链球菌和肺炎链球菌。链球菌根据溶血现象分为甲型

重点:革兰阴性球菌,成双排列,有荚膜和菌毛;专性需氧,巧克力血琼脂平板培养,初次分离培养需 5% 的 CO_2;抵抗力较弱,对冷、热、干燥及消毒剂极敏感。

重点:致病物质有菌毛、内毒素、外膜蛋白和 IgA1 蛋白酶。

重点:所致疾病为淋病,成人经性接触传播,新生儿经产道感染引起淋病性结膜炎。

重点:标本采取后应注意保暖、保湿并立即送检接种。

重点:切断性接触传播途径,滴加氯霉素链霉素合剂预防新生儿淋病性结膜炎。

溶血性链球菌、乙型溶血性链球菌和丙型链球菌,乙型溶血性链球菌为致病菌,甲型溶血性链球菌为条件致病菌。根据细胞壁中多糖抗原将链球菌分为 20 群,对人类致病的链球菌 90% 属 A群。A 群可引起化脓性感染、猩红热、风湿热、肾小球肾炎等。预防感冒、注意消毒隔离、儿童患者要彻底治疗等可防治链球菌感染。肺炎链球菌菌体呈矛头状,多成双排列,可形成厚荚膜,主要引起大叶性肺炎。多价肺炎链球菌荚膜多糖疫苗可以特异性预防。

肠球菌为正常菌群,引起机会性感染,是院内感染的重要病原菌,可引起尿路感染、皮肤软组织感染、腹腔感染、败血症、心内膜炎和脑膜炎等。

奈瑟菌属是一群常成双排列的革兰阴性球菌,有荚膜和菌毛。其中对人类致病的有脑膜炎奈瑟菌和淋病奈瑟菌。脑膜炎奈瑟菌所致疾病为流行性脑脊髓膜炎,经呼吸道传播,易感者为 5岁以下儿童和老人。可用流脑荚膜多糖疫苗进行特异性预防,防治要做到早发现、早诊断、早治疗和早防控。淋病奈瑟菌主要引起淋病,成人经性接触传播,新生儿经产道感染引起淋病性结膜炎。预防时应切断性接触传播途径,新生儿滴加氯霉素链霉素合剂预防淋病性结膜炎。

能力检测

一、单项选择题

1. 下列球菌中引起流行性脑脊髓膜炎的是(　　)。
A. 金黄色葡萄球菌　　　　　　　　B. A 群链球菌　　　　　　　　C. 肺炎链球菌
D. 脑膜炎奈瑟菌　　　　　　　　　E. 淋病奈瑟菌

2. 下列球菌中产生凝固酶的是(　　)。
A. 金黄色葡萄球菌　　　　　　　　B. A 群链球菌　　　　　　　　C. 肺炎链球菌
D. 脑膜炎奈瑟菌　　　　　　　　　E. 淋病奈瑟菌

3. 下列球菌中引起风湿热的是(　　)。
A. 金黄色葡萄球菌　　　　　　　　B. A 群链球菌　　　　　　　　C. 肺炎链球菌
D. 脑膜炎奈瑟菌　　　　　　　　　E. 淋病奈瑟菌

4. 下列球菌中可通过产道感染新生儿导致结膜炎的是(　　)。
A. 金黄色葡萄球菌　　　　　　　　B. A 群链球菌　　　　　　　　C. 肺炎链球菌
D. 脑膜炎奈瑟菌　　　　　　　　　E. 淋病奈瑟菌

二、名词解释

化脓性球菌

三、简答题

1. 简述金黄色葡萄球菌的致病物质及所致疾病。
2. 简述 A 群链球菌致病物质及所致疾病。
3. 肺炎链球菌、肠球菌、脑膜炎奈瑟菌和淋病奈瑟菌的传播途径及所致疾病。

四、论述题

金黄色葡萄球菌和 A 群链球菌引起的化脓性炎症特点有何不同?

(徐海瑛)

第二十章 肠杆菌科与弧菌属

学习目标 ┃…

◆掌握埃希菌属、志贺菌属、沙门菌属和霍乱弧菌的生物学性状、致病性及防治原则。

◆熟悉大肠埃希菌在卫生检验上的意义。

◆了解其他肠杆菌科细菌的致病性和防治原则。

◆了解常见肠杆菌科和弧菌属的微生物学检查。

肠杆菌科细菌是一大群生物学性状相似的革兰阴性杆菌,常寄居在人及动物的肠道内,亦存在于土壤、水和腐物中。肠杆菌科细菌种类繁多,多数是肠道的正常菌群,对人类致病的主要有志贺菌、沙门菌、鼠疫耶尔森菌和致病性大肠埃希菌。

肠杆菌科细菌具有相似的生物学性状:①均为中等大小的革兰阴性杆菌。②多数有周鞭毛和菌毛,少数有荚膜,无芽胞。③兼性厌氧或需氧,营养要求不高,生化反应活泼。④抗原结构复杂,主要有菌体(O)抗原、鞭毛(H)抗原和荚膜或包膜(K)抗原。

┃第一节 埃 希 菌 属┃

 案例引导

患者,男,60岁,因前列腺增生入院手术治疗,留置导尿管,拔除导尿管数天后出现尿频、尿急、尿痛伴腰酸乏力,伴有发热、畏寒。

分析思考:

1. 该患者可能患何种感染性疾病? 最有可能由何种病菌引起?

2. 如何防治该病?

埃希菌属(*Escherichia*)中的大肠埃希菌是最常见的临床分离菌,俗称大肠杆菌(*E. coli*)。其是人类和动物肠道中的正常菌群,一般情况下对人体有益无害,但在一定条件下可引起肠道外感染。也有某些血清型埃希菌为致病菌,可直接引起肠道内感染。在环境卫生和食品卫生学中,大肠埃希菌常被用作粪便污染的卫生学检测指标。此外,在分子生物学和基因工程的研究中,也常作为重要的实验材料和研究对象。

一、生物学性状

1. 形态与染色 革兰阴性杆菌,大小为$(0.4\sim0.7)\mu m\times(1.0\sim3.0)\mu m$,多数菌株有周鞭毛和菌毛,肠道感染菌株常有多糖类微荚膜(图20-1)。

2. 培养特性与生化反应 兼性厌氧菌,营养要求不高,在普通培养基中生长良好,经24 h培养后可形成圆形、凸起、灰白色的光滑菌落。生化反应活泼,能分解多种糖类,产酸产气。在肠道鉴别培养基如SS琼脂平板上生长时,因分解乳糖产酸而使菌落着色。在克氏双糖铁培养基中,斜面和底层均产酸产气,硫化氢试验阴性,动力试验阳性。

重点:革兰阴性杆菌,有周鞭毛和菌毛,兼性厌氧,营养要求不高,有 O、H 和 K 三种抗原。

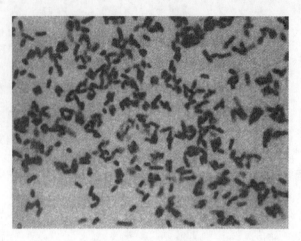

图 20-1　大肠埃希菌

3. **抗原结构**　主要有 O、H 和 K 三种抗原,是血清学分型的基础。目前已知 O 抗原有 170 多种,H 抗原有近 60 种,K 抗原也在 100 种以上。大肠埃希菌血清型的表示方式是按 O∶K∶H 排列,如 O111∶K58∶H2。

4. **抵抗力**　在粪便、土壤和水中可存活数天。60 ℃ 30 min 即死亡,易被一般化学消毒剂杀灭。胆盐和煌绿等染料对其有抑制作用。对庆大霉素、氯霉素等敏感,但易产生耐药性。

二、致病性与免疫性

(一)致病物质

1. **黏附素**　黏附素包括定植因子抗原 Ⅰ、Ⅱ、Ⅲ,集聚黏附菌毛 Ⅰ 和 Ⅲ,以及紧密黏附素等。黏附素可使大肠埃希菌紧密黏附在泌尿道和肠道上皮细胞上,避免因排尿时尿液的冲刷和肠道的蠕动而被排出。

2. **外毒素**　某些致病性大肠埃希菌能产生多种外毒素,如不耐热肠毒素(heat labile enterotoxin,LT)和耐热肠毒素(heat stable enterotoxin,ST)。LT 能激活肠黏膜细胞的腺苷酸环化酶,使 ATP 转化为 cAMP,导致细胞内 cAMP 增加,促使肠黏膜细胞过度分泌,引起腹泻;ST 能激活肠黏膜细胞的鸟苷酸环化酶,使细胞内 cGMP 增加,导致肠黏膜细胞过度分泌,引起腹泻。此外,肠出血型埃希菌还可产生使肠上皮细胞死亡脱落并导致肠道出血的志贺毒素 Ⅰ 和 Ⅱ 等。

(二)所致疾病

1. **肠道外感染**　多数大肠埃希菌在肠道内不致病,但移位至肠道外的组织或器官则可引起肠外感染,其中以泌尿系统感染最为常见,如尿道炎、膀胱炎、肾盂肾炎,也可引起化脓性感染如胆囊炎、腹膜炎、肺炎、术后创口感染等。婴儿、老年人或免疫力极度低下者可发生败血症及新生儿脑膜炎。

2. **肠道内感染**　某些血清型大肠埃希菌可引起人类肠道内感染,根据其致病机制分为五种(表 20-1)。

表 20-1　引起肠道内感染的致病性大肠埃希菌

菌株	作用部位	疾病与症状	致病机制
肠产毒型大肠埃希菌	小肠	旅游者腹泻,婴幼儿腹泻;水样便,恶心,呕吐,腹痛,低热	产生 LT 和 ST,导致肠液大量分泌于肠腔
肠侵袭型大肠埃希菌	大肠	水样便,继以少量血便,腹痛,发热	质粒介导侵袭和破坏结肠黏膜上皮细胞,导致炎症和溃疡

续表

菌株	作用部位	疾病与症状	致病机制
肠致病型大肠埃希菌	小肠	婴儿腹泻；水样便，恶心呕吐，发热	质粒介导黏附和破坏肠黏膜上皮细胞绒毛结构，导致吸收受损和腹泻
肠出血型大肠埃希菌	大肠	水样便，继以大量出血，剧烈腹痛，可引起儿童急性肾功能衰竭及溶血性尿毒综合征	溶源性噬菌体编码志贺毒素，引起血性腹泻
肠集聚型大肠埃希菌	小肠	婴儿腹泻，持续性水样便，呕吐，脱水，低热	质粒介导集聚性黏附上皮细胞，伴绒毛变短，阻止液体吸收

三、微生物学检查

1. 临床标本检查 肠道外感染采取中段尿、血液、脓液、脑脊液等；肠道内感染则取粪便。除血液和粪便标本外，均需做涂片染色检查。体液标本直接分离培养，血液标本经增菌后分离培养，然后采用一系列生化反应进行鉴定。尿路感染尚需计数菌落量，每毫升≥10万才有诊断价值。粪便标本需接种于鉴别培养基，挑选可疑菌落并鉴定为大肠埃希菌后，再分别用 ELISA、核酸杂交、PCR 等方法检测不同类型致胃肠炎的大肠埃希菌的肠毒素、毒力因子和血清型等特征。

2. 卫生细菌学检查 寄居于肠道中的大肠埃希菌不断随粪便排除，可污染周围环境、水源、饮料及食品。样品中检出此菌愈多，表示被粪便污染愈严重，也间接表明可能有肠道致病菌污染。因此，卫生细菌学以"大肠菌群数"作为饮水、食品等粪便污染的指标之一。我国卫生标准规定，总大肠菌群在每 100 mL 饮水中不得检出。

重点："大肠菌群数"是饮水、食品等粪便污染的指标之一。

四、防治原则

严格管理水源和食品卫生，生肉类需要充分烹饪，以减少致病性大肠埃希菌的感染。尿道插管和膀胱镜检查应严格无菌操作，从而减少医院感染。对腹泻患者应进行隔离治疗，及时纠正水和电解质平衡；使用人工合成的 ST 产物与 LT 的 B 亚单位交联的疫苗可以预防人类肠产毒型大肠埃希菌感染。运用 O157 脂多糖抗原作为主要的疫苗成分预防 O157 感染的疫苗也在研究中。

重点：严格控制医院感染、管理水源和食品卫生。

第二节 志贺菌属

案例引导

患者，男，3 岁，因腹痛、腹泻、呕吐伴发热就诊，腹泻次数每日约 8 次，体温 39 ℃，粪便性状为脓血黏液便。

分析思考：

1. 该患者最可能患什么疾病？

2. 引起该病的病菌是哪种？其导致该疾病的主要致病物质是什么？

3. 该病的传染源和传播途径是什么？该病如何防治？

志贺菌属（*Shigella*）是人类细菌性痢疾的病原菌，俗称痢疾杆菌。细菌性痢疾是一种常见病，主要流行于发展中国家。

重点：革兰阴性杆菌，无芽胞，无荚膜，无鞭毛，有菌毛；兼性厌氧，营养要求不高，有 O 抗原和 K 抗原；抵抗力弱，对酸和一般消毒剂敏感。

一、生物学性状

1. 形态与染色 革兰阴性杆菌，大小为$(0.5\sim0.7)\mu m \times (2.0\sim3.0)\mu m$，无芽胞，无荚膜，无

鞭毛,有菌毛。

2. 培养特性及生化反应 兼性厌氧,营养要求不高,在普通培养基上生长后可形成中等大小、半透明的光滑型菌落。分解葡萄糖产酸不产气,大多数志贺菌不发酵乳糖(除宋内志贺菌)。在克氏双糖铁培养基中,斜面不发酵,底层产酸不产气,硫化氢试验阴性,动力试验阴性。

3. 抗原结构和分类 有 O 抗原和 K 抗原。O 抗原是分类的依据,根据 O 抗原和生化反应的不同,将志贺菌分为 A、B、C、D 四个群和 40 多个血清型。A 群即痢疾志贺菌,B 群即福氏志贺菌,C 群即鲍氏志贺菌,D 群即宋内志贺菌。

4. 抵抗力 较其他肠道杆菌抵抗力弱,加热 60 ℃ 10 min 即可死亡。对酸和一般消毒剂敏感。在粪便中由于其他细菌产酸,可在数小时内死亡,故粪便标本应立即送检。对庆大霉素、复方新诺明、氯霉素、氧氟沙星等敏感,但志贺菌的多重耐药菌株比较多见。

二、致病性与免疫性

(一)致病物质

重点:致病物质有黏附素、内毒素、外毒素。

1. 黏附素 志贺菌的菌毛能黏附在回肠末端和结肠黏膜上皮细胞表面,并侵入上皮细胞内生长繁殖,向邻近组织扩散,在黏膜固有层内形成感染灶,引起局部炎症反应。

2. 内毒素 所有菌株均有毒性很强的内毒素。内毒素作用于肠黏膜可使其通透性增高,促进对内毒素的吸收,引起发热、神志不清甚至中毒性休克等;内毒素可破坏肠黏膜,导致黏膜坏死、脱落,形成炎症、溃疡,出现脓血便;内毒素还可作用于肠壁自主神经,导致肠蠕动紊乱和痉挛,尤其对直肠括约肌刺激明显,临床表现出腹痛、里急后重等症状。

3. 外毒素 A 群 Ⅰ 型和 Ⅱ 型菌株可产生外毒素,称志贺毒素。外毒素具有肠毒性、细胞毒性和神经毒性作用,可引起水样腹泻、细胞坏死和神经麻痹,在少数患者还可介导肾小球内皮细胞损伤,导致溶血性尿毒综合征。

(二)所致疾病

重点:志贺菌引起菌痢,传染源是患者和带菌者,主要经粪-口途径传播,临床类型有急性菌痢、慢性菌痢和中毒性菌痢。

志贺菌引起细菌性痢疾,简称菌痢,传染源是患者和带菌者,主要经粪-口途径传播。人类对此菌敏感,10~150 个细菌即可引起典型感染。我国常见的流行型别主要为宋内志贺菌和福氏志贺菌,前者多引起轻型感染,后者易转变为慢性。临床有以下三种类型:

1. 急性菌痢 1~3 天潜伏期,起病急促且症状明显,有发热、腹痛、腹泻、脓血黏液便和里急后重等。

2. 中毒性菌痢 多见于儿童。常无明显消化道症状而表现为明显的全身中毒症状。由于内毒素被迅速吸收入血,导致高热、休克、昏迷、中毒性脑病等,可迅速发生循环及呼吸衰竭,死亡率高。

3. 慢性菌痢 急性菌痢中 10%~20% 的患者病程超过两个月,反复发作,迁延不愈。

志贺菌属感染局限于肠黏膜层,一般不入血,故抗感染免疫以消化道局部免疫为主,消化道黏膜表面 SIgA 能阻止痢疾杆菌黏附。感染后有短暂的免疫力,但维持时间短,各型之间缺乏交叉免疫。

三、微生物学检查

知识点:标本取黏液脓血便,可保存于 30% 甘油缓冲盐水或专门送检的培养基内;中毒性痢疾患者可取肛拭子。

采样应挑取粪便的脓血或黏液部分,避免与尿混合。应在使用抗生素之前采样,标本应新鲜,若不能及时送检,宜将标本保存于 30% 甘油缓冲盐水或专门送检的培养基内。中毒性痢疾患者可取肛拭子。标本接种于肠道选择培养基上,37 ℃ 孵育 18~24 h。挑取无色半透明可疑菌落,做生化反应和血清学试验,以确定其菌群(种)和菌型。快速诊断可用凝集试验、免疫荧光法或分子生物学方法。

四、防治原则

及时隔离治疗患者和带菌者,控制传染源。注意饮食和饮水卫生。特异性预防主要采取口服

NOTE

减毒活疫苗如链霉素依赖株活疫苗和亚单位疫苗。现在多种杂交株活疫苗正在研究中。治疗志贺菌感染的药物颇多,但此菌很易出现多重耐药菌株,给防治工作带来很大困难。

重点:一般性预防主要是注意饮食和饮水卫生,口服减毒活疫苗特异性预防菌痢。

第三节 沙门菌属

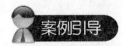案例引导

患者,男,10 岁,3～4 天内体温持续上升,高热 39～40 ℃持续 2 天入院,并出现相对缓脉、肝脾肿大、外周血白细胞数量减少、玫瑰疹。

分析思考:

1. 该患者最可能患什么疾病? 引起该病的最可能病菌是什么?

2. 如何防治该病?

沙门菌属(*Salmonella*)是一群寄生于人类和动物肠道中,生化反应、抗原组成相似的革兰阴性杆菌。目前已发现 2500 多个血清型,多数对动物致病,对人致病的只是少数,主要有引起肠热症的伤寒沙门菌、甲型副伤寒沙门菌、肖氏沙门菌和希氏沙门菌等;部分沙门菌对人和动物均能致病,如猪霍乱沙门菌、鼠伤寒沙门菌和肠炎沙门菌等。

一、生物学性状

1. 形态与染色 革兰阴性杆菌,大小为(0.6～1.0)μm×(2.0～3.0)μm,有菌毛,除鸡沙门菌等个别菌种外均有周鞭毛,一般无荚膜,无芽胞。

2. 培养特性与生化反应 兼性厌氧,营养要求不高,在普通培养基上生长良好。在肠道鉴别培养基上因不分解乳糖而形成无色半透明的光滑菌落,易与大肠埃希菌区别。多数沙门菌均可发酵葡萄糖产酸产气(除伤寒沙门菌不产气外)。在克氏双糖铁培养基中,斜面不发酵,底层产酸产气,动力试验阳性,硫化氢试验阳性或阴性。

3. 抗原结构 沙门菌抗原结构比较复杂,可分为 O 抗原、H 抗原和 Vi 抗原。

(1) O 抗原 细菌细胞壁上的脂多糖,耐热,性质稳定。目前已知沙门菌有 67 种 O 抗原,每个沙门菌血清型含有一种或多种 O 抗原,含有相同抗原组分的归为一组,可将沙门菌分 42 组,引起人类疾病的大多在 A～F 组。

(2) H 抗原 为鞭毛抗原,不耐热。H 抗原有两相,第一相特异性高,又称特异相,第二相特异性低,称非特异相。每组沙门菌根据 H 抗原不同,可将组内沙门菌分成种和型。

(3) Vi 抗原 存在于菌体表面,性质不稳定,加热 60 ℃ 30 min 可破坏。新分离的伤寒沙门菌和希氏沙门菌有 Vi 抗原,经传代培养后易消失。Vi 抗原免疫原性弱,有菌时可有少量 Vi 抗体产生,无菌时 Vi 抗体消失,因此测定 Vi 抗体有助于检出带菌者。

4. 抵抗力 沙门菌抵抗力不强,60 ℃ 15 min 即死亡。但在水中可生存 2～3 周,粪便中可活 1～2 个月,冰中可存活 3 个月。对胆盐、煌绿等染料抵抗力强,故用作沙门菌选择培养基中的成分。

重点:革兰阴性杆菌,有菌毛,多数有周鞭毛。兼性厌氧,有 O 抗原、H 抗原和 Vi 抗原。

二、致病性与免疫性

(一)致病物质

1. 侵袭力 沙门菌借菌毛吸附于小肠黏膜上皮细胞表面,进一步侵入细胞,并穿过上皮细胞到达固有层。伤寒沙门菌和希氏沙门菌在体内可形成 Vi 抗原,该抗原具有微荚膜功能,能抵抗吞噬细胞、补体和抗体的作用。

2. 内毒素 内毒素可引起机体发热、白细胞减少和中毒性休克。此外还有激活补体、产生趋

重点:致病物质有侵袭力、内毒素和肠毒素。

化因子、导致肠道局部炎症反应等作用。

3. 肠毒素 某些沙门菌如鼠伤寒沙门菌能产生肠毒素，可引起腹泻。

重点：主要引起肠热症、食物中毒、败血症；肠热症后可获得较牢固的免疫力，以细胞免疫为主。

（二）所致疾病

1. 肠热症 包括伤寒沙门菌引起的伤寒以及甲型副伤寒沙门菌、肖氏沙门菌、希氏沙门菌引起的副伤寒。伤寒和副伤寒的致病机制、临床表现基本相似，只是前者较后者症状重，病程较长。沙门菌是胞内寄生菌，细菌经口进入小肠后，以菌毛黏附在小肠黏膜表面，穿过黏膜上皮细胞侵入肠壁淋巴组织，被吞噬细胞吞噬，但不被杀死并在其中生长繁殖，然后随淋巴液到达肠系膜淋巴结大量繁殖，经胸导管进入血流引起第一次菌血症。患者可出现发热、不适、全身疼痛等前驱症状。细菌随血流扩散至肝、脾、胆囊、肾和骨髓等器官，在其中大量繁殖，再次进入血流造成第二次菌血症。此时患者临床症状明显，一周内体温呈阶梯式上升，然后39～40 ℃高热持续7～10天，出现相对缓脉、肝脾肿大、外周血白细胞数量减少、皮肤毛细血管被细菌栓塞而出现玫瑰疹。

胆囊中的细菌随胆汁进入肠道，一部分随粪便排出，一部分通过肠黏膜再次进入肠壁淋巴组织，刺激已致敏的肠壁组织发生超敏反应，造成局部组织坏死、溃疡，严重者可发生肠出血或穿孔。肾脏中的细菌可随尿液排出。以上病变在疾病的第2～3周出现，若无并发症，3～4周后病情开始好转。1%～5%的患者症状消失1年或更长时间后仍可在粪便中检出相应沙门菌，成为无症状带菌者，是肠热症的重要传染源。未经治疗的典型伤寒患者死亡率约为20%。

2. 食物中毒 食物中毒是最常见的沙门菌感染。主要因食入被大量的鼠伤寒沙门菌、肠炎沙门菌或猪霍乱沙门菌等污染的食物引起，常见食物主要为畜、禽肉类食品以及蛋类、奶和奶制品。食入后6～24 h出现发热、恶心、呕吐、腹痛、腹泻等症状。严重者可伴有迅速脱水导致休克。一般2～4天自愈。

3. 败血症 多由猪霍乱沙门菌、希氏沙门菌、鼠伤寒沙门菌、肠炎沙门菌引起。患者多见于儿童和免疫力低下的成人，病情严重，主要症状为高热、寒战、厌食和贫血等。细菌还可随血流播散，导致脑膜炎、骨髓炎、胆囊炎、心内膜炎等。

肠热症后可获得较牢固的免疫力。沙门菌为胞内寄生菌，特异性细胞免疫是主要防御机制。食物中毒的病程短，细菌一般不侵入血流，故病后免疫力不显著。

三、微生物学检查

（一）标本

知识点：根据肠热症病程采取不同的标本，肥达试验可辅助诊断肠热症，检测Vi抗体可检出伤寒带菌者。

肠热症随病程的进展，细菌出现的主要部位不同，因而应根据不同的病程采取不同的标本。第1～2周取外周血，第2～3周取粪便和尿液，全程可取骨髓。食物中毒取粪便和可疑食物。败血症取血液。

（二）分离培养和鉴定

血液和骨髓需要增菌，粪便和经离心的尿沉淀物可直接接种于肠道选择培养基。分离培养出无色透明小菌落再继续做系列生化反应，并可用抗血清做玻片凝集试验进行鉴定。

快速诊断中沙门菌抗原可用SPA协同凝集试验、对流免疫电泳、胶乳凝集试验、ELISA法以及核酸杂交和PCR法等分子生物学技术进行检测。

（三）肥达试验

肥达试验是用已知伤寒沙门菌菌体(O)抗原和鞭毛(H)抗原以及甲型副伤寒沙门菌、肖氏沙门菌和希氏沙门菌鞭毛(H)抗原与受检血清做试管或微孔板定量凝集反应，测定受检血清中有无相应抗体及其效价的试验。肥达试验结果的解释必须结合临床表现、病程、病史以及地区流行病学情况。

1. 正常值 正常人因沙门菌隐性感染或预防接种使得血清中有一定抗体。一般是伤寒沙门菌O抗体效价小于1∶80，H抗体效价小于1∶160，引起副伤寒的沙门菌H抗体效价小于1∶80。

只有当检测结果等于或大于上述相应数值时才有诊断价值。有个别病例由于早期使用抗生素或免疫功能低下,整个病程中始终在正常范围内。

2. 动态观察 有时单次效价测定不能定论,可在病程中逐周复查。若效价逐次递增或恢复期效价比初次效价不低于 4 倍者即有诊断意义。

3. O 与 H 抗体的诊断意义 患伤寒或副伤寒后,O 与 H 抗体在体内的消长情况不同。IgM 类 O 抗体出现较早,持续约半年,消退后不易重现。IgG 类 H 抗体则出现较晚,持续时间长达数年,消失后易受非特异性病原刺激而能短暂地重现。因此,O、H 抗体凝集效价均超过正常值,则肠热症的可能性大;如两者均低,患病可能性小;如 O 抗体高 H 抗体不高,则可能是感染早期或与伤寒沙门菌 O 抗原有交叉反应的其他沙门菌(如肠炎沙门菌)感染;若 O 抗体不高 H 抗体高,有可能是预防接种或非特异性回忆反应。

在国外肥达试验大多已被特异而敏感的 ELISA 及免疫印迹试验所替代。

(四)伤寒带菌者的检出

最可靠的诊断方法是从可疑带菌者的粪便、胆汁或尿液中分离出病原菌,但分离检出率低。因此,一般先用血清学方法检测可疑者 Vi 抗体进行筛选,若效价≥1∶10 时,再反复取粪便等标本进行分离培养,以确定是否为伤寒带菌者。

四、防治原则

做好水源和食品的卫生管理,防止被沙门菌污染。感染动物的肉类、蛋等制品要彻底烹饪。带菌者不能从事饮食行业的工作,并严格遵循卫生注意事项。特异性预防需接种伤寒 Vi 荚膜多糖疫苗,该疫苗安全,不良反应较少,注射一针即可具有较持久的保护力,有效期至少 3 年。肠热症的治疗目前使用的有效药物主要是环丙沙星。

第四节 其他肠杆菌科细菌

一、变形杆菌属

变形杆菌属(*Proteus*)是一群广泛分布在土壤、水、腐败有机物及人或动物肠道内的革兰阴性杆菌,为肠道正常菌群,其中与医学关系比较密切的是普通变形杆菌和奇异变形杆菌。

变形杆菌大小为$(0.4\sim0.6)\mu m \times (1\sim3)\mu m$,有周身鞭毛和菌毛,运动活泼。营养要求不高,在固体培养基上形成以接种部位为中心的厚薄交替、同心圆形的层层波状菌苔,称为迁徙生长现象。本菌属重要特征是能迅速分解尿素。普通变形杆菌 X_2、X_{19} 和 X_K 菌株的 O 抗原与立克次体有共同抗原,故可用来代替立克次体作为抗原与患者血清进行交叉凝集反应,称为外斐试验(Weil-Felix test),以辅助诊断立克次体病。

变形杆菌在一定条件下可成为条件致病菌。奇异变形杆菌和普通变形杆菌是引起泌尿系统感染的主要病原菌。此外,变形杆菌还可引发肾结石和膀胱结石、脑膜炎、腹膜炎、败血症和食物中毒等疾病,亦是医院感染的重要病原菌。

二、克雷伯菌属

克雷伯菌属(*Klebsiella*)为一群球杆状、革兰阴性杆菌,无鞭毛,多数菌株有菌毛。其在肠杆菌科细菌中最显著的特点是有较厚的多糖荚膜。在普通培养基上能生长,呈黏液型菌落,以接种环挑之易拉成丝。

克雷伯菌属中最常见的分离菌种是肺炎克雷伯菌肺炎亚种,俗称肺炎杆菌。肺炎克雷伯菌肺炎亚种存在于人体肠道、呼吸道以及水和谷物中。易感者有糖尿病患者、恶性肿瘤患者、全身

重点:做好水源和食品的卫生管理,带菌者不能从事饮食业,伤寒 Vi 荚膜多糖疫苗提供较持久的特异性免疫力。

知识点:变形杆菌有迁徙生长现象,是引起泌尿系统感染的主要条件致病菌。

知识点:克雷伯菌属有荚膜,肺炎克雷伯菌肺炎亚种是医院感染中重要条件致病菌。

麻醉者、抗生素应用者、年老体弱者和婴幼儿。常见的医院感染有肺炎、支气管炎、泌尿道和创伤感染,还可引起严重的败血症、脑膜炎、腹膜炎等,是医源性感染中除大肠埃希菌外最重要的条件致病菌。

肺炎克雷伯菌鼻炎亚种,俗称臭鼻杆菌,可引起萎缩性鼻炎和鼻黏膜的化脓性感染。肺炎克雷伯菌鼻硬结亚种引起呼吸道黏膜、口咽部、鼻和鼻旁窦感染,导致肉芽肿性病变和硬结形成。

三、耶尔森菌属

耶尔森菌属(*Yersinia*)是一类革兰阴性小杆菌。其中对人类致病的有鼠疫耶尔森菌、小肠结肠炎耶尔森菌小肠结肠炎亚种和假结核耶尔森菌假结核亚种。

本属细菌通常先感染啮齿类动物、家畜和鸟类等动物,人类通过接触已感染的动物、食入污染食物或节肢动物叮咬等途径而被感染。

鼠疫耶尔森菌俗称鼠疫杆菌,是鼠疫的病原菌。鼠疫是一种自然疫源性的烈性传染病,人类历史上有三次世界性大流行。人类鼠疫是被染疫的鼠蚤叮咬或因直接接触、剥食了染有鼠疫的动物而感染。鼠疫耶尔森菌为两端钝圆、两极浓染的卵圆形短小杆菌,革兰染色阴性。有荚膜、无鞭毛,无芽胞。兼性厌氧,最适生长温度为 27~30 ℃。对理化因素抵抗力弱,但在痰液中可存活 36 天,在蚤粪和土壤中能存活 1 年左右。鼠疫耶尔森菌的毒力很强,主要致病物质有荚膜、脂蛋白抗原、外膜蛋白、内毒素等。啮齿类动物(野鼠、家鼠等)是鼠疫耶尔森菌储存宿主,鼠蚤是传播媒介,通过鼠蚤的叮咬而传染人类,人群间又可通过人蚤或呼吸道传播。临床常见的有腺鼠疫、肺鼠疫和败血症型鼠疫。腺鼠疫多表现为腹股沟和腋下出现严重淋巴结炎;肺鼠疫既有原发性,也可由腺鼠疫或败血症型鼠疫继发,患者高热寒战、咳嗽、胸痛、咯血,多因呼吸或心力衰竭而死亡,皮肤呈黑紫色故有"黑死病"之称。败血症型鼠疫出现全身中毒症状、休克、皮肤淤斑、中枢神经系统症状。感染鼠疫耶尔森菌后获得牢固免疫力。早发现、早隔离患者,灭鼠、灭蚤是切断鼠疫传播环节,消灭鼠疫源的根本措施。无毒株 EV 活菌苗可提供 8~10 个月的免疫力。早期应用链霉素、磺胺等抗生素治疗。

知识点:鼠疫耶尔森菌引起烈性传染病鼠疫,啮齿类动物是其储存宿主,鼠蚤是传播媒介,人群间可通过人蚤或呼吸道传播。

第五节 弧 菌 属

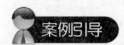

患者,男,40 岁,为沿海城市一名水电站工人,食用未煮熟的海产品后突然发生腹泻,无腹痛和里急后重感,排便量多,每天 2000~4000 mL,初为黄水样,不久转为米泔水样便,腹泻后出现呕吐,初为胃内容物,继而水样、米泔水样;患者口渴,眼窝下陷,唇舌干燥,血压下降,体温 38~39 ℃。

分析思考:

1. 该患者最可能患什么疾病? 感染哪种病菌所致? 主要致病物质是什么?

2. 该病的传染源和传播途径是什么? 如何防治?

弧菌属(*Vibrio*)细菌是广泛分布于自然界的一大群菌体短小、弯曲成弧形、运动活泼的革兰阴性菌,该属细菌中对人类致病的主要有霍乱弧菌和副溶血性弧菌。

一、霍乱弧菌

霍乱弧菌(*V. cholerae*)是烈性消化道传染病霍乱的病原体。自 1817 年以来,霍乱曾引起七次世界大流行,具有潜伏期短、发病急、传播快、死亡率高等特点,被列为国际检疫传染病,也是我国两种法定甲类传染病之一。

（一）生物学性状

1. 形态与染色 革兰染色阴性，新分离的霍乱弧菌呈弧形或逗点状，经人工培养后，常呈现杆状而不易与肠道杆菌区别。有菌毛，无芽胞，有的菌株有荚膜。菌体一端有单鞭毛，运动活泼，取患者米泔水样便做悬滴法观察，可见细菌呈穿梭样或流星状运动（图 20-2）。粪便直接涂片镜检，见其相互排列如"鱼群"状。

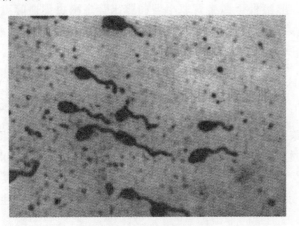

图 20-2　霍乱弧菌（鞭毛染毛×1500）

2. 培养特性与生化反应 兼性厌氧菌，生长温度 18～37 ℃，营养要求不高，耐碱不耐酸，在 pH 8.8～9.0 的碱性琼脂平板上生长良好，24 h 培养后形成圆形、透明或半透明、无色、扁平似水滴状的菌落。因其他细菌在此环境中不易生长，故常用碱性蛋白胨作为选择培养基。霍乱弧菌能分解葡萄糖、甘露醇、蔗糖、麦芽糖，产酸不产气，不分解阿拉伯胶糖；能还原硝酸盐，触酶试验阳性，氧化酶试验阳性，吲哚反应阳性。

3. 抗原结构 霍乱弧菌有耐热的 O 抗原和不耐热的 H 抗原。根据 O 抗原的不同可分为 155 个血清群，其中 O1 群、O139 群可引起霍乱，其余血清群可引发散在性胃肠炎。O1 群霍乱弧菌可分为两个生物型，即古典生物型和 EI Tor 生物型；古典生物型为前六次霍乱大流行的病原体；EI Tor 生物型是因为 1905 年在埃及西奈半岛 EI Tor 地区发现而得名。O1 群和 O139 群无交叉抗原。

4. 抵抗力 本菌对热和一般消毒剂敏感，100 ℃煮沸 1～2 min 或 55 ℃ 10 min 可死亡，在正常胃酸中仅存活 4 min。对氯敏感，可用漂白粉处理患者排泄物、呕吐物。EI Tor 生物型在外界环境中的生存能力较古典型强，可在水中存活 1～3 周。

（二）致病性与免疫性

1. 致病物质

（1）鞭毛与菌毛　霍乱弧菌借助活泼的鞭毛运动可穿过肠黏膜表面的黏液层，然后依靠普通菌毛黏附于肠黏膜上皮细胞，并迅速繁殖。

（2）霍乱肠毒素（cholera enterotoxin，CT）　为外毒素，是目前已知的致泻毒素中最强的毒素，是肠毒素的典型代表。一个完整霍乱肠毒素分子由 1 个 A 亚单位与 5 个相同 B 亚单位组成。A 亚单位是毒素的毒性中心，B 亚单位能与肠黏膜上皮细胞 GM1 神经节苷脂受体结合，然后插入宿主细胞膜形成一个亲水性穿膜孔道，使 A 亚单位进入细胞，作用于细胞内的腺苷酸环化酶，使 cAMP 浓度增高，导致水和电解质等肠液分泌增加，发生严重的呕吐与腹泻。

2. 所致疾病 引起烈性肠道传染病霍乱。人类是霍乱弧菌的唯一易感者。传染源是患者或带菌者，主要通过污染的水源或食物经口感染。正常胃酸条件下，10^8～10^{10} 个细菌方能引起感染。胃酸减少时，感染数量可降低到 10^3～10^5 个细菌。细菌经过胃到达小肠，穿过黏液层黏附在小肠黏膜细胞表面迅速生长繁殖，不侵入肠上皮细胞和肠腺，但其产生的肠毒素可作用于肠黏膜细胞，引起一系列的临床症状。细菌感染机体 2～3 天后突然出现剧烈的腹泻及呕吐，严重时每

重点：革兰染色阴性，呈弧形或逗点状，有菌毛，单鞭毛；兼性厌氧，耐碱不耐酸，有 O 抗原和 H 抗原，O1 群、O139 群引起霍乱；对热、酸、氯、一般消毒剂敏感。

重点：致病物质有鞭毛、菌毛和霍乱肠毒素。

重点：引起霍乱，通过消化道传播，腹泻物呈米泔水样，病后可获得牢固免疫力。

小时失水量可高达 1 L。腹泻物呈米泔水样,含有肠黏膜、上皮细胞和大量细菌。大量水和电解质的丧失可导致患者出现严重的脱水、代谢性酸中毒和电解质紊乱,也可因肾功能衰竭、休克而死亡。如不及时治疗,死亡率可达 50%～70%。

病后可获得牢固免疫力,再感染者少见。以体液免疫为主,发病数日后,血清中出现特异性抗体,肠道黏膜表面的 SIgA 是防止再感染的主要机制。O1 群细菌引起的免疫不能交叉保护 O139 群细菌的感染。

(三) 微生物学检查

霍乱是烈性传染病,必须快速、准确对首例患者进行病原学诊断,并及时作出疫情报告。在流行期间,典型患者的诊断并不困难;但散在的、轻型病例应与其他原因的腹泻相区别。

采取标本包括患者粪便、肛拭子,流行病学调查还包括水样。为避免因粪便发酵产酸而使病菌灭活,标本应及时培养或放入 Cary-Blair 保存液中运输。标本直接镜检为革兰阴性弧菌,悬滴法观察细菌呈穿梭样运动有助于诊断。标本先接种至碱性蛋白胨水增菌,37 ℃孵育 6～8 h 后直接镜检并做分离培养,挑选可疑菌落进行生化反应及与 O1 群、O139 群抗血清做玻片凝集反应。

(四) 防治原则

改善社区环境,加强水源管理;培养良好个人卫生习惯,不生食贝壳类海产品等。使用 O1 群霍乱弧菌死菌苗肌内注射可提供 3～6 个月的特异性保护。

治疗霍乱的关键是及时补充液体和电解质,预防大量失水导致的低血容量性休克和酸中毒;抗生素的使用可减少外毒素的产生,加速细菌的清除,用于霍乱的抗生素有四环素、多西环素、呋喃唑酮、氯霉素和 SMZ-TMP 等。

二、副溶血性弧菌

副溶血性弧菌(*V. parahaemolyticus*)是一种嗜盐性细菌,主要存在于海水、海底沉积物及鱼类、贝壳等海产品中,是我国沿海地区食物中毒最常见的一种病原菌。

副溶血性弧菌呈弧状、杆状、丝状等多种形态,革兰染色阴性,有鞭毛。显著区别于霍乱弧菌的特性是嗜盐,在培养基中加入 3.5% NaCl 生长最适宜,无盐则不能生长。不耐热,90 ℃ 1 min 即被杀死;不耐酸,1%醋酸或 50%食醋作用 1 min 死亡。

绝大多数致病性副溶血性弧菌能产生耐热溶血素,其他致病物质还包括黏附素和黏附素酶。副溶血性弧菌引起的食物中毒多发生于夏秋季,经食入烹饪不当的海产品或盐腌制品传播,也可因使用食物容器、砧板生熟不分而引起。通常潜伏期为 5～72 h,患者有腹痛、腹泻、呕吐和低热等症状,粪便多为水样,少数为血水样。病程较短,恢复较快,病后免疫力不强,可重复感染。

归纳总结

肠杆菌科细菌是一大群生物学性状相似的革兰阴性杆菌。肠杆菌科中多数是肠道的正常菌群,对人类致病的主要有志贺菌、沙门菌、鼠疫耶尔森菌和致病性大肠埃希菌。肠杆菌科细菌具有相似的生物学性状:均为革兰阴性杆菌;多数有周鞭毛和菌毛,少数有荚膜,无芽胞;兼性厌氧或需氧,营养要求不高,生化反应活泼;抗原结构复杂,主要有菌体(O)抗原、鞭毛(H)抗原和荚膜或包膜(K)抗原。

大肠埃希菌是人类和动物肠道中的正常菌群,一般情况下对人体有益无害,但在一定条件下可引起肠道外感染,以泌尿系统感染最常见。某些血清型埃希菌为致病菌,主要引起肠道内感染。预防应做到严格控制医院感染、管理水源和食品卫生。

知识点:快速、准确对首例患者进行病原学诊断,患者粪便、肛拭子应及时培养或放入 Cary-Blair 保存液中运输。

重点:O1 群霍乱弧菌死菌苗提供 3～6 个月特异性保护,治疗霍乱的关键是及时补充液体和电解质,同时使用敏感抗生素。

知识点:革兰染色阴性,有鞭毛,嗜盐性生长,主要存在于海水或海产品中,引起沿海地区的食物中毒。

志贺菌属是人类细菌性痢疾的病原菌,传染源是患者和带菌者,主要经粪-口途径传播,临床类型有急性菌痢、慢性菌痢和中毒性菌痢。预防应做到严格水源和食品卫生管理,口服减毒活疫苗如链霉素依赖株活疫苗和亚单位疫苗进行特异性预防。

沙门菌主要引起肠热症、食物中毒和败血症。肠热症后可获得较牢固的免疫力。临床应根据不同的肠热症病程采取不同的标本,肥达试验可辅助诊断肠热症。检测 Vi 抗体可检出伤寒带菌者。预防措施包括加强水源和食品卫生管理,禁止带菌者从事饮食业,伤寒 Vi 荚膜多糖疫苗提供较持久特异性免疫力。

变形杆菌属是肠道正常菌群,其中普通变形杆菌和奇异变形杆菌是引起泌尿系统感染的主要条件致病菌。克雷伯菌属中常见分离菌种是肺炎克雷伯菌肺炎亚种,是医源性感染中重要的条件致病菌,引起肺炎、支气管炎、泌尿道感染等。鼠疫耶尔森菌是自然疫源性烈性传染病鼠疫的病原菌,其毒力很强,啮齿类动物是其储存宿主,鼠蚤是传播媒介,通过鼠蚤的叮咬而传染人类,人群间又可通过人蚤或呼吸道传播。

弧菌属细菌包括霍乱弧菌和副溶血性弧菌。霍乱弧菌引起霍乱,致病物质有鞭毛、菌毛和霍乱肠毒素,经消化道传播,腹泻物呈米泔水样。病后可获得牢固免疫力。预防措施有改善社区环境,加强水源管理,培养良好个人卫生习惯等。副溶血性弧菌主要存在于海水、海底沉积物及海产品中,嗜盐性生长,是我国沿海地区食物中毒最常见的一种病原菌。

能力检测

一、单项选择题

1. 下列细菌中引起细菌性痢疾的是(　　)。
A. 痢疾杆菌　　　　　　　　B. 大肠埃希菌　　　　　　　　C. 变形杆菌
D. 肺炎克雷伯菌　　　　　　E. 伤寒沙门菌

2. 下列细菌中为机会致病菌引起机会性感染的是(　　)。
A. 大肠埃希菌　　　　　　　B. 肠产毒型大肠埃希菌　　　　C. 痢疾志贺菌
D. 肖氏沙门菌　　　　　　　E. 副溶血性弧菌

3. 下列细菌不能引起肠热症的是(　　)。
A. 伤寒沙门菌　　　　　　　B. 甲型副伤寒沙门菌　　　　　　C. 肖氏沙门菌
D. 希氏沙门菌　　　　　　　E. 肠炎沙门菌

4. 在固体培养基上呈迁徙生长现象的细菌是(　　)。
A. 大肠埃希菌　　　　　　　B. 福氏志贺菌　　　　　　　　　C. 伤寒沙门菌
D. 变形杆菌　　　　　　　　E. 霍乱弧菌

二、名词解释

肥达试验

三、简答题

1. 简述大肠埃希菌所致疾病类型。
2. 痢疾志贺菌有哪些致病物质? 所致疾病有哪些特点?
3. 简述霍乱弧菌的致病过程。

四、论述题

伤寒沙门菌所致疾病是什么? 其基本发生过程及病情变化是什么? 如何防治?

五、病例分析题

患者,男,26 岁。1 天前因不洁净饮食后出现腹痛、腹泻,有黏液脓血便,伴里急后重,体温 38.5 ℃,血压 120/80 mmHg。血常规检查:白细胞 $12×10^9$/L,中性粒细胞 0.82,淋巴细胞 0.12。

粪便常规检查:黏液(＋＋),红细胞 3 个/HP,白细胞 8 个/HP。(HP 表示每视野;正常粪便中应无黏液、红细胞、白细胞)

　　问题:

　　1. 患者最可能患哪种疾病?如何进行微生物学检查?

　　2. 患者可能感染了哪种病原菌?其致病因素和机制是什么?

(徐海瑛)

第二十一章 厌氧性细菌

 学习目标 .....

◆掌握破伤风梭菌的生物学性状、致病性及防治原则。
◆熟悉产气荚膜梭菌、肉毒梭菌的生物学性状、致病性及防治原则。
◆了解无芽胞厌氧菌。

厌氧性细菌(anaerobic bacteria)是一群必须在无氧环境下才能生长繁殖的细菌,根据菌体能否形成芽胞分为厌氧芽胞梭菌和无芽胞厌氧菌两大类。其中常见致病菌有厌氧芽胞梭菌中的破伤风梭菌、产气荚膜梭菌和肉毒梭菌,而作为正常菌群的无芽胞厌氧菌在一定条件下可引起内源性感染。

 案例引导

患者,男,出生 7 天,因"间断发热、哭闹、口张不大、吃奶困难"入院,入院后 2 天,患儿牙关紧闭,面肌紧张,口角上牵,呈"苦笑"面容,伴有阵发性双拳紧握。
分析思考:
1. 该患儿可能患何种疾病? 该病由何种细菌引起?
2. 该患儿最有可能通过何种途径感染该致病菌? 如何防治?

第一节 厌氧芽胞梭菌

厌氧芽胞梭菌属(Clostridium)是一类革兰染色阳性,能形成芽胞的大杆菌。芽胞直径大多比菌体宽,使菌体膨大呈梭状而得名。大多数须在严格厌氧条件下才能生长,少数可在微氧环境中繁殖。在自然界分布广泛,主要存在于土壤、人和动物肠道,多数为腐生菌,少数为致病菌。厌氧芽胞梭菌对热、干燥和消毒剂均有强大的抵抗力。侵袭力不强,但若能进入厌氧环境的创口或组织内,芽胞可发芽形成繁殖体,产生多种外毒素和侵袭性酶,引起人类和动物发病。

一、破伤风梭菌

破伤风梭菌(C. tetani)是破伤风的病原菌(图 21-1),大量存在于人和动物的肠道中,经粪便污染土壤后,可在土壤中长期存活。当机体受到创伤感染或分娩过程中使用不洁器械剪断脐带时,本菌可侵入伤口并生长繁殖,释放外毒素,引起破伤风。发病后机体呈强直性痉挛、抽搐,可因窒息或呼吸衰竭而死亡。该病死亡率高,为外源性感染。

(一) 生物学性状

1. 形态与染色 革兰染色阳性,菌体细长,大小为(0.5～1.7)μm×(2.1～18.1)μm。芽胞呈圆形,直径比菌体宽,位于菌体顶端,使细菌呈鼓槌状,是本菌的典型特征。有周身鞭毛、无荚膜。

重点:革兰阳性杆菌,圆形芽胞位于菌体顶端,使细菌呈鼓槌状,有周身鞭毛、无荚膜;专性厌氧菌;有菌体抗原和鞭毛抗原;芽胞抵抗力强。

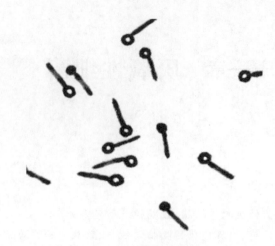

图 21-1　破伤风梭菌

2. 培养特性与生化反应　专性厌氧，最适生长温度为 37 ℃，pH 7.0～7.5。经厌氧环境下培养 24～48 h 后，在普通琼脂平板上形成中心紧密、周边疏松、边缘不整齐、似羽毛状的不规则菌落；在血平板上形成薄膜状菌膜，易在培养基表面呈迁徙生长，并伴有 β 溶血；在庖肉培养基中培养，肉汤部分变混浊，肉渣被消化而微变黑，产生气体，有腐败臭味。大多数生化反应阴性，一般不发酵糖类，不分解蛋白质。

3. 抗原结构　破伤风梭菌有菌体抗原和鞭毛抗原。根据鞭毛抗原的不同可分为 10 个血清型，不同血清型菌株所产生毒素的生物学活性与免疫学活性均相同，可被任何型别的抗毒素中和。

4. 抵抗力　本菌繁殖体的抵抗力与一般细菌相似，但是芽胞抵抗力很强，对热、干燥和消毒剂均有强大的抵抗力。100 ℃ 煮沸 1 h 可被破坏，在干燥的土壤中可存活数十年，高压蒸汽 121 ℃ 15～30 min，干热 160～170 ℃ 1～2 h，5％苯酚 15 h 可将芽胞杀死。其繁殖体对青霉素非常敏感。

（二）致病性与免疫性

1. 致病条件　破伤风梭菌由伤口侵入机体，其引起感染的重要条件是伤口局部形成厌氧微环境。伤口深而窄（如刺伤），混有泥土或异物污染；大面积烧伤，坏死组织多，局部组织缺血；同时伴有需氧菌或兼性厌氧菌混合感染，均可形成厌氧环境，有利于破伤风梭菌的生长繁殖。

2. 致病机制　破伤风梭菌侵袭力不强，其芽胞在适宜的厌氧微环境中发芽繁殖后，通过分泌外毒素而引起破伤风。破伤风梭菌可产生破伤风溶血毒素和破伤风痉挛毒素两种外毒素。其中破伤风痉挛毒素是一种神经毒素，是引起破伤风的主要致病物质。该毒素毒性极强，对人的致死量小于 1 μg，不耐热，化学成分为蛋白质，可被肠道蛋白质分解而失活。

破伤风痉挛毒素在局部感染产生后，由末梢神经沿轴索从神经纤维间隙逆行至脊髓前角神经细胞，上行至脑干；也可通过淋巴液和血流到达中枢神经系统。该毒素对脑干神经细胞和脊髓前角神经细胞有高度亲和力，能够与细胞表面神经节苷脂结合，阻止抑制性神经介质的释放，干扰抑制性神经元的协调作用，使肌肉活动的兴奋与抑制失调，导致屈肌、伸肌同时发生强烈收缩，使骨骼肌出现强直性痉挛。

3. 所致疾病　破伤风发病的潜伏期不定，可从几天到几周，平均 7～14 天，主要与原发感染部位和中枢神经系统的距离远近有关，距离越近，潜伏期越短，病死率越高。发病初期有发热、头痛、肌肉酸痛等前驱症状，继而出现局部肌肉抽搐、张口困难、咀嚼肌痉挛、牙关紧闭，颈部、躯干和四肢肌肉强直痉挛，呈现特有的苦笑面容、牙关紧闭、角弓反张等典型体征。患者多因呼吸困难而窒息死亡。

破伤风免疫属于体液免疫，主要依靠抗毒素发挥中和作用。破伤风痉挛毒素毒性很强，极少量即可致病，但是少量的毒素尚不足以引起免疫，且毒素与组织结合后，不能有效地刺激免疫系

重点：致病条件是伤口局部形成厌氧微环境。

重点：致病物质为破伤风痉挛毒素，作用机制为阻断神经元间抑制性冲动的传导，导致骨骼肌强直性痉挛。

重点：所致疾病为破伤风，典型体征是苦笑面容、牙关紧闭、角弓反张，破伤风免疫属于体液免疫，病后免疫力不牢固。

统产生抗毒素,故病后一般不会获得牢固免疫力。因此,获得有效免疫的途径是人工主动免疫,即通过人工注射类毒素使机体产生抗毒素而发生免疫作用。

(三)微生物学检查

伤口标本直接涂片镜检和病菌分离培养阳性率很低,故一般不进行细菌检查。典型的症状和病史即可做出诊断。

(四)防治原则

1. 正确处理伤口 及时清创、扩创,防止伤口形成厌氧环境。

2. 人工主动免疫 目前我国采用含有百日咳疫苗、白喉类毒素和破伤风类毒素的百白破三联疫苗制剂,对 3～6 个月的儿童进行免疫,可同时获得对这三种常见病的免疫力。免疫程序为婴儿出生后第 3、4、5 个月连续免疫 3 次,2 岁、7 岁时各加强一次,建立基础免疫。今后如发生可能引发破伤风的外伤,立即再接种一针类毒素,血清中抗毒素滴度在几天内即可迅速升高。

3. 人工被动免疫 注射破伤风抗毒素(tetanus antitoxin,TAT)可用于紧急预防或治疗。用于预防时,一般需用 1500～3000 U,多用于伤口污染严重而又未经过基础免疫者;用于治疗时,则需早期注射 10 万～20 万 U。为了防止超敏反应,使用 TAT 之前,应做皮肤试验。

4. 应用抗生素 四环素、红霉素等抗生素可抑制破伤风梭菌及其他杂菌在病灶内繁殖。

二、产气荚膜梭菌

产气荚膜梭菌(*C. perfringens*)广泛分布于自然界、人和动物肠道中,其芽胞常存在于土壤中。该菌既能产生外毒素,又能产生多种侵袭性酶,侵袭力较强,可引起多种疾病,是引起气性坏疽的主要病原菌。

(一)生物学性状

1. 形态与染色 革兰阳性粗大杆菌,大小为(0.6～2.4)μm×(3～19)μm。芽胞呈椭圆形,直径小于菌体横径,位于菌体的次级端。无鞭毛,在机体内能形成明显的荚膜。

2. 培养特性与生化反应 厌氧,但不十分严格。20～50 ℃均能生长,42 ℃时分裂繁殖周期仅需 8 min。在血平板上形成中等大小、边缘整齐的光滑菌落,多数菌株出现双层溶血环,内环是由 θ 毒素引起的完全溶血,外环为 α 毒素引起的不完全溶血。本菌代谢活跃,能液化明胶,分解多种糖类产酸产气。在卵黄琼脂平板上,菌落周围出现乳白色混浊圈,是由于细菌产生的卵磷脂酶(α 毒素)分解蛋黄中的卵磷脂所致,若加入 α 毒素抗血清则不出现乳白色混浊圈,这一现象称为 Nagler 反应。在牛奶培养基中分解乳糖产酸,使酪蛋白凝固,同时产生大量气体可将凝固的酪蛋白冲成蜂窝状,气势凶猛,称为"汹涌发酵"。

3. 分型 根据产生毒素种类的不同,可将产气荚膜梭菌分成 A、B、C、D 和 E 五个型别。对人致病的主要为 A 型,可引起气性坏疽和食物中毒。此外,C 型中的某些菌株可引起坏死性肠炎。

(二)致病性与免疫性

1. 致病物质 产气荚膜梭菌能产生多种外毒素和侵袭性酶,有些外毒素即为胞外酶。外毒素有 α、β、γ 等 12 种。主要的致病物质有:①α 毒素(卵磷脂酶):最重要的致病物质,具有卵磷脂酶和神经鞘磷脂酶活性,能分解细胞膜上的卵磷脂,破坏细胞膜,引起溶血、组织坏死和血管内皮损伤,使血管通透性增加,造成水肿。②β 毒素:引起组织坏死的重要致病物质。③κ 毒素(胶原酶):能分解肌肉及皮下组织的胶原蛋白,使局部组织崩解。④μ 毒素(透明质酸酶):能分解细胞间质中的透明质酸,有利于细菌的扩散。⑤γ 毒素(DNA 酶):能分解 DNA,降低坏死组织的黏稠度,有利于细菌的扩散。⑥肠毒素:有些菌株可产生肠毒素,引起食物中毒。

2. 所致疾病 产气荚膜梭菌引起的疾病主要有气性坏疽、食物中毒和坏死性肠炎。

(1)气性坏疽 大多由 A 型产气荚膜梭菌引起,多见于有创口污染的战伤、大面积开放性骨

重点: 正确处理伤口,人工主动免疫用破伤风类毒素,人工被动免疫用破伤风抗毒素。

知识点: 革兰阳性杆菌,芽胞位于菌体次级端,无鞭毛,有荚膜;厌氧,20～50 ℃均能生长,血平板上出现双层溶血环;卵黄琼脂平板上有 Nagler 反应,牛奶培养基中有"汹涌发酵";A 型致病常见。

知识点: 致病物质为荚膜、外毒素和侵袭性酶,其中 α 毒素最重要。

知识点: 所致疾病有气性坏疽、食物中毒和坏死性肠炎。

折及组织损伤。其致病条件与破伤风梭菌相似。本病的潜伏期短,一般仅为8～48 h。病菌在局部生长繁殖,产生多种毒素和侵袭性酶,分解肌肉和组织中的糖类,产生大量气体,造成气肿,同时由于血管通透性增加,引起局部水肿,从而挤压软组织和血管,影响血液循环和供应,造成组织坏死。临床典型病例表现为组织胀痛剧烈,水气夹杂,触摸有捻发感,大块组织坏死并伴有恶臭,严重者可引起毒血症、休克,死亡率高达40%～100%。

(2)食物中毒　主要由A型产气荚膜梭菌污染食物(主要为肉类食品)引起,该菌可产生肠毒素,一般在食入大量被污染的食物后,经10 h左右的潜伏期,可出现腹痛、腹胀、水样腹泻等症状,不发热,无恶心、呕吐,一般1～2天后自愈,严重者也可致死。

(3)坏死性肠炎　主要由C型产气荚膜梭菌引起,致病物质为β毒素。潜伏期短,发病急,有剧烈腹痛、腹泻、血便、肠黏膜出血性坏死等症状,可并发肠穿孔,死亡率高。多见于家禽家畜,也可污染食物使人致病。

(三)微生物学检查

1. 直接涂片镜检　从深部创口采集标本涂片,革兰染色镜检,根据革兰阳性粗大杆菌、白细胞甚少且形态不典型,并伴有其他杂菌等三个特点即可报告初步结果。

2. 分离培养　取坏死组织制成悬液,接种血琼脂平板或庖肉培养基,厌氧培养,观察生长情况,再取培养物涂片镜检,并进一步用生化反应鉴定。

3. 动物实验　取细菌培养液0.5～1 mL静脉注射小鼠,10 min后处死,37 ℃放置5～8 h,如动物躯体膨胀,取肝或腹腔渗出液涂片镜检并分离培养。

(四)防治原则

对伤口及时清创处理,对局部感染应尽早施行扩创手术,切除感染和坏死组织,消除局部厌氧微环境,必要时截肢以防止病变扩散。大剂量使用青霉素等抗生素以杀灭病原菌和其他细菌。有条件可使用气性坏疽多价抗毒素和高压氧舱法治疗,后者可使血液和组织中的氧含量提高15倍,能抑制部分厌氧菌的生长。同时要注意食品卫生,避免感染。

三、肉毒梭菌

肉毒梭菌(*C. botulinum*)主要分布于土壤、海洋沉淀物以及动物粪便中。在厌氧条件下可产生肉毒毒素,可引起肉毒中毒,死亡率极高。

(一)生物学性状

1. 形态与染色　革兰阳性粗短杆菌,大小为$(1～1.2)\mu m\times(4～6)\mu m$。芽胞呈椭圆形,直径大于菌体,位于菌体的次级端,使菌体呈网球拍状或汤匙状。有鞭毛,无荚膜。

2. 培养特性与生化反应　严格厌氧,可在普通琼脂平板上生长,在血平板上形成不规则菌落,有β溶血环;在庖肉培养基中可消化肉渣而变黑,并有恶臭;在卵黄培养基上,菌落周围出现混浊圈。肉毒梭菌可分解葡萄糖、麦芽糖产酸产气,液化明胶。

3. 分型　根据产生毒素的抗原性不同,分为A～G 7个型别。大多数菌株只产生一种型别的毒素,各型毒素只能被同型的抗毒素中和。对人致病的主要型别为A、B型,E、F型偶见,我国引起肉毒中毒的毒素主要为A型毒素。

4. 抵抗力　肉毒毒素不耐热,煮沸1 min即被破坏,但对酸的抵抗力较强,在胃液中24 h不被破坏。肉毒梭菌芽胞对热的抵抗力很强,可耐煮沸1 h以上,高压蒸汽121 ℃ 30 min或干热180 ℃ 5～15 min才能杀死芽胞。

(二)致病性与免疫性

1. 致病物质　肉毒梭菌产生肉毒毒素,肉毒毒素是目前已知毒素中毒性最强的一种外毒素,其毒性比氰化钾强1万倍,纯化结晶的肉毒毒素1 mg能杀死2亿只小鼠,对人的致死量约为0.1 μg。肉毒毒素的结构、功能和致病机制与破伤风外毒素相似。肉毒毒素为神经毒素,食入后

知识点:气性坏疽的防治主要是清创、扩创以消除厌氧微环境;有条件可使用气性坏疽多价抗毒素和高压氧舱法治疗。

知识点:革兰阳性杆菌,芽胞位于菌体的次级端,使菌体呈网球拍状或汤匙状,有鞭毛,无荚膜;严格厌氧;有7个型别,对人致病的主要型别为A、B型;肉毒毒素不耐热,耐酸。

知识点:致病物质是肉毒毒素,抑制乙酰胆碱能神经释放乙酰胆碱,导致肌肉弛缓性麻痹。

经胃肠道吸收入血液再扩散至全身,作用于脑神经核、外周神经肌肉接头处和自主神经末梢,阻碍乙酰胆碱的释放,引起运动神经末梢功能失调,导致肌肉弛缓性麻痹。

2. 所致疾病

（1）食物中毒 主要由进食含有肉毒毒素的食品引起。食品在制作过程中被肉毒梭菌芽胞污染,未经彻底灭菌,在厌氧的条件下繁殖生长产生肉毒毒素,食前又未经加热烹饪而食入已产生的毒素。引起食物中毒的食物,国外以罐头、香肠、腊肠等肉制品为主,国内过去以发酵豆制品为主,现在随着生活水平提高也以肉类食品为主。肉毒毒素引起的食物中毒的临床症状与其他食物中毒不同,胃肠道症状很少见,主要表现为神经末梢麻痹,在整个病程中患者并不发热且神志清楚。潜伏期可短至数小时,先出现乏力、头痛,继之发生复视、斜视、眼睑下垂等眼肌麻痹症状,然后出现咀嚼吞咽困难、口齿不清等咽部肌肉麻痹症状,进而膈肌麻痹、呼吸困难,直至呼吸停止导致死亡。肢体麻痹很少见。病程发展快,病死率高。如及时治疗,病死率可从70%降低至10%。存活患者恢复缓慢,需数月到数年。

（2）婴儿肉毒中毒 1岁以下的婴儿因肠道的特殊环境及缺乏能拮抗肉毒梭菌的正常菌群,当食入被肉毒梭菌芽胞污染的食品(如蜂蜜)后,芽胞发芽、繁殖,产生毒素而致病。症状与肉毒毒素食物中毒类似,临床表现为便秘、吮乳无力、眼睑下垂、全身肌张力降低,严重者可因呼吸肌麻痹而猝死。死亡率通常为1%~2%。

（3）创伤感染中毒 伤口被肉毒梭菌芽胞污染后,芽胞在局部厌氧环境中繁殖并产生肉毒毒素造成毒血症。

（三）微生物学检查

食物中毒、婴儿肉毒中毒患者可取粪便、剩余食物分离病菌,同时检测粪便、食物和患者血清中毒素活性。粪便、食物等标本可先80 ℃加热10 min,杀死细菌繁殖体,再用加热标本进行厌氧培养分离本菌。毒素检查可将培养物滤液或食物悬液上清分成两份,其中一份与抗毒素混合,另一份不做处理,然后分别注入小鼠腹腔,如果经前者处理的小鼠发病,经后者处理的小鼠得到保护,表明有毒素存在。

（四）防治原则

加强食品卫生管理和监督,食品加热消毒是预防本病的关键。对患者应尽早根据症状作出诊断,迅速注射A、B、E三型多价抗毒素,同时加强护理和对症治疗,特别是维持呼吸功能,以显著降低死亡率。

知识点:食物中毒和婴儿肉毒中毒主要由进食含有肉毒毒素的食品引起。创伤感染中毒由肉毒梭菌芽胞污染伤口引起。

知识点:预防措施是加强食品卫生管理和监督。

第二节 无芽胞厌氧菌

无芽胞厌氧菌是一大类寄生于人和动物体表及与外界相通腔道中的正常菌群,包括革兰阳性和革兰阴性的球菌及杆菌,是人体正常菌群中的优势菌群,是其他非厌氧性细菌的10~1000倍。在正常情况下,对人体无害;但在一些特定条件下,它们作为条件致病菌可导致内源性感染。在临床厌氧菌感染中,无芽胞厌氧菌的感染率占90%以上,且以混合感染多见。

无芽胞厌氧菌共有23个属,其中与人类疾病相关的主要有10个属。包括:①革兰阴性厌氧杆菌:以类杆菌属(*Bacteroides*)中的脆弱类杆菌(*B. fragilis*)为临床最常见的分离厌氧菌。②革兰阴性厌氧球菌:其中韦荣球菌属(*Veillonella*)最重要,该菌是寄生在咽喉部的主要厌氧菌,但在临床中分离率小于1%,并且多为混合感染菌之一。③革兰阳性厌氧杆菌:包括丙酸杆菌属、双歧杆菌属、真杆菌属等,临床上以痤疮丙酸杆菌(*P. acnes*)最为常见。④革兰阳性厌氧球菌:以消化链球菌属多见,临床分离率仅次于脆弱类杆菌,常引起女性生殖道感染。

无芽胞厌氧菌是寄居于人体皮肤及腔道黏膜表面的正常菌群。在适宜的感染环境中,可成为条件致病菌。致病条件主要包括寄居部位发生改变、宿主免疫功能下降、菌群失调等,伴有局部厌氧微环境形成。

无芽胞厌氧菌感染无特定病型，引起的感染可累及全身各种器官和组织。临床常见：①中枢神经系统感染：最常见为脑脓肿，主要继发于中耳炎、乳突炎、鼻窦炎等局部感染，可经直接扩散和转移引起，以革兰阴性厌氧杆菌常见。②口腔与牙齿感染：常见齿龈炎、牙周病，口腔厌氧菌感染大多起源于牙齿感染，主要由革兰阴性厌氧杆菌引起。③呼吸道感染：可感染呼吸道的任何部位，可引起扁桃体周围蜂窝织炎、吸入性肺炎、坏死性肺炎、肺脓肿和脓胸等。④腹腔感染：因胃肠道手术、损伤、穿孔及其他异常引起的腹膜炎、腹腔脓肿等感染主要与消化道厌氧菌有关，其中以脆弱类杆菌为主。⑤女性生殖道和盆腔感染：手术或其他并发症引起的盆腔脓肿、输卵管卵巢脓肿、子宫内膜炎等，厌氧菌是主要病原体，以消化链球菌常见。⑥败血症：随着抗厌氧菌抗生素的广泛应用，临床败血症中厌氧菌培养率有 5% 左右，脆弱类杆菌和革兰阳性厌氧球菌多见。继发于胃肠道和女性生殖道感染。⑦皮肤和软组织感染：多因外伤、手术及其他感染或局部缺血所致，常为混合感染。其中软组织感染与脆弱类杆菌有关。

归纳总结

厌氧性细菌根据有无芽胞分为厌氧芽胞梭菌和无芽胞厌氧菌两大类。

破伤风梭菌为革兰阳性杆菌，芽胞位于菌体顶端，使细菌呈鼓槌状。破伤风梭菌引起感染的重要条件是伤口局部形成厌氧微环境。破伤风痉挛毒素是一种神经毒素，是引起破伤风的主要致病物质。该毒素进入脑干和脊髓前角神经细胞内阻止抑制性神经介质的释放，导致骨骼肌出现强直性痉挛。发病时呈现特有的苦笑面容、牙关紧闭、角弓反张等典型体征。预防措施是及时对伤口清创扩创，防止厌氧环境的形成。百白破三联疫苗制剂可建立基础免疫，已建立基础免疫者当有可能引起破伤风外伤时立即注射破伤风类毒素；未建立基础免疫者需要立即注射 TAT 同时注射破伤风类毒素。早期、足量使用 TAT 可特异性治疗发病者。

产气荚膜梭菌是革兰阳性粗大杆菌，芽胞位于菌体的次级端。该菌可产生多种毒素，其中 α 毒素是最重要的致病物质。可引起气性坏疽、食物中毒和坏死性肠炎等疾病。气性坏疽的防治主要是清创、扩创、切除感染组织以消除厌氧微环境，有条件可使用气性坏疽多价抗毒素和高压氧舱法治疗。

肉毒梭菌为革兰阳性粗短杆菌，芽胞位于菌体的次级端，使菌体呈网球拍状或汤匙状。肉毒梭菌可产生肉毒毒素，是毒性最强的一种神经毒素。肉毒毒素入血作用于外周神经肌肉接头处，阻碍乙酰胆碱的释放，导致肌肉弛缓性麻痹。肉毒梭菌可引起食物中毒、婴儿肉毒中毒和创伤感染中毒。主要预防措施是加强食品卫生管理和监督，对患者应尽早诊断、及时给予抗毒素和对症治疗。

无芽胞厌氧菌是一群寄生于人和动物体表及与外界相通腔道中的正常菌群，包括革兰阳性和革兰阴性的球菌及杆菌。在一些特定条件下，它们作为机会致病菌可导致内源性感染。

能力检测

一、单项选择题

1. 破伤风梭菌的主要致病物质是（　　　）。

A. 破伤风痉挛毒素　　　　　　　B. 破伤风溶血素　　　　　　C. α 毒素

D. 卵磷脂酶　　　　　　　　　　E. 肉毒毒素

2. 下列细菌中不是厌氧性细菌的是（　　　）。

A. 破伤风梭菌　　　　　　　　　B. 产气荚膜梭菌　　　　　　C. 肉毒梭菌

D. 脆弱类杆菌　　　　　　　　　E. 霍乱弧菌

3. 下列细菌中引起食物中毒导致肌肉弛缓性麻痹的是（　　　）。

A. 肉毒梭菌　　　　　　　　　　B. 产气荚膜梭菌　　　　　　C. 破伤风梭菌

D. 肠炎沙门菌　　　　　　　　E. 副溶血性弧菌

4. 引起气性坏疽的病原菌主要是(　　)。

A. 炭疽芽胞杆菌　　　　B. 产气荚膜梭菌　　　　C. 肉毒梭菌

D. 破伤风梭菌　　　　　E. 枯草芽胞杆菌

二、简答题

1. 主要的厌氧芽胞梭菌有哪几种？简述各菌的致病物质。

2. 肉毒梭菌导致食物中毒的致病条件和机制是什么？

3. 无芽胞厌氧菌的致病条件是什么？

三、病例分析题

患者,男,53岁,于2006年3月18日入院。主诉:外伤后伤口红肿、疼痛、溢脓7天,面部抽搐3 h。现病史:患者1周前被锐物划伤左足背,伤口流血,疼痛,自行简单止血包扎。伤口红肿范围扩大,1天前出现乏力、头晕,3 h前,出现张口吃饭困难,脖子后仰,四肢发硬,继而出现面肌抽搐,呼吸困难,为求治疗,入院。既往史:既往体健。查体:T 38.6 ℃,R 26次/分,P 112次/分,BP 126/76 mmHg。神志清楚,苦笑面容,颈项强直,角弓反张,呼吸急促。实验室检查:WBC 12.4×10^9/L。诊断:破伤风。

问题:

1. 破伤风的病原菌是什么？通过什么途径感染？

2. 其致病机制是什么？

3. 如何进行治疗和预防？

(徐海瑛)

第二十二章 分枝杆菌属

 学习目标 ▐···

◆掌握结核分枝杆菌的主要生物学性状及所致疾病;掌握结核菌素试验原理、结果分析及应用。

◆熟悉结核分枝杆菌的微生物学检查与防治原则。

◆了解麻风分枝杆菌。

分枝杆菌属(*Mycobacterium*)是一类细长或稍弯的杆菌,因有分枝生长的趋势而得名。由于菌体含有分枝菌酸,故不易着色,但加温或延长染色时间着色后,能抵抗盐酸乙醇的脱色,故称抗酸杆菌。本菌属包括多种细菌,可分为结核分枝杆菌、麻风分枝杆菌和非结核分枝杆菌三类,对人类致病的主要有结核分枝杆菌和麻风分枝杆菌。

第一节 结核分枝杆菌

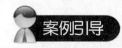 **案例引导**

患者,女,27岁,咳嗽、咳痰,午后低热半年,胸痛呈针刺样,曾按肺炎给予抗炎治疗,但效果欠佳,近几周来,咳嗽加重,且伴有消瘦、乏力、食欲减退。辅助检查:痰涂片抗酸染色阳性。

分析思考:

1. 初步诊断为何种疾病? 诊断依据是什么?

2. 该病是如何传播的? 所致疾病怎样进行特异性预防?

结核分枝杆菌(*M. tuberculosis*)简称结核杆菌,是引起人和动物结核病的病原菌,对人类有致病性的有人型、牛型和非洲型结核分枝杆菌。它可侵犯全身各器官,但以肺结核最为多见,结核病至今仍为重要的传染病之一。

知识链接 ─────────────────

结核名称的由来

结核病是一种古老的疾病,考古学家从发掘出的新石器时代人类的遗骨中,发现已有骨结核病的遗迹。而在1973年,湖南长沙马王堆汉墓出土的2100年前的女尸身上亦发现左上肺门均有结核病灶。1965年,法国学者Sylvius解剖了死于所谓"消耗病"或"痨病"的人的尸体,发现肺脏及其他器官有颗粒状的病变,摸上去好像土豆或花生这类植物的根上块茎,根据其形态特征称之为"结核"。因而,结核的名称就此而被应用至今。

一、生物学性状

（一）形态与染色

结核分枝杆菌为细长略带弯曲的杆菌，大小为$(1\sim4)\mu m \times 0.4\ \mu m$（图22-1）。现证明结核分枝杆菌的细胞壁外有一层荚膜。一般因制片时遭受破坏而不易看到。分枝杆菌属的细菌细胞壁的脂质含量较高，约占干重的60%，特别是有大量分枝菌酸包围在肽聚糖层的外面，可影响染料的穿入。分枝杆菌一般用齐-尼(Ziehl-Neelsen)抗酸染色法染色，分枝杆菌呈红色，而其他细菌和背景为蓝色。

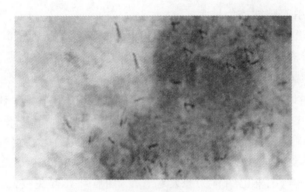

图22-1 结核分枝杆菌($\times1000$)

（二）培养特性

专性需氧，最适生长温度为37 ℃，最适pH值为6.5～6.8。在含蛋黄、甘油、马铃薯、无机盐和孔雀绿等的罗氏培养基上才能生长。由于细胞壁的脂质含量较高，影响营养物质的吸收，故生长缓慢，一般2～4周可见菌落生长。菌落呈颗粒、结节或菜花状，乳白色或米黄色，不透明。在液体培养基中由于接触营养面大，细菌生长较为迅速。

（三）抵抗力

结核分枝杆菌的抵抗力较强。在干燥痰中存活6～8个月，若黏附于尘埃上能保持传染性8～10天。能耐受3%盐酸、6%硫酸、4%NaOH，因而常以酸碱处理标本以杀死杂菌和消化标本中的黏稠物质，提高检出率。对1∶3000孔雀绿有抵抗力，故将此加入培养基可以抑制杂菌生长而有利于结核分枝杆菌生长。但对湿热、紫外线、乙醇的抵抗力弱。在液体中加热62～63 ℃15 min、直射日光照射数小时、放入75%乙醇内数分钟即死亡。

（四）变异性

结核分枝杆菌可发生形态、菌落、毒力、免疫原性和耐药性等变异，如卡介苗(BCG)就是牛型结核分枝杆菌毒力变异株。

二、致病性与免疫性

（一）致病物质

结核分枝杆菌不产生任何毒素以及侵袭性酶。其致病主要与菌体成分有关。

1. 荚膜 荚膜的主要成分为多糖。其致病作用有：①荚膜能与吞噬细胞表面的补体受体3(CR3)结合，有助于结核分枝杆菌在宿主细胞上的黏附与入侵。②荚膜中有多种酶可降解宿主组织中的大分子物质，成为入侵的结核分枝杆菌繁殖所需的营养。③荚膜能防止宿主的有害物质进入结核分枝杆菌。此外，结核分枝杆菌入侵后荚膜还可抑制吞噬体与溶酶体的融合。

2. 脂质 据实验研究，细菌毒力可能与其所含复杂的脂质成分有关，特别是糖脂。①索状因子：分枝菌酸和海藻糖结合的一种糖脂，能使细菌在液体培养基中呈索状排列。能破坏细胞线粒体膜，影响细胞呼吸，抑制白细胞游走和引起慢性肉芽肿。②磷脂：能促使单核细胞增生，并使炎

NOTE

症灶中的巨噬细胞转变为类上皮细胞,从而形成结核结节。③硫酸脑苷脂:可抑制吞噬细胞中吞噬体与溶酶体的结合,使结核分枝杆菌能在吞噬细胞中长期存活。④蜡质 D:一种肽糖脂和分枝菌酸的复合物,可从有毒株或卡介苗中用甲醇提出,具有佐剂作用,可激发机体产生迟发型超敏反应。

3. 蛋白质　有抗原性,和蜡质 D 结合后能使机体发生超敏反应,引起组织坏死和全身中毒症状,并在形成结核结节中发挥一定作用。

（二）所致疾病

结核分枝杆菌可通过呼吸道、消化道或皮肤损伤侵入易感机体,引起多种组织器官的结核病,其中以通过呼吸道引起肺结核为最多。

1. 肺部感染　由于感染菌的毒力、数量、机体的免疫状态不同,肺结核可有以下两类表现。

（1）原发感染　结核分枝杆菌初次感染而在肺内发生的病变,称为原发性肺结核,常见于小儿。当结核分枝杆菌侵入肺泡后被巨噬细胞吞噬,由于菌体含有丰富的类脂,能抵抗巨噬细胞的吞噬杀菌作用而大量生长繁殖,导致巨噬细胞裂解破坏,释放出的结核分枝杆菌再次被吞噬而重复上述过程,引起肺泡出现渗出性炎症,称为原发灶。原发灶好发于胸膜下通气较好的部位,一般多见于肺上叶下部和下叶上部。此时,人体缺乏对结核分枝杆菌的特异性免疫力,故病灶局部反应轻微。原发灶内的结核分枝杆菌常沿淋巴管扩散到肺门淋巴结,引起肺门淋巴结肿大。原发灶、淋巴管炎和肿大的肺门淋巴结称为原发综合征,随着特异性免疫的建立,原发感染大多可经纤维化和钙化而自愈。原发灶内仍有一定量的结核分枝杆菌长期潜伏,机体处于带菌状态,称为结核分枝杆菌携带者。一旦免疫力下降,则潜伏的结核分枝杆菌大量繁殖,结核复发,成为日后内源性感染的来源。

（2）继发感染　多发生于成年人,感染多由原发病灶中潜伏的结核分枝杆菌引起。在人体抵抗力下降时,残存的结核分枝杆菌再度大量繁殖而发病;也可由外界的结核分枝杆菌再次侵入而发病。继发感染时机体已建立了对结核分枝杆菌的特异性免疫应答的能力,因此病灶多局限,一般不累及邻近淋巴结,但易发生干酪样坏死和形成空洞,因此痰中可带大量的结核分枝杆菌,称为开放性肺结核。

2. 肺外感染　免疫力低下的患者中,结核分枝杆菌可经血液、淋巴液扩散侵入肺外组织器官,引起相应的脏器感染。常见于脑、肾、骨、关节、生殖系统等脏器。在极少数原发感染的患儿或免疫力极度低下的个体(如艾滋病患者)中,严重时可形成全身粟粒性结核或播散性结核。肺结核的患者也可因痰菌被咽入消化道引起肠结核、腹膜结核等。此外,结核分枝杆菌通过破损的皮肤伤口感染可导致皮肤结核。

（三）免疫性与超敏反应

1. 免疫性　人类对结核分枝杆菌的感染率较高,但发病率较低,这表明人体对结核分枝杆菌有较强的抵抗力。结核分枝杆菌是胞内寄生菌,其免疫主要是以 T 细胞为主的细胞免疫。此种免疫力的维持依赖于结核分枝杆菌在体内的存在,一旦体内结核分枝杆菌消失,免疫力也随之消失,这种免疫称为传染性免疫或有菌免疫。

2. 超敏反应　在结核分枝杆菌感染时,细胞免疫与迟发型超敏反应常同时存在。近年研究表明,结核分枝杆菌诱导机体产生免疫和发生超敏反应的物质不同,超敏反应主要是由结核菌素蛋白和蜡质 D 共同引起,而免疫则由该菌的核糖体(rRNA)引起,为两种不同抗原成分激活不同的 T 细胞亚群释放出不同的细胞因子所致。

3. 结核菌素试验　结核菌素试验是应用结核菌素进行皮肤试验,来检测受试者对结核杆菌是否能发生迟发型超敏反应的一种试验。

（1）原理　结核菌素是结核分枝杆菌菌体成分,注入机体皮内后,如受试者已感染过结核分枝杆菌,则结核菌素与致敏淋巴细胞特异性结合,在局部释放淋巴因子形成超敏反应性炎症,出现红肿、硬结。若受试者未感染过结核分枝杆菌则无局部超敏反应发生。

重点:传播途径为呼吸道、消化道和损伤的皮肤黏膜,可引起肺结核、肠结核和皮肤结核等。

要求:结核菌素试验原理为迟发型超敏反应,要求学习者能根据红肿硬结的直径分析结果,并在课本中画出该试验的用途。

（2）方法　目前结核菌素试剂都用纯蛋白衍生物（PPD）。常规试验取 PPD 5 个单位注入受试者前臂屈侧皮内,经 48～72 h 检查反应情况。

（3）结果分析　①阳性反应:注射部位红肿硬节直径＞5 mm 者,表明受试者感染过结核杆菌,但不一定发病。接种过卡介苗的人也可呈阳性。②强阳性:红肿硬结直径≥15 mm 者,表明可能有活动性结核。③阴性反应:红肿硬结直径＜5 mm 者,表明可能未感染过结核分枝杆菌或未接种过卡介苗或接种卡介苗没成功。细胞免疫功能低下者（如艾滋病患者或肿瘤患者等）以及用过免疫抑制剂者也可能出现阴性反应。

（4）应用　①用于卡介苗接种对象及免疫效果的测定。②用于婴幼儿结核病的诊断。③用于测定细胞免疫功能。

三、微生物学检查

根据结核分枝杆菌感染类型不同,可采取不同部位的标本检查。如肺结核取痰、肾结核取尿、肠结核取粪便、结核性脑膜炎取脑脊液等。标本直接涂片或集菌后涂片,用抗酸染色。若找到抗酸阳性菌即可初步诊断。

将处理后的标本接种于固体培养基上,以蜡封口防止干燥。37 ℃培养 4～6 周,根据菌落特征、涂片染色、生化反应、血清学反应、动物实验及 PCR 技术等进行鉴定。

四、防治原则

结核病的特异性预防主要是接种卡介苗。接种对象是结核菌素试验阴性者和新生儿,接种后免疫力可维持 6～10 年。结核病的治疗原则为:早期发现、早期用药、联合用药、彻底治疗。利福平、异烟肼、乙胺丁醇、链霉素为第一线药物。利福平与异烟肼合用可以减少耐药性的产生。对严重感染,吡嗪酰胺与利福平及异烟肼可以合用。

重点:接种卡介苗为特异性预防方法。

第二节　麻风分枝杆菌

麻风分枝杆菌（*M. leprae*）俗称麻风杆菌,引起麻风,麻风是一种慢性传染病。该病在世界各地均有流行,我国不少地区亦可见,但经大力开展防治工作后,病例已逐渐减少。

一、生物学性状

麻风分枝杆菌的形态、染色与结核分枝杆菌相似。细长、略带弯曲,常呈束状排列。无荚膜和鞭毛,不形成芽胞。革兰染色和抗酸染色均为阳性。麻风分枝杆菌是一种典型胞内寄生菌,患者渗出物标本涂片中可见大量麻风分枝杆菌存在于细胞内,这种细胞的胞质呈泡沫状,称麻风细胞,这与结核分枝杆菌区别有重要意义。

麻风分枝杆菌在体外人工培养至今仍未成功。有人将麻风分枝杆菌注入小鼠足垫,并将小鼠足垫的温度降低,即可见麻风分枝杆菌繁殖并能传代。

二、致病性与免疫性

通过呼吸道、接触传播。人对麻风分枝杆菌的抵抗力较强,主要靠细胞免疫。根据机体的免疫状态、病理变化和临床表现可将大多数患者分为瘤型和结核样型两型。少数患者处于两型之间的界线类和未定类,该两类可向两型转化。

1. 瘤型　瘤型麻风患者有细胞免疫缺损,巨噬细胞功能低下,但体液免疫正常。该型麻风分枝杆菌主要侵犯皮肤、黏膜。鼻黏膜涂片中可见有大量抗酸性细菌。传染性强,为开放性麻风。若不治疗,将逐渐恶化,累及神经系统。患者血清内的抗菌抗体和自身抗体形成的免疫复合物,沉淀在皮肤或黏膜下,形成红斑和结节,称为麻风结节,面部结节融合可呈狮面状。

2. 结核样型 该型患者的细胞免疫正常。病变早期在小血管周围可见有淋巴细胞浸润,随病变发展有上皮样细胞和巨噬细胞浸润。细胞内很少见麻风分枝杆菌。传染性小,属闭锁性麻风。病变都发生于皮肤和外周神经,不侵犯内脏。该型稳定,极少演变为瘤型,故亦称良性麻风。

3. 界线类 兼有瘤型和结核型的特点,但程度可以不同,能向两型分化。大多数患者麻风菌素试验阴性,但也有阳性。病变部位可找到含菌的麻风细胞。

4. 未定类 未定类属麻风病的前期病变,病灶中很少能找到麻风分枝杆菌。麻风菌素试验大多阳性,大多数病例最后转变为结核样型。

三、微生物学检查

标本一般采用活体组织或组织液,涂片抗酸染色镜检,涂片检查仍是目前主要的诊断方法。一般瘤型和界线类患者标本中可检到麻风杆菌,有诊断意义。结核样型患者的标本中很少找到细菌。欲提高检查的阳性率,也可以用金胺染色后用荧光显微镜检查。

因与结核分枝杆菌有交叉反应,麻风菌素试验对诊断没有重要意义,但可用于麻风的分型和预后。

四、防治原则

麻风病目前尚无特异性预防方法。由于麻风分枝杆菌和结核分枝杆菌有共同抗原,曾试用卡介苗来预防麻风取得一定效果。早发现、早治疗、隔离治疗很重要。治疗药物主要有氨苯砜、利福平、氯法齐明等。目前多采用两三种药联合治疗,以防止耐药性产生。

归纳总结

结核分枝杆菌细长或略带弯曲,有时呈分枝状,主要通过呼吸道、消化道或损伤的皮肤黏膜进入机体,引起肺脏或其他脏器病变,其中以肺结核占多数。可用卡介苗接种预防结核病。麻风分枝杆菌是麻风病的病原菌。人类是本菌的唯一自然宿主。密切接触可导致传染,鼻黏膜分泌物通过呼吸道传播也可能是一个重要途径。麻风分枝杆菌的形态、染色与结核分枝杆菌相似。细长、略带弯曲,常呈束状排列。无荚膜和鞭毛,不形成芽胞。革兰染色和抗酸染色均为阳性。麻风病目前尚无特异性预防方法,早发现、早治疗、隔离治疗很重要。

能力检测

一、单项选择题

1. 分枝杆菌属最主要的特点是( )。

  A. 胞壁含大量脂质   B. 抵抗酸性乙醇脱色   C. 有分枝生长趋势

  D. 无特殊结构   E. 一般不易着色

2. 结核分枝杆菌常用的培养基是( )。

  A. 罗氏培养基   B. 沙保弱培养基   C. 庖肉培养基

  D. 亚碲酸盐培养基   E. 巧克力色培养基

3. 结核分枝杆菌常用的染色方法是( )。

  A. 革兰染色法   B. 抗酸染色法   C. 荚膜染色法

  D. 负染色法   E. 美蓝染色法

4. 结核分枝杆菌侵入机体的途径,不可能的是( )。

  A. 呼吸道   B. 消化道   C. 泌尿道   D. 破损皮肤   E. 节肢动物叮咬

5. 以下细菌不属于胞内寄生菌的是( )。

  A. 结核分枝杆菌   B. 麻风分枝杆菌   C. 伤寒沙门菌

D. 百日咳杆菌　　　　　　　　E. 布鲁菌

6. 下列哪种物质与结核结节和干酪样坏死有关?(　　)

A. 分枝菌酸　　B. 蜡质 D　　C. 磷脂　　　　D. 索状因子　　E. 硫酸脑苷脂

二、名词解释

抗酸杆菌　结核菌素试验

三、简答题

1. 结核分枝杆菌传播途径有哪些?

2. 试述结核菌素试验原理、结果分析。

（邓珊珊）

第二十三章　其他病原性细菌

 学习目标 ┃

◆掌握铜绿假单胞菌、鲍曼不动杆菌的主要生物学性状及致病性。
◆熟悉白喉棒状杆菌、炭疽芽胞杆菌的生物学性状和致病性。
◆了解流感嗜血杆菌、百日咳鲍特菌、布鲁杆菌、嗜肺军团菌、空肠弯曲菌、幽门螺杆菌等其他病原性细菌。

第一节　白喉棒状杆菌

 案例引导

患者，男，8岁，参加庙会3天后出现咽痛、发热、全身无力等症状。连日高烧前来就诊。患者自觉全身不适、疲乏、食欲不振及轻度咽痛。扁桃体充血、稍肿胀，且在扁桃体上出现点状假膜。颌下淋巴结肿大，微痛。实验室检查：取假膜边缘部渗出物涂片，用奈瑟染色或美蓝染色，镜检有含异染颗粒的棒状杆菌。

分析思考：

1. 该患者可诊断为何种疾病？
2. 如需分离培养，通常选择何种培养基？
3. 该病如何防治？

白喉是一种急性呼吸道传染性疾病，由白喉棒状杆菌（*C. diphtheriae*）引起。该菌主要致病物质是外毒素，侵犯口腔、鼻腔等部位，常引起局部炎症，形成灰白色假膜，故称"白喉"。

一、生物学性状

重点：革兰阳性杆菌，有异染颗粒。

1. 形态与染色　菌体细长微弯，一端或两端膨大呈棒状。细菌常排列呈栅栏状或 Y、V、L 等字形排列。革兰染色阳性。用美蓝染色后，菌体一端或两端可见着色较深的异染颗粒，颗粒的主要成分是核糖核酸和多偏磷酸盐，为白喉棒状杆菌的鉴别特征。但异染颗粒可因细菌老化消耗而不明显。

重点：需氧或兼性厌氧，吕氏培养基上形成细小、灰白色、湿润、圆形突起的菌落。

2. 培养特性与生化反应　需氧或兼性厌氧，最适温度为 35 ℃，pH 7.2～7.8。营养要求较高，在一般培养基上生长不良，在含有血清的吕氏培养基上生长迅速，12～18 h 即形成细小、灰白色、湿润、圆形突起的菌落。在含有 0.03%～0.04% 亚碲酸钾血平板上，白喉棒状杆菌能使亚碲酸钾还原成元素碲，形成黑色或灰黑色菌落。触酶和硝酸盐还原试验阳性，氧化酶、脲酶、吲哚试验均为阴性。发酵葡萄糖和麦芽糖，产酸不产气。

3. 抵抗力　白喉棒状杆菌对干燥、寒冷和日光的抵抗力较其他无芽胞细菌强。但对湿热的抵抗力不强，100 ℃1 min 或 58 ℃10 min 即可将其杀死。对青霉素、红霉素及多数广谱抗生素敏感，但对磺胺不敏感。

二、致病性与免疫性

1. 致病物质 主要是白喉外毒素,由携带 β-棒状杆菌噬菌体的白喉棒状杆菌产生。由 A、B 两个亚单位构成。A 亚单位是毒性中心,其作用是阻断宿主细胞内蛋白质的合成,使细胞变性和坏死。B 亚单位本身无毒性,其功能是吸附在细胞膜上,以协助 A 亚单位进入易感细胞。

2. 所致疾病 传染源为患者和带菌者。细菌存在于患者或带菌者鼻咽腔内,经飞沫或污染物品传播,引起白喉。白喉棒状杆菌最常侵犯的部位是咽喉和气管黏膜。感染后细菌在鼻腔及咽喉部黏膜上生长繁殖,分泌的白喉毒素可侵入全身,引起局部炎症及全身中毒症状。感染局部在细菌和毒素的作用下,炎细胞浸润、纤维蛋白原渗出及黏膜上皮细胞坏死,在咽部出现白色斑点,可融合为白色膜状物,即假膜。此假膜与黏膜下组织紧密粘连,强行剥离可引起出血。若假膜扩散至气管、支气管黏膜,由于其上具有纤毛,假膜容易脱落而引起呼吸道阻塞,成为白喉早期致死的主要原因。白喉棒状杆菌一般不侵入血流,但产生的外毒素可自局部进入血流,与易感的组织如心肌细胞、外周神经及肾上腺组织结合,引起临床症状,如心肌炎、声音嘶哑、吞咽困难、肾上腺功能障碍等症状。

3. 免疫性 白喉痊愈后机体可获得牢固的免疫力,主要是机体能产生中和外毒素的抗体。人对白喉棒状杆菌普遍易感,1~5 岁易感性最高,5 岁以上易感性逐渐下降,成人绝大多数由于隐性感染或预防接种,已获得免疫力。

三、微生物学检查

用无菌棉拭子取患者咽部、假膜边缘或其他可疑病灶处的分泌物,标本直接涂片,进行美蓝、革兰或奈瑟染色法染色后镜检。若找到典型形态的白喉棒状杆菌,结合临床症状可做初步诊断。确诊必须通过细菌培养并进行生化反应和毒力试验。

四、防治原则

1. 人工主动免疫 目前我国应用白喉类毒素、百日咳菌苗、破伤风类毒素的混合制剂(简称为百白破三联疫苗)进行人工主动免疫,效果良好。

2. 人工被动免疫 白喉患者及与其密切接触的易感儿童需肌内注射 1000~2000 U 白喉抗毒素做紧急预防。对白喉患者的治疗应早期、足量注射白喉抗毒素。注射前需做皮肤试验,阳性者应采取脱敏注射。

3. 抗菌治疗 应用青霉素、红霉素,不仅能抑制白喉棒状杆菌,还能抑制混合感染的细菌生长,预防继发感染及恢复期带菌者的出现。

第二节 炭疽芽胞杆菌

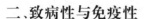 案例引导

患者,男,50 岁,为屠宰场职工。两天前手部出现无痛性炎性红色丘疹,伴有瘙痒感,今日形成水疱、脓疱来院就诊,患者患处周围为硬性非凹陷性水肿和浸润,部分水疱已经化脓,破裂坏死,溃疡处结成炭末样黑色干痂,并伴有高热、呕吐、全身不适等全身中毒症状。

实验室检查:将标本直接涂片,沙黄荚膜染色镜检发现菌体粗大、两端平截、排列似竹节状,无鞭毛,无动力。本菌在氧气充足、温度适宜(25~30 ℃)的条件下易形成芽胞。

分析思考:

1. 患者感染什么病原体,主要依据是什么?

2. 该病应如何预防和治疗?

炭疽芽胞杆菌(*B. anthracis*)俗称炭疽杆菌,是人类历史上第一个被发现的病原菌,它是引起动物和人类炭疽病的病原菌。炭疽病是一种人兽共患的急性传染病。

一、生物学性状

1. 形态与染色　炭疽芽胞杆菌是致病菌中最大的革兰阳性粗大杆菌,两端截平,无鞭毛。取自患者或病畜新鲜标本直接涂片时,常单个或呈短链状排列,经培养后则形成长链,呈竹节样排列。芽胞在有氧及温度适宜的条件下形成,呈椭圆形,位于菌体中央,折光性强。有毒菌株在人和动物体内或含血清的培养基中可形成荚膜。

2. 培养特性与生化反应　需氧或兼性厌氧,在普通琼脂培养基上形成灰白色粗糙型菌落,边缘不整齐,在低倍镜下观察边缘呈卷发状。在血琼脂平板上不溶血或轻度溶血(24 h后)。在明胶培养基中经 37 ℃培养 24 h 可使表面液化呈漏斗状,细菌沿穿刺线向四周扩散成倒松树状。有毒菌株在含 NaHCO₃ 的血琼脂平板上,置 5%CO₂ 孵箱 37 ℃ 孵育 24~48 h 可产生荚膜,变为黏液型菌落,用接种针挑取时可见拉丝状。而无毒株仍形成粗糙型菌落。本菌能分解葡萄糖、麦芽糖等,不分解甘露醇、乳糖。

3. 抗原结构　炭疽芽胞杆菌的抗原分为两部分:一部分是结构抗原,包括荚膜、菌体和芽胞等抗原成分;另一部分是炭疽毒素复合物。

(1) 荚膜抗原　由 D-谷氨酸多肽组成,与毒力有关,若以高效价抗荚膜多肽血清做荚膜肿胀试验,对鉴定本菌有一定意义。

(2) 菌体抗原　由 N-乙酰葡萄糖胺和 D-半乳糖组成,耐热,与毒力无关。能与特异性抗体发生环状沉淀反应,称为 Ascoli 沉淀反应,该试验可用于炭疽芽胞杆菌病原的流行病学调查。

(3) 炭疽毒素　由保护性抗原、致死因子和水肿因子三种蛋白质组成的复合物,任何一种单独存在均不能引起毒性反应。该毒素具有抗吞噬作用和免疫原性。

4. 抵抗力　炭疽芽胞杆菌繁殖体的抵抗力与一般无芽胞的细菌相似,但其芽胞对外界因素的抵抗力很强。在室温干燥环境中能存活 20 余年,在皮革中能存活数年,牧场一旦被芽胞污染,其传染性可保持 20~30 年。对碘和氧化剂较敏感,对青霉素、头孢菌素、链霉素、卡那霉素和多西环素高度敏感。

二、致病性与免疫性

1. 致病物质　荚膜和毒素是炭疽芽胞杆菌致病的两个主要因素。荚膜具有抗吞噬作用,利于炭疽芽胞杆菌在机体内生存、繁殖和扩散。毒素是造成感染者致病和死亡的主要原因。炭疽毒素主要是损害微血管的内皮细胞,增强血管壁的通透性,使有效血容量不足,致微循环灌注量减少,血液呈高黏滞状态,易发生弥散性血管内凝血和感染性休克而导致死亡。

2. 所致疾病　炭疽芽胞杆菌可经皮肤、呼吸道和胃肠道侵入机体引起炭疽病。临床类型有三种:皮肤炭疽、肺炭疽和肠炭疽。其中,皮肤炭疽最常见,人因接触患病动物或受染毛皮而引起皮肤炭疽,细菌由颜面、四肢等皮肤小伤口侵入,经 1 天左右局部出现小疖,继而周围形成水疱、脓疱,最后出现坏死和黑色焦痂,故名炭疽。肠炭疽是由于食入未煮熟的病畜肉类、奶或被污染的食物引起连续性呕吐、肠麻痹及便血,但以全身中毒为主,2~3 天死于毒血症。肺炭疽是吸入含有大量病菌芽胞的尘埃所致,患者出现严重的呼吸道症状,很快出现全身中毒症状而死亡。

3. 免疫性　病后可获得持久免疫力,再次感染者甚少。主要是由于产生特异性抗体和吞噬细胞作用加强。

三、微生物学检查

根据炭疽病的不同类型分别采取渗出液、脓液、痰、粪便及血液等送检。病畜尸体严禁室外

知识点:革兰阳性粗大杆菌,培养后呈竹节样排列,芽胞位于菌体中央。

知识点:普通琼脂平板上菌落为粗糙型。

知识点:致病物质为荚膜和毒素,毒素是引起死亡的主要原因;经呼吸道、消化道和皮肤传播;所致疾病为皮肤炭疽、肺炭疽和肠炭疽。

剖检,必要时可割取耳尖或舌尖组织送检。取标本涂片进行革兰染色、镜检,若发现有荚膜且呈竹节状排列的革兰阳性大杆菌,结合临床症状即可初步诊断。同时将标本接种于普通琼脂平板、血琼脂平板和碳酸氢钠平板孵育后,根据炭疽芽胞杆菌菌落特征和进一步的青霉素串珠试验及动物实验等进行鉴定。

四、防治原则

预防炭疽病的根本措施是加强病畜的管制。病畜的尸体必须焚毁或深埋于 2 m 以下。特异性预防用炭疽减毒活疫苗,并用皮肤划痕接种,免疫力可持续 1 年。青霉素是治疗炭疽病的首选药物,应早期应用,也可采用其他抗生素、磺胺类药物及抗炭疽血清的综合疗法。

第三节 铜绿假单胞菌

铜绿假单胞菌(P. aeruginosa)俗称绿脓杆菌,广泛分布于自然界以及医院内的潮湿环境,免疫力低下者及住院患者检出率高,为条件致病菌,是医院感染的主要病原菌之一,占医源性感染的 10% 左右。由于产生绿色水溶性色素,感染时脓汁或敷料呈绿色,故得名。

一、生物学性状

1. 形态与染色 菌体为直或稍弯、两端钝圆的杆菌。单端有 1~3 根鞭毛,运动活泼。临床分离的菌株常有菌毛和微荚膜,不形成芽胞。革兰染色阴性。

2. 培养特性和生化反应 专性需氧。在普通培养基上生长良好,最适生长温度为 35 ℃,在 4 ℃不生长而在 42 ℃可生长是铜绿假单胞菌的一个特点。菌落大小不一,扁平,边缘不整齐,且常呈相互融合状态。其水溶性色素(青脓色和绿脓色)使培养基被染成蓝绿色或黄绿色。在血琼脂平板上菌落较大,有金属光泽和生姜气味,菌落周围形成透明溶血环。铜绿假单胞菌能够分解葡萄糖,产酸不产气,但不分解甘露醇、麦芽糖、蔗糖和乳糖。分解尿素,氧化酶试验阳性,不形成吲哚。

3. 抵抗力 抵抗力较强。耐许多化学消毒液与抗生素,在潮湿环境中能较长期存活。加热 56 ℃1 h 可杀死该菌。

二、致病性与免疫性

铜绿假单胞菌能产生多种与毒力有关的物质,主要的致病物质为内毒素,此外还有菌毛、荚膜、胞外酶和外毒素等多种致病因子。其感染多见于皮肤黏膜受损部位,也见于因长期化疗或使用免疫抑制剂等免疫功能低下的患者。本菌几乎可以感染人体的任何组织和部位,经常引起手术切口、烧伤组织感染,表现为局部化脓性炎症;也可引起呼吸系统、消化系统、尿道、角膜、骨髓、心内膜和中耳等部位的炎症;全身感染有菌血症和败血症。患者感染后可产生特异性抗体,有一定的抗感染作用。

三、微生物学检查

取脓汁、创面渗出液、痰、尿、血液等标本,或在可疑物品器械上取材,接种于血琼脂培养基上分离培养,根据菌落特点、色素及生化反应等进行鉴定。

四、防治原则

在提高机体免疫力的同时,预防医院内感染是十分重要的。应加强一些特殊病房、检查室、诊疗器械的消毒管理,同时要避免医务人员与患者之间的交叉感染。因该菌耐药现状较为严重,临床应该根据药物敏感试验结果选择合适的抗菌药物。目前治疗常用的药物有庆大霉素、多黏菌素等。

重点:革兰阴性杆菌;专性需氧,能产生绿色水溶性色素;主要致病物质为内毒素,可以感染人体的任何组织和部位,常引起手术切口、烧伤组织感染。

第四节　鲍曼不动杆菌

鲍曼不动杆菌(A. baumannii)属于不动杆菌属,广泛存在于自然界,为条件致病菌,是医院感染的重要病原菌之一。鲍曼不动杆菌基因组研究发现其具有快速获得和传播耐药性的能力,多重耐药、广泛耐药、全耐药鲍曼不动杆菌已呈世界性流行,成为全球抗感染领域的挑战,更是目前我国最重要的"超级细菌"。

一、生物学性状

1. 形态与染色　革兰阴性杆菌,大小(0.6~1.0)μm×(1.0~1.6)μm,多为球杆状,两端钝圆,散在或成对排列,无芽胞,无鞭毛。革兰染色时,常不易脱色,尤其是血培养阳性的标本直接涂片染色,易染成革兰阳性杆菌。

2. 培养特性与生化反应　专性需氧菌,最适温度35 ℃,无特殊营养要求,普通培养基生长良好,也可在麦康凯培养基上生长。在血琼脂平板上形成灰白色、圆形、光滑、边缘整齐的菌落。氧化酶试验阴性,触酶试验阳性,硝酸盐还原试验阴性,无动力,能够氧化分解葡萄糖和乳糖,能利用枸橼酸盐。

3. 抵抗力　对湿热、紫外线、化学消毒剂有较强的抵抗力,耐低温。在干燥的物体表面可以存活25天以上,常规消毒剂只能抑制其生长,不能杀灭,而且耐受肥皂,它是医务人员手上、医疗器械、物体表面最常分离到的革兰阴性杆菌。

二、致病性与免疫性

主要通过接触和空气传播。鲍曼不动杆菌广泛分布于人体皮肤表面、结膜、口腔、呼吸道、胃肠道及泌尿生殖道等部位,约25%的正常人皮肤表面有携带。一般认为鲍曼不动杆菌对健康个体不致病,但可使虚弱个体感染,危险因素包括长时间住院、入住监护室、接受机械通气、侵入性操作、抗菌药物暴露以及严重基础疾病等。鲍曼不动杆菌可引起医院获得性肺炎和机械通气相关肺炎、血流感染、术后和外伤后颅内感染、腹腔感染、泌尿系统感染、皮肤软组织感染等。

目前,机体对鲍曼不动杆菌的免疫机制仍不明确。

三、微生物学检查

根据病情可采集痰液、尿液、脓液、血液及脑脊液等标本。采集后先做涂片,革兰染色后镜检,为革兰阴性球杆菌,常成对排列,有荚膜。分离培养可将标本接种在血琼脂平板上,血液和脑脊液标本可增菌后再分离培养,如有菌落生长,需要进一步生化鉴定。

四、防治原则

鲍曼不动杆菌医院感染的预防与控制至关重要。应加强抗菌药物临床管理,延缓和减少耐药鲍曼不动杆菌的产生;严格遵守无菌操作和感染控制规范;通过强化手卫生、实施接触隔离和加强环境清洁与消毒阻断鲍曼不动杆菌的传播途径。治疗时根据疾病的严重程度采取局部治疗与全身用药相结合,抗菌治疗与辅助治疗措施(如换药、清创、手术等)相结合。常用药为β-内酰胺类抗生素。

第五节　流感嗜血杆菌

流感嗜血杆菌俗称流感杆菌,本菌首先从流感患者鼻咽部分离出,当时误认为该菌是流感的

病原菌,由此得名。直到流感病毒分离成功,才明确流感嗜血杆菌只是在流感流行时,引起呼吸道的继发感染。流感嗜血杆菌是第一个被成功全基因组测序的细菌。

一、生物学性状

1. 形态与染色 革兰阴性短小杆菌,长期人工培养物中呈明显多形态性。无鞭毛,不形成芽胞,多数菌株有菌毛。有毒菌株有明显荚膜,但在陈旧培养物中往往丧失荚膜。

2. 培养特性与生化反应 需氧或兼性厌氧,最适生长温度为 33～37 ℃,生长需要 X 因子(一种血红素)和 V 因子(辅酶 I)。流感嗜血杆菌在巧克力色血琼脂平板上,培养 24 h,可形成无色透明、露滴状小菌落。若将流感嗜血杆菌与金黄色葡萄球菌共同孵育于血琼脂平板中,由于后者能合成较多的 V 因子,故在金黄色葡萄球菌菌落附近的流感嗜血杆菌菌落较大,离金黄色葡萄球菌菌落越远的越小,此称为"卫星现象",有助于流感嗜血杆菌的鉴定。流感嗜血杆菌能分解葡萄糖产酸不产气,可还原硝酸盐为亚硝酸盐。

3. 抗原结构 流感嗜血杆菌的主要抗原有荚膜多糖抗原和菌体抗原,根据荚膜多糖抗原,将流感嗜血杆菌分为 a～f 共 6 个血清型,其中 b 型致病力最强,也是引起儿童感染最常见的菌型。

4. 抵抗力 流感嗜血杆菌抵抗力较弱,对热、干燥、一般消毒剂敏感,50～55 ℃ 30 min 可被杀死。在干燥痰中 48 h 内死亡。

二、致病性与免疫性

主要致病物质为菌毛、荚膜与内毒素等。致病力强的流感嗜血杆菌产生 IgA 蛋白酶能分解破坏 SIgA。

流感嗜血杆菌所致疾病包括原发性感染和继发性感染:①原发性感染:多由有荚膜的 b 型菌株引起,表现为急性化脓性感染,以少儿多见。其中急性咽喉会厌炎是一种进行性咽喉和会厌的蜂窝织炎,常因气道阻塞而有生命危险。②继发性感染:常继发于流感、麻疹、百日咳、结核病等,大多由无荚膜菌株引起,临床表现有慢性支气管炎、鼻窦炎、中耳炎等,以成人多见。

流感嗜血杆菌感染机体后形成的免疫以体液免疫为主。抗荚膜多糖抗体能增强吞噬作用,并能活化补体产生溶菌作用,抗外膜蛋白抗原的抗体也有促进补体介导的调理作用。

三、微生物学检查

根据临床病型采取相应标本,标本有痰液、脑脊液、鼻咽分泌物、血液和脓液等。脑脊液和脓液标本直接涂片镜检,结合临床作出初步诊断。乳胶凝集试验、免疫荧光及荚膜肿胀试验检测荚膜抗原,有助于脑膜炎的快速诊断。可将标本接种于巧克力色或脑心浸液的血琼脂平板上,根据培养特性、菌落形态、卫星现象、生化反应、荚膜肿胀试验等进行鉴定。

四、防治原则

b 型流感嗜血杆菌荚膜多糖疫苗,对 18 个月以上儿童免疫效果较好。纯化多糖与蛋白载体偶联制备的疫苗,可对 6 周龄婴儿进行预防接种,能有效降低儿童化脓性脑膜炎的发病率。治疗可用广谱抗生素。

第六节 百日咳鲍特菌

百日咳鲍特菌(*B. pertussis*)简称百日咳杆菌,是引起百日咳的病原菌。百日咳传染性强,是儿童严重的急性呼吸道传染病。

一、生物学性状

1. 形态与染色 卵圆形短小杆菌,无鞭毛,无芽胞。光滑型菌株有荚膜,革兰染色阴性。用

NOTE

知识点:革兰阴性杆菌;常用培养基为鲍-金培养基;经呼吸道传播,引起百日咳。

甲苯胺蓝染色可见两极异染颗粒。

2. 培养特性与生化反应　专性需氧,最适生长温度为 35～37 ℃,最适 pH 6.8～7.0。初次分离培养时营养要求高,常用含马铃薯、血液、甘油等营养成分的鲍-金培养基。经 3～5 天后,可形成细小、圆形、光滑、凸起、银灰色、不透明的菌落,周围有不明显的溶血环。液体培养基上呈均匀混浊生长。生化反应极不活泼,不发酵任何糖类,过氧化氢酶试验阳性。

3. 抵抗力　本菌抵抗力弱。56 ℃ 30 min、日光照射 1 h 可致死亡。对多黏菌素、氯霉素、红霉素、氨苄青霉素等敏感,对青霉素不敏感。

二、致病性与免疫性

致病物质主要包括荚膜、菌毛、内毒素及百日咳毒素、腺苷酸环化酶毒素、血凝素等多种生物活性物质。百日咳外毒素是主要的毒力因子,能引起纤毛上皮的炎症和坏死,与痉挛性咳嗽有关。

百日咳鲍特菌经飞沫传播,引起人类百日咳。发病早期(卡他期)类似普通感冒,仅有轻度咳嗽。细菌此时在气管和支气管黏膜上大量繁殖并随飞沫排出,传染性最强。1～2 周后出现阵发性剧烈咳嗽(痉挛期),这时细菌释放毒素,导致黏膜上皮细胞纤毛运动失调,大量黏稠分泌物不能排出,刺激感觉神经末梢产生强烈痉咳,呈现出特殊的高音调鸡鸣样吼声。恢复期阵咳减轻,完全恢复需数周至数月,由于病程较长,故名百日咳。

百日咳患者康复后体内可出现多种特异性抗体,免疫力较为持久。黏膜局部的 SIgA 具有阻止细菌黏附气管黏膜上皮细胞的作用。

三、微生物学检查

标本采集用鼻咽拭子或咳碟法,在鲍-金培养基上孵育,根据菌落形态,涂片染色镜检作出初步诊断。确诊可用分离菌与免疫血清做玻片凝集试验或免疫荧光检测。

四、防治原则

预防以主动免疫为主,在我国选用百日咳鲍特菌死疫苗与白喉、破伤风的类毒素混合,制成百白破三联疫苗进行主动免疫,接种对象为 1 岁以下幼儿。治疗可用红霉素、氨苄青霉素等。

第七节　布鲁杆菌

布鲁菌属(*Brucella*)是一类人兽共患传染病的病原菌,有 4 个生物种、19 个生物型,因最早由美国医师 David Bruce 首先分离出,故得名。本属使人致病的有牛布鲁菌、羊布鲁菌、猪布鲁菌和犬布鲁菌,在我国流行占绝对优势的是羊布鲁菌病。

一、生物学性状

1. 形态与染色　革兰阴性小杆菌或短杆菌。无芽胞,无鞭毛,光滑型菌株有微荚膜。革兰染色经常着色不佳,故应适当延长复染时间。

2. 培养特性与生化反应　专性需氧菌,初分离时需 5%～10%CO_2。营养要求较高,在普通培养基上生长缓慢。最适生长温度为 35～37 ℃,最适 pH 值为 6.6～6.8。在血琼脂平板上不溶血,在液体培养基中可形成轻度混浊并有沉淀。大多能分解尿素和产生 H_2S,根据产生的 H_2S 的量和在含碱性染料培养基中的生长情况,可鉴别羊、牛、猪三种布鲁菌。

3. 抵抗力　抵抗力较强,在土壤、毛皮、病畜的脏器和分泌物、肉和乳制品中可生存数周至数月。但在湿热 60 ℃、日光直接照射下 20 min 可死亡;对常用消毒剂均较敏感,如 3% 来苏作用数分钟可杀死。对常用的广谱抗生素也较敏感。

二、致病性与免疫性

主要致病物质是内毒素,另外荚膜与侵袭性酶(透明质酸酶、过氧化氢酶等)增强了该菌的侵袭力,使细菌能突破完整皮肤、黏膜进入宿主体内,并在机体脏器内大量繁殖和快速扩散入血。

人类对布鲁杆菌易感,主要通过接触病畜及其分泌物或接触被污染的畜产品,经皮肤、黏膜、眼结膜、消化道、呼吸道等不同途径感染。布鲁杆菌侵入机体被中性粒细胞和巨噬细胞吞噬,成为胞内寄生菌,经淋巴管到达局部淋巴结生长繁殖,形成感染灶。当细菌繁殖达到一定数量侵入血流,出现菌血症。由于内毒素的作用导致患者发热,随后细菌进入肝、脾、骨髓和淋巴结等脏器,发热也逐渐消退。细菌在细胞内繁殖到一定程度可再度入血,又出现菌血症而致体温升高。如此反复形成的菌血症,使患者的热型呈波浪式,临床上称为波浪热。感染易转为慢性,在全身各处引起迁徙性病变,伴随发热、关节痛和全身乏力等症状,体征有肝、脾肿大。

机体感染布鲁杆菌后可产生免疫力,且各菌种和生物型之间有交叉免疫。一般认为此免疫力是有菌免疫,即当机体内有布鲁杆菌存在时,对再次感染则有较强免疫力。但近来认为随着病程的延续,机体免疫力不断增强,病菌不断被消灭,最终可变为无菌免疫。由于布鲁杆菌为细胞内寄生,故以细胞免疫为主。

知识点:革兰阴性杆菌;经皮肤、黏膜、眼结膜、消化道、呼吸道等不同途径感染;引起波浪热。

三、微生物学检查

最常用的标本是血液,急性期血培养阳性率达70%。骨髓检测在急性期、亚急性期均可呈阳性。将标本接种于双相肝浸液培养基(液相为肝浸液的琼脂斜面),置 37 ℃、5%~10%CO_2孵箱中培养,菌落大多在 4~7 天形成,若 30 天时仍无菌生长可报告为阴性。若有菌生长,可进一步鉴定型别。抗体自病后 1 周出现,可用凝集试验、抗球蛋白试验、补体结合试验等血清学方法检测。

四、防治原则

控制和消灭家畜布鲁菌病、切断传播途径和免疫接种是三项主要的预防措施。免疫接种以畜群为主,疫区人群应接种减毒活疫苗,有效期一年。急性患者用抗生素治疗,慢性患者除继续用抗生素治疗外,应采用综合疗法以增强机体免疫力,也可用特异性疫苗进行脱敏治疗。

第八节 嗜肺军团菌

1976 年,美国一退伍军人组织宾州军团在费城召开会议时暴发了一次肺炎流行,造成 34 人死亡。从死者肺组织中分离到一种新菌,命名为军团菌。军团菌属包括 39 个菌种和 61 个血清型,嗜肺军团菌是本属细菌中的主要致病菌。

一、生物学性状

1. 形态与染色 杆状,有时呈多形态,革兰染色阴性。无芽胞、无荚膜,但有菌毛和一至数根鞭毛,能运动。

2. 培养特性与生化反应 专性需氧菌,2.5%~5%CO_2能促进生长。最适温度为 35 ℃,最适 pH 值为 6.4~7.2。营养要求特殊,常接种于复合培养基中,生长环境中必须含半胱氨酸和铁。生长缓慢,3 天后才可见圆形菌落,直径 1~2 mm,灰白色、有光泽、湿润、半透明,有特殊臭味。该菌不发酵糖类,可液化明胶,触酶试验阳性,氧化酶试验阳性或弱阳性,不分解尿素,硝酸盐还原试验阴性。

3. 抵抗力 该菌在自然界中抵抗力很强,自来水中可生存一年左右。对常用化学消毒剂、干燥环境、紫外线较敏感。但对氯或酸有一定抵抗力,如在 pH 2 的盐酸中可存活 30 min。

知识点:革兰阴性杆菌,专性需氧菌,经呼吸道传播,引起军团菌病。

二、致病性与免疫性

本菌可产生多种与致病有关的酶,主要致病物质是菌毛、外毒素和内毒素样物质。

嗜肺军团菌通过呼吸道侵入机体,黏附于肺泡和支气管,被吞噬细胞吞噬,而在其中生长繁殖,导致细胞裂解死亡。军团菌病临床表现有肺炎型和流感样型。肺炎型为重症型,起病急骤,以肺炎症状为主,伴有多器官损害。患者出现高热、寒战、头痛、肌痛剧烈,开始干咳,后出现脓痰或咯血,常伴有中枢神经系统和消化道症状,不及时治疗可导致死亡,死亡率可达 15%~20%。流感样型症状较轻,表现为发热、寒战、肌肉酸痛等症状,持续 3~5 天症状缓解,预后良好,X 线示无肺炎征象。

嗜肺军团菌是细菌内寄生菌,主要以细胞免疫为主,病后也可获得保护性抗体。

三、微生物学检查

标本为痰、胸水、血液或肺活检组织。可用镀银法染色直接镜检,亦可用特异性荧光抗体染色后镜检带有荧光的菌体。也可用特异性核酸探针和聚合酶链反应扩增 rRNA 的方法进行诊断。

四、防治原则

至今尚无有效的嗜肺军团菌疫苗。医院空调冷却水、淋浴头、辅助呼吸机等所产生的气溶胶颗粒中能检出此菌。因此,加强水源管理及人工输水管道和设施的消毒处理,防止军团菌造成空气和水源的污染,是预防军团菌病扩散的重要措施。治疗军团菌病可首选红霉素,必要时可联合使用利福平或其他药物。

第九节 空肠弯曲菌

弯曲菌属是一类呈逗点状或 S 形的革兰阴性菌,对人类致病的有空肠弯曲菌、大肠弯曲菌、胎儿弯曲菌等,其中空肠弯曲菌感染较常见,呈世界性分布,是腹泻的常见病原菌。

一、生物学性状

知识点:革兰染色阴性,呈弧形、螺旋形、S 形或海鸥状;微需氧,需在 5% O_2、10% CO_2 和 85% N_2 的环境中生长;经消化道传播,引起细菌性胃肠炎。

空肠弯曲菌形态细长,呈弧形、螺旋形、S 形或海鸥状。革兰染色阴性,运动活泼,一端或两端有单鞭毛。无芽胞,无荚膜。

微需氧,初次分离时,需在 5% O_2、10% CO_2 和 85% N_2 的环境中生长。在 36~37 ℃环境中生长良好,但在 42 ℃中选择性好,此温度可使粪便中其他细菌的生长受到抑制。营养要求高。生化反应不活泼。

抵抗力较弱。培养物放置 4 ℃冰箱中很快死亡,56 ℃ 5 min 即被杀死。干燥环境中仅存活 3 h,培养物放室温中可存活 2~24 周。

二、致病性与免疫性

空肠弯曲菌是禽类肠道正常寄生菌,人类主要通过接触禽畜、患者粪便、污染的饮食而感染。空肠弯曲菌对胃酸敏感,经口食入至少 10^4 个细菌才有可能致病。致病物质主要是黏附素、细胞毒性酶类和肠毒素。空肠弯曲菌是散发性细菌性胃肠炎最常见的菌种之一,主要症状为腹泻和腹痛,有时发热,偶有呕吐和脱水。细菌有时可通过肠黏膜入血引起败血症和其他脏器感染,如脑膜炎、关节炎、肾盂肾炎等。

机体感染空肠弯曲菌后可产生特异性抗体,能通过调理作用和活化补体等作用增强吞噬细胞的吞噬、杀灭细菌及补体的溶菌作用。

三、微生物学检查

可用粪便标本涂片、镜检,查找革兰阴性弧形或海鸥状弯曲菌,亦可用悬滴法观察鱼群样运动或螺旋式运动。分离培养基可直接用选择性培养基,于 42 ℃和 37 ℃微需氧环境下培养,按其生物学特性进行鉴定。

四、防治原则

目前尚无特异性疫苗。预防主要是注意饮水和食品卫生,加强人、畜、禽类的粪便管理。空肠弯曲菌对多种抗生素敏感,治疗可用红霉素、氨基糖苷类抗生素、氯霉素等。

第十节 幽门螺杆菌

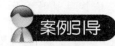案例引导

患者,男,45 岁,3 年来胃部不适,反酸、胃灼热、口臭。近几日胃痛加重来院就诊。体温 37 ℃,脉率、血压正常。主诉上腹部不适、隐痛,有时发生嗳气、反酸、恶心、呕吐的症状。胃镜检查胃黏膜损害。

实验室检查:通过胃镜检查钳取胃黏膜做直接涂片、染色,组织切片染色及细菌培养检测幽门螺杆菌(Hp)呈阳性。

分析思考:

1. 患者感染什么病原体,主要依据是什么?

2. 如果需要治疗,应该选择哪种抗生素治疗?

幽门螺杆菌是螺杆菌属的代表菌种,其感染与胃炎、消化道溃疡以及胃癌的发生密切相关。

一、生物学性状

革兰染色阴性,菌体细长弯曲呈螺形、S 形或海鸥状。在胃黏膜黏液层中常呈鱼群样排列,传代培养后可变成杆状或球形。菌体一端或两端可有多根带鞘鞭毛,运动活泼,无芽胞。

微需氧菌,最适生长温度 37 ℃,最适 pH 7.0。营养要求高,需血液或血清,生长时还需一定湿度(相对湿度 98%)。培养 3 天可见细小、针尖状、半透明的菌落。生化反应不活泼,不能利用糖类,氧化酶和过氧化物酶均阳性,脲酶丰富,快速脲酶试验强阳性。

二、致病性与免疫性

幽门螺杆菌在人群中感染非常普遍,在胃炎、胃溃疡患者的胃黏膜中检出率高达 80%以上,与胃腺癌或胃淋巴瘤的发生也密切相关。传染源是人,传播途径是粪-口途径,致病机制可能与多种因素有关:借助鞭毛穿过胃黏膜表面的黏液层;通过黏附素与上皮细胞连接在一起,避免被胃排空;产生大量的尿素酶,水解尿素形成"氨云"保护层,缓解局部胃酸的杀菌作用;黏液酶、磷脂酶及空泡毒素的活性和局部损伤有关;感染后胃内亚硝胺、亚硝基化合物增多,促使细胞基因发生突变,诱发肿瘤。

人体感染幽门螺杆菌后可产生较强的体液免疫应答和细胞免疫应答,但在自然感染状态下的免疫反应多数不能使细菌清除。

三、微生物学检查

组织活检标本可用于组织学检查或将活检组织磨碎用于分离培养,血液用于测抗体含量。

知识点:革兰染色阴性,菌体细长弯曲呈螺形、S 形或海鸥状;微需氧菌,快速脲酶试验强阳性;传染源是人,传播途径是粪-口途径,与胃炎、消化道溃疡以及胃癌的发生密切相关。

快速诊断方法有：①直接涂片镜检：为革兰阴性,细长弯曲呈海鸥状。②快速脲酶试验：将标本接种于尿素培养基,如培养基由黄色变红色为阳性。③血清学诊断：检测血清中抗幽门螺杆菌菌体抗体与抗脲酶抗体。④分子生物学技术：用16S rRNA寡核苷酸探针或用PCR检测幽门螺杆菌。

四、防治原则

目前正在试用重组脲酶幽门螺杆菌疫苗,初步结果显示疫苗可能不仅有预防作用,同时还具有治疗作用。治疗可用抗菌疗法,多采用以枸橼酸铋钾或抑酸剂为基础,再加两种抗生素的三联疗法。

归纳总结

白喉棒状杆菌为革兰阳性细长棒状杆菌,有异染颗粒,经呼吸道传播,引起小儿白喉。百日咳鲍特菌为卵圆形短小杆菌,用甲苯胺蓝染色可见两极异染颗粒,经呼吸道感染,引起人类百日咳。炭疽芽胞杆菌是致病菌中最大的革兰阳性粗大杆菌,两端截平,无鞭毛。经培养后则形成长链,呈竹节样排列。荚膜和毒素是炭疽芽胞杆菌致病的两个主要因素。炭疽芽胞杆菌可经皮肤、呼吸道和胃肠道侵入机体引起炭疽病。流感嗜血杆菌为革兰阴性短小球杆菌,营养要求高,需提供X、V因子,是流感时继发感染的常见细菌。铜绿色假单胞菌为革兰阴性小杆菌,能产生水溶性色素,是一种致病力较低但抗药性强的条件致病菌,能引起化脓性病变,是伤口感染较常见的一种细菌。布鲁杆菌是一类革兰阴性小杆菌或短杆菌,可引起布鲁菌病,属自然疫源性疾病,引起动物流产、人的波浪热。嗜肺军团菌是一种有鞭毛、革兰阴性、多形态性的短小球杆菌,经呼吸道传播,引起肺炎型及流感样型军团菌病。空肠弯曲菌菌体形态细长,呈弧形、螺旋形、S形或海鸥状,革兰染色阴性,运动活泼,一端或两端有单鞭毛。无芽胞,无荚膜。空肠弯曲菌是引起散发性细菌性肠炎最常见的菌种之一。幽门螺杆菌革兰染色阴性,将活检的黏膜组织涂片后,革兰染色镜检,发现菌体细长弯曲呈螺形、S形或海鸥状,其感染与胃炎、消化道溃疡以及胃癌的发生密切相关。

能力检测

一、单项选择题

1. 白喉棒状杆菌在形态学上的主要特征是(　　)。

A. 菌体细长弯曲,一端或两端膨大呈棒状

B. 菌体着色不均匀,出现异染颗粒

C. 无荚膜

D. 无鞭毛

E. 不产生芽胞

2. 白喉棒状杆菌致病的最主要物质是(　　)。

A. 内毒素　　　B. 外毒素　　　C. 菌毛　　　D. 侵袭性酶　　　E. 棒状杆菌噬菌体

3. 白喉局部病变的特征是(　　)。

A. 假膜　　　B. 脓肿　　　C. 红肿　　　D. 溃疡　　　E. 水肿

4. 菌体内有异染颗粒的细菌是(　　)。

A. 幽门螺杆菌　　　　　　B. 白喉棒状杆菌　　　　　　C. 结核分枝杆菌

D. 铜绿假单胞菌　　　　　E. 炭疽芽胞杆菌

5. 在人工培养基上常形成竹节状长链的细菌是(　　)。

A. 结核分枝杆菌　　　　　B. 破伤风梭菌　　　　　　C. 麻风分枝杆菌

D. 炭疽芽胞杆菌　　　　　E. 伤寒沙门菌

6. 嗜肺军团菌最重要的传播途径是( )。

A. 与患者接触　　　　　　　　　　　B. 经消化道途径

C. 经呼吸道吸入染菌的气溶胶感染　　D. 交叉感染

E. 经创面感染

7. 致病力最强的流感嗜血杆菌是( )。

A. a型　　　　B. b型　　　　C. c型　　　　D. d型　　　　E. h型

二、名词解释

卫星现象　异染颗粒

三、简答题

1. 铜绿假单胞菌主要的生物学性状有哪些？引起哪些疾病？

2. 鲍曼不动杆菌的防治原则有哪些？

3. 主要的动物源性细菌有哪些？各引起哪些人兽共患病？

（邓珊珊）

第二十四章 其他原核细胞型微生物

▶▶ ▶

 学习目标 |···

◆掌握梅毒螺旋体的传播途径、致病性及防治原则。
◆熟悉钩端螺旋体、立克次体、支原体、衣原体的致病性及防治原则。
◆了解钩端螺旋体、立克次体、支原体、衣原体的生物学性状。

 案例引导

　　患者,女,48 岁,发热 1 个月余,自觉症状逐渐加重,伴畏寒,阵发刺激性咳嗽,咳黄痰,量少,不易咳出,伴喘息,胸闷,四肢关节痛,全身乏力较明显,上腹部不适,食欲不振。体格检查:T 39 ℃,咽充血,左肺可闻及干、湿啰音。胸部 X 线平片显示:两肺纹理增多、紊乱模糊,以左肺叶为主。肺炎支原体 IgM 阳性,诊断为支原体肺炎。

　　分析思考:

　　1. 本病诊断依据是什么?

　　2. 本病的治疗措施是什么?

第一节 螺 旋 体

　　螺旋体(spirochete)是一类细长、柔软、弯曲呈螺旋状、运动活泼的原核细胞型微生物。其基本结构与细菌相似,以二分裂形式繁殖,对抗生素敏感。

　　螺旋体广泛存在于自然界和动物体内,种类繁多。对人致病的主要有:①钩端螺旋体属中的钩端螺旋体。②密螺旋体属中的梅毒螺旋体。③疏螺旋体属中的回归热螺旋体。

一、钩端螺旋体

　　钩端螺旋体引起人和动物钩端螺旋体病,简称钩体病。

　　(一) 生物学性状

知识点:菌体呈圆柱形,螺旋排列细密,常呈 C 或 S 状,革兰染色阴性,常用镀银染色;最适温度为 28 ~ 30 ℃,常用柯索夫培养基,生长缓慢。

　　1. 形态与染色　菌体呈圆柱形,(6~20)μm×(0.1~0.2)μm,螺旋排列细密而规则,一端或两端弯曲呈钩状,常呈 C 或 S 状。革兰染色阴性,但不易着色。常用镀银染色,菌体染成棕褐色。菌体外无鞭毛,但运动活泼,在胞壁与胞膜间有轴丝,借助它的收缩与弯曲能自由活泼运动。在暗视野显微镜下可直接观察悬液标本中钩端螺旋体的形态和运动方式(图 24-1)。

　　2. 培养特性　需氧或微需氧,最适温度为 28~30 ℃,最适 pH 值为 7.2~7.4。营养要求较高,常用含 10% 兔血清的柯索夫培养基培养。钩端螺旋体在人工培养基上生长缓慢,3~4 天开始生长,2 周左右生长良好,可形成直径约 2 mm 的圆形、透明、扁平菌落。在液体培养基中 1~2 周后呈半透明云雾状混浊。

　　3. 抗原结构　致病性钩体有表面抗原和内部抗原两种,是钩端螺旋体分型和分群的依据。

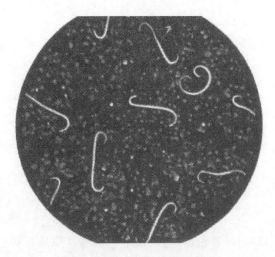

图 24-1 钩端螺旋体(暗视野)

目前世界上已发现 25 个血清群、273 个血清型。我国发现至少有 19 个血清群、74 个血清型。

4. 抵抗力 抵抗力弱,56 ℃10 min 或 60 ℃1 min 死亡。对多种化学消毒剂敏感,0.2%来苏、1%石炭酸经 10~30 min 被杀灭。对青霉素敏感。在湿土或水中可存活数月,这在传播上有重要意义。

(二)致病性与免疫性

1. 致病物质 钩端螺旋体的致病因素主要是内毒素样物质、溶血素、细胞毒性因子。钩端螺旋体细胞壁中含有类似革兰阴性菌的脂多糖类物质,其致病机制与细菌的内毒素相似,能使动物发热,引起炎症和坏死。溶血素能破坏红细胞膜使其发生溶解。细胞毒性因子注入小鼠,可出现肌肉痉挛和呼吸困难。

2. 所致疾病 钩体病为人兽共患的传染病。带钩端螺旋体的鼠类和猪是主要传染源。动物感染钩端螺旋体后,大多呈隐性感染,但在肾小管内长期存在,钩端螺旋体不断随尿排出,污染水和土壤。人接触疫水或疫土时,钩端螺旋体经黏膜或皮肤破损处侵入人体,在局部迅速生长繁殖,并经淋巴系统或直接进入血液循环引起败血症。临床表现为全身中毒症状,有发热、头痛与全身酸痛、疲乏无力、眼结膜充血、局部淋巴结肿大、腓肠肌压痛等典型表现。重者可有明显的肝、肾、中枢神经系统损害,肺大出血,甚至死亡。由于钩端螺旋体血清型别不同、毒力不同及机体免疫状态的差异,临床症状轻重的变化相差很大。根据临床表现特点,可分为流感伤寒型、黄疸出血型、脑膜炎型、肺出血型及肾功能衰竭型。

3. 免疫性 隐性感染或病后可获得对同型钩体较持久的免疫力,以体液免疫为主。

(三)微生物学检查

1. 病原学检查 发病第 1 周取血液标本;第 2 周取尿液标本,有时可长达至 3 个月;有脑膜刺激征者取脑脊液。

(1)直接镜检 将标本行差速离心集菌后做暗视野检查,或用 Fontana 镀银法染色后镜检,也可用免疫荧光法或免疫酶染色法检查。

(2)分离培养 将标本接种在 Korthof 液体培养基中,于 28~30 ℃培养 2~3 周后,若培养基变混浊,则用暗视野显微镜检查钩端螺旋体的存在,如未变混浊再连续观察 30 天,仍未生长则报告培养阴性。

(3)动物实验 将标本接种于幼龄豚鼠或金地鼠腹腔。接种 3~5 天后,可用暗视野显微镜检查腹腔液或取心脏检查并做分离培养。

2. 血清学检查 一般在病初及发病 2~3 周各采血一次做显微镜凝集试验。若血清效价在 1∶400 以上,并随病程而升高,则有诊断价值。也可做间接凝集试验,方法快速简便,但敏感性差,适用于基层医疗单位。

知识点:传染源为鼠类和猪,经黏膜或皮肤破损处感染,引起钩体病。

知识点:第 1 周取血液标本,第 2 周取尿液标本;常用血清学检查法为显微镜凝集试验。

NOTE

（四）防治原则

1. 预防 消灭鼠类,圈养家畜;加强家畜的钩体病防治工作;对流行地区的有关人员接种多价钩体疫苗和钩体外膜疫苗,以后者效果较好,副反应轻微。

2. 治疗 多种抗生素对钩体病治疗有效,但首选青霉素,对过敏者可改用庆大霉素。

二、梅毒螺旋体

梅毒螺旋体因透明而不易着色故又称苍白密螺旋体,是引起梅毒的病原体。梅毒是危害较重的一种性传播疾病。

（一）生物学性状

梅毒螺旋体纤细,大小为$(6\sim15)\mu m\times(0.1\sim0.2)\mu m$,有 $8\sim14$ 个螺旋,螺旋致密而规则,两端尖直,运动活泼。一般染料不易着色,常用镀银染色法将其染成棕褐色。病变标本尤其是硬下疳的渗出液,可直接在暗视野显微镜下观察其典型形态和运动方式。梅毒螺旋体至今尚不能在人工培养基中培养。抵抗力极弱,对热、干燥、冷均敏感。加热 50 ℃ 5 min 死亡,离体干燥 $1\sim2$ h 死亡,4 ℃ 放置 3 天后可死亡。故血库 4 ℃ 冷藏 3 天以上的血液无传染梅毒的危险。对常用化学消毒剂和肥皂水敏感,对青霉素、四环素、红霉素或砷剂均敏感。

> 重点:菌体纤细,螺旋致密而规则,常用镀银染色法;尚不能在人工培养基培养;抵抗力极弱。

（二）致病性与免疫性

1. 致病物质 梅毒螺旋体的致病因素尚不十分清楚,但具有很强的侵袭力,可能与其表面的黏多糖和唾液酸以及分泌的透明质酸酶有关。

2. 所致疾病 梅毒属性传播疾病,梅毒螺旋体不感染动物只感染人,故患者是梅毒的唯一传染源。梅毒分为先天梅毒和后天梅毒两种。先天梅毒是患梅毒的孕妇经胎盘传给胎儿,后天梅毒又称获得性梅毒,主要经性接触感染,少数由输血、间接接触等途径感染。后天梅毒按病程分三期。

> 重点:传染源为患者,传播途径为性接触、垂直传播,所致疾病为梅毒;梅毒分先天梅毒和后天梅毒,后天梅毒分一期梅毒、二期梅毒和三期梅毒。

（1）一期梅毒 感染后 3 周左右局部出现无痛性硬下疳。多见于外生殖器,其溃疡渗出液中有大量梅毒螺旋体,传染性极强。经 1 个月左右,硬下疳自然愈合。进入血液的梅毒螺旋体潜伏在体内,经 $2\sim3$ 个月的无症状潜伏期后进入二期。

（2）二期梅毒 全身皮肤及黏膜常出现梅毒疹,全身淋巴结肿大,有时累及骨、关节、眼及其他脏器。在梅毒疹内和淋巴结中有大量梅毒螺旋体存在。此期的损害轻,不经治疗也可在 3 周至 3 个月内消退,但可有反复发作。

（3）三期梅毒 三期梅毒也称晚期梅毒,一般发生在感染后 2 年。此期不仅出现皮肤黏膜的溃疡性坏死病灶,而且侵犯内脏器官或组织。重者 $10\sim15$ 年后,出现心血管及神经系统的病变。此期在病灶内不易找到病原体,故传染性小,但病程长破坏性大,可危及生命。

先天性梅毒,又称胎传梅毒,可致胎儿全身感染,螺旋体在胎儿内脏及组织中大量繁殖,引起流产和死胎。或在出生后出现锯齿形牙、鞍鼻、间质性角膜炎和神经性耳聋等。

梅毒的免疫为感染性免疫,即有梅毒螺旋体感染时才有免疫力,一旦梅毒螺旋体被杀灭,其免疫力亦随之消失。

（三）微生物学检查

1. 标本采集 一期梅毒取硬下疳渗出液,二期梅毒取梅毒疹渗出液或局部淋巴结抽出液。

2. 直接镜检 取新鲜标本于玻片上直接用暗视野显微镜检查或直接染色镜检。

3. 血清学试验 有非密螺旋体抗原试验和密螺旋体抗原试验。

> 知识点:非密螺旋体抗原试验为初筛试验,密螺旋体抗原试验为确诊试验。

（1）非密螺旋体抗原试验 用正常牛心肌的心脂质作为抗原,测定患者血清中的反应素。国内常用不加热血清反应素试验(USR)和快速血浆反应素环状卡片试验(RPR)。这两种试验为非特异性试验,方法简便、快捷,适用于初步筛查。

（2）密螺旋体抗原试验 抗原为梅毒螺旋体,检测患者血清中的特异性抗体。目前采用的方

法有荧光密螺旋体抗体吸收试验(FTA-ABS)、梅毒螺旋体制动试验(TPI)、梅毒螺旋体血凝试验
(TPHA)。此类试验特异性与敏感性均较高。

（四）防治原则

梅毒是一种性病，预防的根本措施是加强卫生宣传和社会管理。取缔娼妓，避免经性接触而
感染，患者应早诊断及彻底治疗。治疗首选青霉素且剂量要足，治疗 3 个月至 1 年后，血清抗体
转阴者为治愈，否则要继续治疗。

三、其他螺旋体

（一）伯氏疏螺旋体

伯氏疏螺旋体(*B. burgdorferi*)是莱姆病的病原体。菌体细长，螺旋不规则，两端直而尖，在
暗视野显微镜下可见扭曲、翻转、运动活泼。微需氧。适宜生长温度为 35 ℃。在含牛血清、兔血
清的复合培养基中生长良好。

伯氏螺旋体的致病机制至今尚无定论，其致病可能与黏附素、内毒素样物质等有关。莱姆病
是一种自然疫源性传染病。主要传播媒介是硬蜱。螺旋体随感染的蜱叮咬人，由唾液侵入皮肤，
经 3~30 天潜伏期，在叮咬部位可出现一个或数个慢性移行性红斑。晚期主要表现为慢性关节
炎、慢性神经系统疾病或皮肤异常。

由于伯氏疏螺旋体在莱姆病的整个病程中菌血症期较短，菌数量较少，因此直接镜检和分离
培养一般不做，微生物学检查主要依靠血清学试验和分子生物学技术来诊断该病。

知识点：引起莱姆病，传播媒介是硬蜱。

（二）回归热疏螺旋体

回归热疏螺旋体长 3~20 μm，直径 0.2~0.5 μm，有 3~10 个不规则而疏松的螺旋，运动活
泼。革兰染色阴性，常用 Giemsa 染色。微需氧，最适生长温度为 28~30 ℃。

回归热疏螺旋体引起虱传回归热(流行性回归热)，回归热是由多种疏螺旋体引起的急性传
染病。其临床特点为急起急退的高热，全身肌肉酸痛，1 次或多次复发，肝、脾肿大，重症可出现黄
疸和出血倾向。

知识点：引起流行性回归热，传播媒介是虱。

微生物学检查可在发热时取一滴外周血制成厚血片，用暗视野显微镜或 Giemsa 染色后镜
检，可见形似卷曲毛发的螺旋体。

第二节 支 原 体

支原体(mycoplasma)是一类缺乏细胞壁、高度多形性、能通过细菌滤器、可用人工培养基增
殖的最小原核细胞型微生物。由于缺乏细胞壁，能形成丝状或分枝状，故称为支原体。支原体主
要以二分裂方式繁殖，亦可以出芽方式繁殖，分枝形成丝状后断裂呈球杆状颗粒。在固体培养基
上培养，形成"油煎蛋"状菌落。支原体对理化因素的抵抗力和一般细菌繁殖体相似，不耐热，对
75％乙醇、来苏敏感，对红霉素、四环素、螺旋霉素、链霉素等药物敏感。

支原体广泛分布于人及动物体内，对人致病的主要有肺炎支原体和溶脲脲原体。

知识点：支原体无细胞壁，多形性，最小原核细胞型微生物；肺炎支原体经呼吸道传播，引起人类原发性非典型肺炎。

一、肺炎支原体

从正常人和正常动物的呼吸道黏膜上可分离出多种支原体，其中能确定对人致病的只有肺
炎支原体。

肺炎支原体多为球形或长丝状，大小为 0.2~0.3 μm，普通染色不易着色，Giemsa 染色呈淡
紫色。培养要求较高，培养基中必须加入 10％~20％的人或动物血清才能很好地生长。肺炎支
原体由于没有细胞壁，对理化因素敏感。

肺炎支原体主要通过呼吸道传播，是原发性非典型肺炎的病原体。本病大多发生于夏末秋

初，以 1～15 岁人群发病率较高。肺炎支原体进入呼吸道后，借助顶端的特殊结构（黏附因子 P1 蛋白）以及荚膜、毒性代谢产物等致病物质，引起以细胞损害和细胞间质炎症为主要病理变化的间质性肺炎，亦可合并支气管肺炎。潜伏期 2～3 周，症状较轻，有不规则发热、头痛、刺激性咳嗽。临床上常用分离培养、血清学试验如冷凝集试验、生长抑制试验等进行检查。治疗可用多西环素、红霉素、卡那霉素或庆大霉素等药物。

二、溶脲脲原体

溶脲脲原体形态同肺炎支原体，直径约 0.3 μm，Giemsa 染色呈紫蓝色。其菌落小，能分解尿素，可与肺炎支原体区别。溶脲脲原体是引起泌尿生殖道感染的重要病原体之一，现已明确其通过性接触传播，引起尿道炎、前列腺炎等泌尿生殖道感染；亦可经胎盘传播引起早产、自然流产、先天畸形、死胎和不孕症等，经产道感染可致新生儿肺炎或脑膜炎。

第三节 立克次体

立克次体（rickettsia）是一类严格活细胞内寄生的原核细胞型微生物，其生物学性状与细菌类似。立克次体是引起斑疹伤寒、恙虫病、Q 热等的病原体。常见的立克次体有普氏立克次体、莫氏立克次体和恙虫病立克次体。

立克次体的共同特征：①专性细胞内寄生，以二分裂方式繁殖。②含有 DNA 和 RNA 两类核酸。③有多种形态，主要为球杆状，革兰阴性，大小介于细菌与病毒之间。④以吸血节肢动物为传播媒介、寄生宿主或储存宿主。⑤对抗生素敏感。⑥大多是人兽共患病的病原体。

一、生物学性状

有明显的多形态，多见球杆状或杆状，大小为（0.25～0.6）μm×（0.8～2）μm。在感染的细胞质或细胞核内常集聚成致密团块状。革兰染色阴性，但着色不明显，Giemsa 染色呈紫蓝色。培养立克次体的方法有鸡胚卵黄囊接种、组织培养及动物接种。立克次体对理化因素抵抗力不强，56 ℃经 30 min 即死亡。常用消毒剂如次氯酸盐、过氧化氢、石炭酸、来苏和 75% 乙醇等数分钟即可杀死。对低温和干燥抵抗力较强，在干燥的虱粪中立克次体可存活半年以上。对氯霉素和四环素敏感。

立克次体细胞壁中的脂多糖与变形杆菌某些菌株的菌体抗原（OX_{19}、OX_K、OX_2）有共同成分，可引起交叉反应。故可用这些变形杆菌菌株代替立克次体抗原进行非特异性凝集反应，检测人和动物血清中相应抗体，这种交叉凝集试验称为外斐试验，可用于某些立克次体病的辅助诊断。

二、致病性与免疫性

（一）致病物质

立克次体的致病物质主要有内毒素和磷脂酶 A 两类。立克次体内毒素的主要成分为脂多糖，具有与肠道杆菌内毒素相似的多种生物学活性，如致热性、损伤内皮细胞、致微循环障碍和中毒性休克等。磷脂酶 A 能溶解宿主细胞膜或细胞内吞噬体膜，以利于立克次体穿入宿主细胞并在其中生长繁殖。

（二）所致疾病

人类感染立克次体主要通过节肢动物如人虱、鼠蚤、蜱或螨的叮咬而传播，亦有通过接触、呼吸道或眼球结膜进入人体。由立克次体引起的疾病统称为立克次体病。但不同的立克次体所引起的疾病各不相同，主要包括斑疹伤寒、恙虫病、Q 热等（表 24-1）。立克次体病后可获得牢固的

免疫力,主要以细胞免疫为主。

表 24-1 常见立克次体分类及所致疾病

属	群	种	所致疾病	媒介昆虫	储存宿主
立克次体属	斑疹伤寒群	普氏立克次体	流行性斑疹伤寒	人虱	人
		斑疹伤寒立克次体	地方性斑疹伤寒	鼠蚤	鼠
	斑点热群	立氏立克次体	落基山斑点热	蜱	狗、野鼠等
		西伯利亚立克次体	北亚蜱传斑疹伤寒	蜱	野兽、鸟
柯克斯体属		贝纳柯克斯体	Q热	蜱	野生小动物、牛、羊
东方体属	恙虫病群	恙虫病立克次体	恙虫病	恙螨	野鼠
巴通体属		五日热巴通体	战壕热、杆菌性血管瘤	人虱	人
		汉赛巴通体	猫抓病、杆菌性血管瘤	—	猫、狗

三、微生物学检查

1. 标本的采集　一般在发病初期或急性期和应用抗生素前采血进行病原体分离,血清学试验需采集急性期与恢复期双份血清,以观察抗体滴度是否增长。

2. 分离培养　将标本(血液、血块或其他组织悬液)接种至易感动物(常用小鼠、豚鼠)腹腔分离。若接种后动物出现腹胀、腹腔积液、活动减少、厌食,或豚鼠体温>40 ℃,同时有阴囊红肿,表示有立克次体感染,应进一步将分离出的毒株进行鸡胚或细胞培养,用免疫荧光试验加以鉴定。

3. 血清学试验　取血清标本做外斐试验,如滴度≥1∶160 或随病程延长而血清滴度增长不低于 4 倍,为阳性反应。由于该试验为非特异性,必须同时结合流行病学和临床症状才能作出正确诊断。

此外,还可以采用 ELISA 法或免疫荧光法检测血清中的特异性抗体。

四、防治原则

灭虱、灭蚤、灭螨、灭鼠,做好个人防护及注意个人卫生是预防立克次体病的主要措施。流行区可接种预防斑疹伤寒的鼠肺疫苗、鸡胚疫苗等。

常用氯霉素、四环素类抗生素(包括多西环素)治疗。应注意磺胺类药物不能抑制立克次体生长,反而会促进其生长繁殖。

第四节　衣　原　体

衣原体(chlamydia)是一类能通过滤菌器、营严格的细胞内寄生(在宿主细胞内生长繁殖),有独特发育周期的原核细胞型微生物。

衣原体的主要特点:①含有 DNA 和 RNA 两种类型的核酸。②具有肽聚糖组成的细胞壁,革兰染色阴性。③有独特的生活周期,二分裂方式繁殖。④含有核糖体和较复杂的酶系统,能进行一定的代谢活动。⑤对多种抗生素敏感。

衣原体分布广泛,常寄生在人、哺乳动物及禽类体内,仅少数对人致病。能引起人类疾病的有沙眼衣原体、肺炎衣原体及鹦鹉热衣原体,其中最常见的是沙眼衣原体。

一、生物学性状

衣原体在宿主细胞内繁殖有特殊的发育周期。可观察到两种形态:①原体:呈球形、椭圆形或梨形,小而致密,直径 0.2～0.4 μm。电镜下中央有致密的类核结构,有胞壁,是发育成熟的衣

知识点: 严格活细胞内寄生的原核细胞型微生物;普氏立克次体引起流行性斑疹伤寒,传播媒介为人虱;斑疹伤寒立克次体引起地方性斑疹伤寒,传播媒介为鼠蚤;恙虫病立克次体引起恙虫病,传播媒介为恙螨。

原体。存在于宿主细胞外,无繁殖能力,具有高度传染性。当感染宿主细胞后,形成由胞膜包围的空泡,原体在空泡内发育,增大成为始体。②始体:也称为网状体,呈圆形或椭圆形,体大,直径0.5~1 μm,无胞壁,在空泡内以二分裂方式增殖,形成许多子代原体。成熟的原体从宿主细胞中释放出来,再感染新的易感细胞,开始新的发育周期。每个发育周期 48~72 h。始体是衣原体发育周期中的繁殖型,不具有传染性。

衣原体可在宿主细胞内形成包涵体。此种包涵体是指在易感细胞内含繁殖的始体和子代原体的空泡。在不同的发育时期,包涵体的形态和大小都有差别,成熟包涵体含有大量的原体。

衣原体专性细胞内寄生,不能在无生命的人工培养基上生长。衣原体对热和消毒剂敏感。56~60 ℃仅存活 5~10 min,在-70 ℃可保存数年。75%乙醇 30 s 或 2%来苏 5 min 可杀死衣原体。对红霉素、四环素、利福平、氯霉素等敏感。

二、致病性与免疫性

(一)致病机制

衣原体侵入机体后,吸附于易感黏膜上皮细胞并在其中繁殖,抑制细胞代谢,使其变性、坏死。衣原体能产生类似革兰阴性菌的内毒素样毒性物质,抑制宿主细胞代谢,直接破坏宿主细胞。衣原体的主要外膜蛋白能阻止吞噬体和溶酶体的融合,有利于衣原体在吞噬体内繁殖并破坏宿主细胞。此外,病理损伤也与Ⅳ型超敏反应有关。

(二)所致疾病

1. 沙眼 是目前世界上致盲的主要病因。我国学者汤飞凡于 1955 年采用鸡胚卵黄囊接种法在世界上首次分离培养出沙眼衣原体,为沙眼衣原体的研究工作作出了卓越的贡献。

沙眼由沙眼亚种 A、B、Ba 和 C 血清型引起。主要通过眼-眼或眼-手-眼途径接触传播。沙眼衣原体感染眼结膜上皮细胞并在其中繁殖,在细胞质中形成包涵体,引起局部炎症。早期症状是流泪、有黏液脓性分泌物、结膜充血及滤泡增生。后期出现结膜瘢痕、眼睑内翻、倒睫以及角膜血管翳引起的角膜损伤,影响视力或致盲。

2. 包涵体结膜炎 可经手-眼或间接接触而感染,引起滤泡性结膜炎;新生儿可经产道感染,引起急性化脓性结膜炎,不侵犯角膜,可自愈。

3. 泌尿生殖道感染 经性接触传播引起的非淋菌性泌尿生殖道感染,其中有 50%~60% 是沙眼衣原体所致,是男性尿道炎的常见病原体。未经治疗者多数转为慢性,呈周期性加重,或可合并附睾炎、前列腺炎等。在女性可引起尿道炎、宫颈炎、输卵管炎等。

4. 性病淋巴肉芽肿 由性病淋巴肉芽肿亚种引起。主要通过性接触传播。病原体侵犯淋巴结,主诉疼痛、有压痛。有的可出现化脓性炎症和慢性肉芽肿。男性以腹股沟淋巴结为多见,女性以肛门直肠淋巴结多见。

5. 上呼吸道感染 鹦鹉热衣原体和肺炎衣原体可引起上呼吸道感染和肺炎。人多因接触禽类如鸽、鸡、鸭而感染鹦鹉热。肺炎衣原体引起青少年急性呼吸道感染,以肺炎多见。有资料表明慢性肺炎衣原体感染及其形成的免疫复合物与冠心病的发病有关。

衣原体感染后能诱导产生特异性细胞免疫和体液免疫,但免疫力不强。故常造成持续感染、反复感染和隐性感染。

三、微生物学检查

在急性期取眼结膜病灶刮片、宫颈刮片或泌尿生殖道拭子进行 Giemsa 染色或免疫荧光染色,检查上皮细胞内典型衣原体包涵体。也可做血清学检查,检测其特异性 IgM 和 IgG 抗体。

四、防治原则

预防沙眼尚无特异性免疫方法,主要靠加强卫生宣传,做好个人保护;鹦鹉热的预防主要是

避免与患禽的接触;泌尿生殖道感染的预防应广泛开展性病知识的宣传,提倡健康的性行为,积极治愈患者和带菌者。治疗可用红霉素、四环素、诺氟沙星、多西环素、利福平、磺胺类药物等。

第五节　放　线　菌

放线菌属原核细胞型微生物,细胞结构简单,无核膜,无完整的细胞核,无线粒体,细胞壁由二氨基庚二酸和磷壁酸构成。放线菌为分枝状丝状菌,引起的疾病常呈慢性过程,酷似真菌感染。对常用抗生素敏感,对抗真菌药物不敏感。对人致病的主要有放线菌属和诺卡菌属。

一、放线菌属

放线菌属(*Actinomycetes*)正常寄居在人和动物口腔、上呼吸道、胃肠道和泌尿生殖道。对人致病的主要有衣氏放线菌(*A. israelii*)。放线菌主要引起内源性感染。

（一）生物学性状

放线菌为革兰染色阳性,非抗酸性丝状菌。菌丝细长,无隔,直径 0.5~0.8 μm,有分枝,有时菌丝可断裂成链球状或链杆状,状似棒状杆菌。

在患者病灶组织和脓样物质中形成肉眼可见的黄色小颗粒,称为"硫黄样颗粒"。将颗粒置于载玻片上压平,镜检时可见菌体排列成菊花状,故名放线菌。用革兰染色,菊花状中央部菌丝为阳性,四周菌丝末端膨大部分为阴性。

放线菌为厌氧或微需氧,培养较困难。初次分离后加 5%CO_2可促进其生长,血琼脂平板上37 ℃4~6 天可长出直径小于 1 mm 的灰白色或淡黄色微小圆形菌落。

（二）致病性与免疫性

衣氏放线菌存在于人口腔、齿垢、齿龈、扁桃体与咽部,属正常菌群。在机体抵抗力减弱、口腔卫生不良、拔牙或外伤时引起内源性感染,导致软组织慢性或亚急性化脓性炎症,常伴有多发性瘘管形成。脓液中可查见硫黄样颗粒。本菌引起的放线菌病,常侵犯面部、颈部、胸部、盆腔和中枢神经系统等,最常见的为面颈部感染。另外,放线菌与龋齿和牙周炎有关。

放线菌病患者的血清中可查到多种抗体,但无诊断价值。机体对放线菌的免疫主要靠细胞免疫。

（三）微生物学检查

主要检查脓和痰液中有无硫黄样颗粒。先用肉眼观察,取可疑颗粒做压片镜检,检查有无菊花状排列的菌丝。必要时取脓、痰标本做厌氧培养鉴定。

（四）防治原则

保持口腔卫生,及时治疗牙病和口腔疾病是预防本病的有效方法。患者的脓肿和瘘管应采取外科手术彻底清创处理,同时给予大剂量青霉素或磺胺类药物治疗。

二、诺卡菌属

诺卡菌属(*Nocardia*)是一群需氧性放线菌,广泛分布于土壤中,多为腐生菌。对人致病的有星形诺卡菌(*N. asteroides*)和巴西诺卡菌(*N. brasiliensis*)。在我国以星形诺卡菌多见。

星形诺卡菌的形态与衣氏放线菌相似,其"硫黄样颗粒"压片检查在分枝的末端不膨大,且为抗酸性,此点可与衣氏放线菌相区别。抗酸染色时延长脱色时间,则易被脱去复红颜色。革兰染色阳性。需氧菌,在普通琼脂平板上于室温或 35 ℃均能生长,菌落表面呈皱褶状,产生黄色至红色的色素。在含 7%NaCl 培养基中仍能生长。

星形诺卡菌多经呼吸道及皮肤伤口感染,主要引起原发性化脓性肺部感染,出现类似肺结核

知识点:革兰染色阳性;病灶可见硫黄样颗粒。

的症状,特别多见于 T 细胞缺陷(如白血病或艾滋病患者)、器官移植用免疫抑制剂治疗者及肿瘤患者。从肺部病灶可转移到皮下组织,形成脓肿和多发性瘘管;也可通过血液播散,引起脑膜炎与脑脓肿。

取脓液、痰液等标本做涂片及压片染色镜检,可见革兰染色阳性和抗酸性的菌丝,呈菊花状排列但末端不膨大。若见到抗酸性杆菌,应与结核分枝杆菌相区别。必要时可进行培养鉴定。

治疗主要为手术清创,切除坏死组织。可配合应用磺胺类药物治疗。

归纳总结

螺旋体是一类细长、柔软、弯曲呈螺旋状、运动活泼、生物学性状与细菌相似,有细胞壁、原始核质,以二分裂方式繁殖,自然界分布广泛,对多种抗生素敏感的原核细胞型微生物。钩端螺旋体引起钩体病,是一种人兽共患的传染病,鼠类和猪为钩端螺旋体主要储存宿主,人因钩端螺旋体钻入破损的皮肤黏膜侵入机体而感染。梅毒螺旋体经性接触引起梅毒,对人类危害较大。伯氏疏螺旋体是莱姆病的病原体,回归热疏螺旋体引起回归热。

支原体是一类没有细胞壁的原核细胞型微生物。形态上呈多形性,能通过滤菌器,以二分裂方式进行繁殖,含 RNA 和 DNA,能形成有分枝的长丝,故称支原体。对人致病的支原体有肺炎支原体和溶脲脲原体,引起原发性非典型肺炎和泌尿道感染。

立克次体是一类严格细胞内寄生,生物学性状与细菌相似,有细胞壁,以二分裂方式繁殖,含有 DNA 和 RNA,引起人和动物疾病的原核细胞型微生物。可引起流行性斑疹伤寒、地方性斑疹伤寒及恙虫病。立克次体的脂多糖与变形杆菌的某些菌株的菌体抗原有共同的抗原成分。临床检验中常用变形杆菌抗原代替立克次体抗原进行非特异性凝集反应,这种交叉凝集反应称外斐试验,可供辅助诊断立克次体病。

衣原体是一类能通过滤菌器、营严格的细胞内寄生(在宿主细胞内生长繁殖),有独特发育周期的原核细胞型微生物。对人致病的衣原体有沙眼衣原体、肺炎衣原体及鹦鹉热衣原体,可引起沙眼、包涵体结膜炎等。

放线菌是一类在生物学性状上介于细菌和真菌之间的原核细胞型微生物。其特点为无核膜,在体内外能形成长丝,可缠绕成团,以二分裂方式繁殖。可引起放线菌病,以感染部位形成多发性瘘管,脓液中排出硫黄样颗粒为特征。

能力检测

一、单项选择题

1. 立克次体引起的疾病是(　　)。

A. 沙眼　　　　　　　　　　B. 伤寒　　　　　　　　　　C. 斑疹伤寒

D. 性病淋巴肉芽肿　　　　　E. 间质性肺炎

2. 外斐试验用于检查哪种微生物?(　　)

A. 放线菌　　　　　　　　　B. 支原体　　　　　　　　　C. 细菌

D. 真菌　　　　　　　　　　E. 立克次体

3. 原发性非典型肺炎是由哪种微生物引起的?(　　)

A. 立克次体　　　　　　　　B. 支原体　　　　　　　　　C. 衣原体

D. 螺旋体　　　　　　　　　E. 病毒

4. 钩端螺旋体的主要传播途径是(　　)。

A. 呼吸道　　　　　　　　　B. 昆虫叮咬　　　　　　　　C. 皮肤伤口

D. 消化道　　　　　　　　　E. 以上均不是

5. 梅毒是由哪种微生物引起的?(　　)

A. 细菌　　　　B. 病毒　　　　C. 支原体　　　　D. 螺旋体　　　　E. 衣原体

二、简答题

1. 梅毒螺旋体通过什么方式传播？致病有何特点？
2. 传播立克次体的媒介有哪些？
3. 放线菌、立克次体、支原体、衣原体能引起哪些疾病？

（黄贺梅　侯园园）

第二十五章 真 菌

案例引导

患者,男,23 岁,起初自觉右手无名指瘙痒,后发现在手指侧面及根部有几个针尖大小的水疱,壁厚且发亮,内含清澈的液体,水疱数目逐渐增多,并成群聚集。疱液干涸后脱屑,并逐渐向四周蔓延扩大成环形,界限清楚。脱屑处皮肤变得粗糙增厚,皮纹宽深,失去正常的光泽,触之有粗沙感。未经任何治疗。微生物学检查取局部鳞屑直接镜检,镜下可见菌丝,真菌培养和鉴定为红色毛癣菌。临床诊断为真菌性皮肤病手癣(水疱鳞屑型)。经抗真菌性药物咪康唑霜外用治疗后,患者明显好转。

分析思考:

1. 皮肤癣菌主要侵犯哪些组织?
2. 皮肤癣菌通过何种途径感染人体?

第一节 概 述

真菌(Fungus)是一大类不分根、茎、叶和不含叶绿素的真核细胞型微生物。真菌在自然界分布广泛,种类繁多,有 10 万余种,引起人类疾病的有 300 余种,包括致病、条件致病、产毒以及致癌的真菌。近年来真菌感染率明显上升,特别是条件致病性真菌感染更为常见,这与滥用抗生素引起菌群失调和经常应用激素及免疫抑制剂、抗癌药物导致免疫功能低下有关,应高度重视。

一、生物学性状

(一)形态与结构

真菌比细菌大几倍甚至几十倍,用普通光学显微镜的低倍或高倍镜就能看见。真菌形态呈多样性。细胞壁主要由多糖(75%)与蛋白质(25%)组成,不含肽聚糖。因缺乏肽聚糖,故真菌不受青霉素或头孢菌素的作用。真菌按其形态、结构可分为单细胞真菌和多细胞真菌两大类。

1. 单细胞真菌 单细胞真菌呈圆形或卵圆形。以出芽方式繁殖,芽生孢子成熟后与母体分离,形成新的个体。能引起人类疾病的有新型隐球菌和白假丝酵母菌等。

2. 多细胞真菌 多细胞真菌又称丝状菌或霉菌,由菌丝和孢子组成。各种霉菌的菌丝和孢子的形态不同,是鉴别真菌的重要标志。

(1)**菌丝** 真菌在适宜的环境中,由孢子生出芽管逐渐延长成丝状,称为菌丝。菌丝继续生

> 知识点:真菌分为单细胞真菌和多细胞真菌;多细胞真菌由菌丝和孢子组成;菌丝分营养菌丝、气中菌丝;孢子分有性孢子和无性孢子,无性孢子有分生孢子、叶状孢子和孢子囊孢子。

长并向两侧分枝,交织成菌丝体。一部分菌丝体深入培养基中吸收营养,称为营养菌丝。另一部分向空中生长,称为气中菌丝。气中菌丝体产生孢子的称为生殖菌丝。根据菌丝结构不同可将菌丝分成有隔菌丝、无隔菌丝。按形态不同菌丝可分为球拍状菌丝、破梳状菌丝、结节状菌丝、鹿角状菌丝、螺旋状菌丝、关节状菌丝等(图 25-1)。故菌丝形态有助于真菌的鉴别。

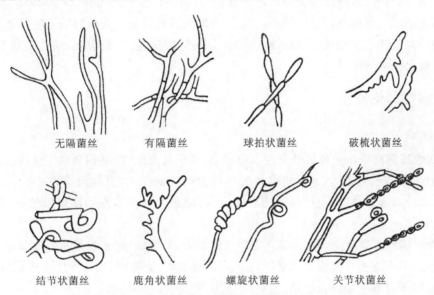

无隔菌丝　　有隔菌丝　　球拍状菌丝　　破梳状菌丝

结节状菌丝　　鹿角状菌丝　　螺旋状菌丝　　关节状菌丝

图 25-1　真菌的各种菌丝形态

(2) 孢子　孢子是真菌的繁殖结构,可分为有性孢子和无性孢子两种。有性孢子是由同一菌体或不同菌体上的 2 个细胞融合经减数分裂形成。无性孢子是由菌丝上的细胞分化或出芽生成的。无性孢子主要有分生孢子、叶状孢子和孢子囊孢子。大部分真菌既能形成有性孢子,又能形成无性孢子。病原性真菌大多形成无性孢子。无性孢子根据形态可分为 3 种:①叶状孢子:由菌丝内细胞直接形成,可分成芽生孢子、厚膜孢子和关节孢子三种。②分生孢子:由生殖菌丝末端细胞分裂或收缩形成,也可在菌丝侧面出芽形成。分大分生孢子和小分生孢子两种。③孢子囊孢子:由菌丝末端膨大生成孢子囊,内含孢子,孢子成熟便破囊而出(图 25-2)。

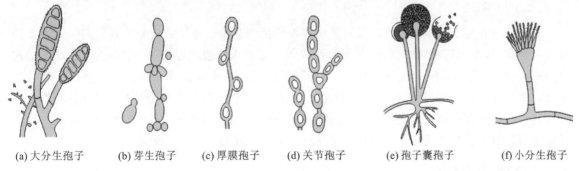

(a) 大分生孢子　(b) 芽生孢子　(c) 厚膜孢子　(d) 关节孢子　(e) 孢子囊孢子　(f) 小分生孢子

图 25-2　真菌的各种孢子

(二) 培养特性

大多数真菌营养要求不高,常用沙保弱培养基培养。适宜生长温度为 22～28 ℃,某些深部寄生的病原性真菌在 37 ℃生长良好。适宜 pH4～6。真菌生长时需要较高的湿度和氧气。多数病原性真菌生长缓慢,如皮肤癣菌,约经 2 周培养才形成典型菌落。有的也能在 1～2 天内长出菌落,如类酵母菌。真菌菌落有三种类型:①酵母型菌落:类似一般的细菌菌落,菌落光滑、湿润、柔软、致密,显微镜检查可见圆形或卵圆形生芽细胞,如酵母菌及隐球菌多产生此种菌落。②类酵母型菌落:外观性状同酵母型菌落,但在菌落表面除见有芽生细胞外,还有假菌丝伸入培养基中,假丝酵母菌即产生此种菌落。③丝状菌落:多细胞真菌的菌落形式,菌落疏松,呈棉絮状、绒

知识点:营养要求不高,常用沙保弱培养基培养,菌落有酵母型菌落、类酵母型菌落和丝状菌落。

毛状或粉末状。可见气中菌丝、生殖菌丝和营养菌丝；培养物正面和背面可显示不同的颜色，如白色、黄色、红色、紫色和灰色等，常作为鉴定菌种的参考。毛霉菌和皮肤癣菌等产生此型菌落。

（三）抵抗力

真菌对干燥、日光、紫外线及一般消毒剂有较强的抵抗力，但不耐热。60 ℃1 h即被杀死，对1%～3%石炭酸、2.5%碘酒、0.1%升汞及10%甲醛则比较敏感。真菌的孢子耐紫外线能力比芽胞强几十倍。对常用于抗细菌感染的抗生素均不敏感，酮康唑、伊曲康唑、制霉菌素B、两性霉素B等对多种真菌有抑制作用。

二、致病性与免疫性

（一）致病性

1. 致病性真菌感染　主要是外源性真菌感染，可引起皮肤、皮下和全身性真菌感染。皮肤癣菌有嗜角质性，在皮肤繁殖后，通过机械刺激和代谢产物的作用，引起局部炎症和病变。组织胞浆菌等致病真菌侵袭机体，其遭巨噬细胞吞噬后，不能被杀死而能在细胞内繁殖，引起组织慢性肉芽肿炎症和坏死。

2. 条件致病性真菌感染　主要是内源性真菌感染，如隐球菌、曲霉菌和毛霉菌等。这些真菌的致病性不强，只有在机体免疫力降低时，如肿瘤、糖尿病、免疫缺陷、长期应用广谱抗生素、皮质激素、放射治疗等过程中易继发感染。

3. 真菌超敏反应性疾病　敏感体质者在吸入或食入某些真菌菌丝或孢子时可引起各种类型的超敏反应，如荨麻疹、变应性皮炎与哮喘等。

4. 真菌性中毒症　有些真菌在粮食或饮料上生长，人、畜食后可导致急性或慢性中毒，称为真菌性中毒症。引起中毒的物质除了真菌本身有毒外，主要还是真菌在生长后产生的真菌毒素。真菌性中毒症症状多样，因毒素不同而异。有的引起肝、肾损害，有的引起血液系统变化，还有的作用于神经系统引起抽搐、昏迷等症状。

5. 真菌毒素与肿瘤　近年来不断发现有些真菌产物与肿瘤有关，目前已知18种真菌毒素可引起实验动物的恶性肿瘤，其中研究最多的是黄曲霉毒素。

（二）免疫性

真菌感染的免疫与机体天然防御机能和获得性免疫有关。屏障结构是抗真菌的一道重要防线。一旦破损，受创伤或放置导管，真菌即可侵入。儿童因头皮皮脂腺发育不完善，脂肪酸分泌少，易患头癣。成人因手、足出汗较多，且掌跖部缺乏皮脂腺而易患手足癣。长期应用广谱抗生素而导致菌群失调，或因恶性疾病及长期使用免疫抑制剂后，机体免疫力降低，均可引起继发性真菌感染。抗真菌免疫以细胞免疫为主，深部真菌感染可出现多种抗体，其抗感染作用弱。真菌感染可引发迟发型超敏反应。癣菌疹就是真菌感染后引起的一种超敏反应。

三、微生物学检查

浅部感染真菌取病变部位的皮屑、毛发、指（趾）甲屑等标本检查。深部感染可取痰、脑脊液等检查。

1. 直接镜检　皮屑、毛发、指（趾）甲屑等标本可经10%KOH微加温处理，压盖玻片，用显微镜检查，如见到菌丝或成串的孢子可初步诊断为真菌感染。隐球菌感染取脑脊液标本，经离心取沉淀物进行负染色镜检。

2. 分离培养　直接镜检不能确诊时应做真菌培养。皮屑、毛发、指（趾）甲屑标本需经75%乙醇或2%石炭酸浸泡2～3 min杀死杂菌，用无菌盐水洗净后接种于含抗生素的沙保弱培养基上，25～28 ℃培养数日至数周，观察菌落特征。必要时做小培养，于镜下观察菌丝、孢子的特征，进行鉴定。若为血标本需先增菌，脑脊液则取沉淀物接种于血平板上37 ℃培养后再进行鉴定。

四、防治原则

目前尚无特异性预防方法。皮肤癣菌的预防主要是注意皮肤卫生,避免直接或间接与患者接触。预防足癣要保持鞋袜干燥,防止真菌孳生,或将含甲醛的棉球置鞋内杀菌后再穿。局部治疗使用咪康唑霜等抗真菌药物。

对深部真菌感染目前尚缺乏高效、安全、较理想的抗真菌药物。口服抗真菌药物有两性霉素B、制霉菌素、咪康唑、酮康唑、氟康唑和伊曲康唑等,但对肾、肝、神经系统等都有一定毒性。

第二节 常见病原性真菌

一、深部感染真菌

深部感染真菌是指能侵犯深部组织和内脏的真菌,主要有白假丝酵母菌、新型隐球菌、曲霉菌和毛霉菌等。此类真菌多为条件致病性真菌,当机体局部或全身免疫力下降或菌群失调时,引起内源性感染。随着广谱抗生素、皮质激素类药物、抗肿瘤化疗或放疗、介入性诊疗手段的广泛应用,以及因病毒感染、消耗性疾病、衰老等因素的影响,深部真菌引起的感染日益增多,已成为导致危重患者死亡的重要原因。

(一)白假丝酵母菌

白假丝酵母菌(Candida albicans)俗称白色念珠菌,广泛存在于正常人的口腔、上呼吸道、肠道及阴道,为条件致病菌,当机体免疫功能下降或菌群失调时,可引起疾病。

菌细胞呈圆形或卵圆形,直径 $2\sim4$ μm。革兰染色阳性,着色不均匀。有芽生孢子,孢子生长成芽管,不与母体脱离,形成假菌丝。白假丝酵母菌在普通琼脂平板、血琼脂平板和沙保弱培养基上生长良好,在室温或 37 ℃培养 $2\sim3$ 天,形成乳白色类酵母型菌落。在玉米培养基上可长出厚膜孢子,在血清中能形成芽管,故厚膜孢子和芽管有助于鉴定。另外,还可做糖发酵或糖同化试验进行鉴定。

白假丝酵母菌为内源性条件致病菌,可侵犯人体许多部位,主要引起以下类型的感染。
①皮肤黏膜感染:皮肤感染好发于潮湿、皱褶处,如腋窝、腹股沟、肛门周围、会阴部及指(趾)间,易与湿疹混淆。黏膜感染则有鹅口疮、口角糜烂及阴道炎等,其中以鹅口疮最常见,多见于体质虚弱的初生婴儿。②内脏感染:有肺炎、支气管炎、肠炎、膀胱炎和肾盂肾炎,偶见念珠菌败血症。③中枢神经系统感染:可有脑膜炎、脑膜脑炎、脑脓肿等。

(二)新型隐球菌

新型隐球菌(Cryptococcus neoformans)又名新生隐球菌。广泛存在于自然界,以鸽粪中最多见。正常人的口腔、皮肤也可分离到此菌。

本菌为圆形的酵母型真菌,外周有肥厚的荚膜,折光性强,无菌丝,有的可见圆形芽管,用印度墨汁做负染色检查,可见在黑色背景中有圆形或卵圆形的透亮菌体。非致病的隐球菌无荚膜。在沙保弱培养基或血琼脂平板上,经 35 ℃培养 $3\sim5$ 天形成酵母型菌落,表面黏稠,由乳白色转变为橘黄色,最后形成棕褐色,有的菌落日久液化,可以流动。

本菌一般为外源性感染,主要经呼吸道吸入至肺部引起轻度感染,能自愈。部分患者特别是免疫功能低下者发生血行播散而累及中枢神经系统和骨、内脏器官等组织。主要引起亚急性或慢性脑膜炎。

治疗可用两性霉素 B、5-氟胞嘧啶。

(三)曲霉菌

广泛分布于自然界,种类多,对人致病的主要是烟曲霉菌、黄曲霉菌等。曲霉菌生长快,在培

重点:白假丝酵母菌为革兰染色阳性,为内源性条件致病菌,可引起皮肤黏膜感染、内脏感染和中枢神经系统感染;新型隐球菌有荚膜,常用墨汁负染,通过呼吸道传播,可引起亚急性或慢性脑膜炎。

养基上形成丝状菌落,初为白色,后转为黄绿色。镜检可见典型光滑分生孢子柄,倒立烧瓶状顶囊上长出密集小梗与圆形小分生孢子,有助于鉴定。曲霉菌引起的疾病称为曲霉病。最多见的肺部曲霉病,在肺部形成肉芽肿样的真菌体,主要表现为慢性支气管炎、哮喘。肺曲霉病死者多侵犯脑血管,形成血栓或脓肿。

肺超敏反应性曲霉病,主要是持续从事接触发霉干草、饲料等有关劳动的农民、工人所发生的外源性哮喘,呈急性、亚急性或慢性疾病,常称为"农民肺"。在翻动干草时,曲霉菌孢子被反复吸入而致敏,2周后再次吸入,即出现气急、干咳,所引起的过敏性鼻炎、哮喘等症状,属Ⅰ型超敏反应。

(四)毛霉菌

广泛分布于自然界。在沙保培养基上生长迅速,形成丝状菌落。初为白色,逐渐转变为灰黑色。特征是一般只有无隔菌丝、分枝成直角,无性生殖、产生孢子囊和孢子囊孢子。此菌一般为面包、水果和土壤中的腐生菌。毛霉菌易侵袭机体抵抗力显著降低的患者,如糖尿病酸中毒、大面积严重烧伤、白血病等患者,可累及肺、脑和胃肠道等多个器官。好侵犯血管,形成栓塞,死亡率较高。

二、浅部感染真菌

浅部感染真菌是指寄生或腐生于皮肤、毛发、甲板的角质蛋白的真菌,一般不侵犯皮下等深部组织及内脏,故不引起全身性感染。该菌属外源性感染,通过接触癣症患者或患癣的动物(如狗、猫等)而受到传染。浅部感染真菌包括皮肤癣真菌、表面感染真菌和皮下组织感染真菌三类。

(一)皮肤癣真菌

皮肤癣真菌又称皮肤丝状菌,是临床上最多见的浅部感染真菌,具有嗜角质蛋白的特性,侵犯部位仅限于角化的表皮、毛发和指(趾)甲,引起皮肤癣症。该菌为多细胞真菌,在沙保弱培养基上生长良好,形成丝状菌落。可根据菌落的形态、颜色以及镜检孢子、菌丝的形态,对皮肤癣菌进行初步鉴定。

重点:皮肤癣真菌通过接触传播,引起皮肤癣症。

皮肤癣真菌感染属外源性感染,通过接触患者、患病动物或染菌物体而感染,包括毛癣菌属、表皮癣菌属和小孢子癣菌属3个属,均可侵犯皮肤,引起手足癣、体癣、股癣等,其中手足癣最常见。其中毛癣菌属和表皮癣菌属亦可侵犯指(趾)甲,引起甲癣(俗称灰指甲),使指(趾)甲增厚变形,失去光泽。毛癣菌属和小孢子癣菌属还可侵犯毛发,引起头癣。

(二)表面感染真菌

此类真菌腐生于人体皮肤的最表层,不引起组织的炎症反应。如秕糠马拉癣菌,可使皮肤表面出现黄褐色的花斑癣,俗称汗斑,是我国主要的表面感染真菌。

(三)皮下组织感染真菌

皮下组织感染真菌主要有申克孢子丝菌和着色真菌,经外伤侵入皮下,一般感染只限于局部,但也可扩散至周围组织。

1. 申克孢子丝菌　申克孢子丝菌为腐生性真菌,广泛分布于自然界,从土壤尘埃和植物表面可分离出该菌。申克孢子丝菌是二相性真菌,在自然环境或在沙保培养基上25～28 ℃培养呈丝状菌落,而在营养丰富的培养基35 ℃培养为酵母型菌落。此菌可经微小创伤侵入皮下组织、淋巴管,形成亚急性或慢性肉芽肿,使淋巴管出现链状硬结,称为孢子丝菌性下疳,在我国传播较广,以东北地区为多见。该菌也可经口进入肠道或经呼吸道进入肺,再经血行播散至其他器官引起深部感染。

2. 着色真菌　着色真菌为自然界的腐生菌,存在于土壤、腐木、农作物的秸秆中。经破损皮肤感染,导致病损部位的皮肤变黑,故所引起的疾病称着色真菌病。本菌一般由外伤侵入人体,好发于肢体暴露部位,潜伏期1个月至1年,开始为小丘疹,逐渐增大形成结节,结节融合成疣状

或菜花状。随病情发展,原病灶结疤愈合,新病灶又在四周产生。日久瘢痕广泛,影响淋巴回流,形成肢体象皮肿。免疫功能低下时,亦可侵犯中枢神经系统或经血行播散。

归纳总结

真菌是一类真核细胞型微生物。真菌具有典型的细胞核和完善的细胞器,不含叶绿素、无根、茎、叶的分化。真菌可分为单细胞和多细胞真菌两类。单细胞真菌呈圆形或卵圆形,以出芽方式繁殖。多细胞真菌由菌丝和孢子组成。真菌以出芽、形成菌丝、产生孢子及菌丝断裂等方式进行繁殖。真菌对干燥、日光、紫外线及一般消毒剂有较强的抵抗力。但对热的抵抗力不强,60 ℃1 h菌丝与孢子均被杀死。对抗生素不敏感。真菌致病有以下几种情况:①致病性真菌感染。②条件致病性真菌感染。③真菌引起的超敏反应性疾病。④真菌性食物中毒。⑤真菌毒素与肿瘤的关系。皮肤癣菌的预防主要是注意个人清洁卫生,避免直接或间接与患者接触。预防深部真菌感染,要除去诱因,增强机体免疫力。5%硫黄软膏、咪康唑霜、克霉唑霜等可用于治疗浅部真菌感染。治疗深部真菌感染可用两性霉素B、咪康唑、伊曲康唑等药物。

能力检测

一、单项选择题

1. 真菌在微生物中属于( )。

A. 原核细胞型微生物　　　　　　　　　B. 真核单细胞型微生物

C. 真核多细胞型微生物　　　　　　　　D. 真核单细胞和多细胞型微生物

E. 非细胞型微生物

2. 真菌的菌丝形状为( )。

A. 螺旋状　　　B. 球拍状　　　C. 鹿角状　　　D. 结节状　　　E. 以上均是

3. 培养真菌采用的培养基是( )。

A. 沙保弱培养基　　　　B. 柯氏培养基　　　　C. 罗氏培养基

D. 鲍-金培养基　　　　E. 吕氏血清斜面

4. 引起鹅口疮的病原性真菌是( )。

A. 白色念珠菌　　　　B. 申克孢子丝菌　　　　C. 石膏样小孢子菌

D. 烟曲霉菌　　　　E. 新型隐球菌

5. 鉴定患者标本中新型隐球菌最有价值的染色方法为( )。

A. 革兰染色法　　　　B. 墨汁染色法　　　　C. 姜-尼抗酸染色法

D. 镀银染色法　　　　E. 瑞氏染色法

二、简答题

1. 简述真菌的形态与结构。

2. 主要病原性真菌有哪些? 可引起哪些疾病?

(黄贺梅　侯园园)

第二十六章 病毒的基本性状

  学习目标

◆掌握病毒的概念、结构与化学组成、干扰现象。
◆熟悉病毒的增殖、致病机制和遗传变异。
◆了解病毒的防治原则。

  案例引导

李女士按照国家计划免疫程序带孩子去接种麻疹减毒活疫苗,考虑到水痘的流行,因此计划同时接种水痘减毒活疫苗。但医生并不同意同时接种麻疹减毒活疫苗和水痘减毒活疫苗。

分析思考:

为什么医生不同意同时接种这两种疫苗?

病毒(virus)是一类体积微小、结构简单、仅有一种核酸(RNA 或 DNA),只能在活的易感细胞内以复制方式进行增殖的非细胞型微生物。

病毒在自然界分布广泛,种类繁多,可使植物致病,对人致病的病毒属于动物病毒。人的传染病约有 75% 是由病毒引起的,某些病毒性疾病能造成流行,甚至大流行(如流感、甲型肝炎),有的病毒性疾病致死率很高(如艾滋病、狂犬病),有的病毒性疾病病后出现后遗症(如脊髓灰质炎、乙型脑炎)。除传染病外,还发现许多病毒与肿瘤等疾病的发生有密切关系(如非洲儿童的 Burkitt 淋巴瘤和鼻咽癌可能与 EB 病毒有关)。目前,对病毒感染的诊断治疗还十分困难,但对病毒性疾病的特异性预防却很有成效。因此,研究病毒的各种特性制备有效的病毒疫苗,成为医学微生物学的重要任务。随着科学和医疗技术的不断发展,人类将有效地控制和消灭病毒性疾病。

第一节 病毒的形态与结构

一、大小与形态

重点:病毒大小测量单位为纳米,大多数病毒呈球形。

病毒极微小,用于测量病毒大小的单位为纳米(nm,1 nm＝1/1000 μm)。各种病毒体大小差别悬殊:最大的约为 300 nm,如痘病毒;最小的约为 30 nm,如脊髓灰质炎病毒、鼻病毒等;大多数病毒体小于 150 nm,这已超出普通光学显微镜的分辨能力范围,故必须应用电子显微镜观察病毒。

病毒的形态多种多样。引起人和动物疾病的病毒多数为球形或近似球形,少数呈砖形(如痘类病毒)、杆状(植物病毒多见)、丝状(如初分离时的流感病毒)、弹形(如狂犬病病毒);寄生在细菌内的病毒又称噬菌体,多呈蝌蚪形(图 26-1)。

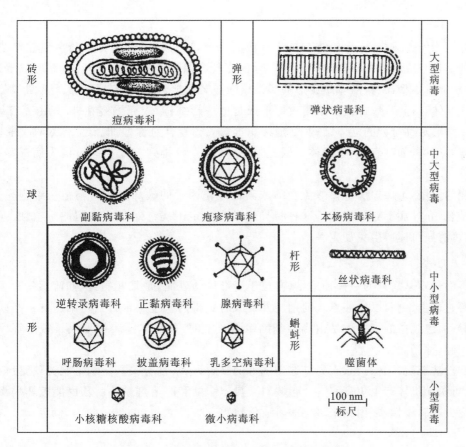

图 26-1 各种病毒的形态与大小比较示意图

二、结构与化学组成

病毒主要由核酸和蛋白质组成。核酸构成病毒的核心,外面包绕一层由蛋白质组成的衣壳。核酸与衣壳组成核衣壳,核衣壳为病毒的基本结构。有的病毒其核衣壳就是病毒体,称为裸病毒。有些病毒在核衣壳外面还有一层包膜包绕,称为包膜病毒。核衣壳或核衣壳-包膜都是结构完整的具有感染性的病毒颗粒,即病毒体(图 26-2)。

重点:病毒的基本结构为核衣壳,复杂病毒为核衣壳＋包膜。

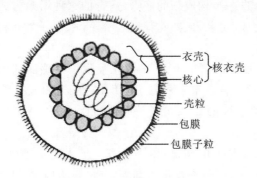

图 26-2 病毒结构模式图

(一)核心

核心为病毒的中心结构,主要由核酸组成,一种病毒只含一种类型的核酸(DNA 或 RNA),核酸可为单链或双链。核酸携带着病毒的遗传信息,它控制着病毒的形态、遗传、变异、增殖和感染性等特性。此外,核心尚有少数功能蛋白,如核酸多聚酶、转录酶和反转录酶等。有些病毒在被破坏病毒蛋白衣壳后,裸露出的正链 RNA 仍可进入细胞进行复制,此类核酸称为感染性核酸。因此仅破坏病毒包膜或衣壳,并不能完全消除其感染性。

（二）衣壳

衣壳也称外壳或核壳，为包绕在核心外面的一层蛋白质结构，由许多蛋白质亚单位，即多肽链构成的壳粒组成。不同病毒体的衣壳所含的壳粒数量和排列方式不同，主要有以下几种对称类型：①螺旋对称型：壳粒沿着螺旋形的病毒核酸链对称排列，如狂犬病病毒、黏病毒等。②20面体对称或立体对称型：病毒核酸浓集成球形或近似球形结构，衣壳围绕在外，是由壳粒组成的20个等边三角形对称排列的立体结构，如疱疹病毒等。③复合对称型：既有立体对称又有螺旋对称型的病毒体结构，如痘病毒、噬菌体。因此，根据病毒壳粒排列方式不同可作为病毒鉴别和分类的依据。

衣壳的作用：①保护病毒核酸免受酶或其他理化因素的破坏。②可与宿主细胞膜上的受体特异性结合，介导病毒穿入细胞。这种特异性结合决定了病毒对宿主细胞的亲嗜性。③具有免疫原性，可诱导机体产生免疫应答。

（三）包膜

病毒的包膜是病毒的一种辅助结构，位于病毒体的表面，是某些病毒（如流感病毒等）在成熟过程中穿过宿主细胞，以出芽方式向细胞外释放时获得的。包膜含有宿主细胞的一些膜成分（脂类、多糖），而包膜中的蛋白质是由病毒基因编码产生的，并在包膜表面形成长短不等、呈放射状排列的突起，称为刺突。

包膜的功能有：①保护核衣壳。②与病毒的吸附、亲嗜性有关。③病毒刺突（糖蛋白）具有免疫原性，可诱导机体产生免疫应答。包膜对干燥、热、酸和脂溶剂敏感。乙醚能破坏病毒包膜，使其灭活而失去感染性，常用此来鉴别病毒有无包膜。

第二节　病毒的增殖

一、病毒的复制周期

重点：病毒增殖的方式为复制，增殖的场所为易感活细胞，整个过程可分为吸附、穿入、脱壳、生物合成、组装、成熟和释放等阶段。

病毒缺乏增殖所需的酶系统，不能独立完成新陈代谢，必须在易感的活细胞中寄生，由宿主细胞供给其生物合成所需的原料、能量与场所等，在病毒核酸遗传密码的控制下，宿主细胞复制病毒的核酸和合成蛋白质，进一步构成新的病毒，病毒的这种增殖方式称为复制。整个过程可分为吸附、穿入、脱壳、生物合成、组装、成熟和释放等阶段，称为一个复制周期（图26-3）。病毒完成一个复制周期需10 h左右。

1. 吸附　吸附是病毒增殖的第一步，病毒需先吸附于易感活细胞后方可穿入。吸附是不可逆的、特异性的，这种特异性结合决定了病毒嗜组织的特征，如人类免疫缺陷病毒（HIV）包膜糖蛋白 gp120 可与人 Th 细胞表面的 CD4 分子特异性结合，因此，人 Th 细胞就成为 HIV 感染的宿主细胞。

2. 穿入　吸附在易感细胞上的病毒，以不同方式进入宿主细胞内，称为穿入。无包膜病毒（如腺病毒、小 RNA 病毒）一般通过吞饮进入细胞，有包膜的病毒是以融合方式穿入细胞的，如正黏病毒、副黏病毒、疱疹病毒等。

3. 脱壳　穿入胞质中的核衣壳脱去蛋白质衣壳，使核酸裸露的过程称为脱壳。脱壳必须有脱壳酶参与。

4. 生物合成　病毒基因一经脱壳释放，就能利用宿主细胞提供的酶、原料和能量合成大量的病毒核酸及结构蛋白，此过程为生物合成。病毒生物合成这一阶段在宿主细胞内进行，用血清学检测和电镜观察等方法找不到病毒颗粒，故称为隐蔽期。病毒生物合成包括以下重复过程：①以病毒核酸为模板，转译早期蛋白质，即病毒编码的依赖 DNA 的 DNA 多聚酶等。②以病毒核酸为模板，依靠早期蛋白，复制出大量子代病毒核酸。③以子代病毒核酸为模板，转录出晚期 mRNA，

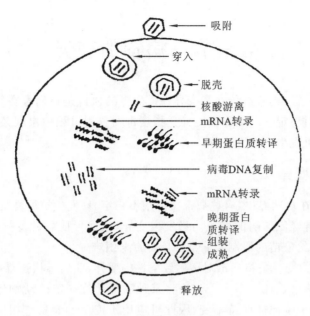

図 26-3 病毒复制示意图

mRNA 可翻译出大量晚期蛋白,即病毒衣壳和包膜的结构蛋白。

5. 组装与释放 新合成的子代病毒核酸和蛋白质在宿主细胞内组合成病毒体的过程称为组装或成熟。无包膜病毒组装成核衣壳即为成熟的病毒体,有包膜病毒的成熟一般先在胞核内或胞质内组装成核衣壳,然后以出芽形式包被宿主细胞的核膜或胞质膜构成其包膜。大多数 DNA 病毒在细胞核内组装,RNA 病毒和痘类病毒在胞质内组装。成熟病毒是感染性病毒的形式,成熟病毒通过破胞或出芽方式从宿主细胞游离出来的过程称为释放。一般裸病毒破胞一次性释放,包膜病毒出芽通过细胞膜或核膜时包上包膜后释放。

二、病毒的异常增殖

病毒进入宿主易感细胞内复制时,不是所有的病毒成分都能组装为成熟的病毒,而会出现某种增殖异常现象。

1. 缺陷病毒 因病毒本身基因组不完整,失去了核酸复制时正常的互补作用,使 mRNA 功能受阻,病毒蛋白合成失调,不能复制出完整的成熟病毒,这种病毒称为缺陷病毒。但当与另外一种病毒共同培养时,若后者能弥补缺陷病毒的不足,使缺陷病毒复制出完整的有传染性的成熟病毒,这种有辅助作用的病毒称为辅助病毒。

2. 顿挫感染 因病毒进入的细胞条件不适合或条件改变,使病毒虽可进入细胞但不能完成复制的感染过程称为顿挫感染。不能为病毒复制提供条件的细胞为非容许性细胞,这类细胞缺乏病毒复制所需要的能量、酶及必要的成分。

3. 干扰现象 两种病毒同时或先后感染同一种细胞或机体时,发生一种病毒抑制而另一种病毒复制的现象称为干扰现象。该现象在异种病毒、同种异株病毒、同种异型病毒之间均可发生。干扰现象不仅在活病毒之间发生,而且灭活病毒也能干扰活病毒。干扰现象的机制还不完全清楚,需进一步探讨,可能与干扰素的产生及其他因素有关。了解病毒的干扰现象,在预防接种时应注意接种的时间和疫苗之间的搭配,避免干扰现象的发生以提高疫苗的免疫效果;干扰现象也可阻止感染,中断发病,导致宿主康复,如麻疹减毒活疫苗能阻止毒力较强的流行性腮腺炎病毒的感染。有时病毒疫苗也可被宿主体内存在的病毒所干扰,故患病毒性疾病者应暂缓接种。

重点:干扰现象发生于两种病毒同时或先后感染同一种细胞或机体时。

NOTE

第三节　病毒的变异

病毒与其他生物一样,具有遗传性和变异性。病毒的遗传是指病毒在复制过程中,子代保持与亲代病毒性状的相对稳定性。病毒的变异是指病毒在复制过程中出现某些性状的改变。病毒在自然或人工诱导下可发生多方面变异。

一、病毒性状的变异

1. 抗原性变异　在自然界中,有些病毒抗原很不稳定,易发生抗原性变异。如甲型流感病毒包膜表面的血凝素和神经氨酸酶的抗原均易发生变异,从而形成新的变异株而引起大流行。抗原变异频繁的病毒,也给疫苗的研制和病毒的预防带来困难。

2. 毒力变异　毒力变异是指病毒对宿主致病性的变异,即病毒从强毒株变为弱毒或无毒株,或从无毒或弱毒株变为强毒株。用人工方法将某种病毒通过一定的动物体内或组织培养后,可使病毒的毒力降低,而免疫原性保持不变,因此可应用于疫苗的制备。相反,有的病毒在人群中传播引起流行时,其致病力也可由弱变强,以致引起广泛流行。

3. 耐药性变异　在应用药物治疗病毒感染时,病毒也可发生耐药性变异,从而产生对抗病毒药物及干扰素的耐受。如长期应用拉米夫定治疗,使乙型肝炎病毒对其产生耐药。

4. 宿主范围变异　一些只在动物寄生的病毒会发生变异而感染人体,造成人类的感染性疾病,如禽流感病毒。

二、病毒变异的机制

1. 基因突变　基因突变是由病毒基因组中碱基序列改变(置换、缺失或插入)而引起,可自发也可诱导发生。由基因突变产生的病毒表型性状改变的毒株为突变株。突变株可呈多种表型改变,如病毒的形态、抗原性、宿主范围、致病性、毒力、耐药性等方面的改变。

2. 基因重组　两种不同病毒感染同一细胞时,有时可发生基因的交换,称为基因重组。基因重组可发生于活病毒间、灭活病毒间、活病毒与灭活病毒之间。核酸分节段的病毒(如流感病毒)发生基因重组的频率明显高于其他病毒,也是引起该病毒抗原性改变的主要原因。

病毒除在病毒间发生基因重组外,某些病毒还能与宿主细胞的基因组之间发生基因重组,又称基因整合。现已证明,许多 DNA 病毒如疱疹病毒、腺病毒的 DNA 都能整合到宿主细胞基因组,使宿主细胞基因组产生变异,导致细胞转化而发生肿瘤。

病毒遗传学规律和病毒遗传变异的特性已在病毒性疾病的预防、诊断和治疗等方面得到广泛应用,其中利用病毒的减毒株和基因重组株制备减毒活疫苗、基因工程疫苗、核酸疫苗、多肽疫苗等特异性疫苗进行预防接种是预防病毒性疾病最有效的措施,已取得巨大成就。

第四节　理化因素对病毒的影响

重点:病毒的灭活是病毒体受理化因素的影响而失去感染性,病毒大多数耐冷不耐热,包膜病毒对脂溶剂敏感。

病毒体受理化因素的影响而失去感染性,称病毒的灭活。灭活病毒仍能保持其他特性,如抗原性、吸附红细胞、血凝和细胞融合等。不同的病毒对理化因素的抵抗特性也不相同。

一、物理因素

1. 温度　病毒大多数耐冷不耐热,除肝炎病毒外,多数病毒加热 56 ℃ 30 min 或 100 ℃ 数秒钟即可灭活。室温下短时间死亡。在 0 ℃ 以下温度生存良好。温度愈低,如干冰温度(−70 ℃)和液氮中(−196 ℃)其生命力维持愈久,但反复冻融亦可使病毒感染活性下降甚至灭活。因此保

存病毒标本应尽快低温冷冻,且应避免不必要的冻融。长期保存病毒种常用真空冷冻干燥法。

2. 辐射 X 线、γ 线、紫外线等均可使病毒灭活。X 线和 γ 线使核苷酸发生断裂,而紫外线抑制病毒 DNA 和 RNA 的复制。

二、化学因素

1. 脂溶剂 包膜病毒对脂溶剂敏感,因其包膜富含脂类,因而易被乙醚、丙酮、氯仿、阴离子去垢剂及去胆酸盐等脂溶剂所溶解,使病毒失去感染的能力。无包膜病毒对脂溶剂有抗性,故借此可鉴别包膜病毒和无包膜病毒。

2. 酚类 可使病毒蛋白质变性,去除病毒的衣壳蛋白或破坏包膜病毒的脂蛋白膜,故可作为病毒的消毒剂。常与去垢剂合用(如 1‰～5‰苯酚)可使许多病毒灭活。

3. 醛类 甲醛对病毒蛋白质和核酸都有破坏作用,使病毒失去感染性,是常用的灭活剂。甲醛也可与蛋白质氨基酸发生反应,但对蛋白质的构型作用不强,因此对免疫原性影响不大,故常用于病毒灭活疫苗的制备。

4. 氧化剂、卤素及其化合物 病毒对过氧化氢、漂白粉、高锰酸钾、碘和碘化物及其他卤素类化学物质都很敏感,为有效的病毒灭活剂。70％甲醇及乙醇能使大多数病毒灭活。次氯酸盐、过氧乙酸等对肝炎病毒等有较好的消毒作用。

5. 抗生素与中草药 抗生素对病毒无效,但可以抑制待检标本中的细菌,利于病毒的分离。近年来研究证明,某些中草药如板蓝根、贯仲、大黄等对某些病毒有一定的抑制作用。

大多数病毒缺乏游离水,对 500 mL/L 的甘油盐水耐受性强,故常将其作为病毒性标本的保存液。

归纳总结

病毒是一类个体微小,只含一种类型核酸,严格细胞内寄生,以复制方式繁殖的非细胞型微生物。人类传染病中 75％是由病毒引起的,病毒以纳米为测量单位,绝大多数为球形,主要由核酸和蛋白质组成,在易感活细胞内以复制方式增殖,增殖的场所为易感活细胞,整个过程可分为吸附、穿入、脱壳、生物合成、组装、成熟和释放等阶段。两种病毒同时或短期内进入同一易感细胞会发生干扰现象。绝大多数病毒耐冷不耐热,耐受甘油,包膜病毒对有机溶剂敏感,抗生素和磺胺类药物对病毒无抑制作用。

能力检测

一、单项选择题

1. 人类传染病多由哪类微生物引起?(　　)
A. 细菌　　　　B. 病毒　　　　C. 螺旋体　　　　D. 支原体　　　　E. 真菌

2. 病毒的形态以哪种多见?(　　)
A. 球形　　　　B. 砖形　　　　C. 丝形　　　　D. 蝌蚪形　　　　E. 弹头形

3. 测量病毒大小的单位为(　　)。
A. mm　　　　B. cm　　　　C. μm　　　　D. nm　　　　E. dm

4. 最简单的病毒结构是(　　)。
A. 核酸＋衣壳　　　　　　B. 核酸＋衣壳＋包膜　　　　　　C. 核衣壳＋包膜
D. 核酸＋包膜　　　　　　E. 以上均不是

5. 病毒繁殖方式是(　　)。
A. 二分裂法　　B. 多分裂法　　C. 芽生　　　　D. 复制　　　　E. 以上均不是

二、名词解释

病毒　干扰现象

三、简答题

1. 简述病毒的结构与化学组成。
2. 简述病毒的复制周期。

（黄贺梅　侯园园）

第二十七章　病毒的致病性与感染

学习目标

◆掌握病毒感染的途径与类型;掌握干扰素的概念与作用。

◆熟悉抗病毒免疫。

◆了解病毒的致病机制。

 案例引导

　　王女士已患流行性感冒4天,未与其他人员隔离。其8岁孩子小明突然出现畏寒、发烧、乏力、鼻塞、流涕等症状,来医院就诊,结合实验室检查及流行病学调查,初步判断为流行性感冒。

　　分析思考:

　　1. 小明通过何种途径感染上流行性感冒病毒?

　　2. 此案例中的流行性感冒属于何种感染类型?

　　病毒侵入宿主易感细胞内复制增殖,与宿主防御功能相互作用,造成机体不同程度的病理过程称为病毒感染。病毒在细胞内复制增殖,其影响不仅限于细胞本身,而且涉及宿主的整体功能。病毒与宿主相互作用的结果,直接关系到疾病的发生和发展。

第一节　病毒的致病机制

　　病毒侵入人体后,其致病机制主要是病毒在细胞内寄生引起的宿主细胞损害,以及诱发机体的免疫应答而造成的免疫病理反应。不同种类的病毒与宿主细胞相互作用,可表现不同的结果。

一、直接损害宿主细胞

　　1. 杀细胞效应　病毒在细胞内增殖导致细胞溶解死亡的作用,称为杀细胞效应。多见于无包膜病毒,如腺病毒、脊髓灰质炎病毒等。其杀细胞的机制有病毒核酸编码的早期蛋白能阻断易感细胞 RNA 和蛋白质合成;某些病毒蛋白的毒性可使细胞死亡;病毒感染后可使细胞溶酶体膜的通透性增高,释放溶酶体酶致细胞自溶。

　　2. 包涵体形成　某些病毒感染易感细胞后,在胞质或胞核内形成具有一定形状(圆形、椭圆形或不规则形)和特殊染色性(嗜酸性或嗜碱性),在普通显微镜下可见到的斑块结构,称为包涵体。因其形状、位置、染色性等特性随病毒而异,故在诊断某些病毒感染时具有重要的鉴别作用。同时,其对宿主细胞的结构和功能也有破坏作用,可导致宿主细胞损伤。

　　3. 细胞膜改变　流感病毒、疱疹病毒等有包膜的病毒,感染细胞后,不阻碍细胞的代谢,不使细胞溶解,子代病毒成熟后以出芽方式从感染细胞中逐个释放出来,再感染邻近细胞,宿主细胞膜可发生一定的变化。①细胞膜出现新抗原:一是自身抗原,即病毒在细胞内复制中,可使宿主细胞膜组分改变;二是病毒特异性抗原,由病毒基因编码的嵌合在宿主细胞膜表面的蛋白成分。两种抗原均可诱发机体的免疫应答,可被机体的特异性抗体或杀伤性 T 细胞(CTL)所识别,致宿

知识点:某些病毒感染易感细胞后,在胞质或胞核内形成具有一定形状和特殊染色性的包涵体。

主细胞损伤或破坏。②细胞融合:有些病毒(如麻疹病毒、疱疹病毒等)细胞膜表面的病毒蛋白具有融合膜的生物活性时,数个细胞间的细胞膜可互相融合,形成多核巨细胞,可以辅助病毒的鉴定。感染细胞与未感染细胞互相融合,有利于病毒的扩散。

4. 细胞转化 有少数 DNA 病毒的全部或部分核酸、某些 RNA 病毒基因组经反转录产生的 DNA,整合入宿主细胞染色体中,使宿主细胞遗传性状发生改变。整合后的病毒核酸随宿主细胞的分裂而传给子代,此时细胞虽不复制出子代病毒,宿主细胞也不被破坏,但可被激活引起细胞的恶性转化。转化的细胞其生长与分裂失控,可无拘束地生长繁殖,此与病毒的致肿瘤性关系密切。

5. 细胞凋亡 病毒侵入易感细胞后,感染的病毒本身或由病毒编码的蛋白间接地作为诱导因子引发细胞凋亡,使细胞质收缩、核染色体裂解,形成凋亡小体。

二、免疫病理作用

病毒感染宿主细胞后,既可以刺激机体产生保护性免疫应答,也可导致对机体的免疫病理损伤。

1. 体液免疫的作用 大多数病毒侵入宿主易感细胞后,可诱发细胞表面出现新抗原,诱发机体产生免疫应答,相应抗体与细胞表面新抗原特异性结合,在补体参与下,引起Ⅱ型超敏反应,导致细胞的溶解。某些病毒(如乙型肝炎病毒等)感染后,病毒可溶性抗原与相应抗体结合形成中等大小的免疫复合物,长期存于机体血液中,当这种免疫复合物沉积于血管基底膜,激活补体,可引起Ⅲ型超敏反应,造成局部组织损伤,如肾小球肾炎、关节炎、荨麻疹等。

2. 细胞免疫的作用 在病毒感染的恢复过程中,细胞免疫起着重要作用,但也可成为病毒感染损伤的机制之一。致敏 T 细胞与靶细胞膜上的新抗原结合,通过直接的细胞毒作用或释放多种细胞因子,引起组织细胞损伤,即Ⅳ型超敏反应。

3. 直接破坏和免疫抑制作用 大多数病毒感染机体后,可致宿主的免疫应答低下,导致免疫功能抑制,其原因与病毒侵犯免疫细胞有关。如人类免疫缺陷病毒侵犯 $CD4^+$ T 细胞,使感染者形成获得性免疫缺陷状态;麻疹病毒、巨细胞病毒等均可在淋巴细胞中增殖,可引起暂时性免疫抑制。

第二节 病毒的感染

病毒侵入宿主机体的途径和方式经常决定感染的发生、发展和类型。病毒的传播方式有水平传播(horizontal transmission)和垂直传播(vertical transmission)两种。

一、病毒感染的途径

重点:病毒的传播方式有水平传播和垂直传播;垂直传播是通过胎盘、产道及哺乳,病毒直接由亲代传给子代的感染方式。

(一)水平传播

病毒在人群不同个体之间传播而导致的感染,称为水平感染。水平感染的途径与细菌感染的途径基本一致,即包括呼吸道、消化道、接触、创伤、虫媒等途径。在自然条件下,皮肤和呼吸道、消化道黏膜是病毒入侵机体的三大重要门户。

1. 呼吸道感染 吸入散布在空气中的病毒或污染病毒的尘埃、飞沫而受感染。经呼吸道感染的疾病很多,常涉及的病毒有流感病毒、副流感病毒、鼻病毒等。有的病毒以呼吸道黏膜为原发病灶,通过血流扩散到其他器官引起疾病,如腮腺炎病毒、麻疹病毒等。

2. 消化道感染 食入病毒污染的水、食物等而受感染。如甲型肝炎病毒、脊髓灰质炎病毒可经粪-口途径侵入机体,先在肠上皮细胞内增殖,然后经血流扩散到靶细胞内增殖引起病变。

3. 接触感染 通过直接接触、间接接触或性接触而受感染。如单纯疱疹病毒、人类免疫缺陷病毒等。

4. 经皮肤感染 通过动物咬伤从皮肤伤口侵入机体而受感染。如狂犬病病毒等。

5. 虫媒感染 通过昆虫叮咬而受感染,如流行性乙型脑炎病毒等。

6. 血液感染 经注射、输血、拔牙、手术、器官移植等,病毒经血感染,如人类免疫缺陷病毒、乙型肝炎病毒及丙型肝炎病毒等。

(二)垂直传播

通过胎盘、产道及哺乳,病毒直接由亲代传给子代的感染方式称为垂直传播。病毒可通过胎盘传给胎儿或经产道、哺乳传给新生儿,是病毒感染的特点之一,其他微生物是极少见的。孕妇感染某些病毒后,尤其在妊娠 3 个月以内时,易经胎盘传给胎儿。现在已知十余种可经垂直传播的病毒,其中以风疹病毒、乙型肝炎病毒、巨细胞病毒及人类免疫缺陷病毒为多见,可引起早产、死胎或先天畸形等。

二、病毒的感染类型

病毒侵入机体后,因病毒的种类、毒力、数量和机体的免疫力不同,可表现为不同的感染类型。根据有无临床症状分为隐性感染和显性感染。

(一)隐性感染

病毒侵入机体后,不引起临床症状者称为隐性感染,又称为亚临床感染。病毒的隐性感染十分常见,如脊髓灰质炎病毒、流行性乙型脑炎病毒等就以隐性感染为主。隐性感染虽然无明显的临床症状,但可向外界散播病毒而成为传染源,在流行病学上具有重要的意义。隐性感染可使机体获得抗某种病毒的特异性免疫力。

(二)显性感染

病毒侵入机体后,引起明显的临床症状者称为显性感染。显性感染可表现为局部感染(如单纯疱疹),也可表现为全身感染(如流行性乙型脑炎、脊髓灰质炎)。

根据病程的长短,病毒在体内存留的时间及临床表现,可分为急性感染和持续性感染等。

1. 急性感染 一般潜伏期短,起病急,病程短(数日至数周),疾病痊愈后,机体不再有病毒存在。如流行性感冒、甲型肝炎等。

2. 持续性感染 病毒在机体内持续存在数月至数年,甚至数十年,可出现症状,也可不出现症状而长期带毒,成为重要的传染源。持续性感染与某些自身免疫性疾病(如 SLE、类风湿性关节炎等)及肿瘤的发生有关。

持续性感染一般潜伏期长、发病慢、病程长,按不同的临床表现又可分为以下几种。

(1)慢性感染 急性感染或隐性感染后,病毒并未完全清除,仍持续存在于血液或组织中并不断排出体外,病程可长达数月或数年,甚至数十年,还可经输血、注射等传播,如乙型肝炎病毒引起的慢性肝炎。

(2)潜伏感染 原发感染后,病毒在机体某种组织细胞内潜伏下来,机体与病毒处于相对平衡状态,不出现临床症状,当这种相对平衡被破坏时,病毒增殖并出现明显的临床症状,如水痘-带状疱疹病毒感染,可以使儿童出水痘,病愈后病毒潜伏在脊髓后根神经节或脑神经感觉神经节内,当患者机体免疫力下降时,潜伏的病毒可活化、增殖、扩散到皮肤,引起带状疱疹;当免疫力改善时,带状疱疹可自愈,病毒又可潜伏至原处,一定条件下又可发作。

(3)慢发病毒感染 又称迟发感染,呈慢性发展的病毒感染,有很长的潜伏期,往往数年以上,一旦出现症状,疾病呈亚急性进行性加重,直至死亡。如麻疹病毒引起的亚急性硬化性全脑炎。

第三节 抗病毒免疫

一、固有免疫

机体抗病毒的非特异性免疫与其他微生物一样,有较强的防御作用,其中以巨噬细胞、NK 细

胞和干扰素尤为重要。

（一）巨噬细胞

巨噬细胞是机体抗病毒的主要因素之一，当病毒侵入引起局部感染、病毒血症、器官组织感染时可被巨噬细胞吞噬消化而清除，使感染终止。

（二）NK 细胞

在感染早期，NK 细胞是机体抗病毒感染中重要的非特异性效应细胞。NK 细胞能识别多种被病毒感染的细胞，对靶细胞的杀伤过程不受 MHC 限制，不依赖抗体，又能被多种细胞因子激活，因此，NK 细胞抗病毒作用具有时间早、范围广和作用强的特点。如果病毒的感染不能被固有免疫所抑制，则伴随病毒的持续增殖，机体的适应性免疫随之发挥作用。

（三）干扰素

干扰素(interferon,IFN)是由病毒或干扰素诱导剂刺激细胞产生的一组具有高度活性及多种功能的糖蛋白。淋巴细胞、巨噬细胞及体细胞均可产生干扰素。

干扰素具有种属特异性，即只有人细胞产生的干扰素才能用于人体。根据其不同抗原性可将人 IFN 分为 α、β 和 γ 三种，其中 α、β 干扰素性状相似，称为 Ⅰ 型干扰素，γ 干扰素称为 Ⅱ 型干扰素。α 干扰素主要由人白细胞产生，β 干扰素主要由人成纤维细胞产生，γ 干扰素由 T 细胞产生。正常情况下，编码 IFN 的基因受阻抑蛋白所抑制，不能转录产生 IFN。当病毒感染或在干扰素诱导剂作用下，使细胞内产生一种特异性因子，能与阻抑蛋白结合，而使 IFN 基因活化，转译出 IFN。干扰素诱导剂主要有各种病毒；人工合成的双股核酸链，如聚肌胞；其次还有某些胞内寄生菌、脂多糖等。

干扰素具有广谱抗病毒活性，但一般认为干扰素不直接作用于病毒，而是由受染病毒感染的细胞产生后释放出来，再作用于邻近正常细胞膜上的干扰素受体(干扰素受体具有种属特异性)，干扰素与干扰素受体结合使编码抗病毒蛋白的基因活化，继而合成抗病毒蛋白质（AVP），AVP 主要作用于病毒 mRNA 的转录和翻译，从而抑制病毒蛋白质的合成，阻止病毒在机体内扩散，促进病毒性疾病的痊愈(图 27-1)。

重点：干扰素是由病毒或干扰素诱导剂刺激细胞产生的糖蛋白；淋巴细胞、巨噬细胞及体细胞均可产生干扰素；干扰素具有抗病毒、免疫调节及抗肿瘤作用。

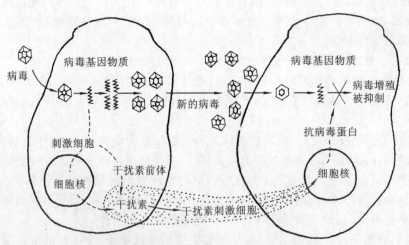

图 27-1 干扰素的产生及抗病毒作用机制示意图

干扰素的生物学活性有多种：①具有广谱抗病毒作用：主要由 α 和 β 干扰素完成，γ 干扰素对病毒感染的恢复和防御再感染起主要作用。②免疫调节作用：γ 干扰素能活化 NK 细胞和 CTL，增强其杀伤靶细胞的能力，促进巨噬细胞的吞噬与抗原加工提呈作用，诱发机体免疫应答。③抗肿瘤作用：γ 干扰素能调节癌基因的表达，抑制肿瘤细胞分裂增殖。

二、适应性免疫

自然感染病毒或接种疫苗，病毒的各种结构蛋白以及少数 DNA 多聚酶具有良好的免疫原性，能诱发机体产生免疫应答，产生体液免疫和细胞免疫的保护作用。

（一）体液免疫抗病毒作用

宿主感染病毒或接种疫苗后,体内产生特异性抗体,具有保护作用的主要是中和抗体。此种抗体是由病毒衣壳或包膜抗原刺激机体产生,这些抗体与相应病毒抗原结合,可阻止病毒吸附和穿入易感细胞,从而保护宿主细胞免受病毒感染并有效地防止病毒通过血流播散,此作用称为病毒的中和作用。抗体不能直接灭活病毒,但对阻止病毒感染和阻止血液中游离的病毒在宿主体内扩散具有重要作用。病毒与相应抗体结合可经调理作用、促进吞噬、激活补体、ADCC 等使细胞溶解破坏。

中和抗体包括三类免疫球蛋白:IgG、IgM、IgA,其中 IgG 是主要的抗病毒中和抗体,且能通过胎盘进入胎儿血液循环,使婴儿获得自然被动免疫。IgM 抗体不能通过胎盘,若新生儿血中检出 IgM 抗体可诊断为子宫内感染,尤其是对垂直传播的病毒体。由于 IgM 出现早、消失快,故以患者血清中出现特异性 IgM 作为新近感染的诊断依据。SIgA 存在于呼吸道和消化道黏膜分泌物中,可有效地防御呼吸道病毒和肠道病毒的侵入。

（二）细胞免疫抗病毒作用

病毒进入宿主细胞内,体液免疫的作用即受到限制,主要依赖 CTL 及 Th 细胞发挥抗病毒的细胞免疫作用。

细胞毒性 T 细胞(Tc 细胞或 CTL)可以与相应受病毒感染的靶细胞特异性结合,释放穿孔素及细胞毒素,穿孔素能将靶细胞膜穿出许多小孔。细胞毒素可使靶细胞自身裂解或发生凋亡。

辅助性 T 细胞(Th 细胞)即 CD4$^+$ T 细胞,包括 Th1 细胞和 Th2 细胞。在抗病毒感染细胞免疫中,Th1 细胞起重要作用,致敏 Th1 细胞再次与相应靶细胞接触(特异性结合)可释放多种细胞因子,如 IL-2、IFN-γ、TNF 等,这些细胞因子激活 T 细胞、巨噬细胞、NK 细胞等,共同发挥着抑制病毒复制及清除靶细胞内病毒的作用。

归纳总结

病毒的传播方式有水平传播和垂直传播两种,水平传播是病毒在人群不同个体之间传播而导致的感染,垂直传播是通过胎盘、产道及哺乳,病毒直接由亲代传给子代的感染方式。病毒感染有隐性感染、显性感染和持续性感染。病毒感染可直接破坏宿主细胞导致细胞死亡、变性、引发肿瘤,还可产生免疫病理损伤。抗病毒免疫以细胞免疫为主。干扰素是由病毒或干扰素诱导剂刺激细胞产生的一组具有高度活性及多种功能的糖蛋白。淋巴细胞、巨噬细胞及体细胞均可产生干扰素,干扰素具有广谱抗病毒作用,可用于多种病毒感染的治疗。

能力检测

一、名词解释

包涵体　水平传播　垂直传播

二、问答题

病毒感染的类型有哪些?

（黄贺梅　侯园园）

第二十八章 病毒感染的检测与防治原则

 学习目标

◆ 熟悉病毒标本的采集和送检。
◆ 了解病毒的各种检查方法;了解病毒感染的防治原则。

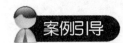 案例引导

患者,女,60 岁,城区办公室职员,发热、伴有咽喉痛、鼻塞、乏力等症状,来医院就诊。X 线胸片检查发现右中叶肺部炎症。结合实验室检查及流行病学调查,初步判断为流行性感冒。

分析思考:

1. 常用的病毒分离方法有哪些? 欲分离流行性感冒病毒可用哪种方法?
2. 结合流行性感冒谈谈病毒性疾病的预防方法。

第一节 病毒感染的检查

在人类疾病中,病毒性疾病占有十分重要的地位。区分病毒性感染有助于指导临床确诊、合理用药及为控制病毒性疾病的流行制订有效的措施。目前常用的病毒学诊断方法包括病毒的分离鉴定、病毒的血清学检查以及病毒蛋白和核酸检测。

> **知识点:**根据病情和病程尽早采集标本,严格无菌操作,低温尽快送检。

一、标本的采集与送检

病毒标本的采集与送检直接影响病毒感染的检查结果,标本采集和送检过程中应注意下列原则。

(1) 根据临床诊断及病程采集合适标本。如上呼吸道感染时取鼻咽分泌物,神经系统感染时取脑脊液,肠道感染时取粪便,病毒血症期取血液等。用于病毒的分离或病毒核酸检测的标本应采集急性期标本,此时病毒量多,检出率高。

(2) 标本采取必须严格遵守无菌操作要求,取材时应尽量避免外界污染。对于本身有杂菌污染的标本,可根据污染菌的种类选用抗生素处理。

(3) 采取标本后应低温保存并尽快送检。

(4) 用于血清学诊断的标本,应在急性期和恢复期各取一份血清,以便动态观察血清抗体效价的变化。

> **知识点:**光学显微镜仅用于包涵体及大型病毒检查。

二、病毒的形态检查

1. 光学显微镜检查 仅用于病毒包涵体及某些大颗粒病毒(如痘类病毒)的检查,根据包涵体的特点,可做出辅助诊断。

2. 电子显微镜检查 用电子显微镜可直接观察病毒颗粒的形态、结构以及病毒引起的组织细胞病理变化。也可用免疫电镜法检查,即将标本与特异抗血清混合使病毒颗粒凝聚,再用电镜

观察,可提高检出率。

三、病毒的分离与鉴定

1. 动物接种 最原始的病毒培养方法,目前用得不多。常用的动物有小鼠、大鼠、豚鼠、家兔和猴等。根据病毒种类不同,选择敏感动物及适宜接种部位,如嗜神经性病毒可接种于小鼠脑内,柯萨奇病毒可接种于乳鼠腹腔内。

2. 鸡胚培养 鸡胚对多种病毒敏感。一般采用孵化 9~14 天的鸡胚,根据病毒种类不同,将病毒标本接种于鸡胚的不同部位,最常用的接种部位有羊膜腔、尿囊腔、绒毛尿囊膜和卵黄囊等。

3. 细胞培养 病毒分离鉴定中最常用的基本方法。用于组织培养的细胞包括原代细胞、二倍体细胞和传代细胞系。常用的组织培养细胞有人胚肾细胞、Hela 细胞、猴肾细胞等。大多数病毒在敏感细胞内增殖后,可引起细胞变圆、聚集、坏死、溶解或脱落、细胞融合形成多核巨细胞,形成包涵体等细胞形态学改变,是病毒增殖的重要指标。有些病毒增殖后可使宿主细胞膜抗原改变,使之能与红细胞结合,称为红细胞吸附现象,也可作为病毒增殖生长的指标。

知识点:病毒分离方法有动物接种、鸡胚培养和细胞培养。

四、病毒感染的血清学诊断

1. 病毒抗原的检测 用已知的病毒特异性抗体检测标本中病毒的抗原。具有特异性强、灵敏度高、检测快速等诸多优点。常用的诊断试剂是单克隆抗体。常用的方法为酶联免疫吸附试验和免疫荧光技术等。

2. 病毒抗体的检测 用已知的病毒特异性抗原检测患者血清中相应的抗体,是病毒性疾病诊断的主要方法。抗体检测时需要采集患者双份血清,若恢复期血清抗体效价比急性期增高 4 倍或以上才有诊断意义。标本中病毒的特异性 IgM 抗体的检测,对病毒感染的早期诊断有着重要的意义。

知识点:检测病毒 IgM 用于病毒早期诊断。

五、病毒核酸检测

实验诊断正由生化诊断、免疫诊断向基因诊断的新时代迈进。由于检测病毒核酸可做出快速诊断,故在诊断中应用越来越广泛。

1. 核酸杂交技术 一种特异、快速、能定量分型、应用面广的诊断新技术,原理是用已知序列的单链核酸标记上同位素作为探针,检测标本中同源或部分同源的病毒核酸。其常用方法有斑点杂交、细胞内原位杂交、DNA 印迹杂交、RNA 印迹杂交等。

2. 聚合酶链反应 一种快速体外扩增特异性 DNA 片段的新技术。它在数小时内可使目的基因扩增数百万倍,可测出极微量的基因,因此敏感性极高。需注意因操作时污染而出现的假阳性。

3. 基因芯片技术 基因芯片技术又称 DNA 芯片、生物芯片,是继分子克隆、单克隆抗体和PCR 之后出现的又一生物高科技技术。其原理是将已知的生物分子探针或基因探针,大规模或有序排布于小块硅片等载体上,与待检样品中的生物分子或基因序列相互作用和并行反应,在激光的激发下,产生的荧光信号被接收器收集,计算机自动分析处理数据并报告结果。其优点是可以一次性完成大量样品 DNA 序列的检测和分析,解决了传统核酸杂交技术的许多不足,有着广阔的应用前景。

知识点:病毒核酸检测方法有核酸杂交技术、聚合酶链反应和基因芯片技术。

第二节　病毒感染的防治原则

对病毒性疾病由于缺乏特效药物治疗,因此进行特异性预防尤为重要,接种疫苗是预防病毒性疾病的最有效手段。干扰素、化学药物及中草药在治疗病毒性疾病中也有一定效果。

一、病毒感染的预防

1. 人工主动免疫 人工主动免疫预防病毒已取得显著成绩,如普遍接种牛痘苗已使天花从地球上绝迹。目前用于人工主动免疫的生物制品:①灭活疫苗:应用甲醛等灭活病毒核酸而制成的疫苗。如流行性乙型脑炎疫苗、狂犬病疫苗、流感灭活疫苗等。②减毒活疫苗:通常是用自然或人工选择法筛选的对人低毒或无毒的变异株制成的疫苗。如脊髓灰质炎疫苗、麻疹疫苗以及流行性腮腺炎疫苗等。③基因工程疫苗:应用基因工程技术控制病毒变异或将保护性抗原的编码基因插入活载体制备的疫苗。如乙型肝炎重组疫苗。④亚单位疫苗:用化学方法裂解病毒,提取包膜或衣壳上的亚单位制成。如流感亚单位疫苗。

2. 人工被动免疫 人工被动免疫常用的制剂:①抗病毒免疫血清:如抗狂犬病病毒免疫血清。②人免疫球蛋白:如人血清免疫球蛋白可紧急预防甲型肝炎、麻疹、脊髓灰质炎等疾病。③特异性免疫球蛋白:如抗乙型肝炎病毒免疫球蛋白(HBIg),高效价 HBIg 与乙肝疫苗联合应用可预防乙肝病毒的母婴传播。

二、病毒感染的治疗

1. 抗病毒的化学制剂

(1) 核苷类药物 通过阻断子代病毒核酸的合成,抑制病毒复制或复制出失去感染性的病毒。常用药物有阿糖腺苷、碘苷、无环鸟苷、更昔洛韦和拉米夫定等,主要用于 DNA 病毒(如疱疹病毒)感染的治疗;齐多夫定、拉米夫定用于 HIV 感染的治疗,可以有效地降低艾滋病的发病率与病死率;利巴韦林为广谱抗病毒药,对多种 RNA 或 DNA 病毒有抑制使用。

(2) 病毒蛋白酶抑制剂 通过抑制病毒蛋白酶的活性,阻断病毒的复制。常用药物有赛科纳瓦、英迪纳瓦、瑞托纳瓦等,对 HIV 有一定抑制作用。

(3) 其他抗病毒药物 金刚烷胺或甲基金刚烷胺用于甲型流感的治疗,甲酸磷霉素用于疱疹病毒感染的治疗。

2. 干扰素及干扰素诱导剂 干扰素具有广谱抗病毒作用,对某些病毒性疾病有较好的效果,如慢性乙型肝炎和慢性丙型肝炎的治疗。目前临床应用的干扰素多为基因工程制品。此外,干扰素诱导剂如聚肌胞有诱生干扰素和免疫促进的作用。

3. 中草药 某些中草药如黄芪、刺五加、丹参、大青叶、板蓝根、贯众、螃蜞菊等对某些病毒有一定作用,其抗病毒机制值得深入研究。

归纳总结

病毒标本应早期采集并在低温下保存立即送检。常用病毒培养检查方法有动物接种、鸡胚培养和组织培养。目前临床常用核酸杂交技术、聚合酶链反应和基因芯片技术对病毒性疾病进行快速、准确诊断。因病毒性疾病缺乏特效药物治疗,所以进行特异性预防尤为重要,接种疫苗是预防病毒性疾病的最有效手段。干扰素、化学药物及中草药在治疗病毒性疾病中也有一定效果。

能力检测

一、简答题

1. 病毒标本在采集与送检时有哪些注意事项?

2. 病毒培养的方法主要有哪些?

3. 您对中医药治疗病毒性疾病有何想法?

(戴红伟)

第二十九章　呼吸道病毒

　学习目标

◆掌握流行性感冒病毒的生物学性状和致病性；掌握麻疹病毒的致病性。

◆熟悉流行性感冒病毒的防治原则；熟悉麻疹病毒的生物学特性和防治原则。

◆了解腮腺炎病毒、风疹病毒、冠状病毒的主要生物学性状与致病性。

　案例引导

李奶奶带着 5 岁的孙子小明来到医院。李奶奶告诉医生小明患上"重感冒"多天了，总是流眼泪和鼻涕，眼睛也是红的，身上有红疹。医生在给小明检查时发现小明畏光，身上的疹子从耳后、前额、颈部扩散到身体的其他部位，为红色斑丘疹，有些地方已经脱屑，变成棕色。查体时发现小明还患有细支气管炎。尿检和颊部疹子刮取物检查发现包涵体和多核巨细胞，咽拭子常规细菌培养阴性，未检出抗链球菌溶血素"O"抗体。

分析思考：

1. 根据上述描述分析小明可能患什么疾病。

2. 预防该疾病的主要措施是什么？

上呼吸道感染是人类最常见的疾病，临床上的急性呼吸道感染中有 90％～95％是由呼吸道病毒引起的。呼吸道病毒是指由呼吸道侵入，引起呼吸道局部或呼吸道以外组织器官病变的病毒，具有感染力强、传播快、潜伏期短、起病急等特点。呼吸道病毒包括正黏病毒科中的流感病毒，副黏病毒科中的副流感病毒、麻疹病毒、腮腺炎病毒、呼吸道合胞病毒以及其他病毒科中的风疹病毒、腺病毒、鼻病毒、冠状病毒与呼肠病毒。

第一节　流行性感冒病毒

流行性感冒病毒（influenza virus），简称流感病毒，属正黏病毒科，是引起流行性感冒的病原体。

一、生物学性状

（一）形态与结构

流感病毒呈球形或丝状，直径 80～120 nm，其核酸为单链分节段的 RNA，有包膜。病毒体结构主要包括病毒核酸与蛋白质组成的核衣壳和包膜。

1. 核衣壳　由核蛋白（NP 即衣壳）缠绕着单股负链的 RNA 组成核衣壳，呈螺旋对称排列。病毒的核酸分为 7 或 8 个节段（甲型、乙型流感病毒有 8 个 RNA 节段，丙型流感病毒为 7 个 RNA 节段），每个 RNA 片段结合有与核酸复制和转录有关的 RNA 多聚酶，并分别控制编码病毒的各种蛋白。病毒核酸在细胞内分节段复制，病毒成熟时再重新装配于子代衣壳中，这一结构特

重点：病毒呈球形，中等大小，单链分节段的RNA，有包膜，包膜上有血凝素（HA）和神经氨酸酶（NA）两种刺突。

点使病毒在复制中易发生基因重组,导致新病毒株的出现。

2. 包膜 由两层组成。内层为基质蛋白(M蛋白),由病毒基因编码,位于包膜与核心之间,具有保护核心、维持病毒形态、增加包膜硬度和厚度、促进病毒装配等作用。外层是来自宿主细胞的脂质双层膜,其上镶嵌有2种糖蛋白刺突,即血凝素(HA)和神经氨酸酶(NA)。

HA是呈柱状的三聚体糖蛋白,与病毒吸附、穿入宿主细胞有关,并能引起红细胞凝集。NA是呈蘑菇状的四聚体糖蛋白,具有酶活性,可破坏细胞膜上的病毒特异受体,使病毒从被感染的细胞膜上解离,有利于成熟病毒的释放和扩散,故两者与病毒感染性有关。NA、HA都是病毒编码的糖蛋白,具有免疫原性,因此能诱导机体产生相应抗体,以中和病毒的感染(图29-1)。

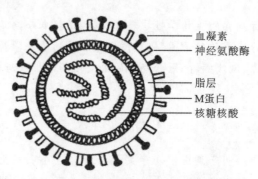

图 29-1 流行性感冒病毒结构模式图

知识链接

血凝现象和血凝抑制试验

HA能与多种动物(如鸡、豚鼠)和人的红细胞表面的糖蛋白受体结合,引起红细胞凝集,称为血凝现象。若在病毒与细胞混合前先加抗血凝素抗体,使该抗体首先与病毒血凝素结合,当再加入红细胞时,血凝素不能再与红细胞上的受体结合,红细胞就不出现凝集,称为血凝抑制试验。血凝和血凝抑制试验常用于病毒学研究。

(二)分型与变异

核蛋白和M蛋白免疫原性较稳定,具有型特异性,根据核蛋白和M蛋白抗原性不同,可将流感病毒分为甲(A)、乙(B)和丙(C)三型,甲型流感病毒又根据其表面HA及NA抗原性不同分为若干亚型。乙型、丙型流感病毒至今尚未发现亚型。

甲型流感病毒的HA或NA抗原变异频繁,迄今已经历过多次重大变异(表29-1),是流行最为频繁和波及全球的重要病原体,仅在1918—1919年的流感大流行中,世界人口(当时20亿)的50%被感染,死亡人数至少有2000万,高于第一次世界大战死亡总人数。

重点:甲型流感病毒的HA或NA最易变异;HA、NA变异幅度小,属量变,仅引起中小型流行,称为抗原漂移;HA、NA变异幅度大,属质变,多发生大流行,称为抗原转变。

表 29-1 甲型流感病毒抗原转变

抗原转变时间	亚型类别	代表病毒株
1918 年	Hsw1N1	可能为猪流感病毒
1947 年	H1N1(亚甲型)	A/FM/1/47
1957 年	H2N2(亚洲甲型)	A/Singapore/1/57
1968 年	H3N2(香港甲型)	A/Hongkong/1/68
1977 年	H3N2,H1N1(香港甲型与新甲型)	A/USSR/90/77(H1N1)

抗原性变异是流感病毒最突出的特性,也是流感防治中的困难所在。流感病毒的变异是一个连续不断的由量变到质变的过程。由于基因组自发突变所引起的变异,变异幅度小,HA、NA氨基酸的变异率小于1%,属量变,仅引起中小型流行,称为抗原漂移;由于基因重组引起的变异,变异幅度大,HA氨基酸的变异率为20%~50%,属质变,因人群对新亚型缺乏免疫力而多发生大流行,称为抗原转变。

(三)培养特性

流感病毒可用鸡胚和细胞培养,初次分离接种于鸡胚羊膜腔最好,传代适应后可接种于尿囊腔。病毒在鸡胚和细胞中增殖后不引起明显的病变,需用红细胞凝集试验和血凝抑制试验等免疫学方法证实病毒的存在并进行种的鉴定。甲、乙型流感病毒的细胞培养可用犬肾细胞或猴肾细胞。

(四)抵抗力

流感病毒的抵抗力较弱,不耐热,56 ℃ 30 min 即被灭活。在0~4 ℃能存活数周,−70 ℃以下可长期保存。对干燥、日光、紫外线及乙醚、甲醛等敏感;酸性条件下更易灭活。

二、致病性与免疫性

流感病毒引起流行性感冒(简称为流感)。甲型和乙型流感病毒对人类威胁较大。甲型流感病毒除感染人类以外,还可以感染禽、猪、马等动物;乙型流感病毒在人和猪中都有流行;丙型流感病毒只感染人类。流感为上呼吸道急性传染病,传染源主要是隐性感染者和急性期患者,发病2~3天鼻咽分泌物中病毒含量高,传染性最强。病毒经飞沫在人与人之间直接传播,在呼吸道上皮细胞内增殖,引起细胞纤毛丧失,黏膜充血水肿,腺体分泌增加,出现打喷嚏、鼻塞、咳嗽等症状。病毒在上皮细胞内复制,很少入血,但可释放内毒素样物质入血,引起全身中毒症状,如发热、头痛、全身酸痛、疲乏无力等。流感病毒感染一般数日内自愈,死亡病例多见于有细菌性感染等并发症的幼儿或年老体弱患者。

病后机体可产生中和抗体,对同型病毒有抗感染、减轻病情的作用,免疫力可持续数月至数年,但亚型间无交叉免疫。呼吸道局部的SIgA在预防感染和阻断疾病发生中起重要作用。

三、微生物学检查

在流感暴发流行时,根据典型症状即可做出临床诊断。实验室检查主要用于鉴别诊断和分型,特别是对监测新变异株的出现,预测流行趋势和提出疫苗预防建议等方面有指导意义。其检查方法主要是病毒分离培养和用免疫方法(如血凝抑制试验、免疫荧光和ELISA)检测抗体。也可用核酸杂交、PCR或序列分析检测病毒核酸和分型。

四、防治原则

流行期间尽量避免到人群聚集的公共场所,如医院、网吧、电影院等,宿舍应通风换气或每100 m³空间用2~4 mL乳酸加10倍水混匀,加热熏蒸空气,无乳酸时也可用食醋。早期发现并及时隔离、治疗患者。免疫接种是最有效的预防方法,但需及时监测病毒变异动态,选育流行毒株,制备相应的疫苗进行人群免疫,以防发生流行。目前多用三价灭活疫苗或流感病毒亚单位(HA、NA)疫苗进行预防。

流感的治疗尚无特效疗法,主要是对症治疗和预防继发细菌感染。盐酸金刚烷胺及其衍生物甲基金刚烷胺因能抑制病毒的穿入、脱壳而用于预防甲型流感。用干扰素滴鼻及中草药板蓝根、金银花等在减轻症状、缩短病程方面有一定效果。

第二节 其他呼吸道病毒

一、禽流感病毒

（一）生物学性状

禽流感病毒（avian influenza virus，AIV）呈球形，直径 80～120 nm，有包膜。包膜表面有钉状血凝素（HA）和蘑菇状的神经氨酸酶（NA）两种刺突，HA 和 NA 的抗原性容易发生变异。基因组为分节段单股负链 RNA。依据其包膜血凝素（HA）和神经氨酸酶（NA）抗原性的不同，禽流感病毒目前可分为 15 个 H 亚型（H1～H15）和 9 个 N 亚型（N1～N9）。感染人的禽流感病毒亚型主要为 H5N1、H9N2、H7N7，其中感染 H5N1 的患者病情重，病死率高。

禽流感病毒对乙醚、氯仿、丙酮等有机溶剂均敏感，常用消毒剂容易将其灭活。禽流感病毒对热比较敏感。病毒在粪便中可存活 1 周，在水中可存活 1 个月。

（二）致病性与免疫性

传染源主要为患禽流感或携带禽流感病毒的家禽，另外，野禽或猪也可成为传染源，许多家禽都可感染病毒发病。有专家认为家庭成员同时患病的概率较大，并且随着高致病性禽流感病毒变异程度加大，不能排除将有人-人传播的可能性。传播途径主要是经呼吸道传播，通过密切接触感染的禽类及其分泌物、排泄物或受病毒污染的水等，以及直接接触病毒株被感染。人禽流感的发生，目前只可能是因接触的病禽而感染。一般认为任何年龄均具有易感性，但 12 岁以下儿童发病率较高，病情较重。与不明原因病死禽或感染、疑似感染禽流感家禽密切接触人员为高危人群。禽流感早期表现类似普通流感，主要为发热、流涕、鼻塞、咳嗽、咽痛、头痛、全身不适，体温大多持续在 39 ℃以上，病程 1～7 天，多数为 2～3 天。部分患者可有恶心、腹痛、腹泻、稀水样便等消化道症状。

（三）防治原则

注意饮食卫生。食用禽蛋、禽肉要彻底煮熟，禽蛋表面的粪便应当洗净，加工保存这类食物要生熟分开；避免接触水禽、候鸟等易于携带禽流感病毒的动物。

二、麻疹病毒

（一）生物学性状

麻疹病毒（measles virus）为单股负链 RNA、有包膜的球形病毒，副黏病毒科麻疹病毒属。包膜刺突有血凝素和融合因子（F 蛋白），前者与病毒吸附有关，后者可促进宿主细胞膜与病毒、细胞与细胞间的融合，形成多核巨细胞。病毒在感染细胞核和胞质内可形成嗜酸性包涵体。

麻疹病毒对理化因素抵抗力较低，加热 56 ℃ 30 min 和一般消毒剂均易将病毒灭活。麻疹病毒抗原性较稳定，只有一个血清型，但 20 世纪 80 年代以来，有诸多麻疹病毒抗原性变异的报道。核苷酸序列分析表明，该病毒存在着基因漂移。

（二）致病性与免疫性

麻疹病毒是麻疹的病原体，人是其唯一自然宿主。麻疹病毒可感染任何年龄段的易感人群，好发于 6 月龄至 5 岁的婴幼儿。病毒感染率约为 50%，但发病率几乎达 100%，潜伏期（9～12 天）至出疹期患儿为传染源，冬、春季多发。

病毒由患者的鼻、咽或眼分泌物中排出，经飞沫或污染物品传播，在呼吸道、眼结膜上皮细胞内增殖，然后入血形成第一次病毒血症，此时患者可有发热、畏光、眼结膜炎、鼻炎、咳嗽等前驱症状，此期患者传染性最强。发病 2 天后，多数患儿口颊内侧黏膜处出现灰白色外绕红晕的柯氏斑

（Koplik 斑），可作为早期临床诊断的依据之一。当病毒随血流侵入淋巴组织和单核-巨噬细胞系统进一步增殖后，再次入血，继而侵犯全身皮肤、黏膜及中枢神经系统，表现为多核巨细胞病变。此时患儿全身皮肤由颈、躯干到四肢相继出现特征性红色斑丘疹，4 天后体温下降，皮疹缓慢消退、脱屑，若无并发症可自愈。有的患者因抵抗力下降，可并发细菌或其他病毒感染，引起支气管炎、肺炎、中耳炎、脑膜炎等。极个别病例可以发生亚急性硬化性全脑炎，患者大脑机能渐进性衰退，表现为反应迟钝，精神异常，运动障碍，最后导致昏迷死亡。此外，麻疹病毒感染可引起暂时性免疫抑制，机体对新抗原的免疫应答减弱。

病后可获牢固免疫力。婴儿从母体获得的被动免疫可维持 6 个月，不易感染，但随着年龄增长，抗体逐步消失，易感性随之增加，故麻疹多发于 6 个月至 5 岁的婴幼儿。

（三）防治原则

预防麻疹的主要措施是隔离患者，对易感染人群进行人工主动免疫，提高儿童免疫力。我国于 1965 年首先研制出麻疹减毒活疫苗并进行预防接种，初次接种在 8 月龄，1 年后及学龄前再强化免疫。对接触过麻疹的易感者，可紧急用丙种球蛋白或胎盘球蛋白进行人工被动免疫，防止发病或减轻症状和减少并发症。

由于疫苗的普遍应用，麻疹发病率大幅度下降，因此，WHO 已将消灭麻疹列入继消灭脊髓灰质炎后的又一主要目标。

知识点：接种麻疹减毒活疫苗可预防麻疹，紧急预防和治疗时可用丙种球蛋白。

三、冠状病毒

冠状病毒（coronavirus）属于冠状病毒科冠状病毒属，为单股正链 RNA 病毒，呈多形性，直径为 80～160 nm，核衣壳呈螺旋对称，有包膜，因包膜上有间隔较宽向四周伸出的突起，整个病毒颗粒形如花冠状而得名（图 29-2）。

知识点：多形性有包膜病毒；飞沫传播，多引起普通感冒；SARS 冠状病毒可引起严重急性呼吸综合征（SARS）。

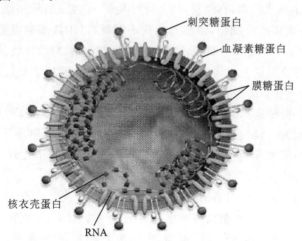

刺突糖蛋白
血凝素糖蛋白
膜糖蛋白
核衣壳蛋白
RNA

图 29-2 冠状病毒结构示意图

冠状病毒引起 10%～30% 普通感冒及咽喉炎，各年龄组均可发病，以婴幼儿为主，冬、春季为流行高峰。病毒经飞沫传播，仅侵犯上呼吸道，引起轻度感染，但可使原有的呼吸道感染加重，甚至引起肺炎。病后免疫力不强。冠状病毒还与人类腹泻、胃肠炎和 SARS 有关。

目前世界公认的一种变异的新的冠状病毒，称为 SARS 冠状病毒（SARS CoV），感染后能引起一种具有明显传染性的、以急性肺部损伤为主的新的呼吸道急性传染病，WHO 将其命名为严重急性呼吸综合征（severe acute respiratory syndrome，SARS），2003 年 4 月我国将此病正式列入法定传染病，称为传染性非典型肺炎，其控制措施按甲类传染病执行。

该病毒与已知的冠状病毒相比，其传染性、致病性均强，且在外界抵抗力也较强。24 ℃条件下，在物体表面可存活 2～3 天。各分泌物、体液和排泄物里，痰和粪便中能存活 5 天以上，尿中至少可存活 10 天，血中可存活约 15 天。SARS 冠状病毒对温度敏感，随着温度升高，病毒存活力下降，37 ℃可存活 4 天，56 ℃加热 90 min、75 ℃加热 30 min 可杀死病毒。紫外线照射 60 min、

75％乙醇作用 5 min、含氯的消毒剂作用 5 min 均可灭活病毒。

传染源主要为 SARS 急性期患者,传播途径主要为近距离飞沫直接传播,也可经密切接触、气溶胶、粪-口等途径传播。人群普遍易感,以老年人、慢性病患者(如糖尿病、慢性肺病等)、医护人员、过度疲劳、抵抗力低下者为高危人群。

SARS 起病急,潜伏期一般为 2~10 天,临床上以发热(体温一般高于 38 ℃)、乏力、头痛、关节酸痛等全身症状和干咳少痰、胸闷、呼吸困难等呼吸道症状为主要表现,常无上呼吸道卡他症状,可伴有腹泻,严重者可出现气促或急性呼吸窘迫综合征,胸片可见片状或斑片状浸润性阴影或网状改变。白细胞计数一般正常或降低,抗菌药物治疗无效。

结合病史、体征、症状及 X 射线检查可做出临床初步诊断。目前 WHO 推荐 SARS 病原的实验诊断方法主要是用 ELISA 或免疫荧光试验(IFA)检测抗体,也可用分子生物学检测和病毒分离培养等方法以辅助诊断。

SARS 预防应采用综合性措施,早发现、早报告、早隔离、早诊断、早治疗。对潜伏期接触者必须每天测量一次体温,直到最后一次接触后 14 天为止。不陪护、不探视患者,切断传播途径。保持室内空气流通和良好的个人卫生习惯。流行期间,可用 1000 mg/L 含氯消毒剂对公共场所、可能受到污染的物品进行喷雾或擦拭消毒。

目前针对 SARS 尚无特效药物,以综合治疗为主,早期氧疗,结合对症治疗(休息、降温、营养、止咳等),配合抗病毒治疗(如阿昔洛韦、更昔洛韦)及激素治疗,增强免疫力,防止细菌感染,辅以中药治疗和心理治疗。

四、腮腺炎病毒

腮腺炎病毒(mumps virus)是引起流行性腮腺炎的病原体,属副黏病毒科,基因组为单股负链 RNA,衣壳呈螺旋对称的球形病毒,有包膜,其上有血凝素、神经氨酸酶和融合因子刺突。在鸡胚细胞或猴肾细胞内增殖形成多核巨细胞,但细胞病变不明显,需用红细胞吸附试验证实病毒的增殖。腮腺炎病毒只有一个血清型。抵抗力较弱,56 ℃ 30 min 被灭活,对紫外线及脂溶剂敏感。

人是腮腺炎病毒的唯一宿主。病毒通过飞沫或污染物品在人与人之间直接传播。学龄儿童为易感者,好发于冬、春季,潜伏期 2~3 周。

病毒侵入呼吸道上皮细胞和面部局部淋巴结内,增殖后进入血流,再通过血液侵入腮腺及其他器官。临床主要症状为一侧或双侧腮腺肿大、疼痛、发热、乏力、肌痛等。若无合并感染,病程 1~2 周自愈。有时该病毒可引起睾丸炎、卵巢炎、病毒性脑炎、获得性耳聋等。腮腺炎病毒是导致不育症和儿童期获得性耳聋的常见原因之一。

病后可获得牢固免疫力。典型病例无需实验室检查即可做出诊断。

及时隔离患者,防止传播。疫苗接种是唯一有效的预防措施,分别在 18 月龄和 12 周岁时接种。目前疫苗有两种,一种是 MMR 三联疫苗,由腮腺炎病毒、麻疹病毒和风疹病毒组成,另一种是单价减毒活疫苗。

五、风疹病毒

风疹病毒(rubella virus)是引起风疹的病原体,分类上属披膜病毒科风疹病毒属,为球形、有包膜的单股正链 RNA 病毒,核衣壳呈 20 面体对称结构。包膜上有血凝素刺突。风疹病毒只有一个血清型,人是其唯一自然宿主。

病毒经呼吸道传播,在局部淋巴结增殖后,形成病毒血症并播散全身。儿童是主要易感者。被病毒感染后,主要表现为发热、麻疹样出疹,但症状较轻,伴耳后和枕下淋巴结肿大,随之面部乃至全身出现浅红色斑丘疹。成人感染后症状较重,除出疹外,还可有关节炎、关节疼痛、血小板减少、出疹后脑炎等。

孕妇 4 个月内感染风疹病毒对胎儿危害最大,病毒可垂直感染胎儿,使胎儿细胞生长、有丝分裂和染色体结构发生改变,导致胎儿畸形或先天性风疹综合征,婴儿出生后表现为先天性心脏

病、先天性耳聋和白内障三大主症以及其他风疹综合征,如黄疸性肝炎、肺炎、脑膜脑炎等。病后可获得持久免疫力。

接种风疹减毒活疫苗或 MMR 三联疫苗是预防风疹的有效措施,接种对象是风疹抗体阴性的育龄妇女。如抗体阴性的孕妇与患者接触,应立即大量注射丙种球蛋白以紧急预防,并加强对孕妇进行风疹病毒感染的监测。

归纳总结

呼吸道病毒是引起人类急性呼吸道感染的主要病原体,飞沫传播是最重要的传播途径,主要有流感病毒、麻疹病毒、SARS 冠状病毒和腮腺炎病毒等。

甲型流感病毒由内向外由核衣壳和包膜组成,其核酸为单股负链 RNA,分节段,包膜上有两种糖蛋白刺突:血凝素和神经氨酸酶(也是甲型流感病毒的表面抗原)。这两种抗原结构易发生变异,若发生抗原漂移可引起中小型流行,若发生抗原转变则可发生大规模流行甚至世界性的流行。

禽流感病毒为中等大小球形 RNA 病毒,有包膜;传染源主要为患禽流感或携带禽流感病毒的家禽,主要经呼吸道传播,引起禽流感。麻疹病毒核酸为单股负链 RNA,不分节段,包膜上有两种糖蛋白刺突(血凝素和 F 蛋白),是引起麻疹的病原体。麻疹是儿童最为常见的急性传染病,易感者接触病毒后发病率几乎达 100%,病后可获持久免疫力,可用麻疹减毒活疫苗预防。SARS 冠状病毒是引起 SARS 的病原体,传染源主要为 SARS 急性期患者,飞沫直接传播是主要传播途径,目前尚无特效药物,以综合治疗为主,预防上采用综合性措施,早发现、早报告、早隔离、早诊断、早治疗。腮腺炎病毒主要引起流行性腮腺炎,可引起睾丸、卵巢、其他腺体的病变。风疹病毒主要引起风疹,孕妇 4 个月内感染风疹病毒可致胎儿畸形或先天性风疹综合征。

能力检测

一、单项选择题

1. 最易发生变异的流感病毒是(　　)。

　A. 乙型流感病毒　　　　　　　B. 甲型流感病毒　　　　　　　C. 丙型流感病毒

　D. 甲、乙、丙型流感病毒　　　 E. 以上均不是

2. 流行性感冒的病原体是(　　)。

　A. 流感病毒　　　　　　　　　B. 副流感病毒　　　　　　　　C. 鼻病毒

　D. 流感嗜血杆菌　　　　　　　E. 以上均不是

3. 新生儿不易患麻疹是因为(　　)。

　A. 隐性感染　　　　　　　　　B. 显性感染　　　　　　　　　C. 自然被动免疫

　D. 人工被动免疫　　　　　　　E. 人工主动免疫

4. 密切接触麻疹患儿的儿童可注射(　　)。

　A. 麻疹减毒活疫苗　　　　　　B. 抗毒素　　　　　　　　　　C. 类毒素

　D. 胎盘球蛋白　　　　　　　　E. 以上均不是

5. 儿童患流行性腮腺炎时较常见的并发症是(　　)。

　A. 心肌炎　　　B. 肺炎　　　C. 肝炎　　　　　D. 肾炎　　　　　E. 睾丸炎

二、简答题

1. 简述甲型流感病毒抗原变异与流行的关系。

2. 简述流感病毒的致病性和防治原则。

3. 简述 SARS 的预防原则。

(戴红伟)

第三十章　肠道感染病毒

 学习目标 ┃┄

◆掌握脊髓灰质炎病毒的生物学性状、致病机制和防治原则。

◆熟悉轮状病毒的形态特点、致病特点和防治原则。

◆了解新型肠道病毒 70 型和新型肠道病毒 71 型所致疾病及其防治原则。

◆会科学预防肠道病毒感染。

案例引导

患儿，女，半岁，以突然发热、水样腹泻和呕吐等症状急诊入院，询问病史患者为早产 1 个月儿，人工喂养，体检轻微脱水症，蛋花汤样粪便，体温 38 ℃。

分析思考：

1. 患儿可能患的是什么病？

2. 该病应采取哪些治疗措施？

肠道感染病毒是指经消化道侵入并引起消化道及其他组织器官病变的一类病毒。这些病毒种类繁多，主要包括脊髓灰质炎病毒、柯萨奇病毒、埃可病毒、新肠道病毒 68～71 型以及轮状病毒等。

第一节　脊髓灰质炎病毒

脊髓灰质炎病毒是脊髓灰质炎的病原体。病毒侵犯脊髓前角和脑干的运动神经细胞，引起肢体肌肉不对称的弛缓性麻痹，儿童多发，故又名小儿麻痹症。脊髓灰质炎是 WHO 推行计划免疫进行控制的重点传染病。

一、生物学性状

重点：无包膜小球形 RNA 病毒，可分为 3 个血清型，耐乙醚。

1. 形态与结构　脊髓灰质炎病毒具有典型肠道病毒的形态。病毒呈球形，无包膜，颗粒直径为 27～30 nm。核心为单股正链 RNA，衣壳为 20 面体立体对称。病毒衣壳由 60 个相同的壳粒组成，排列为 12 个五聚体，每个壳粒由 VP1、VP2、VP3 和 VP4 四种蛋白组成。其中 VP1、VP2、VP3 均暴露在病毒衣壳的表面，VP1 是病毒与宿主细胞表面受体结合的部位，也是中和抗体的主要结合位点；VP4 位于衣壳内部与 RNA 相连，可维持病毒的空间构型。

2. 培养特性　脊髓灰质炎病毒仅能在灵长类动物细胞中增殖，病毒分离培养以人胚肾、猴肾细胞最佳，也可用人传代二倍体细胞。病毒在胞质内迅速增殖，24 h 即出现典型的细胞病变，被感染的细胞变圆、收缩、坏死、脱落，病毒从溶解死亡的细胞中大量释放。

3. 分型　脊髓灰质炎病毒根据抗原免疫原性的不同，可分为 3 个血清型，分别为 Ⅰ 型、Ⅱ 型和 Ⅲ 型，3 型间无交叉反应。

4. 抵抗力　脊髓灰质炎病毒在自然环境中生命力较强，在粪便及污水中可存活数月，在酸性

环境中较稳定,对胃酸及胆汁抵抗力较强,耐乙醚。各种氧化剂,如高锰酸钾、双氧水、漂白粉等可使之灭活。对紫外线、干燥、热敏感,加热 56 ℃ 30 min 可被灭活,−70 ℃可长期保存。

二、致病性与免疫性

人是脊髓灰质炎病毒的唯一天然宿主。传染源为患者及无症状带病毒者,传播途径为粪-口传播,1～5 岁小儿发病率最高,以夏、秋季发病为主。脊髓灰质炎病毒经口侵入机体后,侵入咽部和肠道的淋巴组织,90%以上病毒感染后只局限于肠道,不进入血流,不出现症状或仅轻微发热、乏力、头痛,有时伴咽炎、扁桃体炎及胃肠炎症状。5%患者由于机体抵抗力较弱,在肠道局部淋巴结内增殖的病毒侵入血流形成第一次病毒血症,临床上出现发热、头痛、恶心等全身症状,随后病毒扩散至单核-巨噬细胞系统增殖,大量病毒再次进入血流形成第二次病毒血症。若机体缺乏免疫力,则病毒随血流经血-脑屏障侵入中枢神经系统,侵犯脊髓前角运动神经元,导致肌肉瘫痪。若细胞病变轻微则仅引起暂时性肢体麻痹;重者可以造成肢体弛缓性麻痹;极少数病例发生延髓麻痹,导致呼吸、心脏功能衰竭而死亡。临床上病情的轻重与病毒毒力、数量以及机体免疫力强弱有密切关系。

病后机体可获得对同型病毒的牢固免疫力。在保护性免疫中,体液免疫发挥着重要作用。SIgA 能清除咽喉部和肠道内病毒,防止其侵入血流;血清中的中和抗体 IgG、IgM 可以阻止病毒进入神经系统。中和抗体可持续多年,甚至终身。婴幼儿可通过胎盘接受母体给予的 IgG 抗体或通过初乳给予的 SIgA 获得自然被动免疫,但抗体仅能维持数月。

三、微生物学检查

发病一周内取患者的粪便等标本用抗生素处理后,接种于原代猴肾或人胚肾细胞,37 ℃培养7～10 天,出现典型的细胞病变后做出诊断,再用中和试验进一步鉴定其型别。取患者发病早期及恢复期双份血清进行中和试验、补体结合试验,若恢复期血清特异性抗体有 4 倍或 4 倍以上增长,则有诊断意义。此外,可用电镜直接检测病毒颗粒,或用分子生物学方法对标本中的病毒核酸以及细胞培养物中的病毒核酸进行快速、准确的鉴定。

四、防治原则

目前尚无特异的治疗脊髓灰质炎病毒感染的药物。接种疫苗是预防脊髓灰质炎病毒唯一有效的方法。主要预防措施:①口服疫苗:脊髓灰质炎减毒活疫苗(OPV)和灭活脊髓灰质炎疫苗(IPV)都是三价混合疫苗(TOPV 或 TIPV),对象是 5 岁以下的儿童。②口服时间:冬、春季进行,此时因肠道中病毒较少,可避免发生干扰。③免疫程序:我国实行的是 2 个月龄开始连服 3次 TOPV、每次间隔 1 个月、4 岁强化一次的免疫程序,以保持持久免疫力。④被动免疫:对与患儿有过密切接触的易感者,可注射丙种球蛋白,做紧急预防,可阻止发病或减轻症状。

第二节 轮 状 病 毒

人类轮状病毒(human rotavirus,HRV)归类于呼肠病毒科轮状病毒属,A 组轮状病毒是引起婴幼儿急性胃肠炎的主要病原体。全世界因急性胃肠炎而住院的儿童中,有 40%～50%为轮状病毒所引起。1983 年,我国病毒专家洪涛等发现了导致成人腹泻的轮状病毒。

一、生物学性状

1. 形态结构 病毒体呈圆球形,无包膜,有双层衣壳,每层衣壳呈 20 面体立体对称。内衣壳的壳微粒沿着病毒体边缘呈放射状排列,形同车轮外观,故取其名。完整病毒大小为 70～75 nm,无外衣壳的粗糙型颗粒为 50～60 nm。具双层衣壳的病毒体有传染性。病毒体的核心为双股

RNA,由 11 个不连续的节段组成。

2. 培养特性　轮状病毒的组织培养较为困难,需选用特殊的细胞株培养(如恒河猴胚肾细胞 MA104 株和非洲绿猴肾传代细胞 CV-1 株)。培养前应先用胰蛋白酶处理病毒,以降解病毒多肽 VP3,该多肽能限制病毒在细胞中的增殖,在培养时细胞维持液中也应含有一定浓度的胰蛋白酶。

3. 分型　在轮状病毒外衣壳上具有型特异性抗原,在内衣壳上有共同抗原。根据内衣壳 VP6 的抗原性,轮状病毒可分为 7 个组(A~G)。

4. 抵抗力　轮状病毒抵抗力较强,在粪便中能存活数天到数周,病毒经乙醚、氯仿、反复冻融、超声、37 ℃ 1 h 或室温(25 ℃)24 h 等处理,仍具有感染性。该病毒耐酸和碱,在 pH3.5~10 之间都具有感染性。95％乙醇是最有效的病毒灭活剂,56 ℃加热 30 min 也可灭活病毒。

二、致病性与免疫性

轮状病毒引起的急性胃肠炎,主要经粪-口传播。另外,接触传播也是一种重要的传播途径。A、B、C 三组轮状病毒均可引起人类和动物腹泻,其中以 A 组轮状病毒最为常见,是引起婴幼儿急性胃肠炎的主要病原体,患者以 6 个月到 2 岁婴幼儿为多见。轮状病毒侵入人体后在小肠黏膜绒毛细胞内增殖,造成微绒毛萎缩、变短、脱落。由于绒毛细胞的损伤和破坏,使细胞渗透压发生改变,导致电解质平衡失调,大量水分进入肠腔,引起严重水样腹泻,常伴有呕吐、腹痛、发热等症状。腹泻严重者,若不及时输液纠正水盐代谢平衡,可出现脱水、酸中毒而导致死亡,故该病毒是引起婴幼儿死亡的主要原因之一。

成年人和年长儿童,对 A 组病毒常呈无症状感染,B 组病毒可在此年龄组中引起暴发流行,主要表现似霍乱样腹泻。

病后机体很快产生 IgM、IgA 和 IgG 抗体,但大量试验研究表明,起主要保护作用的抗体是肠道局部 SIgA。由于抗体只对同型病毒具有中和保护作用,且婴幼儿 6 个月到 2 周岁 SIgA 含量较低,故病愈后易重复感染。

三、微生物学检查

1. 电镜或免疫电镜法　轮状病毒具有特殊形态和结构,应用直接电镜或免疫电镜法检查,其特异性诊断率可达 90％以上。

2. 检测病毒抗原　WHO 已将 ELISA 双抗体夹心法列为诊断轮状病毒感染的标准方法。

3. 血清学检查　感染后 5 天即能用 ELISA 等免疫学方法检测出血清中特异性 IgM 抗体,2~4 周可检出 IgG 抗体;咽部分泌物中能检测出特异性 IgA 抗体。

4. 分子生物学技术检测　核酸电泳和核酸杂交已渐成常规技术,在诊断、鉴别诊断及分子流行病学研究中发挥重要作用。利用 PCR 技术,不仅可提高检测灵敏度,还能够对病毒进行分型。

四、防治原则

主要是控制传染源,切断传播途径。治疗主要是及时输液,纠正电解质失调,防止严重脱水及酸中毒的发生,以减少婴幼儿的死亡率。

第三节　其他肠道病毒

国际病毒分类委员会于 1976 年决定,新发现的肠道病毒将按发现的序号统一命名。因此,1969 年以来分离的肠道病毒新血清型不再归于柯萨奇病毒和埃可病毒,而是按抗原排列顺序分别命名为新型肠道病毒 68~72 型,68 型主要引起儿童细支气管炎和肺炎,69 型不致病,70 型引起急性出血性结膜炎,71 型引起无菌性脑膜炎和手足口病。手足口病为第 38 种必须上报的传染性疾病。

一、新型肠道病毒70型

（一）生物学性状

新型肠道病毒70型为球形病毒，直径为20～30 nm，衣壳呈20面体立体对称，无包膜。为单股正链RNA，在宿主细胞胞质内增殖。

可在HeLa细胞、人胚肺二倍体细胞、羊膜细胞、人胚肾细胞等多种细胞内生长，出现细胞病变，较易分离。

病毒耐酸，对紫外线、氧化剂、高温、干燥敏感。临床诊疗中，用75%乙醇消毒是最可靠的消毒方法。病毒最适温度较低，仅为33 ℃，这一性质与其优先感染眼结膜有关。

（二）致病性与免疫性

人群对该病毒普遍易感，为直接接触传播，潜伏期为24 h左右。临床主要表现为急性出血性结膜炎（AHC），又称流行性出血性结膜炎（俗称红眼病），眼睑红肿，结膜充血、流泪，可有脓性分泌物及结膜下出血，但极少累及巩膜和虹膜。角膜上皮细胞点状剥脱是本病的早期特征，裸眼检查不易发现异常。本病为自限性，自然病程1～2周，视力无损害，角膜无基质浸润，一般无后遗症。应注意的是，EV70引起的急性出血性结膜炎大流行期间偶有少数患者在发病1～8周内出现神经系统症状，表现为腰骶脊髓神经根炎、下肢肌肉酸痛、肌张力减低、膝腱反射消失、下肢麻痹或面瘫等症状，部分患者能够恢复，而部分患者致残。

知识点：无包膜球形RNA病毒，直接接触传播，引起流行性出血性结膜炎。

（三）微生物学检查

1. 病毒分离 在发病1～3天内，用无菌棉拭子在患者结膜表面涂擦取材，4 ℃冷藏条件下送检，接种于单层猴肾细胞或HeLa细胞，观察组织培养细胞的CPE，用中和试验对病毒进行鉴定。

2. 血清学检查

（1）检测抗原 应用间接免疫荧光技术、酶联免疫吸附试验可快速检测出病毒抗原。

（2）检测抗体 需收集患者急性期、恢复期双份血清，若患者恢复期血清抗体比急性期血清抗体滴度升高4倍或4倍以上可确诊。

3. 分子生物学技术检测 采用PCR等分子生物学方法对结膜标本进行快速确诊。

（四）防治原则

目前尚无特效药物可用于治疗肠道病毒感染，临床治疗主要以对症为主。因此，控制传染源，切断传播途径是主要措施。及时隔离患者、严格消毒患者的排泄物以及一切可能被病毒污染的物品、强化食品卫生检查、保护水源、加强安全卫生教育，可有效地控制肠道病毒传播。

二、新型肠道病毒71型

1972年，新型肠道病毒71型（enterovirus71，EV71）在美国被首次确认。1974年，Schmidt等首次发表从美国加利福尼亚州20例具有中枢神经系统症状患者中分离到EV71。随后，世界上众多国家都有EV71流行的报道。2008年，中国内地手足口病总共报告（传染病疫情网络数据库统计分析）489073例病例。

EV71为小球形病毒，单股正链的无包膜RNA病毒，20面体对称结构，属A组肠道病毒。可在RD、HEp-2、Vero等多种细胞内生长，出现细胞病变。在酸性环境中稳定。

EV71主要传播途径是粪-口传播、呼吸道传播和接触传播。近年来，EV71的流行范围不断扩大，患者的主要表现以手足口病为主，多发生于5岁以下小儿，传播性强，可暴发流行或散发。初起低热、厌食、口痛等。口腔黏膜出现小疱疹，后破溃形成溃疡，分布于后舌、颊及硬腭，也可见于齿龈、扁桃体及咽部。同时，在手足皮肤出现丘疹和斑丘疹，斑丘疹很快转为小疱疹，2～3天内吸收，不留痂。预后良好，但可复发。该病毒还能引起脑膜炎、脑炎，病情进展迅速，危及生命。

知识点：无包膜球形RNA病毒，经粪-口途径传播、呼吸道传播和接触传播，引起手足口病。

除一般的卫生措施外,无特效的预防和治疗方法。对有感染性的患者应当隔离。

知识链接

Norwalk 病毒

Norwalk 病毒是 1972 年在美国 Norwalk 地区流行的急性胃肠炎患者粪便中用免疫电镜检查出的一种呈球形、直径为 27 nm 的无包膜病毒。在氯化铯的浮力密度为 1.36~1.41 g/cm³,耐酸、耐乙醚、对热较稳定,60 ℃ 30 min 不能完全灭活。其传染途径主要为粪-口途径传播,潜伏期仅 1 天左右,即出现恶心、呕吐、腹泻、低热等症状,一般 1~2 天自愈,但易再次感染。

归纳总结

肠道病毒广泛分布于自然界,核酸类型均为 RNA,其传播主要通过粪-口途径,也可通过呼吸道传播。肠道病毒侵入机体后,先在局部黏膜和咽、扁桃体等淋巴组织和肠道集合淋巴结中增殖。多数感染者处于隐性或亚临床感染状态,少数感染者细菌能侵入血液、神经系统及其他组织引起相应临床症状。肠道病毒感染后,患者可获得长期而牢固的特异性免疫,至今尚无特效治疗药物。肠道病毒中对人类危害较大的是脊髓灰质炎病毒,一经感染,有可能造成弛缓性肢体麻痹,导致小儿麻痹症。目前,可以使用脊髓灰质炎减毒活疫苗预防小儿麻痹症。

能力检测

一、单项选择题

1. 脊髓灰质炎病毒侵入人体的主要途径是(   )。

A. 沿神经传播   B. 经口感染   C. 经呼吸道传播

D. 经淋巴传播   E. 经皮肤感染

2. 脊髓灰质炎疫苗的接种途径为(   )。

A. 皮内   B. 皮下   C. 口服   D. 肌肉   E. 鼻腔

3. 下列非经口感染的病毒是(   )。

A. 柯萨奇病毒   B. 埃可病毒   C. 风疹病毒   D. 轮状病毒   E. 新型肠道病毒

二、简答题

1. 脊髓灰质炎病毒的致病性和免疫性有何特点? 如何预防?

2. 轮状病毒有何致病特点?

3. 简述其他常见肠道病毒的名称及引起的主要疾病。

(戴红伟)

第三十一章 肝炎病毒

学习目标

◆掌握甲型、乙型、丙型肝炎病毒的生物学性状、传播途径和临床特点。

◆掌握乙型肝炎病毒的各种标志物的临床意义。

◆了解甲型、乙型、丙型、丁型、戊型肝炎病毒的致病机制及病毒学检查法。

案例引导

患者,男,32岁。因畏寒、发热,食欲不振、乏力、恶心、腹胀入院。入院后黄疸迅速加深。实验室检查肝功能有改变。血清学检测:抗-HAV IgM(-);HBsAg(+)、HBeAg(+)、抗-HBc IgM(+);抗-HCV(-);HDVAg(-)、抗-HDV(-)。

分析思考:

1. 患者可能感染哪种病原体? 诊断的依据是什么?

2. 试分析其感染途径和致病机制。

3. 如何预防该病原体的感染?

肝炎病毒(hepatitis virus)是引起病毒性肝炎的病原体,其传染性极强,对人体造成极大的危害和痛苦。引起肝炎的病毒有多种类型,包括甲型肝炎病毒(hepatitis A virus,HAV)、乙型肝炎病毒(hepatitis B virus,HBV)、丙型肝炎病毒(hepatitis C virus,HCV)、丁型肝炎病毒(hepatitis D virus,HDV)、戊型肝炎病毒(hepatitis E virus,HEV)等,分别能够引起甲型、乙型、丙型、丁型、戊型5种肝炎症状。近年来又发现一些与人类肝炎相关的病毒如己型肝炎病毒(HFV)和庚型肝炎病毒(HGV)等。

第一节 甲型肝炎病毒

甲型肝炎病毒(HAV)是引起甲型肝炎的病原体。甲型肝炎呈世界性分布。病毒从感染者粪便排出,污染食物或水源而引起流行。主要感染儿童和青少年,大多数表现为隐性感染,少数则引起急性甲型肝炎并可完全恢复,不转为慢性或长期带毒者。

一、生物学性状

(一)形态与结构

HAV为球形颗粒,直径27 nm,无包膜,衣壳呈20面体立体对称(图31-1)。HAV的核酸为单股正链RNA(+ssRNA)基因组,由约7500个核苷酸组成。HAV衣壳蛋白包括VP1、VP2、VP3和VP4,其中VP1~3具有HAV免疫原性,可诱生中和抗体。衣壳蛋白中VP4多肽缺如或很小,一般检测不到。HAV仅有一个血清型,从世界各地分离的HAV毒株的免疫原性稳定。

(二)培养与动物模型

HAV最早于1979年为Provost在体外用FRhk6细胞成功分离培养。目前,多种原代细胞

> 重点:HAV为小球形RNA病毒,无包膜,仅有一个血清型,对热有较强抵抗力。

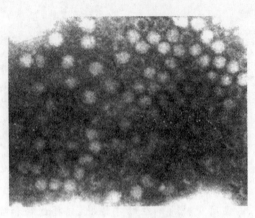

图 31-1　甲型肝炎病毒

和传代细胞株都可用于 HAV 的分离培养,如非洲绿猴肾细胞、人胚肾细胞、传代恒河猴肾细胞以及人二倍体肺细胞株等。HAV 在体外细胞中生长缓慢且一般不引起细胞病变,因而不能直接识别细胞是否被感染,可用免疫荧光法或放射免疫法等检出 HAV。HAV 临床标本分离培养较困难。动物模型可用黑猩猩、狨猴及红面猴,经口或静脉注射感染 HAV 可诱发肝炎,早期 HAV 可随粪便排出,恢复期血清中能检出针对 HAV 的抗体。以上模型可用于致病机制、疫苗和药物的研究与开发。

（三）抵抗力

HAV 对热、酸及乙醚等均具有较强的抵抗力,在 pH1.0 作用 2 h 或 60 ℃ 1 h 均不能使 HAV 失活。HAV 在水源、海水、土壤及水产品(如毛蚶类)中可存活数天或数月。高压蒸汽灭菌(121.3 ℃,20 min)、煮沸(100 ℃,5 min)、干热(180 ℃,60 min)、甲醛(1：4000,37 ℃,3 天)、氯((10～15)×10^{-6} mg/kg,30 min)及次氯酸盐(1：100 倍稀释漂白粉)等处理均可灭活 HAV。鉴于 HAV 抵抗力较强,故对甲型肝炎患者的排泄物处理时应特别小心。

二、致病性与免疫性

（一）传染源

甲型肝炎的传染源多为患者和隐性感染者,潜伏期为 15～50 天。在潜伏期末,病毒常在患者转氨酶升高前的 5～6 天就存在于患者的血液和粪便中,病毒可随粪便排出体外,并可持续 3～4 周。随着血清中特异性抗体的产生,血液和粪便的传染性也逐渐消失。长期携带病毒者极罕见。

重点：传染源为患者和隐性感染者,经粪-口途径传播,预后好,不转为慢性。

（二）传播途径

甲型肝炎病毒主要通过粪-口途径传播。HAV 随患者粪便排出体外,通过污染水源、食物、海产品(如毛蚶等)及食具等可造成散发性流行或大流行。1998 年,我国上海甲型肝炎暴发流行,就是由于生食了在污染水中生长的毛蚶所致,患者多达 30 余万,危害极大。HAV 感染后,出现的病毒血症持续时间较短,故通过输血或注射方式传播较为少见。

（三）致病机制与临床特征

根据临床和流行病学观察,甲型肝炎病毒多侵犯儿童及青年,发病率随年龄增长而递减。临床表现多从发热、疲乏和食欲不振开始,继而出现肝肿大、压痛、肝功能损害,部分患者可出现黄疸。但大流行时黄疸型比例增高。40 岁以上成人中,80％左右均有抗-HAV 抗体。HAV 经粪-口途径侵入人体后,先在肠黏膜和局部淋巴结增殖,继而进入血流,形成病毒血症,最终侵入靶器官肝脏,在肝细胞内增殖。由于在组织培养细胞中增殖缓慢并不直接引起细胞损害,故推测其致病机制除病毒的直接作用外,机体的免疫应答可能在引起肝组织损害上起一定的作用。甲型肝炎预后较好,不会转为慢性,无病毒携带者。

在甲型肝炎的显性感染或隐性感染过程中,机体都可产生抗-HAV 的 IgM 和 IgG 抗体。前者在急性期和恢复期出现,后者在恢复后期出现,并可维持多年,对同型病毒的再感染有免疫力。

三、微生物学检查

目前对甲型肝炎的微生物学检查,以检查 HAV 的抗原和抗体为主。应用的方法包括免疫电镜、补体结合试验、免疫黏附血凝试验、固相放射免疫和酶联免疫吸附试验、聚合酶链反应、cDNA-RNA 分子杂交技术等。抗-HAV IgM 具有出现早、短期达高峰与消失快的特点,故它是甲型肝炎新近感染的标志。抗-HAV IgG 的检测有助于流行病学检查。

知识点:抗-HAV IgM 是甲型肝炎新近感染的标志。

四、防治原则

HAV 的预防原则是搞好饮食卫生,保护水源,加强粪便管理,并做好卫生宣教工作。注射丙种球蛋白及胎盘球蛋白对应急预防甲型肝炎有一定效果。我国生产的甲肝活疫苗注射一次可获得持久免疫力。

第二节 乙型肝炎病毒

1963 年 Blumberg 在两名多次接受输血治疗的患者血清中,发现一种异常的抗体,它能与一名澳大利亚土著人的血清起沉淀反应。直到 1967 年才明确这种抗原与乙型肝炎(简称乙肝)有关,1970 年在电子显微镜下观察到 HBV 的形态,1986 年将其列入嗜肝 DNA 病毒科。HBV 在世界范围内传播,估计全世界有乙型肝炎患者及无症状携带者达 2 亿人之多,其中 1.2 亿在我国。

一、生物学性状

(一)形态与结构

用电子显微镜观察可在 HBV 感染者血清中见到三种不同形态的病毒颗粒,即大球形颗粒、小球形颗粒和管形颗粒(图 31-2)。

重点:HBV 形态有大球形颗粒、小球形颗粒和管形颗粒,其中大球形颗粒也称 Dane 颗粒,为完整的乙型肝炎病毒颗粒。

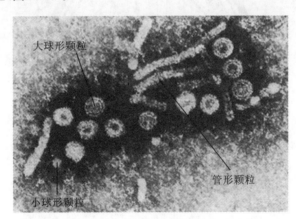

大球形颗粒

管形颗粒

小球形颗粒

图 31-2 乙型肝炎病毒

1. 大球形颗粒 亦称 Dane 颗粒(图 31-3),它是一种由一个外衣壳和一个含有 DNA 分子的核衣壳组成的具有双层衣壳的病毒颗粒,直径约 42 nm。核衣壳为 20 面体立体对称结构。游离的核衣壳只能在肝细胞核内观察到。血中 Dane 颗粒浓度以急性肝炎潜伏期后期为最高,在疾病起始后则迅速下降。Dane 颗粒表面含有 HBsAg,核心中还含有双股有缺口的 DNA 链和依赖 DNA 的 DNA 多聚酶。目前认为 Dane 颗粒即完整的 HBV。

2. 小球形颗粒 直径约 22 nm,是 HBV 感染后血液中最多见的一种。它由病毒的外衣壳组成,主要含 HBsAg,化学组成为脂蛋白,可按其特有的密度与正常血清蛋白部分分离。在此颗粒

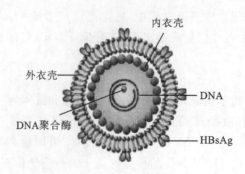

图 31-3　乙型肝炎病毒模式图

中未检出 DNA 聚合酶活性。目前认为小球形颗粒可能是乙型肝炎病毒感染肝细胞时合成的过剩外衣壳,游离于血液循环中。

3. 管形颗粒　直径约 22 nm,长度可在 100～700 nm 之间。实际上它是一串聚合起来的小球形颗粒,同样具有 HBsAg 的抗原性。

重点:HBV 的 DNA 为未闭合的环状双链结构。

（二）基因结构

HBV 的 DNA 为未闭合的环状双链结构,但其中有一段仅为单链,单链区的长短在不同病毒体之间存在差异,但一般不超过基因全长的一半。其长链为负链,约含 3200 个核苷酸,具有转录和翻译蛋白的功能;另一短链为正链,只有复制功能,长度为负链的 50%～99%。负链 DNA 至少有 4 个开放读码框,分别称为 S、C、P 和 X 区。S 区中含有 S 基因、前 S₁(Pre S₁)基因和前 S₂(PreS₂)基因,分别编码 HBsAg、Pre S₁ Ag 和 Pre S₂ Ag 三种包膜蛋白;C 区由 C 基因和前 C 基因组成,分别编码核心抗原和 e 抗原;P 区基因最长,编码 DNA 聚合酶、反转录酶等;X 区中的 X 基因所编码的蛋白质称为 HBxAg,该蛋白与肝癌的发生和发展有关(图 31-4)。

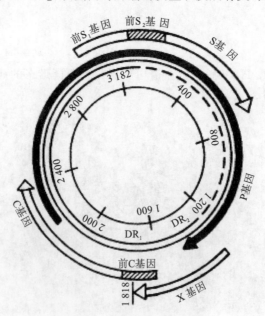

图 31-4　乙型肝炎病毒基因结构

（三）培养与动物模型

利用传统的体外细胞培养体系分离培养 HBV 尚未获得成功,目前采用的细胞培养体系是病毒 DNA 转染的细胞,将 HBV DNA 导入肝癌细胞中,病毒的基因可整合复制,表达出 HBsAg、HBcAg 和 HBeAg。有些细胞株还可持续产生 Dane 颗粒。上述细胞培养体系现已广泛用于抗HBV 药物筛选、疫苗制备及 HBV 致病机制等相关研究。

黑猩猩对 HBV 易感,是研究 HBV 最佳的动物模型,但价格昂贵。土拨鼠、地松鼠以及鸭等可作为 HBV 相关研究的动物模型。现常用鸭 HBV 感染的鸭模型进行抗病毒药物筛选及免疫

耐受机制研究。

（四）抗原组成

1. 表面抗原（HBsAg） HBsAg 是由 HBV 的基因组所决定的,在患者血清中三种形态的颗粒均可见到,其化学成分为糖脂蛋白。HBsAg 是诊断 HBV 感染的主要指标。在急性乙型肝炎的潜伏期和急性期检出率约为 75%;在慢性乙型肝炎患者及无症状携带者血清中可持续存在多年,甚至终身。HBsAg 主要有 adr、adw、ayr、ayw 四个亚型。各亚型的分布有明显的地区差异,并与种族有关。如欧美主要是 adw 型,我国汉族以 adr 型为主,我国少数民族则以 ayw 型多见。HBsAg 具有免疫原性,能刺激机体产生保护性的抗体,即抗-HBs。血清中出现抗-HBs 可视为乙型肝炎恢复的标志,表示患者获得对 HBV 特异性免疫力,预后良好;若为乙肝疫苗接种者则提示对 HBV 产生了免疫力。

2. 核心抗原（HBcAg） HBcAg 是 Dane 颗粒内衣壳上的蛋白质,其外被 HBsAg 所覆盖,故不易在感染者血清中检出,因此不用于 HBV 标志物的常规检查。HBcAg 可分布于感染的肝细胞核、胞质和胞膜上,是乙型肝炎病毒复制的标志。表达在肝细胞膜上的 HBcAg 免疫原性很强,可刺激机体产生抗-HBc。抗-HBc 对乙型肝炎病毒无中和作用,检出抗-HBc 常表示病毒在肝内持续复制。抗-HBc 包括抗-HBc IgM 和抗-HBc IgG。抗-HBc IgM 阳性表示体内有病毒复制,可出现于急性乙型肝炎和慢性乙型肝炎急性发作期。抗-HBc IgG 出现较晚,但在血中持续时间较长,表示感染呈慢性过程或感染过 HBV。

3. e 抗原（HBeAg） 为可溶性抗原,游离存在于血液循环中,消长与 Dane 颗粒及 DNA 聚合酶基本一致,故 HBeAg 阳性可作为 HBV 复制及血清具有传染性的一个指标。

HBeAg 可刺激机体产生抗-HBe,对 HBV 感染有一定的保护作用,被认为是预后良好的征象。但近年来研究发现存在有 HBV 的前 C 基因突变株,不产生 HBeAg,不被抗-HBe 及相应的致敏淋巴细胞识别而清除,可在抗-HBe 阳性的情况下仍大量增殖,患者血清仍具有传染性。因此,对抗-HBe 阳性的患者应注意检测血中的病毒 DNA 以判断其预后。

此外,HBV 的外衣壳中还有前 S1(Pre-S1)与前 S2(Pre-S2)抗原,其抗原性比表面抗原更强,可刺激机体产生有中和作用的前 S1 抗体(PreS1-Ab)和前 S2 抗体(PreS2-Ab),能通过阻断 HBV 与肝细胞结合而起抗病毒作用。若乙型肝炎患者血清中出现此类抗体提示病情好转。

（五）抵抗力

HBV 对外界的抵抗力较强。对低温、干燥、紫外线和一般化学消毒剂均耐受,但不被 70% 乙醇灭活。高压蒸汽灭菌或 100 ℃加热 10 min 可使 HBV 失去传染性。HBV 对 0.5%过氧乙酸、5%次氯酸钠和 3%漂白粉敏感,可用于消毒。

二、致病性与免疫性

（一）传染源

HBV 的传染源主要是患者和无症状 HBV 携带者。在潜伏期和急性期,患者血清均有传染性。无症状 HBsAg 携带者数量巨大,由于他们不显现临床症状,而 HBsAg 携带的时间又长,因此,作为传染源的意义更大。

（二）传播途径

HBV 的传播途径主要有三条。①血液及血液制品等传播:HBV 在血流中大量存在,而人类对其极为敏感,故只需极少量的污染血进入人体即可导致感染。血液及血浆等各种血制品、采血、输液、注射、针刺、手术、拔牙、医院内污染的器械、共用剃刀等均可传播乙型肝炎。②生活密切接触传播:HBV 感染呈明显的家庭聚集性。因为 HBV 可通过唾液、月经、阴道分泌物、精液等排出体外,所以 HBV 感染者可通过密切接触(性行为和日常生活)传播给家庭成员。③母婴垂直传播:HBV 既可经胎盘也可经产道或哺乳传播。但主要是通过产道使新生儿感染,即分娩时来自

重点：HBV 抗原组成主要包括 HBsAg、HBcAg 和 HBeAg。
要求：在教材中画出检测乙型肝炎抗原抗体的实际意义。

重点：对 70% 乙醇耐受,对 0.5% 过氧乙酸、5%次氯酸钠和 3%漂白粉敏感。

重点：传染源是患者和无症状的 HBV 携带者,传播途径为血液及血液制品传播、生活密切接触传播和母婴垂直传播,肝细胞损伤主要由免疫病理反应造成。

母体的病毒通过微小伤口侵入新生儿的体内所致。

（三）致病机制与临床特征

目前认为主要是通过宿主的免疫病理反应造成肝细胞及机体的损伤所致。由于不同机体免疫应答存在差异,因而乙型肝炎的临床表现和转归也不一样。病理损伤机制主要包括：①细胞介导的免疫病理损伤:病毒特异性CTL是导致肝细胞免疫损伤的主要效应细胞,HBcAg是CTL的靶抗原。CTL可识别受染的肝细胞表面HBcAg,通过穿孔素、颗粒酶途径破坏肝细胞或Fas/FasL途径诱导肝细胞凋亡。②Ⅱ型超敏反应:肝细胞感染HBV后,膜上可出现病毒特异性抗原,同时,暴露出肝特异性脂蛋白抗原(liver specific protein,LSP),诱导机体产生特异性抗体,这些抗体与肝细胞表面相应的抗原结合,可通过激活补体、巨噬细胞、NK细胞等作用来杀伤肝细胞。③Ⅲ型超敏反应:为免疫复合物引起的病理损害,在部分乙型肝炎患者体内可检出HBsAg及抗-HBs的免疫复合物,此复合物可沉积于肾小球基底膜、关节滑液囊等处,激活补体,诱发Ⅲ型超敏反应,故患者可有肾小球肾炎、关节炎、皮疹及血管炎等肝外损害。

乙型肝炎临床表现复杂,可由无症状HBV携带者至表现为急性肝炎、慢性肝炎、重症肝炎等。这主要与机体的免疫状态,特别是细胞免疫强弱的不同以及免疫病理损害的机制和损害程度的不同有关。当HBV感染波及的肝细胞数量不多,机体免疫功能正常时,特异的CTL可摧毁病毒感染的细胞,释放至细胞外的HBV则可被抗体中和而清除,临床表现为隐性感染或急性感染;相反,若受染的肝细胞为数众多,机体免疫应答过强,短时间内导致大量受染肝细胞破坏、肝功能衰竭时,可表现为重症肝炎;当机体免疫功能低下,病毒不能被完全清除,可持续存在并再感染其他肝细胞,造成慢性肝炎。慢性肝炎造成的肝病变又可促进纤维细胞增生,引起肝硬化。

目前已有大量的证据表明,HBV感染与原发性肝细胞癌有密切关系。通过核酸杂交技术,已从肝癌细胞DNA中检出HBV的DNA。人群流行病学研究显示,我国90%以上的原发性肝细胞癌患者感染过HBV,人群HBsAg携带者较无HBV感染者发生肝癌的危险性高217倍。

三、微生物学检查

（一）HBV抗原抗体的检测

目前最常用、最敏感的方法是RIA和ELISA,检测项目为HBsAg、抗-HBs、HBeAg、抗-HBe和抗-HBc共五项,简称"乙肝两对半"。检测结果需结合临床综合分析各项指标方能做出正确判断(表31-1)。

表31-1 HBV抗原、抗体检测结果的临床意义

HBsAg	HBeAg	抗-HBs	抗-HBe	抗-HBc	结果分析
+	−	−	−	−	HBV感染者或无症状携带者
+	+	−	−	−	急性或慢性乙型肝炎,或无症状携带者
+	+	−	−	+	急性或慢性乙型肝炎(俗称"大三阳",传染性强)
+	−	−	+	+	急性感染趋向恢复(俗称"小三阳")
−	−	+	+	+	既往感染恢复期
−	−	+	+	−	既往感染恢复期
−	−	−	−	+	既往感染或"窗口期"
−	−	+	−	−	既往感染或接种过疫苗,有免疫力

HBsAg阳性可见于急性肝炎、慢性肝炎或无症状携带者。需结合临床表现和肝功能检查结果判断。急性肝炎患者血中出现抗-HBs,是肝炎恢复的标志,一般在1~4个月内HBsAg消失。若HBsAg持续6个月以上,则考虑已转为慢性肝炎。无症状携带者是HBsAg长期阳性而无症状者,肝功能化验正常,其肝穿刺活检常可发现已有病变,部分携带者可发病,小部分可发展成肝硬化或肝癌。HBsAg阳性者,同时有HBeAg、抗-HBc或HBV DNA阳性者,传染性更强,应禁

止献血。

抗-HBs 的出现常显示患者已恢复或痊愈,且抗-HBs 效价滴度越高,预后越好。HBeAg 阳性是体内 HBV 复制的指标,如转为阴性,抗-HBe 出现,表示病毒停止复制,机体已获得一定的免疫力,患者将恢复痊愈。抗-HBc IgM 阳性,提示体内仍有 HBV 病毒复制。

(二)血清 HBV DNA 检测

检测 HBV DNA 是判断乙肝病毒有无复制的"金指标",它主要是用来判断人体内存在 HBV 的数量和传染程度。如果 HBV DNA 呈阳性,提示 HBV 复制和有传染性。HBV DNA 越高表示病毒复制越活跃,传染性强。这对于乙型肝炎治疗过程中的监测、治疗效果的判断及治疗方案的制订都有着重要的意义。

四、防治原则

加强血液及血液制品的管理以及对献血员的筛选,以降低输血后乙型肝炎的发生率。住院患者普查 HBsAg,患者的血液、分泌物和排泄物以及用过的食具、药杯、衣物以及用具等均需经消毒处理。提倡使用一次性注射器,医疗器械须严格灭菌以防止医源性感染。在牙科、内镜、妇产科等医疗操作及手术时避免意外受伤以防止交叉感染。加强婚前检查及性教育,防止性传播。

接种乙型肝炎疫苗是最有效的预防措施。目前临床使用的主要是第二代疫苗(基因工程疫苗)。第三代为 HBsAg 多肽疫苗或 HBV DNA 核酸疫苗,目前正在研究中。含高效价抗-HBs 的人血清免疫球蛋白可用于乙型肝炎的紧急预防。

治疗常用广谱抗病毒药物和免疫调节剂、干扰素及清热解毒、活血化瘀的中草药等,对部分患者有一定疗效。

重点:最有效的预防措施是接种乙肝疫苗。

第三节 丙型肝炎病毒

1974 年,Golafield 首先报告输血后非甲非乙型肝炎。1989 年,美国科学家迈克尔·侯顿(Michael Houghton)和他的同事们利用一种新的技术手段(分子生物学方法),终于找到了病毒的基因序列,克隆出了该病毒,并命名本病及其病毒为丙型肝炎(hepatitis C)和丙型肝炎病毒(HCV)。由于 HCV 基因组在结构和表型特征上与人黄病毒相类似,将其归为黄病毒科。

一、生物学性状

HCV 病毒体呈球形(图 31-5),直径小于 80 nm(在肝细胞中为 36～40 nm,在血液中为 36～62 nm),为单股正链 RNA 病毒,在核衣壳外包绕含脂质的包膜,包膜上有刺突。HCV 体外细胞培养尚未找到敏感、有效的细胞培养系统,但黑猩猩对 HCV 很敏感。

HCV 对温度较敏感,4 ℃易被破坏,加热 100 ℃ 5 min 可将其灭活。20% 次氯酸钠可消除其传染性。

二、致病性与免疫性

丙型肝炎的传染源主要为急性临床型和无症状的亚临床患者,慢性病患者和病毒携带者。一般患者发病前 12 天,其血液即有感染性,并可带毒 12 年以上。HCV 主要为血源传播,国外 30%～90% 输血后肝炎为丙型肝炎,我国输血后肝炎中丙型肝炎占 1/3。此外,还可通过其他方式如母婴垂直传播,家庭日常接触和性传播等。

输入含 HCV 或 HCV RNA 的血浆或血液制品,一般经 6～7 周潜伏期后急性发病,临床表现为全身无力、胃纳差、肝区不适,1/3 患者有黄疸,谷丙转氨酶升高,抗-HCV 抗体阳性。临床丙型肝炎患者 50% 可发展为慢性肝炎,甚至部分患者会导致肝硬化及肝细胞癌。其余约半数患者

重点:HCV 的主要传播途径为血源传播,丙型肝炎易发展为慢性肝炎。

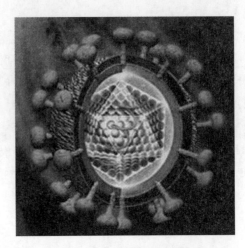

图 31-5 丙型肝炎病毒模式图

为自限性，可自动康复。

丙型肝炎发病机制仍未十分清楚，当 HCV 在肝细胞内复制引起肝细胞结构和功能改变或干扰肝细胞蛋白合成，可造成肝细胞变性坏死，表明 HCV 在直接损害肝脏而导致发病中起一定作用。但多数学者认为细胞免疫病理反应可能起重要作用，发现丙型肝炎与乙型肝炎一样，其组织浸润细胞以 CD3$^+$ 为主，CTL 特异攻击 HCV 感染的靶细胞，可引起肝细胞损伤。感染后可出现 IgM 和 IgG 抗体，但几乎无保护力，提示免疫力不强。细胞免疫也无足够的保护作用。

三、微生物学检查

1. 病毒核酸的检查 因 HCV 在血液中含量少，需用极敏感的检测方法，如用 RT-PCR 扩增患者血清中 HCV RNA，作为 HCV 早期诊断和献血员筛查的指标，以协助诊断。也可作为疗效考察的指标。若血清中 HCV RNA 持续存在或反复出现，说明患者有慢性化趋势。

2. 抗体的检查 常用 ELISA 和 RIA 检测患者血清中抗 HCV IgM 或 IgG，是简便、快速、可靠的检测手段，用于丙型肝炎的诊断、筛查献血员和流行病学调查。若前者阳性表示患者在急性期，若后者阳性并伴有 HCV RNA 阳性，为丙型肝炎患者。

四、防治原则

丙型肝炎的预防方法基本与乙型肝炎相同。重点是对献血员的管理，加强消毒隔离制度，防止医源性传播。国外报告，对献血员进行抗-HCV 筛查，可排除 85％具有 HCV 传染性的献血员，从而明显降低输血后丙型肝炎的发病率。治疗尚缺乏特效药物，目前 IFN-α 最常用，对部分患者有效。

第四节 其他肝炎病毒

一、丁型肝炎病毒

知识点：HDV 为缺陷病毒，主要通过输血或使用血制品传播。

1977 年，意大利学者 Rizzetto 用免疫荧光法在慢性乙型肝炎患者的肝细胞核内发现一种新的病毒抗原，并称为 δ 因子。它是一种缺陷病毒，必须在 HBV 或其他嗜肝 DNA 病毒的辅助下才能复制增殖，现已正式命名为丁型肝炎病毒（hepatitis D virus，HDV）。

HDV 体形细小，直径 35～37 nm，核心含单股负链共价闭合的环状 RNA 和 HDV 抗原（HDAg），其外包以 HBV 的 HBsAg。HDV RNA 的相对分子质量很小，只有 5.5×10^5，这决定了 HDV 的缺陷性，不能独立复制增殖。可利用土拨鼠、肝细胞或猴肾传代细胞培养 HDV。黑猩

猩、土拨鼠、北京鸭和美洲旱獭等均为 HDV 易感动物。高压蒸汽灭菌法（121.3 ℃,20 min）、加热 100 ℃ 10 min 可灭活 HDV。

流行病学调查表明,HDV 感染呈世界性分布,但主要分布于南意大利和中东等地区。HDV 传播途径与 HBV 相同,主要通过输血或使用血制品,也可通过密切接触与母婴间垂直感染等方式传播。其感染常发生于乙型肝炎患者或 HBsAg 携带者中。HDV 必须与 HBV 同时感染或在 HBV 感染的基础上再感染才能复制增殖,前者称为联合感染（coinfection）,后者称为重叠感染（superinfection）。HDV 的致病机制尚不清楚。

血清学检查方法以 ELISA 和 RIA 最常用,若血清中 HDAg 阳性,表示体内有 HDV 存在,常出现于感染早期,慢性患者常测不出。抗-HDV IgM 出现较早,急性期和慢性期均可为阳性,有诊断意义。抗-HDV IgG 产生较晚,于恢复期出现。还可以用血清斑点杂交法或 RT-PCR 技术检测血清中 HDV 基因组,若 HDV-RNA 阳性,表示体内有 HDV 复制,有传染性。

迄今,对 HDV 感染尚无特效治疗药物,有报道长疗程的干扰素治疗,可改善患者的症状。切断 HDV 的传播途径是主要预防措施之一,如尽量避免反复输血或使用血制品,戒除药瘾,严格进行注射器、针头与针灸针的消毒,认真做好患者的早期诊断与隔离,患者排泄物与用品的消毒等。此外,防止医源性传播对本病的预防也甚重要。

二、戊型肝炎病毒

戊型肝炎（hepatitiv E）是一种经粪-口传播的急性传染病,自 1955 年印度由水源污染发生了第一次戊型肝炎大暴发以来,先后在印度、尼泊尔、苏丹、苏联吉尔吉斯及我国新疆等地都有流行。1989 年 9 月东京国际血液传染病会议正式命名为戊型肝炎,其病原体戊型肝炎病毒（hepatitis E virus,HEV）在分类学上属于杯状病毒科。

HEV 呈球状,无包膜,直径 27～34 nm,形如杯状。病毒基因组为单股正链 RNA。目前尚不能在体外组织培养,但黑猩猩、食蟹猴、恒河猴、非洲绿猴和狨猴对 HEV 敏感。HEV 在 4 ℃ 以上易被破坏,加热 100 ℃ 5 min,紫外线照射或用 20％ 次氯酸钠处理后其传染性消失。在液氮中稳定。

HEV 的传染源主要是潜伏末期和急性早期的戊型肝炎患者。HEV 主要经粪-口途径传播,常因患者的粪便污染水源和食物引起散发或暴发流行。病毒经胃肠道进入血液,在肝内复制,可随胆汁经粪便排出,潜伏期末和急性期初的患者粪便传染性最强。有明显季节性,常在雨季或洪水后流行。戊型肝炎潜伏期为 2～11 周,可表现为亚临床型或临床型,与甲型肝炎相似。青壮年多见。本病常为自限性,常于发病后 6 周内恢复,慢性者罕见。少部分可表现为重症肝炎,病死率高。尤其是孕妇感染后,可引起流产和死胎,病死率高达 10％～20％。HEV 感染后有一定的免疫力。

知识点:HEV 主要经粪-口途径传播。

可用电镜或免疫电镜技术检测患者粪便中的 HEV 颗粒,或用 RT-PCR 法检测 HEV-RNA 进行诊断。也可用 ELISA 进行 HEV 抗原、抗体的检测,抗-HEV IgM 出现早,可作为早期现症患者的诊断依据。

HEV 与 HAV 相同,切断传播途径为主要预防措施,包括加强水源及粪便管理,注意个人饮食及环境卫生等,并及时发现和隔离患者。目前尚无特异性预防方法,免疫球蛋白对预防本病无效,疫苗的研制还处于早期阶段。治疗尚无特效药物,注意早发现、早治疗,防止重症肝炎的发生。

归纳总结

肝炎病毒是引起病毒性肝炎的病原体。病毒性肝炎是目前严重危害人类健康的疾病之一。肝炎病毒至少包括五种类型,即甲型肝炎病毒（HAV）、乙型肝炎病毒（HBV）、丙型肝炎病毒（HCV）、丁型肝炎病毒（HDV）和戊型肝炎病毒（HEV）。HAV 是甲型肝炎的病原体,为无包膜的单正链 RNA。HBV 是乙型肝炎的病原体,为双股未闭合的环状 DNA 病毒。HCV 是丙型肝

炎的病原体,有包膜的单正链 RNA,属于黄病毒科。HDV 是丁型肝炎的病原体,是单股负链共价闭合的环状 RNA 病毒,基因组长仅 1.7 kb,编码抗原 HDAg。HEV 属于杯状病毒,其核酸为单正链 RNA,全长 7.5 kb。从流行病学方面可将肝炎病毒分为两类:一类包括甲型和戊型肝炎病毒,主要经粪-口途径传播,有季节性,可引起暴发流行,不转为慢性;另一类包括乙型、丙型和丁型肝炎病毒,主要经血液传播,无季节性,多为散发,易转为慢性。

能力检测

一、单项选择题

1. 甲型肝炎病毒的主要传播途径是(   )。

A. 呼吸道传播　　B. 消化道传播　　C. 血液接触　　　D. 蚊虫叮咬　　E. 性接触

2. Dane 颗粒是指(   )。

A. HAV 颗粒　　　　　　　　　B. 完整的 HBV 颗粒　　　　　C. HBV 球形颗粒

D. HBV 管形颗粒　　　　　　　E. 狂犬病病毒包涵体

3. HBV 的核酸类型为(   )。

A. 单正链 RNA　　　　　　　　B. 单负链 RNA　　　　　　　C. 双链分节段 DNA

D. 双链环状 DNA　　　　　　　E. 双链 RNA

4. 乙型肝炎的主要传播途径是(   )。

A. 消化道传播　　　　　　　　B. 血液、血制品传播　　　　C. 呼吸道传播

D. 蚊虫叮咬　　　　　　　　　E. 直接接触

5. 与原发性肝癌相关联的病毒是(   )。

A. HAV　　　B. HBV　　　C. HIV　　　D. EBV　　　E. HSV-2

6. 下列哪种病毒为缺陷病毒?(   )

A. HAV　　　B. HBV　　　C. HCV　　　D. HDV　　　E. HEV

7. 乙型肝炎病毒的抗原系统,血清中不易检测到的是(   )。

A. HBsAg　　　B. HBcAg　　　C. HBeAg　　　D. Pre S1 抗原　　E. Pre S2 抗原

8. 肝炎病毒的传播途径不包括(   )。

A. 粪-口途径传播　　　　　　　B. 血液传播　　　　　　　　C. 接触传播

D. 呼吸道传播　　　　　　　　E. 垂直传播

二、简答题

1. 人类肝炎病毒有哪些种类? 其传播途径各有哪些?

2. 简述 HBV 的形态结构。

3. 乙型肝炎的免疫学检测项目有哪些? 各检测指标的意义如何?

(白英明)

第三十二章 其他病毒及朊粒

 学习目标

◆掌握人类免疫缺陷病毒的传播途径、致病特点及防治原则；掌握流行性乙型脑炎病毒和狂犬病病毒的感染途径、所致疾病及防治原则。

◆熟悉疱疹病毒的种类、感染特点及与肿瘤的关系。

◆了解登革病毒、出血热病毒、人乳头瘤病毒及朊粒的传播途径及所致疾病。

第一节 人类免疫缺陷病毒

 案例引导

患者，男，42岁。就诊时主诉：三个月前因外伤在某私人医院输血，数周以来持续颈、腋部淋巴结肿大并出现不明原因发热和盗汗。

分析思考：

1. 引起本病最可能的病原体是什么？

2. 该病是如何传播的？如何预防该病原体的感染？

人类免疫缺陷病毒（human immunodeficiency virus，HIV）是获得性免疫缺陷综合征（acquired immunodeficiency syndrome，AIDS，即艾滋病）的病原体，能够造成人类免疫系统的缺陷。1981年首例患者在美国洛杉矶发现，1982年9月美国疾病控制中心正式定名。此后 AIDS 全球蔓延，扩展到所有人群和地区，数千万人被感染，HIV 已成为威胁人类健康的重要病毒之一。

一、生物学性状

1. 形态与结构 HIV 病毒属于反转录病毒科，呈球形，直径100～120 nm，由核心、衣壳及包膜构成。核心呈棒状或圆锥状，包含两条相同的单股正链 RNA，并含反转录酶、蛋白酶及整合酶。核酸外包绕着双层衣壳，呈20面体立体对称。衣壳外包有脂蛋白双层包膜，其中嵌有 gp120 和 gp41 两种特异性糖蛋白（图32-1）。gp120 构成包膜表面的刺突，能与宿主细胞表面的 CD4 分子结合并穿入细胞造成破坏。gp41 为跨膜蛋白，与病毒包膜与宿主细胞的融合有关。

2. 培养特性 HIV 仅感染表面有 CD4 分子的细胞（包括 Th 细胞、单核-巨噬细胞等）。体外培养常用新鲜分离的正常人 T 细胞，或用患者自身分离的 T 细胞培养，由于感染 HIV 的细胞其表面表达大量的 gp120，可与周围没有被感染的 $CD4^+$ 细胞发生融合而形成多核巨细胞，使细胞出现不同程度的病变，培养细胞中可查到病毒的抗原。由于 Th 细胞表面 CD4 分子丰富，故感染病毒量多，细胞受损较重。目前已获得一些感染 HIV 而未被杀灭的体外传代淋巴细胞系，用于分离 HIV，为制备疫苗、免疫血清及诊断试剂提供有利条件。HIV 感染的动物模型是恒河猴和黑猩猩，但其感染过程及产生的症状与人类不同。

3. 分型与抗原变异 HIV 有两型，即 HIV-1 和 HIV-2。全球流行艾滋病大多数由 HIV-1

知识点：HIV 为球形、中等大小、核心含有 RNA，有包膜的反转录病毒。

要求：在图32-1中标出 gp120 的位置。

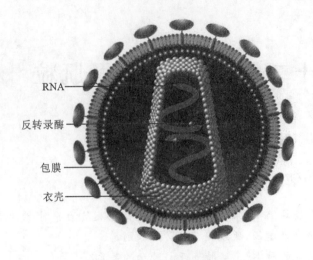

图 32-1　HIV 结构模式图

RNA
反转录酶
包膜
衣壳

知识点：全球流行艾滋病主要为 HIV-1 引起，gp120 抗原变异可导致病毒的免疫逃逸。

引起，HIV-2 主要分布在西非。HIV 具有高度变异性，不同毒株间基因的变异率各不相同。包膜糖蛋白的变异与 HIV 流行和逃避宿主免疫应答密切相关，对制备抗感染免疫疫苗和 AIDS 防治有重大意义。

4. 抵抗力　HIV 抵抗力较弱，对 0.5％次氯酸钠、70％乙醇、50％乙醚、0.3％H_2O_2 等多种消毒剂均敏感，56 ℃加热 30 min 可被灭活。HIV 在 22 ℃室温中可保存 7 天左右，在 26 ℃液体（如组织液）中可存活 15 天，对紫外线、γ 射线有较强抵抗力。

二、致病性与免疫性

重点：传染源为 HIV 感染者，传播途径为性接触传播、血液传播和母婴传播。

1. 传染源与传播途径　传染源为 HIV 感染者，感染者的血液、精液、阴道分泌液、乳汁、唾液、脑脊液等标本中均可分离到 HIV。常见传播方式有 3 种：①性接触传播：感染者的精液和阴道分泌物中含有 HIV，同性或异性性行为是 HIV 的主要传播方式。②血液传播：输入含有 HIV 的血液或血液制品、器官移植、静脉毒品注射等都有可能感染艾滋病。③母婴传播：感染 HIV 的妇女在妊娠及分娩过程中可将病毒传给胎儿，感染的产妇还可通过母乳喂养将病毒传给婴儿。

重点：HIV 通过 gp120 侵入 $CD4^+$ Th 细胞。

2. 致病机制　人体表达 CD4 分子的细胞主要为 $CD4^+$ Th 细胞。细胞表面 CD4 分子是 HIV 受体，HIV 重要的表面结构 gp120 与细胞膜上 CD4 分子结合后，gp120 构象发生改变致使 gp41 暴露，gp41 利用自身的疏水作用介导病毒与细胞膜融合。HIV 进入 $CD4^+$ T 细胞后可导致其溶解死亡，同时 CTL 和 NK 细胞的直接杀伤和诱导凋亡作用也是 $CD4^+$ T 细胞死亡的重要原因，结果导致 T 细胞数量进行性减少及功能丧失，致使感染者出现严重的免疫功能缺陷。此外，单核-巨噬细胞等也表达少量 CD4 分子，感染后可长期携带 HIV，从而丧失吞噬和提呈抗原的功能。

知识点：HIV 感染的临床表现一般分为急性感染期、无症状感染期、艾滋病相关综合征。

3. 临床表现　患者急性感染期可不出现症状或出现类似流感的非特异性症状，如发热、咽炎、头痛、乏力、淋巴结肿大等。数周后症状自行消失，进入无症状潜伏期，潜伏期可长达十年。在此期间，病毒低水平增殖，不断有少量进入血液，偶尔当机体受到各种刺激（如感染）时，激发 HIV 高度增殖，造成 T 细胞严重损伤。此期体内特异性 HIV 抗体阳性，但无法彻底清除病毒。由于免疫系统的进行性损伤，为条件致病菌感染创造了有利条件，导致一系列免疫缺陷综合征的症状（如发热、慢性腹泻、全身淋巴结肿大等）和相应的继发感染，最后出现以卡氏肺囊虫肺炎和 Kaposi 肉瘤为代表的各种感染及肿瘤而死亡。HIV 也可感染中枢神经系统小胶质细胞，引起神经系统破坏，临床表现为智力减退等症状。

HIV 感染后机体可产生体液免疫和细胞免疫。体液免疫能够产生大量抗-HIV 抗体，该抗体能使血液中 HIV 大量减少，但不能清除细胞内病毒；HIV 感染引起的细胞免疫应答中，细胞毒性 T 细胞对 HIV 感染细胞具有强大的杀伤作用，但也不能彻底清除潜伏的 HIV。此外，HIV 表面

gp120 糖蛋白容易发生变异,使 HIV 发生免疫逃逸,也为疫苗的研制带来极大困难。

三、微生物学检查

HIV 抗体检测是诊断 HIV 感染的唯一标准。其分为筛查试验和确认试验,可用于诊断(确定个体 HIV 感染状况)、监测(了解不同人群 HIV 感染率及其变化趋势)及血液筛查(防止输血传播 HIV)。临床进行血液筛查常用的方法为酶联免疫吸附试验(ELISA)。HIV 抗体筛查呈阳性反应的标本由于存在假阳性的可能,必须做确认试验。其方法包括免疫印迹试验、条带免疫试验、放射免疫沉淀试验及免疫荧光试验,目前以免疫印迹试验最为常用。HIV 抗体一般在感染4~8 周后才能在血液检出,少数需 6 个月以上,因此在感染早期尚未出现抗体时可用 ELISA 检测血浆中的 HIV P24 抗原进行诊断。

四、防治原则

由于 HIV 传播迅速,感染者难以治愈,故引起 WHO 和各国的高度重视。目前已经采取的一系列综合性预防措施,具体包括:①普遍开展宣传教育,普及防治知识。②建立 HIV 感染者的检测系统。③确保血制品及输血安全。④加强国境检疫。⑤提倡安全性生活。特异性疫苗目前仍在研制中。

目前,世界各国普遍采用的治疗方法为"鸡尾酒疗法"(即多种药物联合治疗),包括核苷类反转录酶抑制剂和蛋白酶抑制剂等,AIDS 尚不能被完全治愈。

知识链接

必须认识的艾滋病战斗英雄何大一

一提到艾滋病,就不得不提到国际著名的艾滋病专家、美籍华裔科学家、中国工程院外籍院士何大一。他是艾滋病"鸡尾酒疗法"的创始人,他的研究成果帮助了全世界大量的患者。何大一说,"也许我们每个人都会受到时代的影响,受到大环境的影响和长辈的影响,但我们一定要忠实地做自己,坚持自己的信念。"这也许就是三十几年来,支撑何大一向艾滋病发起一次次进攻的科学精神与研究信念。

第二节 虫媒病毒

虫媒病毒是一大群以节肢动物为传播媒介的病毒,分属 14 个病毒科。能引起人类感染的病毒有 100 多种。其共同特点:①病毒呈小球型,直径为 20~60 nm,核酸为 RNA,衣壳为 20 面体立体对称,有包膜,其上镶嵌有血凝素刺突。②病毒对脂溶剂以及去氧胆酸钠等多种消毒剂敏感。③节肢动物既是传播媒介又是储存宿主,所致疾病有明显的季节性和地域性。④虫媒病毒致病性强,临床表现多为严重的急性症状。

一、流行性乙型脑炎病毒

流行性乙型脑炎病毒简称乙脑病毒,是流行性乙型脑炎的病原体。该病毒通过蚊虫叮咬传播,多感染儿童,病死率高,幸存者可留下神经性后遗症。我国目前通过计划免疫普遍接种乙型脑炎疫苗,发病率已大幅下降。

1. 生物学性状　流行性乙型脑炎病毒呈球形,直径约 45 nm,核酸为单股正链 RNA,核衣壳呈 20 面体立体对称,有包膜,包膜表面有血凝素刺突。抗原性稳定,只有一个血清型,故用疫苗预防效果良好。抵抗力弱,对温度、乙醚、酸等都很敏感,56 ℃加热 30 min 或 100 ℃加热 2 min 可灭活。低温能较长时间保存。

　　2. 致病性与免疫性　猪、牛、羊等家畜(特别是幼猪)和鸟类是乙脑病毒的重要传染源和中间宿主。动物被感染后并不表现明显症状,可出现短期病毒血症,此时易造成蚊的感染。乙脑病毒的主要传播媒介为三带喙库蚊。病毒感染库蚊后,可在蚊体内增殖,甚至可由蚊携带越冬并经卵传代,故蚊不仅是传播媒介,还是病毒的长期储存宿主。我国是乙型脑炎的主要流行区。

　　乙脑病毒侵入人体后,先在局部毛细血管的内皮细胞及局部淋巴结增殖,随后经毛细血管及淋巴管进入血液,引起第一次病毒血症。病毒随后播散到肝、脾等处的巨噬细胞内大量增殖,再次入血引起第二次病毒血症,引起发热、头痛等全身不适。大多数人呈隐性感染,只有少数血-脑屏障发育不完全或免疫力低下的患者,病毒可进入中枢神经系统,造成脑灰质和脑膜的病变,临床表现为高热、头痛、呕吐、颈项强直、惊厥及昏迷等症状。死亡率高,幸存者可有智力减退、痴呆等后遗症。乙型脑炎病后或隐性感染均可获得牢固的免疫力,免疫力主要靠体内产生的特异性中和抗体 IgM、IgG,抗体可维持数年至终身。

　　3. 微生物学检查　主要有病毒学检查和血清学检查。急性期用细胞培养法进行分离培养,但阳性率较低。取患者急性期和恢复期双份血清,利用免疫荧光法或 ELISA 检测特异性抗体,抗体效价升高 4 倍或 4 倍以上具有诊断价值。

　　4. 防治原则　目前对乙型脑炎尚无特效治疗方法,故此病重在预防。防蚊灭蚊、接种疫苗和动物管理是预防的关键。在易感人群中大规模接种乙脑疫苗是重要的预防措施。另外,幼猪的疫苗接种也可有效地预防乙脑发生。

二、登革病毒

　　登革病毒(dengue virus)是引起登革热的病原体,属于黄病毒科黄病毒属中的一个血清型亚群,形态结构与乙脑病毒相似,病毒颗粒呈哑铃状、棒状或球形,球形直径 50 nm,依抗原性不同分为 4 个血清型。登革热由伊蚊传播,该病流行于热带、亚热带地区,特别是东南亚、西太平洋及中南美洲。我国广州、海南以及广西等地区均有发生。登革病毒多引起无症状的隐性感染,发病患者以全身毛细血管内皮细胞的广泛性肿胀、渗透性增强、皮肤轻微出血的病理变化为主,与病毒感染的直接作用和免疫病理损伤作用密切相关。患者主要表现为发热,肌肉痛和骨、关节酸痛,伴有皮疹或轻微的皮肤出血点,血小板轻度减少。初次感染为普通型登革热,症状较轻,约一周内恢复。再次感染者为登革出血热-登革休克综合征,症状重,病死率高。控制传播媒介、防止蚊虫叮咬是防治登革病毒感染的重要措施。

　　重点:重要传染源是幼猪,传播媒介为库蚊;血-脑屏障发育不完全者、免疫力低下者为乙型脑炎的易感人群。

　　重点:关键预防措施是防蚊灭蚊、接种疫苗和动物管理。

　　知识点:传播媒介是伊蚊。

第三节 出血热病毒

病毒性出血热是由不同科属的多种病毒引起,以发热、出血为主要临床特征,属于自然疫源性疾病。我国已发现的有汉坦病毒、新疆出血热病毒等。

一、汉坦病毒

汉坦病毒又称肾综合征出血热病毒(HFRSV),是流行性出血热的病原体。

1. 生物学性状 汉坦病毒呈球形或椭圆形,直径约 120 nm。核酸为单负股 RNA,分长、中、短三个节段,有包膜,表面有刺突,核衣壳呈螺旋对称。病毒抵抗力较弱,对紫外线、一般消毒剂、酸及乙醚等脂溶剂敏感,56 ℃加热 30 min 可被灭活。

2. 致病性与免疫性 本病的主要传染源为啮齿动物(姬鼠属、家鼠属等),携带病毒的动物通过唾液、尿液、粪便等排出病毒。病毒通过呼吸道、消化道或直接接触等方式感染人类。病毒通过 15 天左右的潜伏期后,引起急性症状。汉坦病毒引起机体损伤的机制主要如下:①病毒感染后,被感染细胞在病毒增殖和释放过程中直接受到破坏,进而引起脏器的损伤。②由 T 细胞介导的 IV 型超敏反应也造成细胞大量被破坏。汉坦病毒主要损伤全身毛细血管等小血管,引起以发热、出血及肾脏损害为主要症状的肾综合征出血热。发病初期患者的眼结膜、咽部、软腭等处充血,腋下及前胸等处有出血点,常伴有"三痛"(头痛、腰痛、眼眶痛)和"三红"(面、颈、上胸部潮红)。数日后病情加重,患者主要表现为多脏器出血及肾功能衰竭。典型临床病程分为 5 期,即发热期、低血压期、少尿期、多尿期和恢复期。病死率 3%~20% 不等,一般在 5% 左右。病后可获得持久免疫力,以体液免疫为主。

3. 微生物学检查 可采集急性期患者血清和尸检病死者器官,经适当处理后进行细胞培养,通过免疫荧光抗体染色,检查细胞质内病毒抗原。应用血清学方法检测 IgM 或 IgG,单份血清标本 IgM 阳性或双份血清 IgG 呈现 4 倍或 4 倍以上增高者,均有诊断价值。

4. 防治原则 灭鼠防鼠、注意环境卫生和个人防护是预防本病传播的重要措施。汉坦病毒的灭活疫苗已经投入应用,并取得了良好的效果。对临床患者应用干扰素、利巴韦林,有肯定疗效。

知识点:传染源为啮齿动物,传播途径为呼吸道、消化道或直接接触,引起以肾脏损害为主要症状的肾综合征出血热。

二、新疆出血热病毒

新疆出血热病毒是新疆出血热的病原体,因其最先从我国新疆塔里木盆地出血热患者的血液和当地捕捉的硬蜱中分离到而得名。病毒呈球形或椭圆形,直径 90~120 nm,其与汉坦病毒的结构、培养特性和抵抗力基本类似,但抗原性有一定差异。小白鼠乳鼠对该病毒易感程度较高,可用于病毒分离和传代。新疆出血热的发生有明显的季节性,每年 4~5 月为流行高峰,与蜱在自然界的消长情况及牧区活动的繁忙季节相符合。人被带病毒的蜱叮咬或通过皮肤伤口感染。潜伏期 7 天左右,起病急骤,有发热、头痛、困倦乏力、呕吐等症状。患者早期面部、胸部皮肤潮红,继而在口腔黏膜及其他部位皮肤有出血点,严重患者有鼻衄、呕血、血尿、蛋白尿甚至休克等。病后第 6 天血清中可出现特异性抗体,第 14 天达高峰。抗体可维持数年以上,故病愈后免疫力持久。预防的主要措施是切断传播途径,如防蜱灭蜱,加强疫区人员防护等。我国研制的灭活疫苗有较好的预防效果。

知识点:传播媒介是蜱。

第四节 单纯疱疹病毒

单纯疱疹病毒(herpes simplex virus,HSV)是疱疹病毒的典型代表,由于感染急性期发生水

NOTE

疱性皮炎即单纯疱疹而得名。

知识链接

致命的吻

英国《每日邮报》曾报道，英国母亲露丝·斯科菲尔德从未料到，出生仅 11 天的女儿竟因自己的吻染病身亡。起因是这样的，35 岁的斯科菲尔德是英国兰开斯特的一个理发师，2006 年 11 月 24 日她生下一个女儿，取名珍妮弗。当时，斯科菲尔德在怀孕后期有流行性感冒样症状，生下珍妮弗 2 天后她的嘴唇出现了疱疹。她亲吻女儿时，把单纯疱疹病毒也传给了女儿，致使女儿染病身亡。单纯疱疹病毒对成人危害不太严重，却可能使婴儿致命。痛失爱女的斯科菲尔德致函英国首相办公室，呼吁人们重视这一病毒，以免悲剧重演。

一、生物学性状

单纯疱疹病毒（HSV）呈球形，直径 120～150 nm。完整病毒由核心、衣壳、被膜组成。核心有双股线状 DNA（图 32-2），核衣壳呈 20 面体立体对称。该病毒能在多种细胞中增殖，常用原代兔肾、人胚肺等传代细胞培养。感染的细胞在核内出现嗜酸性包涵体。根据抗原性的差别，HSV分为 HSV-1 和 HSV-2 两种血清型。两型病毒的 DNA 有 50％同源性，具有型间共同抗原和型特异性抗原。

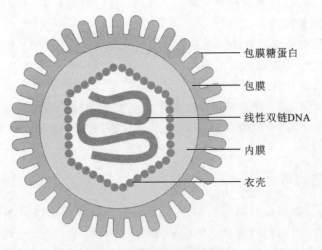

包膜糖蛋白

包膜

线性双链DNA

内膜

衣壳

图 32-2　HSV-1 结构模式图

二、致病性与免疫性

重点：传播途径为直接或间接接触。HSV-1常引起口唇疱疹，潜伏于三叉神经节和颈上神经节；HSV-2则引起生殖器疱疹，潜伏在骶神经节。与唇癌、外阴癌及子宫颈癌有关。

单纯疱疹病毒在全球广泛分布，人群中感染极为普遍，潜伏和复发感染者较多。患者和带毒者是该病的传染源。病毒可通过皮肤、黏膜的直接接触或性接触进入机体。

1. 原发感染　6 个月到 2 岁的婴幼儿易发生 HSV-1 原发感染，其中大多数为隐性感染。病变常局限在口咽部，临床表现为发热、咽痛、牙龈和咽颊部疱疹，疱疹破溃后可形成溃疡。HSV-2原发感染主要引起生殖器疱疹，多见于 14 岁以后，病程 2～3 周。

2. 潜伏感染　HSV 原发感染后，机体可通过特异性免疫应答而恢复健康，但一般不能彻底清除病毒。HSV-1 沿神经髓鞘上行潜伏于三叉神经节和颈上神经节，HSV-2 潜伏于骶神经节。当机体受到某些刺激（如发热、寒冷、感染等）或免疫力低下时，在神经节中潜伏的 HSV 被激活，转为增殖性感染，引起局部皮肤或黏膜疱疹的复发。

3. 先天性感染 妊娠期妇女因 HSV-1 原发感染或潜伏感染后复发,病毒经胎盘感染胎儿,引起流产、早产、死胎或先天性畸形。HSV-2 可通过分娩时的黏膜破损传给新生儿,引起新生儿疱疹,出现高热、呼吸困难和中枢神经系统病变,其中 60%~70%受染新生儿可因此而死亡,幸存者中后遗症可达 95%。

此外,HSV-1 和 HSV-2 可能分别与唇癌、外阴癌及子宫颈癌有关。

三、微生物学检查

可采集水疱液、脑脊液、唾液、阴道拭子等标本接种于人胚肾、人羊膜或兔肾等易感细胞,经过 2~3 天培养后,观察细胞病变。HSV 分离株的鉴定和分型通常采用免疫组化染色法。用原位核酸杂交或 PCR 法检测标本中的 HSV DNA,敏感性和特异性均高。

四、防治原则

目前尚无有效的疫苗可供特异性预防。预防应以切断传播途径为主,尽量避免与患者密切接触,避免有害因素对机体的刺激,并积极锻炼身体,提高机体的免疫力。如孕妇围产期产道有 HSV-2 感染,可进行剖宫产以避免新生儿感染。抗 HSV 的药物中,临床常用的有无环鸟苷、丙氧鸟苷、阿糖腺苷等。

第五节　水痘-带状疱疹病毒

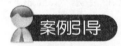

患者,男,36 岁。两日前,在过度劳累后躯干左侧出现带状红疹,因疼痛难忍就医,患者称小时候曾患"水痘"。

分析思考:

1. 引起本病最可能的病原体是什么?

2. 该病是如何传播的?

水痘-带状疱疹病毒(varicella-zoster virus,VZV)在儿童初次感染时引起水痘,病毒在体内潜伏后在青春期或成年后复发则表现为带状疱疹,故称为水痘-带状疱疹病毒。

VZV 生物学性状与 HSV 相似,但只有一个血清型。人是 VZV 的唯一自然宿主,主要的靶器官是皮肤。病毒主要经呼吸道侵入人体,也可经密切接触传播。

1. 水痘 水痘是儿童常见疾病,好发于 2~6 岁儿童,传染源主要是患者,急性期水痘内容物及呼吸道分泌物内均含有病毒。病毒经呼吸道或接触感染进入机体,经 2 次病毒血症,病毒大量复制,扩散至全身,特别是皮肤、黏膜组织。患儿出现全身皮肤的斑丘疹和水疱疹。水疱液开始清澈,以后稍浑浊,可发展为脓疱疹。皮疹呈向心性分布,躯干比面部和四肢多。

2. 带状疱疹 曾患过水痘的患者,少量病毒潜伏于脊髓后根神经节的感觉神经节中。成年后,当机体受到外伤、发热、放射治疗、脏器移植或患白血病等有害因素的刺激下可导致潜伏的病毒增殖活化,活化的病毒沿感觉神经纤维轴突下行至支配的躯干皮肤,引起带状疱疹。发病早期在局部皮肤有异常感,如搔痒、疼痛,然后出现红疹、疱疹,串联成带状。

临床典型的水痘或带状疱疹,一般不需要实验室诊断。

VZV 减毒活疫苗用于接种 1 岁以上未患过水痘的儿童和成人,产生的特异性抗体能在体内维持 10 年之久,保护率较高。治疗可选用无环鸟苷、阿糖腺苷等药物,另外,大剂量干扰素也能限制病情发展,缓解局部症状。

重点:传播途径为呼吸道和密切接触。初次感染多为儿童,表现为水痘;再发感染多为成人,表现为带状疱疹。

第六节　狂犬病病毒

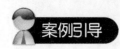

患者,男,16岁。十天前被野狗咬伤,回家用酒精消毒后未做其他处理。近日出现低热、食欲不振、恶心、头痛以及极度惊恐、喉咙紧缩感等诸多不适。

分析思考:

1. 引起本病最可能的病原体是什么?

2. 该病应如何预防?

狂犬病病毒(rabies virus)是弹状病毒科狂犬病毒属中的一种嗜神经病毒,主要在野生动物(狼、狐狸、蝙蝠等)及家畜(犬、猫等)中传播,为狂犬病的病原体。

一、生物学性状

病毒外形呈弹状,一端钝圆,另一端扁平,大小为 75 nm×180 nm,内含衣壳呈螺旋对称。核酸是单股不分节负链 RNA,有包膜,表面有糖蛋白刺突,与病毒的感染性和毒力有关。狂犬病病毒在易感动物或人的中枢神经细胞(主要是大脑海马回的锥体细胞)中增殖时,在胞质内形成圆形或椭圆形嗜酸性包涵体,称为内基小体(图 32-3),在狂犬病的诊断上具有参考价值。狂犬病病毒抵抗力较弱,60 ℃加热 5 min 或 100 ℃加热 2 min 即可将其灭活。对酸、碱、新洁尔灭、福尔马林等消毒剂敏感。70％乙醇、0.01％碘液和 1％～2％的肥皂水也能使病毒灭活。

重点:形态呈弹状,有包膜,内基小体具有诊断价值,肥皂水能灭活病毒。

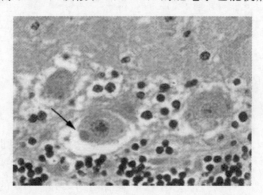

图 32-3　内基小体

二、致病性与免疫性

狂犬病是人兽共患性疾病,主要在野生动物及家畜中传播。人狂犬病主要被患病动物咬伤所致,或与家畜密切接触有关。病毒进入机体后,潜伏期一般为 1～3 月,但也有短至 1 周或长达数年的,甚至十几年才出现症状者。潜伏期长短取决于被咬伤部位与大脑的距离,以及进入伤口的病毒数量。进入体内的病毒先在损伤部位的肌纤维中增殖,再由神经末梢沿神经轴索上行至大脑,在神经细胞内增殖并破坏神经细胞。然后又沿传出神经扩散至唾液腺或其他组织(包括泪腺、鼻黏膜、舌味蕾等处)。人发病时,先感到不安、头痛、发热、侵入部位有刺痛或出现蚁行感,继而出现神经兴奋性增强,脉速、出汗、流涎、多泪、瞳孔放大,吞咽时咽喉肌肉发生痉挛,见水或其他轻微刺激可引起发作,故又名"恐水病"。最后转入麻痹期,因呼吸及循环衰竭而死亡,病程 5～7 天。病死率几乎达 100％。机体感染病毒后产生的抗体除中和病毒、启动补体溶解和抗体依赖细胞介导的细胞毒作用(ADCC)外,还能提高和补充 CTL 对狂犬病病毒的免疫反应,这也是接触狂犬病病毒后同时注射特异性抗体和疫苗的重要依据。

重点:传染源为病犬,传播途径是通过患病动物咬伤,患者突出症状为恐水症。

三、微生物学检查

一般情况下,根据动物咬伤史和典型的临床症状可以临床诊断狂犬病。但对于发病早期或咬伤不明确的可疑患者,及时进行微生物检查和确诊尤为重要。人被动物咬伤后,可将动物隔离观察,若经 7~10 天不发病,说明动物咬伤人时唾液中不含狂犬病病毒;若此时段内发病,应将其处死并取脑组织标本,镜下观察内基小体或用免疫学方法检测特异性抗原。对被咬伤者,可取其唾液沉渣涂片,用免疫荧光法查病毒抗原。也可用 PCR 法检查标本中狂犬病病毒 RNA。

四、防治原则

因狂犬病死亡率极高,故重在预防。捕杀病犬、野犬,加强家犬管理,对家犬注射疫苗,是预防狂犬病的主要措施。人被动物咬伤后,应立即用 20% 肥皂水、0.1% 新洁尔灭或清水反复冲洗伤口,再用 70% 乙醇及碘酒涂擦伤口周围及底部,浸润注射抗狂犬病病毒免疫球蛋白,及时接种狂犬病疫苗可以预防发病。我国制备的灭活病毒疫苗于第 1、3、7、14、28 天各注射 1 mL,取得了良好的治疗效果。

> 重点:被咬伤后应立即用肥皂水等清洗伤口,然后注射狂犬病病毒免疫球蛋白及疫苗。

第七节 人乳头瘤病毒

人乳头瘤病毒(human papilloma virus,HPV)属于乳多空病毒科,能引起人体皮肤、黏膜多种良性乳头瘤或疣。HPV 呈球形,直径 45~55 nm,衣壳为 20 面体立体对称,无包膜,基因组为双股环状 DNA。HPV 有 100 多个型别,各型之间 DNA 同源性小于 50%。HPV 只能感染人的皮肤和黏膜,不能感染动物。其主要通过性接触或间接接触被污染的物品等方式感染,新生儿通过产道时可受到感染。HPV 侵入人体后,停留在感染部位的皮肤和黏膜中,不产生病毒血症,HPV 在细胞核内增殖,细胞核着色深,核周围有一不着色的空晕,此种病变细胞称为空泡细胞。不同型 HPV 感染部位和所致疾病也有所不同,临床常见有寻常疣、跖疣、扁平疣、尖性湿疣。近年研究资料证明,HPV 与宫颈癌、喉癌、舌癌等的发生有关。感染 HPV 后机体可产生特异性抗体,但无保护作用。HPV 引起的疣可用冷冻、电灼、激光及药物等方法治疗。目前,对 HPV 感染尚无有效的预防方法。

> 知识点:传播途径为接触传播,与疣以及宫颈癌等疾病有关。

第八节 朊 粒

朊粒(prion)又称蛋白质侵染颗粒、朊病毒或传染性蛋白粒子,是 1982 年由美国学者Prusiner 命名的一组引起中枢神经系统慢性退行性病变的病原体。

朊粒是一种不含核酸和脂类的疏水性糖蛋白,与目前已知的蛋白质都无同源性,是一种特殊的蛋白质,具有传染性。其相对分子质量为 27000~30000,由正常宿主细胞基因编码产生。朊粒对理化因素的抵抗力强,对热、蛋白酶、甲醛、乙醇、脱氧胆酸和放射性核素等具有抵抗力;高压灭菌需用 202 kPa、134 ℃,处理 1 h 以上才能彻底灭活朊粒。

朊粒的致病机制尚未完全明了。目前的研究结果提示致病因子通过破损的皮肤、黏膜或消化道侵入机体,在附近淋巴结增殖后扩散到其他淋巴器官,也可以不经过淋巴组织而沿外周神经直接进入脊髓,最后定位于中枢神经系统而致病。所致疾病有以下几种。

> 知识点:朊粒为不含核酸和脂类的糖蛋白,可引起羊瘙痒症、牛海绵状脑病、库鲁病和克-雅病。

1. 羊瘙痒症 病羊以消瘦、脱毛、步态不稳等为临床特征,死亡率极高,病理改变为中枢神经系统细胞空泡变性、神经细胞死亡、缺失,星形小胶质细胞高度增生,淀粉样斑块形成等典型海绵状脑病的病理特征。

2. 牛海绵状脑病 俗称疯牛病,是一种牛传染性海绵状脑病。病牛初期以体重减轻、奶量下

降为主要症状,而后出现运动失调、震颤等神经系统症状。因出现感觉过敏、恐惧甚至狂躁而称为疯牛病。

3. 库鲁病 为发生于大洋洲巴布亚新几内亚高原部落的土著人的一种中枢神经系统进行性、慢性、退化性疾病。临床症状以共济失调、震颤等神经系统症状为主。晚期表现为痴呆、四肢瘫痪,最后多因继发感染死亡。

4. 克-雅病 又称为皮质纹状脊髓变性病或亚急性海绵状脑病或传染性痴呆病,是人类最常见的海绵状脑病,好发年龄多在50～75岁,传播途径不明,其具有家族性常染色体的显性遗传。临床表现为进行性发展的痴呆、肌痉挛,小脑共济失调,运动性失语,并迅速发展为半瘫、癫痫,甚至昏迷。最终死于感染或中枢神经系统功能衰竭。

朊粒相对分子质量小,免疫原性低,被感染的人或动物难以产生特异性抗体和细胞免疫反应。

诊断朊粒感染的主要依据为病理检查。目前,对朊粒感染性疾病尚无有效的治疗方法,故预防朊粒的感染尤为重要。

知识链接

埃博拉病毒

"埃博拉"是刚果北部一条河流的名字。1976年,一种不知名的病毒光顾这里,疯狂地虐杀"埃博拉"河沿岸55个村庄的百姓,致使数百生灵涂炭,有的家庭甚至无一幸免,"埃博拉病毒"也因此而得名。经研究证实,埃博拉病毒呈长丝状,长度平均1000 nm,直径约100 nm,有包膜,包膜上有呈刷状排列的突起,基因组是不分节段的负链RNA。该病的传染源主要是患者,尚未发现潜伏期患者有传染性。感染埃博拉病毒的大猩猩、黑猩猩、猴、羚羊、豪猪等野生动物可为首发病例的传染源。接触传播是本病最主要的传播途径,可以通过接触患者和被感染动物的血液、体液、分泌物、排泄物及其污染物感染。潜伏期2～21天。感染埃博拉病毒后可不发病或呈轻型,非重病患者发病后2周逐渐恢复。典型病例急性起病,临床表现为高热、畏寒、头痛、肌痛、恶心、结膜充血及相对缓脉。2～3天后可有呕吐、腹痛、腹泻、血便等表现,半数患者有咽痛及咳嗽。病程4～5天后可出现神志的改变,如谵妄、嗜睡等,重症患者在发病数日可出现咯血,鼻、口腔、结膜下、胃肠道、阴道及皮肤出血或血尿,少数患者出血严重,多为病程后期继发弥散性血管内凝血(DIC),并可因出血、肝肾功能衰竭及致死性并发症而死亡。病程5～7天,可出现麻疹样皮疹,以肩部、手心和脚掌多见,数天后消退并脱屑,部分患者可较长期地留有皮肤的改变。

归纳总结

人类免疫缺陷病毒(HIV)是获得性免疫缺陷综合征(AIDS)的病原体,它通过其gp120和$CD4^+$ T细胞结合致使$CD4^+$ T细胞损伤,引起机体细胞免疫和体液免疫功能下降甚至严重缺陷。HIV主要通过性接触传播、血液传播及母婴传播。HIV感染临床表现一般分为急性感染期、无症状感染期、艾滋病相关综合征。目前该病无法彻底治愈,故应加强预防和宣传。乙脑病毒是流行性乙型脑炎的病原体,主要通过蚊子叮咬传播,幼猪是重要传染源。疱疹病毒是一群有包膜的DNA病毒,具有潜伏感染的特点。引起人类疾病的疱疹病毒主要有单纯疱疹病毒、水痘-带状疱疹病毒等,它们通过多种途径感染人体引起疾病。狂犬病病毒主要通过患病动物的咬伤和抓伤感染,患者突出症状为恐水症,死亡率可达100%。被咬伤者通过清洗、消毒伤口,接种狂犬疫苗和注射抗狂犬病病毒血清进行防治。

能力检测

一、单项选择题

1. 获得性免疫缺陷综合征的病原体是（　　）。

A. HIV　　　　　B. HBV　　　　　C. HAV　　　　　D. HCV　　　　　E. HSV

2. 单纯疱疹病毒的主要传播方式是（　　）。

A. 输血传播　　　B. 蚊虫叮咬　　　C. 密切接触　　　D. 母婴传播　　　E. 消化道传播

3. 乙型脑炎最重要的宿主是（　　）。

A. 家牛　　　　　B. 飞禽　　　　　C. 幼猪　　　　　D. 犬类　　　　　E. 猫

4. 狂犬病病毒的传播方式主要是（　　）。

A. 咬伤　　　　　B. 蚊虫叮咬　　　C. 输血传播　　　D. 密切接触　　　E. 母婴传播

5. 宫颈癌可能由下列哪种病毒引起？（　　）

A. 朊粒　　　　　B. HBV　　　　　C. HPV　　　　　D. 流感病毒　　　　E. HIV

6. HSV-1 主要引起（　　）。

A. 生殖器疱疹　　　　　　　B. 口唇疱疹　　　　　　　C. 水痘

D. 获得性免疫缺陷综合征　　E. 带状疱疹

7. 内基小体见于下列哪种疾病？（　　）

A. 乙脑　　　　　　　　　　B. 狂犬病　　　　　　　　C. 肝炎

D. 流行性脑脊髓膜炎　　　　E. 带状疱疹

二、名词解释

HIV　内基小体

三、简答题

1. HIV 的传播途径有哪些？怎样预防 HIV 感染？

2. 简述 HIV 的致病机制。

3. 简述狂犬病的防治原则。

（徐　鹤）

第三十三章　人体寄生虫学概论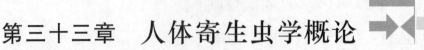

　学习目标 ▮

◆掌握寄生现象、寄生虫、宿主、生活史、中间宿主、终宿主和保虫宿主的概念。
◆熟悉寄生虫与宿主的相互作用。
◆了解寄生虫的流行与防治原则。

　案例引导

　　内蒙古某地,姐姐家饲养了几头猪。过春节时,姐姐家宰了一头大肥猪,切成大块炖肉,请其妹妹来分享。妹妹在吃大块肉时,感到味道不正,勉强地将大块肉吞咽下去。两年后,妹妹时常感腹痛、恶心、体重减轻,并伴有头痛,摸及额部和头顶上有小包块,来北京就诊,确诊为脑囊虫病。

　　分析思考:

　　1. 吃大块红烧肉后,为何在两年后患者感到腹痛、恶心并体重减轻?

　　2. 吃大块红烧肉和患脑囊虫病有何直接联系? 我们应吸取什么样的教训?

　　人体寄生虫学(human parasitology)是研究与人体健康有关的寄生虫的形态结构、生活活动和生存繁殖规律,阐明寄生虫与人体及外界因素相互关系的科学。它是预防医学和临床医学的一门基础学科。

第一节　寄生现象、寄生虫、宿主与生活史

一、寄生现象

　　自然界中,随着漫长的生物演化过程,生物与生物之间的关系更加复杂。凡是两种生物在一起生活的现象,统称共生(symbiosis)。在共生现象中根据两种生物之间的利害关系可分为共栖、互利共生、寄生等。

　　1. 共栖(commensalism)　两种生物在一起生活,其中一方受益,另一方既不受益也不受害,称为共栖。例如,鲫鱼用其背鳍演化成的吸盘吸附在大型鱼类的体表被带到各处,觅食时暂时离开。这对鲫鱼有利,对大鱼无利也无害。

　　2. 互利共生(mutualism)　两种生物在一起生活,在营养上互相依赖,长期共生,双方有利,称为互利共生。例如,牛、马胃内有以植物纤维为食物的纤毛虫定居,纤毛虫能分泌消化酶类,以分解植物纤维,获得营养物质,有利于牛、马消化植物,其自身的迅速繁殖和死亡可为牛、马提供蛋白质;而牛、马的胃为纤毛虫提供了生存、繁殖所需的环境条件。

　　3. 寄生(parasitism)　两种生物在一起生活,其中一方受益,另一方受害,后者给前者提供营养物质和居住场所,这种生活关系称为寄生。受益的一方称为寄生物(parasite),受损害的一方称为宿主(host)。例如,病毒、立克次体、细菌、寄生虫等永久或长期或暂时地寄生于植物、动物和人

重点:寄生关系中一方受益,另一方受害。

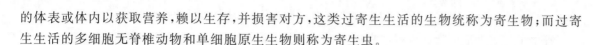

的体表或体内以获取营养,赖以生存,并损害对方,这类过寄生生活的生物统称为寄生物;而过寄生生活的多细胞无脊椎动物和单细胞原生生物则称为寄生虫。

二、寄生虫

根据寄生虫与宿主的关系,可将寄生虫分为以下几种。

1. 专性寄生虫 生活史及各个阶段都营寄生生活,如丝虫;或生活史某个阶段必须营寄生生活,如钩虫,其幼虫在土壤中营自生生活,但发育至丝状蚴后,必须侵入宿主体内营寄生生活,才能继续发育至成虫。

2. 兼性寄生虫 既可营自生生活,又能营寄生生活,如粪类圆线虫(成虫)既可寄生于宿主肠道内,也可以在土壤中营自生生活。

3. 偶然寄生虫 因偶然机会进入非正常宿主体内寄生的寄生虫,如某些蝇蛆进入人肠内而偶然寄生。

4. 体内寄生虫和体外寄生虫 前者如寄生于肠道、组织内或细胞内的蠕虫或原虫;后者如蚊、白蛉、蚤、虱、蜱等,吸血时与宿主体表接触,多数饱食后即离开。

5. 长期性寄生虫和暂时性寄生虫 前者如蛔虫,其成虫期必须过寄生生活;后者如蚊、蚤、蜱等吸血时暂时侵袭宿主。

6. 机会致病寄生虫 如弓形虫、隐孢子虫、卡氏肺孢子虫等,在宿主体内通常处于隐性感染状态,但当宿主免疫功能受累时,可出现异常增殖且致病力增强。

三、宿主

在寄生虫的生活史中,有的只需要一个宿主,有的需要两个以上宿主。寄生虫不同发育阶段所寄生的宿主,可分为以下类别。

1. 中间宿主(intermediate host) 寄生虫的幼虫或无性生殖阶段所寄生的宿主。若有两个以上中间宿主,可按寄生先后分为第一、第二中间宿主等,例如某些种类淡水螺和淡水鱼分别是华支睾吸虫的第一、第二中间宿主。

2. 终宿主(definitive host) 寄生虫成虫或有性生殖阶段所寄生的宿主。例如人是血吸虫的终宿主。

3. 保虫宿主(reservoir host) 某些蠕虫成虫或原虫某一发育阶段既可寄生于人体,也可寄生于某些脊椎动物,在一定条件下可传播给人。在流行病学上,称这些动物为保虫宿主或储存宿主。例如,血吸虫成虫可寄生于人和牛,牛即为血吸虫的保虫宿主。

4. 转续宿主(paratenic host) 某些寄生虫的幼虫侵入非正常宿主,不能发育为成虫,长期保持幼虫状态,当此幼虫有机会再进入正常终宿主体内后,才可继续发育为成虫,这种非正常宿主称为转续宿主。例如,卫氏并殖吸虫的童虫,进入非正常宿主野猪体内,不能发育为成虫,可长期保持童虫状态,若犬吞食含有此童虫的野猪肉,则童虫可在犬体内发育为成虫。野猪就是该虫的转续宿主。

重点:区分宿主、中间宿主、终宿主、保虫宿主的概念。

四、生活史

寄生虫的生活史(life cycle)是指寄生虫完成一代的生长、发育和繁殖的整个过程。寄生虫的种类繁多,生活史多种多样,繁简不一。按照生活史过程中是否需要中间宿主,可将其分为直接型或间接型两类。在流行病学上,常将直接型生活史的蠕虫称为土源性蠕虫,将间接型生活史的蠕虫称为生物源性蠕虫。

有些寄生虫生活史中仅有无性生殖,如阿米巴、阴道毛滴虫等;有些寄生虫仅有有性生殖,如蛔虫、蛲虫等;有些寄生虫有以上两种生殖方式才完成一代的发育,即无性生殖世代与有性生殖世代交替进行,称为世代交替,如疟原虫、弓形虫等。有的寄生虫生活史整个过程都营寄生生活,如猪带绦虫、疟原虫等;有的只有某些发育阶段营寄生生活,如钩虫。有的寄生虫只需一个宿主,

重点:生活史的概念。

如蛔虫、蛲虫等;有的需要两个或两个以上宿主,如布氏姜片虫、卫氏并殖吸虫等。

寄生虫完成生活史除需要有适宜的宿主外,还需要有适宜的外界环境条件。寄生虫的整个生活史过程实际包括寄生虫的感染阶段、侵入宿主的方式和途径、在宿主体内移行或达到寄生部位的途径、正常的寄生部位、离开宿主机体的方式以及所需要的终宿主(及保虫宿主)、中间宿主或传播媒介的种类等。

第二节 寄生虫与宿主的相互作用

一、寄生虫对宿主的致病作用

寄生虫在宿主的细胞、组织或腔道内寄生,引起一系列的损伤,这不仅见于原虫、蠕虫的成虫,而且也见于移行中的幼虫,它们对宿主的作用是多方面的。

1. 夺取营养 寄生虫在宿主体内生长、发育和繁殖所需的物质主要来源于宿主,寄生的虫数越多,被夺取的营养也就越多。例如,蛔虫和绦虫在肠道内寄生,夺取大量的养料,并影响肠道吸收功能,引起宿主营养不良;钩虫附于肠壁上吸取大量血液,可引起宿主贫血。

2. 机械性损伤 寄生虫对所寄生的部位及其附近组织和器官可产生损害或压迫作用。尤其当寄生虫个体较大,数量较多时,危害就更加严重。例如,蛔虫多时可扭曲成团引起肠梗阻;棘球蚴寄生在肝内,起初没有明显症状,以后逐渐长大压迫肝组织及腹腔内其他器官,发生明显的压迫症状。另外,幼虫在宿主体内移行可造成严重的损害,如蛔虫幼虫在肺内移行时穿破肺泡壁毛细血管,可引起出血。

3. 毒性作用与免疫损伤 寄生虫的分泌物、排泄物和死亡虫体的分解物对宿主均有毒性作用。例如,溶组织内阿米巴侵入肠黏膜和肝时,分泌溶组织酶,引起宿主肠壁溃疡和肝脓肿;阔节裂头绦虫的分泌物、排泄物可能影响宿主的造血功能而引起贫血。另外,寄生虫的代谢产物和死亡虫体的分解物又都具有抗原性,可使宿主致敏,引起局部或全身变态反应。如血吸虫卵内毛蚴分泌物引起周围组织发生虫卵肉芽肿。又如棘球蚴囊壁破裂,囊液进入腹腔,可以引起宿主发生过敏性休克。

二、宿主对寄生虫的免疫作用

宿主对寄生虫感染可产生一系列防御反应,包括固有免疫和适应性免疫。

(一)固有免疫

寄生虫感染宿主时,首先发挥抗感染作用的是固有免疫,包括皮肤、黏膜和胎盘的屏障作用,吞噬细胞、自然杀伤细胞等免疫细胞的吞噬、杀伤作用,补体和溶菌酶等分子的溶细胞作用等。固有免疫对各种寄生虫感染均具有一定程度的抵抗作用,但没有特异性,一般也不十分强烈。如钩虫、血吸虫等经皮肤钻入时,首先要突破皮肤的屏障作用。

(二)适应性免疫

适应性免疫是由寄生虫抗原刺激宿主免疫系统诱发免疫应答所产生的针对该抗原的免疫反应,表现为体液免疫和细胞免疫。适应性免疫的后果有2种类型。

1. 消除性免疫 宿主能消除寄生虫,并对再感染产生完全的抵抗力。如皮肤型黑热病患者痊愈后对同种病原体具有完全免疫力。这是人体寄生虫感染中少见的一种免疫类型。

2. 非消除性免疫 寄生虫感染中常见的一种免疫状态。大多数寄生虫感染可引起宿主对再感染产生一定程度的免疫力,但是,宿主体内原有的寄生虫不能完全被清除,维持在一个低水平,临床表现为不完全免疫。一旦用药物清除体内的残余寄生虫后,宿主已获得的免疫力便逐渐消失。例如人体感染疟原虫后,体内疟原虫未被清除,维持低虫血症,但宿主对同种感染具有一定

的抵抗力,称为带虫免疫。又如血吸虫感染,活的成虫可使宿主产生获得性免疫力,这种免疫力对体内原有的成虫不发生影响,可以存活下去,但对再感染时侵入的童虫有一定的抵抗力,称为伴随免疫。

宿主对寄生虫产生适应性免疫时也能导致寄生虫性超敏反应,按其发病机制常分为Ⅰ、Ⅱ、Ⅲ、Ⅳ型。Ⅰ型超敏反应多见于蠕虫的感染,如蛔虫幼虫引起的哮喘;疟原虫感染后可通过Ⅱ型超敏反应引起贫血;疟疾和血吸虫病患者出现的肾小球肾炎属于Ⅲ型超敏反应;血吸虫虫卵肉芽肿的形成则是Ⅳ型超敏反应所致。在寄生虫感染中,同一寄生虫抗原可引起不同型的超敏反应,如血吸虫病可有Ⅰ、Ⅲ、Ⅳ型超敏反应同时存在。不同的寄生虫抗原可引起同一型超敏反应,如疟疾和黑热病患者因细胞毒作用均可引起溶血性贫血。

三、寄生虫免疫逃避机制

寄生虫与宿主长期相互适应过程中,有些寄生虫能逃避宿主的免疫效应,这种现象称为免疫逃避。寄生虫能在有免疫力的宿主体内增殖,长期存活,有多种复杂的机制,包括寄生虫表面抗原性的改变,如抗原变异、抗原伪装,也可通过多种破坏机制改变宿主的免疫应答等。

1. 抗原变异 寄生虫表面抗原性的改变是逃避免疫效应的基本机制。有些寄生虫在宿主体内寄生时,其表面抗原性发生变异,直接影响免疫识别,例如非洲锥虫在宿主血液内能有顺序地更换其体表的糖蛋白,产生新的变异体,而宿主体内每次产生的抗体,对下一次出现的新变异体无作用,因此寄生虫可以逃避特异性抗体的作用。

2. 抗原伪装 寄生虫体表结合有宿主的抗原,或者被宿主的抗原包被,妨碍了宿主免疫系统的识别。例如曼氏血吸虫肺期童虫表面结合有宿主的血型抗原(A、B和H)和主要组织相容性抗原(MHC),这类抗原来自宿主组织而不是由寄生虫合成的,因此宿主抗体不能与这种童虫结合,为逃避宿主的免疫攻击创造了条件。

3. 抑制或直接破坏宿主的免疫应答 寄生在宿主体内的寄生虫释放出的大量可溶性抗原可以干扰宿主的免疫反应,有利于寄生虫存活下来。表现为与抗体结合,形成抗原-抗体复合物,抑制宿主的免疫应答。如曼氏血吸虫感染者血清中存在循环抗原,可在宿主体内形成可溶性免疫复合物。这种复合物可改变宿主免疫反应,也可直接破坏特异的免疫效应分子。

第三节 寄生虫病的流行与防治原则

一、寄生虫病流行的基本环节

(一)传染源

人体寄生虫病的传染源是指人体寄生虫寄生的人和动物,包括患者、带虫者和保虫宿主(家畜、家养动物及野生动物)。作为传染源,其体内的寄生虫在生活史的某一发育阶段可以通过不同方式进入另一宿主体内继续发育。例如蠕虫感染的带虫者或患者从粪便排出蠕虫卵,溶组织阿米巴带虫者可排出包囊。虫卵或包囊在排出时即有感染性,或在适宜的外界环境中发育到感染阶段(感染期)。感染阶段是指寄生虫侵入宿主体内能继续发育或繁殖的发育阶段。

(二)传播途径

寄生虫从传染源传播到易感宿主的过程。人体寄生虫常见的传播途径有下列几种。

1. 经口感染 最常见的感染途径。如蠕虫的感染期虫卵、原虫的包囊可通过污染的食物、饮水等被人误食而感染;生食或半生食含有囊蚴的鱼、虾、蟹类或含有绦虫囊尾蚴的猪肉、牛肉也可使人感染。

2. 经皮肤感染 有些寄生虫的感染期幼虫可主动经皮肤侵入人体,如土壤中的钩虫丝状蚴、

重点:寄生虫病流行的基本环节包括传染源、传播途径和易感人群。

水中的血吸虫尾蚴以及疥螨、蠕形螨等。

3. 经媒介昆虫感染 某些寄生虫在吸血昆虫体内发育为感染阶段,在昆虫叮刺人时进入人体,如蚊媒传播的疟原虫和丝虫。

4. 经接触传染 寄生虫通过直接或间接接触方式侵入人体,如阴道毛滴虫和疥螨。

5. 自身感染 有些寄生虫可以在宿主体内引起自体重复感染,如在小肠内寄生的猪带绦虫,其脱落的孕节由于呕吐而逆流至胃内被消化,虫卵由胃到达小肠后,孵出六钩蚴,钻入肠壁随血液循环到达身体各部位,引起囊尾蚴的自身感染。

6. 经胎盘感染 有些寄生虫可以随母亲血液通过胎盘使胎儿感染,如弓形虫等。

此外,尚有其他一些途径可导致寄生虫感染,如卡氏肺孢子虫经呼吸道感染,疟原虫经输血感染等。

（三）易感人群

易感人群指对寄生虫缺乏免疫力的人。人体感染寄生虫后,通常可产生获得性免疫,但多属于带虫免疫,当寄生虫从人体内消失后机体又可重新处于易感状态。非流行区的人进入疫区也属易感人群,易感性还与年龄有关,一般儿童的免疫力低于成年人。

二、影响寄生虫病流行的因素

1. 自然因素 自然因素包括温度、湿度、雨量、光照等气候因素,以及地理环境和生物种群等。气候因素影响寄生虫在外界的生长发育,如温暖、潮湿的环境有利于土壤中的蛔虫卵和幼虫的发育。气候影响中间宿主或媒介节肢动物的孳生、活动与繁殖,如温度低于 15 ℃或高于 37.5 ℃,疟原虫便不能在蚊体内发育。温暖、潮湿的气候,既有利于蚊虫的生长、繁殖,也适合蚊虫吸血活动,增加传播疟疾、丝虫病的机会。温度影响寄生虫的侵袭力,如血吸虫尾蚴对人体的感染力与温度有关。地理环境与中间宿主的生长发育及媒介节肢动物的孳生和栖息均有密切关系,可间接影响寄生虫病流行。土壤性质则直接影响土源性蛔虫的虫卵或幼虫的发育。

2. 生物因素 中间宿主或传播媒介的存在是某些寄生虫病流行的必需条件,这些寄生虫病的流行与中间宿主或传播媒介的地理分布和活动季节相符,如我国血吸虫的流行在长江以南地区,与钉螺的地理分布一致;丝虫病与疟疾的流行同其蚊虫宿主的地理分布与活动季节相符合。

3. 社会因素 社会因素包括社会制度、经济状况、科学水平、文化教育、医疗卫生、防疫保健以及人民的生产方式和生活习惯等。这些因素对寄生虫病流行的影响日益受到重视。一个地区的自然因素和生物因素在某一个时期内是相对稳定的,而社会因素往往是可变的,尤其随着政治经济状况的变动,可在一定程度上影响着自然和生物因素。经济文化的落后必然伴有落后的生产方式和生活方式,以及不良的卫生习惯和卫生环境。因而不可避免造成许多寄生虫病的广泛流行,严重危害人体健康。

知识点:寄生虫病的防治原则包括控制和消灭传染源、切断传播途径和保护易感人群。

三、寄生虫病的防治原则

寄生虫的生活史因种不同,有的比较复杂,寄生虫病的流行因素也多种多样,因此要达到有效的防治目的,必须在了解各种寄生虫的生活史及寄生虫病的流行病学规律的基础上,制订综合防治措施。根据寄生虫病的流行环节和因素,采取下列几项措施,阻止寄生虫生活史的完成,以期控制和消灭寄生虫病。

1. 控制和消灭传染源 在流行区普查、普治带虫者和患者,查治或处理保虫宿主,做好流动人口的监测,控制流行区传染源的输入和扩散。

2. 切断传播途径 加强粪便和水源的管理,搞好环境卫生和个人卫生,以及控制或杀灭媒介节肢动物和中间宿主。

3. 保护易感人群 加强集体和个人防护工作,改变不良的饮食习惯,改进生产方法和生产条件,用驱避剂涂抹皮肤以防吸血节肢动物媒介叮刺,对某些寄生虫病还可采取预防服药的措施。

归纳总结

人体寄生虫学是研究与人体健康有关的寄生虫的形态结构、生活活动和生存繁殖规律,阐明寄生虫与人体及外界因素相互关系的科学。它是预防医学和临床医学的一门基础学科。自然界中,随着漫长的生物演化过程,生物与生物之间的关系更加复杂。凡是两种生物在一起生活的现象,统称共生。在共生现象中根据两种生物之间的利害关系可分为共栖、互利共生、寄生等。过寄生生活的多细胞无脊椎动物和单细胞原生生物称为寄生虫。被寄生虫寄生并遭受其损害的动物或人称为宿主(包括终宿主、中间宿主、保虫宿主)。寄生虫生长、发育和繁殖的整个过程称为寄生虫的生活史,在寄生虫发育的各阶段中,具有感染人能力的阶段称为感染阶段。寄生虫通过夺取营养、机械性损伤、毒性与免疫损伤作用损伤宿主。寄生虫病的流行条件有 3 个,即传染源、传播途径和易感人群。防治原则为控制传染源、切断传播途径和保护易感人群。

能力检测

一、单项选择题

1. 寄生是指两种生物生活在一起,其中(　　)。

A. 一方受益,另一方无害　　　　　　　　　B. 一方受益,另一方受害

C. 双方都有利　　　　　　　　　　　　　　D. 双方都无利

E. 双方无利也无害

2. 中间宿主是指(　　)。

A. 寄生虫成虫或无性生殖阶段寄生的宿主

B. 寄生虫幼虫或无性生殖阶段寄生的宿主

C. 寄生虫成虫或有性生殖阶段寄生的宿主

D. 寄生虫幼虫或有性生殖阶段寄生的宿主

E. 寄生虫成虫寄生的宿主

3. 转续宿主是(　　)。

A. 寄生虫的适宜终宿主　　　　　　　　　　B. 寄生虫的适宜中间宿主

C. 寄生虫成虫寄生的不适宜宿主　　　　　　D. 寄生虫成虫寄生的适宜脊椎动物

E. 寄生虫幼虫寄生的非正常宿主

4. 寄生虫的生活史是指(　　)。

A. 寄生虫的繁殖方式　　　　　　　　　　　B. 寄生虫的取食来源

C. 寄生虫生长、发育、繁殖的过程　　　　　D. 寄生虫宿主的种类

E. 寄生虫寄生于宿主的部位

5. 寄生虫对宿主的损害,不正确的是(　　)。

A. 夺取营养　　　　　B. 机械性损伤　　　　　C. 毒性作用

D. 免疫损害　　　　　E. 引起癌变

二、名词解释

寄生　宿主　中间宿主　终宿主　保虫宿主　生活史

三、简答题

1. 寄生虫的宿主有哪几类?

2. 寄生虫对宿主可造成哪些损害?

3. 人体寄生虫的主要侵入途径有哪些?

(卢　杰)

第三十四章　医学蠕虫

学习目标

◆能区分医学蠕虫各虫卵形态,识别寄生虫成虫种类。
◆掌握常见医学蠕虫的生活史和致病性。
◆熟悉常见医学蠕虫流行病学特点和防治原则。
◆了解常见医学蠕虫实验室诊断方法。

案例引导

　　林某,女,26岁,因在粪便中发现有白色节片而来就诊。在饮食中喜爱食猪肉和牛肉。自从发现粪便中有白色节片排出后,常感到厌食、恶心和腹部痉挛,偶尔有肌痛感觉,前来就诊。体检正常,粪便检查发现有带绦虫卵。患者带来的一孕节经注射墨汁检查,子宫分支是10～12支。
　　分析思考:
　　1. 你认为该患者可能患哪种带绦虫病? 为什么?
　　2. 该患者是否需要住院治疗? 应注意防止什么并发症?

　　医学蠕虫(medical helminth)是寄生于人体的一类无骨骼、无甲壳和附肢,并能借肌肉伸缩而蠕动的多细胞无脊椎动物。由蠕虫引起的疾病称为蠕虫病,其中多数为人兽共患寄生虫病。常见的医学蠕虫包括线虫、吸虫和绦虫。

第一节　线　　虫

　　线虫隶属线形动物门线虫纲,已发现的有2万余种。虫体多呈圆柱形,体不分节。雌雄异体,雌虫一般大于雄虫。雌虫尾端尖直,雄虫尾端多朝腹面卷曲。常见的寄生于人体并能导致严重疾病的线虫有10余种,主要有蛔虫、钩虫、丝虫、旋毛虫等。

一、似蚓蛔线虫

　　似蚓蛔线虫(*Ascaris lumbricoides*)简称蛔虫,是人体内最常见的寄生虫之一。成虫寄生于小肠,可引起蛔虫病。

（一）形态

1. 成虫　是人体肠道中最大的线虫。虫体呈长圆柱形,头、尾两端略细,形似蚯蚓。活虫呈粉红色,体表可见有细横纹和两条明显的侧线。口孔位于虫体顶端,其周有三个呈品字形排列的唇瓣。唇瓣内缘有细齿,外缘有乳突。直肠短,雌虫消化道末端开口于肛门,雄虫则通入泄殖腔。雌虫长20～35 cm,个别虫体可达49 cm,最宽处直径为3～6 mm,尾端尖直。雌虫生殖系统为双管型,盘绕在虫体后2/3部分的原体腔内,阴门位于虫体前1/3交界处的腹面。雄虫长15～31 cm,最宽处直径为2～4 mm,尾端向腹面卷曲。雄虫生殖系统为单管型,盘绕在虫体后半部的原

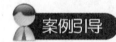
重点:成虫呈圆柱形,雌雄异体,有品字形唇瓣,雌虫尾端尖直,雄虫尾端向腹面卷曲。

体腔内,具有一对象牙状交合刺。

2. 虫卵 人体排出的蛔虫卵有受精卵和未精卵两种。受精蛔虫卵呈宽卵圆形,大小为(45~75)μm×(35~50)μm,卵壳厚,自外向内分为三层:受精膜、壳质层和蛔甙层。卵壳内有一个大而圆的卵细胞,与卵壳间常见有新月形空隙。卵壳外有一层由虫体子宫分泌形成的蛋白质膜,表面凹凸不平,在肠道内被胆汁染成棕黄色。未受精蛔虫卵多呈长椭圆形,大小为(88~94)μm×(39~44)μm,卵壳与蛋白质膜均较受精蛔虫卵薄,无蛔甙层,卵壳内含许多大小不等的折光性颗粒(图34-1)。两种虫卵的蛋白质膜有时可脱落,脱蛋白质膜虫卵无色,应注意与其他线虫卵相区别。

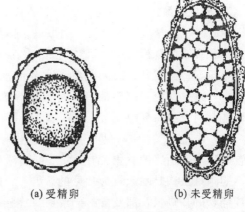

(a) 受精卵 (b) 未受精卵

图 34-1 蛔虫卵

（二）生活史

蛔虫的发育过程包括虫卵在外界土壤中的发育和虫体在人体内发育两个阶段。生活史不需要中间宿主,属直接发育型。

成虫寄生于人体小肠,以肠内半消化食物为营养。雌、雄成虫交配后雌虫产卵。一条雌虫每天产卵可达24万个。虫卵随宿主粪便排出体外,污染环境,受精卵在外界潮湿、荫蔽、氧气充足的环境中,在适宜的温度(21~30℃)条件下,约经2周,卵内细胞发育为幼虫,再经过1周,幼虫进行第一次蜕皮后变为二期幼虫。卵内含有二期幼虫的蛔虫卵,称为感染期卵。感染期卵被人误食后,在胃液、胰液及幼虫释放的孵化液作用下,在小肠内孵出幼虫。孵出的幼虫侵入小肠黏膜和黏膜下层,并钻入肠壁小静脉或淋巴管,经门静脉系统到肝,再经右心到肺,幼虫穿过肺毛细血管进入肺泡。在此幼虫经过第二次及第三次蜕皮,发育为第四期幼虫。然后,四期幼虫沿支气管、气管移行到咽,被吞咽入食管,经胃到小肠。在小肠内,幼虫进行第四次蜕皮后,经数周逐渐发育为成虫。自人体感染到雌虫产卵需60~75天,成虫在人体内存活时间通常为1年左右(图34-2)。

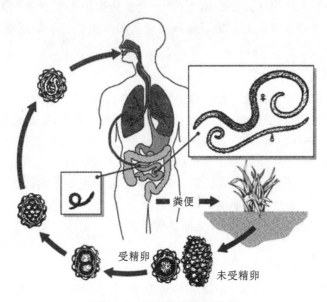

粪便

受精卵 未受精卵

图 34-2 似蚓蛔线虫生活史

（三）致病性

1. 幼虫期致病 幼虫钻入肠壁,经肝、肺移行,在移行过程中可造成机械性损伤。同时幼虫发育、蜕皮、释放变应原,引起宿主超敏反应,受损伤最明显的是肺,可出现出血、水肿、细胞浸润

重点:受精卵呈宽椭圆形、卵壳厚,卵壳内有1个卵细胞;未受精卵呈长椭圆形、卵壳薄,卵壳内充填折光颗粒。

重点:成虫寄生部位为小肠,虫卵随粪便排出,感染阶段为感染期卵,通过消化道传播。

等。临床表现为发热、咳嗽、哮喘、血痰、体温升高及嗜酸性粒细胞增高等,即蛔蚴性肺炎。严重感染者,幼虫还可侵入脑、肝、脾、肾和甲状腺等器官,引起异位寄生。

2. 成虫期致病 成虫是主要致病阶段。

(1)掠夺营养与影响吸收 蛔虫以人体肠腔内半消化物为食,掠夺营养、损伤肠黏膜,造成食物的消化和吸收障碍,影响机体对蛋白质、脂肪、碳水化合物等的吸收,导致营养不良。患者常有食欲不振、恶心、呕吐以及间歇性脐周疼痛等表现。

(2)超敏反应 蛔虫病患者可出现荨麻疹、皮肤瘙痒、血管神经性水肿以及结膜炎等症状。这可能是由于蛔虫变应原被人体吸收后,引起 IgE 介导的超敏反应所致。

(3)并发症 蛔虫有钻孔习性,当寄生环境发生改变时,如人体发热、胃肠病变、食入过多辛辣食物以及不适当的驱虫治疗时,常可刺激虫体活动力增强,容易钻入开口于肠壁上的各种管道。胆道蛔虫病是临床较为常见的合并症,虫体侵入部位多在胆总管。主要症状是突发性右上腹绞痛,并向右肩、背部及下腹部放射。疼痛呈间歇性加剧,伴有恶心、呕吐等。肠梗阻也是常见的并发症之一,临床表现为脐周或右下腹突发间歇性疼痛,并有呕吐、腹胀等,在患者腹部可触及条索状移动团块。个别患者甚至出现蛔虫性肠穿孔,引起局限性或弥漫性腹膜炎。

(四)实验诊断

自患者粪便中检查出虫卵,即可确诊。由于蛔虫产卵量大,采用直接涂片法,查 1 张涂片的检出率为 80% 左右,查 3 张涂片可达 95%。对直接涂片阴性者,也可采用沉淀集卵法或饱和盐水浮聚法,检出效果更好。对粪便中查不到虫卵,而临床表现疑似蛔虫病者,可用驱虫治疗性诊断,根据患者排出虫体的形态进行鉴别。疑为蛔蚴性肺炎或蛔虫幼虫引起的过敏性肺炎的患者,可检查痰中蛔蚴确诊。

(五)流行

蛔虫的分布呈世界性,尤其在温暖、潮湿和卫生条件差的地区,人群感染较为普遍。蛔虫感染率,农村高于城市,儿童高于成人。粪便内含受精蛔虫卵的人是蛔虫感染的传染源,蛔虫卵在外界环境中无需中间宿主而直接发育为感染期卵。而且,蛔虫产卵量大,虫卵对外界理、化等不良因素的抵抗力强,在荫蔽的土壤中或蔬菜上,一般可活数月至一年。使用未经无害化处理的人粪施肥或儿童随地大便是造成蛔虫卵污染土壤、蔬菜或地面的主要方式。人因接触被虫卵污染的泥土、蔬菜,经口吞入附在手指上的感染期卵或者食用被虫卵污染的生菜、泡菜和瓜果等而受到感染。

(六)防治原则

蛔虫病的防治采取综合性措施。包括查治患者和带虫者,处理粪便、管好水源和预防感染几个方面。加强宣传教育,普及卫生知识,注意饮食卫生和个人卫生,做到饭前、便后洗手,不生食未洗净的蔬菜及瓜果,不饮生水,防止食入蛔虫卵,减少感染机会。使用无害化人粪做肥料,防止粪便污染环境是切断蛔虫传播途径的重要措施。对患者和带虫者进行驱虫治疗是控制传染源的重要措施。驱虫时间宜在感染高峰之后的秋、冬季,学龄儿童可采用集体服药。常用的驱虫药物有阿苯达唑、甲苯达唑、左旋咪唑和驱蛔灵等,驱虫效果都较好,并且副作用少。对有并发症的患者,应及时送医院诊治,不要自行用药,以免贻误病情。

二、蠕形住肠线虫

蠕形住肠线虫(*Enterobius vermicularis*)简称蛲虫,呈世界性分布,儿童感染较为普遍,可引起蛲虫病。

(一)形态

1. 成虫 细小,乳白色,线头状。虫体角皮具有横纹,头端角皮膨大,形成头翼。体两侧角皮突出如嵴,称为侧翼。口囊不明显,口孔周围有三片唇瓣。咽管末端膨大呈球形,称为咽管球。

重点:幼虫可导致蛔蚴性肺炎;成虫常掠夺营养、影响吸收,导致超敏反应,还可引起胆道蛔虫症、肠梗阻等并发症。

知识点:检查方法有粪便直接涂片法和饱和盐水浮聚法。

重点:成虫细小,中部膨大,线头状,雌雄异体;虫卵无色透明,似柿核。

雌虫大小为(8~13)mm×(0.3~0.5)mm,虫体中部膨大,尾端直而尖细,其尖细部分约为虫体长的1/3。生殖系统为双管型,前后两子宫汇合通入阴道,阴门位于体前1/3交界处腹面正中线上,肛门位于体后1/3交界处腹面。雄虫微小,大小为(2~5)mm×(0.1~0.2)mm,体后端向腹面卷曲,生殖系统为单管型,泄殖腔开口于虫体尾端,有1根交合刺。

2. 虫卵 大小为(50~60)μm×(20~30)μm,卵壳无色透明,有两层壳质,蛋白质膜光滑。普通显微镜下观察的卵壳一侧较平,一侧稍凸,两端不等宽,虫卵的立体构型呈近似椭圆形的不等边三角体。虫卵自虫体排出时,卵壳内细胞多已发育至蝌蚪期胚(图34-3)。

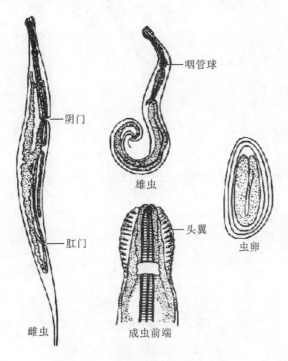

图 34-3 蠕形住肠线虫成虫与虫卵

（二）生活史

成虫寄生于人体的盲肠、结肠、回肠下段等处,以肠内容物、组织或血液为食。雌、雄虫交配后,雄虫多很快死亡,雌虫子宫内充满虫卵,并向肠腔下段移行。当人睡眠后,肛门括约肌松弛时,部分雌虫移行到肛门外,因受温度和湿度的改变及氧的刺激,开始大量排卵。排卵后的雌虫多干枯死亡,少数雌虫可由肛门返回肠腔。若进入阴道、尿道等处,可导致异位寄生。

虫卵在肛门附近,因温度和湿度适宜,氧充足,卵胚很快发育,约经6 h,卵壳内幼虫发育成熟,并蜕皮1次,即为感染期卵。雌虫的产卵活动引起肛周皮肤发痒,当患儿用手搔抓时,虫卵污染手指,经口食入后形成自身感染。感染期卵也可散落在衣裤、被褥、玩具或食物上,经吞食等方式使人受染。

虫卵在十二指肠内孵出幼虫,幼虫沿小肠下行途中蜕皮两次,到结肠内再蜕皮1次后发育为成虫。自吞食感染期虫卵至雌虫产卵需2~6周。雌虫在人体内存活一般不超过2个月(图34-4)。

（三）致病性

雌虫的产卵活动所引起的肛门及会阴部皮肤瘙痒及继发性炎症是蛲虫病的主要症状。患者常有烦躁不安、失眠、食欲减退、夜惊等表现,长期反复感染,会影响儿童的健康成长。若有异位寄生,则可导致严重后果。较为常见的是由于雌虫侵入阴道后而引起的阴道炎、子宫内膜炎和输卵管炎等。如在腹腔、腹膜、盆腔、肠壁组织、输卵管等部位寄生,也可引起以虫体或虫卵为中心的肉芽肿病变。

重点:成虫寄生部位为回盲部,雌虫在肛周产卵,感染阶段为感染期卵,通过消化道传播,可自身感染。

重点:引起肛门及会阴部皮肤瘙痒及继发性炎症。

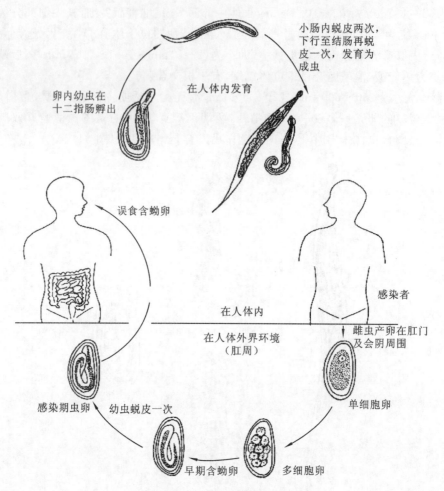

小肠内蜕皮两次，
下行至结肠再蜕
皮一次，发育为
成虫

卵内幼虫在
十二指肠孵出

在人体内发育

误食含蚴卵

感染者

在人体内

在人体外界环境
（肛周）

雌虫产卵在肛门
及会阴周围

感染期虫卵　幼虫蜕皮一次

单细胞卵

早期含蚴卵　多细胞卵

图 34-4　蠕形住肠线虫生活史

（四）实验诊断

知识点：检查方法为透明胶纸法。

根据雌虫产卵特点，用透明胶纸法或棉拭子法在肛周取材查虫卵是目前最常用的检查方法，采样应在清晨大便前或洗澡前进行。此法操作简便，检出率高。此外，如发现患儿睡后用手抓挠肛门时，可查看肛周有无成虫。

（五）流行

蛲虫感染遍及全世界。我国人群感染也较普遍。一般存在城市高于农村、儿童高于成人、在集体机构（如幼儿园等）生活的儿童感染率更高的特点。患者和带虫者是唯一的传染源，感染方式主要是通过肛门—手—口的直接感染和人群的间接接触感染。蛲虫卵的抵抗力较强，在室内一般可存活3周左右。因此，在幼儿园的教室、寝室内以及玩具、衣被上均可查到蛲虫卵。此外，在儿童的指甲垢中也可查见虫卵，这是造成相互感染和自身感染的重要途径，也是反复感染的原因。

（六）防治原则

采取综合措施，以防止相互感染和自身反复感染。讲究公共卫生、家庭卫生和个人卫生，做到饭前便后洗手，勤剪指甲，定期烫洗被褥和清洗玩具，或用0.05%的碘液处理玩具，1h后虫卵可被全部杀死。常用的治疗药物有甲苯达唑、噻乙吡啶和噻嘧啶等。

三、十二指肠钩口线虫与美洲板口线虫

十二指肠钩口线虫（*Ancylostoma duodenale*）简称十二指肠钩虫，美洲板口线虫（*Necator americanus*）简称美洲钩虫。成虫寄生在人体小肠，引起钩虫病，钩虫病是我国五大寄生虫病

之一。

（一）形态

1. 成虫 体长 1 cm 左右，半透明，肉红色，死后呈灰白色。虫体前端较细，顶端有一发达的口囊，由坚韧的角质构成。十二指肠钩虫的口囊呈扁卵圆形，有钩齿 2 对，虫体前面和尾端均向背面弯曲，呈 C 形。美洲钩虫口囊呈椭圆形，有板齿 1 对，虫体前端向背面仰曲，尾端向腹面弯曲，呈 S 形。虫体前端两侧有 1 对头腺，能合成和分泌抗凝素及多种酶类，阻止宿主肠壁伤口的血液凝固，有利于钩虫的吸血。咽管壁有 3 个咽腺，分泌乙酰胆碱酯酶等，该酶可破坏乙酰胆碱，干扰神经递质的传递，削弱宿主肠壁的蠕动，有利于虫体附着。咽管较大，后端略膨大，管壁肌肉发达，有利于吸取宿主的血液。雌虫大于雄虫，雌虫尾端尖直，雄虫尾部角皮膨大形成交合伞。

2. 虫卵 椭圆形，壳薄，无色透明。大小为 $(56\sim76)\mu m\times(36\sim40)\mu m$，随粪便排出时，卵内细胞为 2~4 个，卵壳与细胞间有明显的空隙。若患者便秘或粪便放置过久，卵内细胞可继续分裂为多细胞期。十二指肠钩虫卵与美洲钩虫卵极为相似，不易区别。

（二）生活史

十二指肠钩虫与美洲钩虫的生活史基本相同。成虫寄生于人体小肠上段，虫卵随粪便排出体外后，在温暖（25~30 ℃）、潮湿（相对湿度为 60%~80%）、荫蔽、含氧充足的疏松土壤中，卵内细胞不断分裂，24 h 内第一期杆状蚴即可破壳孵出。此期幼虫以细菌和有机物为食，生长很快，在 48 h 内进行第一次蜕皮，发育为第二期杆状蚴。经 5~6 天后，进行第二次蜕皮后发育为丝状蚴，即感染期蚴。

丝状蚴具有明显的向温性，当其与人体皮肤接触并受到体温的刺激后，虫体活动力显著增强，经毛囊、汗腺口或皮肤破损处主动钻入人体，时间需 30 min 至 1 h。钩蚴钻入皮肤后，在皮下组织移行并进入小静脉或淋巴管，随血流经右心至肺，穿出毛细血管进入肺泡。此后，幼虫沿肺泡并借助小支气管、支气管上皮细胞纤毛摆动向上移行至咽，随吞咽活动经食管、胃到达小肠。幼虫在小肠内迅速发育，并在感染后的第 3~4 天进行第三次蜕皮，形成口囊，吸附肠壁，摄取营养，再经 10 天左右，进行第四次蜕皮后逐渐发育为成虫。自感染期蚴钻入皮肤至成虫交配产卵，一般需时 5~7 周。成虫借钩齿（或板齿）咬附在肠黏膜上，以血液、组织液、肠黏膜为食。成虫在人体内一般可存活 3 年左右（图 34-5）。

（三）致病性

人体感染钩虫后是否出现临床症状，除与钩蚴侵入皮肤的数量及成虫在小肠寄生的数量有关外，也与人体的健康状况、营养条件及免疫力有密切关系。

1. 幼虫致病

（1）钩蚴性皮炎 感染期蚴钻入皮肤后，数十分钟内患者局部皮肤即可有针刺、烧灼和奇痒感，进而出现充血斑点或丘疹，1~2 天内出现红肿及水疱，挠破后可有浅黄色液体渗出。若有继发细菌感染则形成脓疱，最后经结痂、脱皮而愈，此过程俗称为"粪毒"。

（2）呼吸道症状 钩蚴移行至肺，穿破微血管进入肺泡时，可引起局部出血及炎性病变。患者可出现咳嗽、痰中带血，并常伴有畏寒、发热等全身症状。重者可表现持续性干咳和哮喘。

2. 成虫致病

（1）消化系统症状 患者初期主要表现为上腹部不适及隐痛，继而可出现恶心、呕吐、腹泻等症状，食欲多显著增加，而体重却逐渐减轻。有少数患者出现喜食生米、生豆，甚至泥土、煤渣、破布等异常表现，称为"异嗜症"，似与患者体内铁的耗损有关。大多数患者经服铁剂后，此现象可自行消失。

（2）贫血 钩虫对人体的危害主要是成虫吸血，引起宿主长期慢性失血而出现缺铁性贫血。患者皮肤蜡黄、黏膜苍白、头晕、乏力、劳动力减弱或丧失，严重者可有心慌、气促、面部及下肢水肿等症状。钩虫引起贫血的原因：①成虫以血液为食，而且吸入的血液很快从消化道排出，造成血液丢失。②吸血时，头腺分泌抗凝素，使咬附部位不易凝血而不断渗血，其渗血量与虫体的吸

重点：十二指肠钩虫有钩齿 2 对，呈 C 形；美洲钩虫有板齿 1 对，呈 S 形；虫卵为椭圆形，卵壳薄，无色透明，卵内细胞为 2~4 个。

重点：成虫寄生部位为小肠，虫卵随粪便排出体外，感染阶段为丝状蚴，通过皮肤钻入人体。

重点：幼虫可引起钩蚴性皮炎和钩蚴性肺炎；成虫主要导致贫血，出现异嗜症。

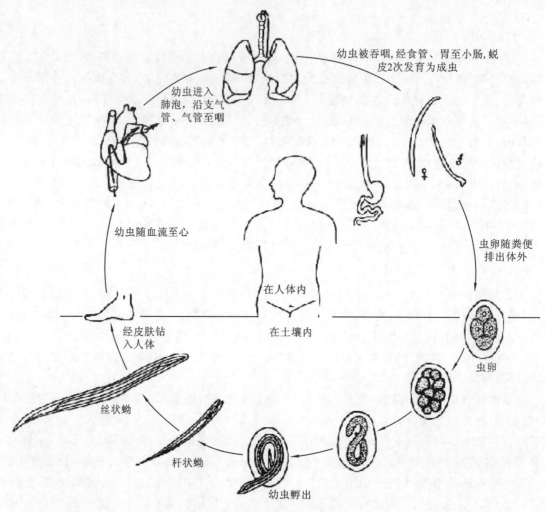

幼虫被吞咽,经食管、胃至小肠,蜕皮2次发育为成虫

幼虫进入肺泡,沿支气管、气管至咽

幼虫随血流至心

虫卵随粪便排出体外

在人体内

在土壤内

虫卵

经皮肤钻入人体

丝状蚴

杆状蚴

幼虫孵出

图 34-5 钩虫生活史

血量相当。③经常更换吸血部位,造成广泛出血点。

（3）婴儿钩虫病 临床表现为急性便血性腹泻、面色苍白、消化功能紊乱、发热、精神萎靡、肝脾肿大、贫血多较严重,病死率较高。

知识点:检查方法可用直接涂片法、饱和盐水浮聚法或钩蚴培养法。

（四）实验诊断

粪便检查以检出钩虫卵或孵化出钩蚴为确诊的依据,常用的方法:①直接涂片法:简便易行,但轻度感染者容易漏诊,反复检查可提高阳性率。②饱和盐水浮聚法:检出率明显高于直接涂片法。③钩蚴培养法:检出率与饱和盐水浮聚法相似,此法可鉴定虫种,但需培养 5～6 天才能得出结果。

（五）流行

钩虫病是世界上分布极为广泛的寄生虫病之一,在欧洲、美洲、非洲、亚洲均有流行。十二指肠钩虫属于温带型,美洲钩虫属于亚热带及热带型。由于地理位置的原因,一般在流行区常以一种钩虫流行为主,但也常有混合感染的现象。我国地处温带及亚热带地区,在淮河及黄河一线以南,仍是钩虫的主要流行区,一般认为南方高于北方,农村高于城市,北方以十二指肠钩虫为主,南方则以美洲钩虫为主,但混合感染极为普遍。

钩虫病患者和带虫者是钩虫病的传染源。钩虫病的流行与自然环境、种植作物、生产方式及生活条件等诸因素有密切关系。钩虫卵及钩蚴在外界的发育需要适宜的温度、湿度及土壤条件,因而感染季节各地也有所不同。

（六）防治原则

对钩虫病防治,可采用综合性措施:①在流行区进行普查普治,是预防、控制钩虫病流行的重要措施;常用药物有阿苯达唑和甲苯达唑等。②加强粪便管理,使用无害化粪便施肥。③开展健康教育,加强个人防护,改良耕作方法,减少皮肤接触疫土的机会。

四、旋毛形线虫

旋毛形线虫(*Trichinella spiralis*)简称旋毛虫,由其引起的旋毛虫病对人体的危害性很大,严重感染常能致人死亡。很多种动物可作为本虫的宿主,是人兽共患的寄生虫病之一。

（一）形态

1. 成虫 微小,线状,虫体后端稍粗。雄虫大小为(1.4~1.6)mm×(0.04~0.05) mm,雌虫为(3~4)mm×0.06 mm。消化道的咽管长度为虫体长的1/3~1/2,咽管后段的背侧有一列呈圆盘状的杆细胞组成的杆状体,其分泌物具有消化功能和抗原性。两性成虫的生殖系统均为单管型。雄虫尾端具一对叶状交配附器,无交合刺。雌虫卵巢位于体后部,输卵管短窄,子宫较长,其前段内含未分裂的卵细胞,后段则含幼虫,越近阴道处的幼虫发育越成熟。自阴门产生的新生幼虫,大小只有124 μm×6 μm。

2. 幼虫 成虫产出的幼虫随血液循环到达横纹肌内逐渐形成囊包。囊包呈梭形,其纵轴与肌纤维平行,大小为(0.25~0.5)mm×(0.21~0.42)mm。一个囊包内通常含1~2条卷曲的幼虫,个别也有6~7条的,幼虫的咽管结构与成虫相似。

知识点:幼虫在横纹肌内形成梭状囊包。

（二）生活史

在寄生人体的线虫中,旋毛虫的发育过程具有其特殊性。成虫和幼虫同寄生于一个宿主内:成虫寄生于小肠,幼虫则寄生在横纹肌细胞内。在旋毛虫发育过程中,无外界的自由生活阶段,但完成生活史则必须更换宿主。除人以外,许多哺乳动物,均可作为本虫的宿主。

知识点:成虫寄生部位为小肠,感染阶段为幼虫囊包,消化道传播。

当人或动物食入了含活旋毛虫幼虫囊包的肉类后,在胃液和肠液的作用下,数小时内,幼虫在十二指肠及空肠上段自囊包中逃逸出,并钻入肠黏膜内,经一段时间的发育再返回肠腔。在感染后的48 h内,幼虫经4次蜕皮后,即可发育为成虫。雌、雄虫交配后,雌虫重新侵入肠黏膜内,有些虫体还可在腹腔或肠系膜淋巴结处寄生。受精后的雌虫子宫内的虫卵逐渐发育为幼虫,并向阴道外移动。感染后的第5~7天,雌虫产出幼虫。成虫一般可存活1~2个月,有的可存活3~4个月。

产出的幼虫大多侵入局部肠黏膜淋巴管或小静脉,随淋巴和血液循环到达全身组织,但只有到达横纹肌内的幼虫才能继续发育。在感染后1个月左右,幼虫周围形成纤维性囊壁,并不断增厚,形成梭形囊包。囊包内的幼虫可存活数年。

（三）致病性

旋毛虫对人体致病的程度与诸多因素有关,如食入幼虫囊包的数量及其感染力;幼虫侵犯的部位及机体的功能状态,特别是与人体对旋毛虫有无免疫力等因素关系密切。轻者可无明显症状,重者临床表现复杂多样,如不及时诊治,患者可在发病后3~7周死亡。旋毛虫的致病过程分为三期。

知识点:致病过程包括侵入期、幼虫移行、寄生期和囊包形成期。

1. 侵入期 幼虫在小肠内自囊包脱出并发育为成虫的阶段,因主要病变部位发生在肠道,故也可称此期为肠型期。由于幼虫及成虫对肠壁组织的侵犯,而引起十二指肠炎、空肠炎,患者可有恶心、呕吐、腹痛、腹泻等胃肠症状。同时伴有厌食、乏力、畏寒、低热等全身症状,极易被误诊为其他疾病。

2. 幼虫移行、寄生期 新生幼虫随淋巴、血液循环移行至全身各器官及侵入横纹肌内发育的阶段,因主要病变部位发生在肌肉,故也可称此期为肌型期。由于幼虫移行时机械性损害及分泌物的毒性作用,引起所经之处组织的炎症反应。患者可出现急性临床症状,如急性全身性血管

炎、水肿、发热和血中嗜酸性粒细胞增多等,急性期病变发展较快,严重感染的患者,可因广泛性心肌炎,导致心力衰竭。本病死亡率较高,国内为3%左右。

3. 囊包形成期 囊包的形成是由于幼虫的刺激,导致宿主肌组织由损伤到修复的结果。随着虫体的长大、卷曲,幼虫寄生部位的肌细胞逐渐膨大呈纺锤状,形成梭形的肌腔包围虫体,由于结缔组织的增生而形成囊壁。随着囊包的逐渐形成,组织的急性炎症消失,患者的全身症状日渐减轻,但肌痛仍可持续数月。

(四)实验诊断

1. 病原诊断 采用活检法,自患者腓肠肌或肱二头肌取样,经压片或切片镜检有无幼虫及囊包。如果患者尚有吃剩的肉,也可用同法检查,以资佐证。

2. 免疫诊断 旋毛虫具有较强的免疫原性,因此免疫诊断有较大意义。可用皮内试验、间接荧光抗体、酶联免疫吸附试验等协助诊断。

知识点:人通常食入含囊包的肉类感染。

(五)流行

旋毛虫病呈世界性分布,但以欧洲、北美洲发病率较高。此外,非洲、大洋洲及亚洲的日本、印度、印度尼西亚等国也有流行。我国自1964年在西藏首次发现人体旋毛虫病以后,其他省份相继也有人体感染的报告,旋毛虫病是云南省最严重的人兽共患寄生虫病。

在自然界中,旋毛虫是肉食动物的寄生虫,目前已知有百余种哺乳动物可自然感染旋毛虫病。这些动物之间相互蚕食或摄食尸体而形成的“食物链”,成为人类感染的自然疫源。但人群旋毛虫病的流行与猪的饲养及人食入肉制品的方式有更为密切的关系。猪的感染主要是由于吞食了含活幼虫囊包的肉屑或鼠类,猪与鼠的相互感染是人群旋毛虫病流行的重要来源。

旋毛虫幼虫囊包的抵抗力较强,能耐低温,猪肉中囊包里的幼虫在-15℃储存20天才死亡,在腐肉中也能存活2~3个月。晾干、腌制及涮食等方法常不能杀死幼虫,但在70℃时多可被杀死。因此,生食或半生食受染的猪肉是人群感染旋毛虫的主要方式,占发病人数的90%以上。在我国的一些地区,居民有食“杀片”“生皮”“剁生”的习俗,极易引起本病的暴发流行。

(六)防治原则

加强卫生教育,改变食肉的方式,不吃生的或未熟透的猪肉及野生动物肉是预防本病的关键。认真执行肉类检疫制度,未经宰后检疫的猪肉不准上市;遵守食品卫生管理法规,发现感染有旋毛虫病的肉要坚决焚毁。

目前,阿苯达唑是治疗旋毛虫病的首选药物,不仅有驱除肠内早期幼虫及抑制雌虫产蚴的作用,而且能杀死肌肉中的幼虫,并兼有镇痛、消炎的功效。此外,甲苯达唑也有较好的治疗效果。

五、毛首鞭形线虫

毛首鞭形线虫(*Trichuris trichiura*)简称鞭虫,是人体常见的寄生线虫之一。成虫寄生于人体盲肠,可以引起鞭虫病。

知识点:成虫外形似马鞭;卵呈纺锤形,黄褐色,两端各具一个透明的盖塞。

(一)形态

成虫外形似马鞭,前端细长,约占虫体总长3/5,后端明显粗大。雌虫长35~50 mm,尾端钝圆。雄虫长30~45 mm,尾端向腹面呈环状卷曲,有交合刺1根。两性成虫的生殖系统均为单管型。鞭虫卵呈纺锤形,大小为(50~54)μm×(22~23)μm,黄褐色,卵壳较厚,两端各具一个透明的盖塞。虫卵自人体排出时,卵壳内细胞尚未分裂(图34-6)。

知识点:成虫寄生部位为盲肠,虫卵随粪便排出,感染阶段为感染期卵。

(二)生活史

成虫主要寄生于人体盲肠内,严重感染时,也可寄生在结肠、直肠,甚至回肠下段。虫卵随粪便排出体外,在泥土中温度、湿度适宜的条件下,经3~5周即可发育为感染期卵。这种虫卵随被污染的食物、饮水、蔬菜等经口进入人体。在小肠内,卵内幼虫活动加剧,在分泌酶的作用下,幼虫自卵壳一端的盖塞处逃逸出。并多从肠腺隐窝处侵入局部肠黏膜,摄取营养,进行发育。经10

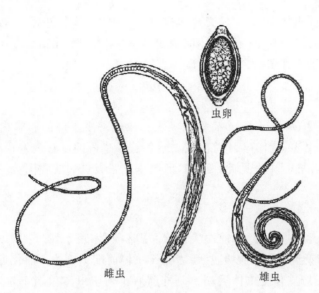

虫卵

雌虫 雄虫

图 34-6 毛首鞭形线虫成虫及虫卵

天左右,幼虫重新回到肠腔,再移行至盲肠,以其纤细的前端钻入肠壁黏膜至黏膜下层组织,后端则裸露在肠腔内寄生并发育为成虫。自误食感染期虫卵至成虫发育成熟产卵,需 1～3 个月。鞭虫在人体内一般可存活 3～5 年。

（三）致病性

由于虫体的机械性损伤和分泌物的刺激作用,可致肠壁黏膜组织出现充血、水肿或出血等慢性炎症反应。少数患者可有细胞增生,肠壁组织明显增厚以及在炎症基础上形成肉芽肿等病变。鞭虫以组织液和血液为食,重度感染者可致慢性失血。

一般轻度感染多无明显症状,只有在进行常规粪便检查时,才发现有鞭虫寄生。严重感染者可出现头晕、腹痛、慢性腹泻、消瘦及贫血等。儿童重度感染,可导致直肠脱垂,多见于营养不良或并发肠道致病菌感染的病例。

（四）实验诊断

鞭虫病的诊断以检获虫卵为依据,可采用粪便直接涂片法、沉淀集卵法及饱和盐水浮聚法等。因鞭虫卵较小,容易漏检,需反复检查,以提高检出率。

（五）流行

鞭虫广泛分布于热带及温带地区,尤以温暖、潮湿的环境更有利鞭虫卵的发育和传播。在荫蔽、氧充足的环境中,适宜虫卵发育的温度为 30 ℃,并能保持感染能力达数月至数年。鞭虫卵对低温、干燥的抵抗力不及蛔虫卵强,因此,在我国南方人群的鞭虫感染率明显高于北方干旱地区。鞭虫感染常与蛔虫感染并存,但感染率一般低于蛔虫。人是唯一的传染源。儿童的感染率及感染度均比成人高,这可能与儿童卫生习惯较差以及接触感染期虫卵的机会多有关。

（六）防治原则

防治原则基本上与蛔虫相同。应强调加强环境卫生、个人卫生和饮食卫生,并做好保护饮用水的清洁及加强粪便管理。对患者和带虫者应重视驱虫,甲苯达唑、阿苯达唑对治疗鞭虫病的效果较好。

第二节　吸　虫

吸虫(trematode)属于扁形动物门的吸虫纲。虫体呈叶状或舌状,背腹扁平,两侧对称,具口吸盘和腹吸盘。前端沿口、咽、食管向后延伸为两肠支,末端为盲肠,无肛门。除血吸虫外,均为

雌雄同体。吸虫的生活史复杂,有世代交替和宿主转换现象,通常包括虫卵、毛蚴、胞蚴、雷蚴、尾蚴、囊蚴、童虫和成虫等阶段。寄生于人体的吸虫有 30 余种,我国常见的有华支睾吸虫、布氏姜片虫、卫氏并殖吸虫、斯氏狸殖吸虫和日本血吸虫等。

一、华支睾吸虫

华支睾吸虫(*Clonorchis sinensis*)简称肝吸虫。成虫寄生于肝的胆管内,可引起华支睾吸虫病,又称为肝吸虫病。本虫于 1874 年首次在加尔各答一华侨的肝管内发现。曾先后于湖北江陵县西汉古尸和战国楚墓古尸中查见此种虫卵,证明华支睾吸虫病在我国流行至少已有 2300 年的历史。

(一) 形态

重点:成虫体形狭长,背腹扁平,口吸盘略大于腹吸盘,雌雄同体;虫卵似芝麻,有盖、肩峰和小疣。

1. 成虫 体形狭长,背腹扁平,前端尖细,后端略钝,体表无棘。虫体大小一般为(10～25)mm×(3～5)mm。口吸盘略大于腹吸盘,后者位于虫体前端 1/5 处。消化道的前部有口、咽及短的食管,然后分叉为两肠支伸至虫体后端。睾丸前后排列于虫体后端 1/3 处,呈分支状,从睾丸各发出一支输出管,约在虫体的中部会合为输精管,向前逐渐膨大形成储精囊。储精囊接射精管开口于生殖腔。无阴茎和阴茎袋。卵巢边缘分叶,位于睾丸之前,受精囊在睾丸和卵巢之间,呈椭圆形。劳氏管细长、弯曲,开口于虫体背面。卵黄腺滤泡状,分布于虫体两侧,从腹吸盘向下延至受精囊水平。输卵管的远端为卵膜,周围为梅氏腺。子宫从卵膜开始盘绕而上,开口于腹吸盘前缘的生殖腔。

2. 虫卵 呈黄褐色,甚小,内有成熟的毛蚴。平均为 29 μm×17 μm,形状似芝麻,一端较窄且有盖,盖周围的卵壳增厚、形成肩峰,另一端有小疣状突起(图 34-7)。

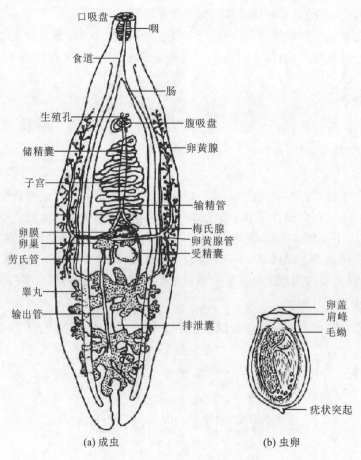

(a) 成虫 　　(b) 虫卵

图 34-7　华支睾吸虫成虫与虫卵

（二）生活史

成虫寄生于人或哺乳动物的肝胆管内。虫卵随胆汁进入消化道混于粪便排出,在水中被第一中间宿主淡水螺吞食后,在螺体消化道孵出毛蚴,穿过肠壁在螺体内发育,经历了胞蚴、雷蚴和尾蚴3个阶段。成熟的尾蚴从螺体逃逸出,遇到第二中间宿主淡水鱼类,则侵入鱼体内肌肉等组织发育为囊蚴。终宿主因食入含有囊蚴的鱼而被感染。囊蚴在十二指肠内脱囊。脱囊后的幼虫沿胆汁流动的逆方向移行,经胆总管至肝胆管,也可经血管或穿过肠壁经腹腔进入肝胆管内,通常在感染后1个月左右,发育为成虫(图34-8)。

重点:成虫寄生部位为肝胆管,虫卵随粪便排出,感染阶段为囊蚴,消化道传播,第一中间宿主为淡水螺,第二中间宿主为淡水鱼类。

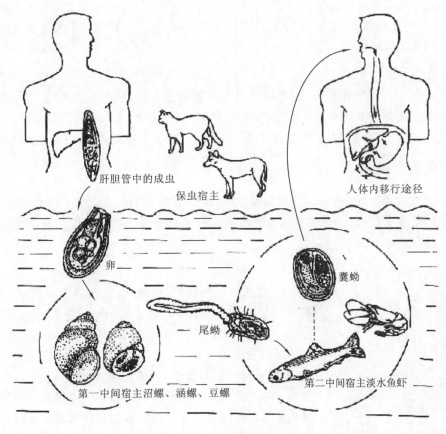

肝胆管中的成虫

保虫宿主

人体内移行途径

卵

囊蚴

尾蚴

第一中间宿主沼螺、涵螺、豆螺

第二中间宿主淡水鱼虾

图34-8 华支睾吸虫生活史

（三）致病性

成虫寄生于人体的肝胆管内,虫体的分泌物、代谢产物及虫体的机械性刺激,可引起胆管内膜和胆管周围的炎症,导致胆管上皮损伤、脱落、增生,管壁增厚,管腔变窄,周围纤维组织增生,导致肝吸虫病。

由于胆管阻塞、胆汁淤滞,常导致阻塞性黄疸或继发细菌感染,引起胆管炎和胆囊炎。虫卵、死亡的虫体碎片等可作为结石核心引起胆石症。长期慢性感染患者可出现肝硬化。胆管上皮细胞癌的发生与肝吸虫病有一定关系。

重点:肝吸虫病患者可表现为胆管炎、胆囊炎和肝硬化等。

在临床上,轻度感染者除肝肿大外,可无其他明显症状;中度感染者可表现为食欲不振、厌油腻、头晕、乏力、上腹部不适和肝区隐痛;重症感染者可出现营养不良、肝脾肿大、腹痛腹泻和黄疸等症状。晚期出现肝硬化、腹腔积液,甚至消化道大出血、肝性脑病而死亡。儿童反复重度感染,可导致发育障碍或侏儒症。

（四）实验诊断

1. 病原检查 检获虫卵是确诊的主要依据。但因虫卵小,粪便直接涂片法易于漏检,故多采用各种集卵法(如水洗离心沉淀法、乙醚沉淀法等)和十二指肠引流胆汁进行离心沉淀检查。

2. 免疫诊断 不能用做确诊,仅作为流行病学调查初筛之用。常用实验有皮内试验、酶联免

疫吸附试验等。

（五）流行

华支睾吸虫人体感染主要分布于东南亚，如中国、日本、朝鲜、越南等国家。我国除青海、宁夏、新疆、内蒙古、西藏等尚无报道外，已有 24 个省、市、自治区有不同程度流行。而保虫宿主动物感染的地区范围更广，感染率与感染度多比人体高，是重要的传染源。

华支睾吸虫病流行的关键因素是当地人群有吃生的或未煮熟鱼肉的习惯。如在广东主要通过吃"鱼生""鱼生粥"或烫鱼片而感染，男性成年人的感染率较高；在东北地区，特别是朝鲜族居民主要是通过生鱼佐酒吃而感染，也以男性成年人较多；如北京、山东、河北、四川等地多以从河沟、池塘捉的鱼烤吃而感染，主要为 20 岁以下的青少年和儿童；使用切过生鱼的刀及砧板切熟食等也有使人感染的可能。

（六）防治原则

大力做好卫生宣传教育工作，提高群众对本病传播途径的认识，自觉不吃生的或不熟的鱼虾。改进烹调方法和改变饮食习惯，注意分开使用切生、熟食物的菜刀、砧板及器皿。也不用生鱼喂猫、犬。合理处理粪便，改变养鱼的习惯。积极治疗患者和感染者，目前吡喹酮为首选药。

二、布氏姜片虫

布氏姜片虫（*Fasciolopsis buski*）简称姜片虫，是寄生在人体小肠中的一种大型吸虫，也是人类最早认识的寄生虫之一。早在 1600 多年前我国东晋时就有记载。临床上确诊的第一个病例是在我国广州发现的。

重点：成虫呈长椭圆形，背腹扁平，为人体中最大的吸虫，腹吸盘大于口吸盘，雌雄同体；虫卵呈椭圆形，寄生虫卵中最大者，卵盖不明显，内含 1 个卵细胞。

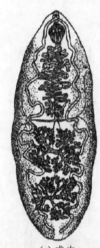
(a) 成虫　　(b) 虫卵
图 34-9　布氏姜片虫成虫和虫卵

（一）形态

1. 成虫　长椭圆形，肥厚，新鲜虫体呈肉红色，背腹扁平，前窄后宽，长 20～75 mm，宽 8～20 mm，厚 0.5～3 mm，体表有体棘，为人体中最大的吸虫。口吸盘近体前端，直径约 0.5 mm，腹吸盘靠近口吸盘后方，漏斗状，肌肉发达，较口吸盘大 4～5 倍，肉眼可见。咽和食管短，肠支呈波浪状弯曲，向后延至虫体末端。睾丸两个，高度分支，前后排列于虫体的后半部。阴茎袋呈长袋状。卵巢具分支。子宫盘曲在卵巢和腹吸盘之间。缺受精囊，有劳氏管。卵黄腺颇发达，分布于虫体的两侧。生殖孔位于腹吸盘的前缘。

2. 卵　呈椭圆形，淡黄色，大小为（130～140）μm×（80～85）μm，为人体最大的寄生虫卵。卵壳薄，一端有不明显的卵盖。卵内含卵细胞一个，卵黄细胞 20～40 个（图 34-9）。

重点：成虫寄生部位为小肠，虫卵随粪便排出，感染阶段为囊蚴，经消化道传播，中间宿主为扁卷螺。

（二）生活史

布氏姜片虫终宿主是人、家猪、野猪等，中间宿主为扁卷螺。成虫寄生在小肠，严重感染时可扩展到胃和大肠，虫体数目可多达数千条，通常仅数条至数十条。寿命一般为数年。产卵数因受虫数、虫龄和其他因素的影响变化很大。

受精卵随终宿主粪便排出，如到达水中，在适宜温度（26～32 ℃）条件下经 3～7 周发育成熟，孵出毛蚴。毛蚴侵入扁卷螺的淋巴间隙中，经 1～2 个月完成了胞蚴、母雷蚴、子雷蚴与尾蚴阶段的发育繁殖。成熟的尾蚴从螺体逃逸出，在水中的水生植物表面脱去尾部形成囊蚴。终宿主食入囊蚴后，在消化液和胆汁的作用下后尾蚴脱囊，经 1～3 个月的发育变成成虫（图 34-10）。

（三）致病性

成虫虫体较大，吸盘发达，吸附力强，造成的肠机械性损伤较其他肠道吸虫明显，数量多时还可覆盖肠壁，妨碍吸收与消化，其代谢产物被吸收后可引起变态反应。被吸附的黏膜可发生炎

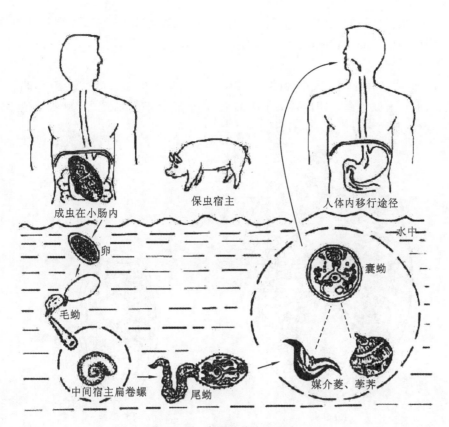

图34-10　布氏姜片虫生活史

症、出血、水肿、坏死、脱落以至溃疡。虫多时常出现腹痛和腹泻，营养不良，消化功能紊乱，各种维生素缺乏；还可有腹泻与便秘交替出现，甚至肠梗阻。严重感染的儿童可有消瘦、贫血、水肿、腹腔积液、智力减退、发育障碍等。在反复感染的病例，少数可因衰竭、虚脱而致死。

（四）实验诊断

检获虫卵是确诊姜片虫感染的依据。各种虫卵浓缩法可提高检出率。但诊断为姜片虫病还需考虑寄生的虫数和临床表现，前者可用计卵法得到粗略判断。

（五）流行

本病主要分布在亚洲的温带和亚热带的一些国家。国内除东北、内蒙古、新疆、西藏、青海、宁夏等省外，18个省、区已有报道。该病流行取决于流行区存在传染源、中间宿主与媒介。有生食水生植物的习惯者易感染该病。近几年由于农业生产改革及市场经济的发展，以及养猪饲料和饲养条件的改变，许多地区感染率和发病率迅速下降。

（六）防治原则

加强粪便管理，防止人、猪粪便通过各种途径污染水体。大力开展卫生宣教，勿生食未经刷洗及沸水烫过的水生植物，如菱角、茭白等。勿饮生水、勿用被囊蚴污染的青饲料喂猪。在流行区开展人和猪的姜片虫病普查普治工作。在治疗药物中，吡喹酮是首选药物。

三、卫氏并殖吸虫

卫氏并殖吸虫（*Paragonimus westermani*）简称肺吸虫，可寄生于多种器官，但主要寄生于肺脏，引起肺吸虫病。

（一）形态

1. 成虫　体肥厚，背侧略隆起，腹面扁平。活体呈红褐色，半透明，死后呈砖灰色。体长7.5～12 mm，宽4～6 mm，厚3.5～5.0 mm，宽长之比约为1∶2。除口吸盘、腹吸盘、生殖孔、排泄孔及其附近的体壁外，全身满布体棘。口、腹吸盘大小略同，腹吸盘位于体中横线之前。卵巢

重点：成虫体肥厚，腹面扁平，口、腹吸盘大小略同，雌雄同体；虫卵金黄色，椭圆形，卵盖大，卵内含1个卵细胞和10多个卵黄细胞。

与子宫并列于腹吸盘之后,卵巢分 5~6 叶,形如指状。睾丸分支,左右并列约在虫体后端 1/3 处。卵黄腺为许多密集的卵黄滤泡所组成,分布于虫体两侧。肠管分支,弯曲;排泄孔位于虫体后端腹面。

2. 虫卵 金黄色,椭圆形,大小为 $(80\sim118)\mu m \times (48\sim60)\mu m$,最宽处多近卵盖一端。卵盖大,常略倾斜,但也有缺盖者。卵内含 1 个卵细胞和 10 多个卵黄细胞。卵细胞常位于正中央,从虫体排出时,卵细胞尚未分裂(图 34-11)。

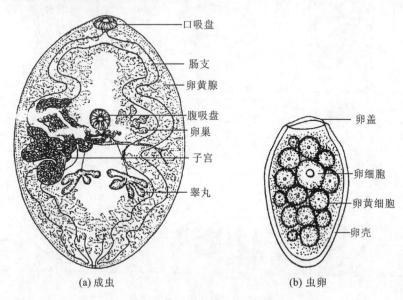

口吸盘
肠支
卵黄腺
腹吸盘
卵巢
子宫
睾丸

卵盖
卵细胞
卵黄细胞
卵壳

(a) 成虫　　　　(b) 虫卵

图 34-11　卫氏并殖吸虫成虫和虫卵

重点:成虫寄生
于肺,卵随痰或
吞入后随粪便
排出,感染阶段
为囊蚴,消化道
传播,第一中间
宿主为川卷螺
类,第二中间宿
主为淡水蟹和
蝲蛄。

(二)生活史

终宿主除人外,主要为肉食哺乳动物,如犬、猫。第一中间宿主为生活于淡水的川卷螺类。第二中间宿主为淡水蟹和蝲蛄。

生活史过程包括卵、毛蚴、胞蚴、母雷蚴、子雷蚴、尾蚴、囊蚴(脱囊后称后尾蚴)、童虫及成虫等阶段。成虫主要寄生于肺,所形成的虫囊往往与支气管相通,虫卵经气管随痰或吞入后随粪便排出。卵入水后,在适宜条件下经 3 周左右发育成熟并孵出毛蚴。毛蚴在水中活动,如遇川卷螺,则侵入并发育,经过胞蚴、母雷蚴、子雷蚴的发育和无性增殖阶段,最后形成许多具有小球形尾的短尾蚴。成熟的尾蚴从螺体逃逸出后,侵入淡水蟹或蝲蛄,或随螺体一起被吞食而进入第二中间宿主体内。在蟹和蝲蛄肌肉、内脏或鳃上形成球形或近球形囊蚴。囊蚴直径为 $300\sim400\mu m$,具两层囊壁。人吃了含有囊蚴的淡水蟹或蝲蛄而感染。

囊蚴经消化液作用,在小肠内幼虫脱囊而出。童虫靠前端腺体分泌液和强有力的活动,穿过肠壁进入腹腔,徘徊于各器官之间或邻近组织及腹壁。经过 1~3 周窜绕后,穿过膈经胸腔进入肺。在移行过程中,虫体逐渐长大,最后在肺中形成虫囊。囊中一般含有两条虫,有时也可见 3 条或多于 3 条的虫在一个虫囊者。有些童虫也可侵入其他器官,有的在发育为成虫之前死亡。自囊蚴进入终宿主到在肺成熟产卵,约需 2 个月(图 34-12)。

重点:致病过程
可分为急性期
及慢性期。

(三)致病性

卫氏并殖吸虫的致病,主要是童虫或成虫在人体组织与器官内移行、寄居造成的机械性损伤及其代谢物等引起的免疫病理反应。根据病变过程可分为急性期及慢性期。

1. 急性期 主要由童虫移行、游窜引起。症状出现于吃进囊蚴后数天至 1 个月,重感染者在第 2 天即出现症状。囊蚴脱囊后,童虫穿过肠壁引起肠壁出血。在腹腔、腹壁反复游窜,特别是大多数童虫从肝表面移行或从肝组织穿过,引起肝局部的出血、坏死。此期全身症状可轻可重,轻者仅表现为食欲不振、乏力、消瘦、低热等非特异性症状。重者发病急,毒性症状明显,如高热、腹痛、腹泻等。

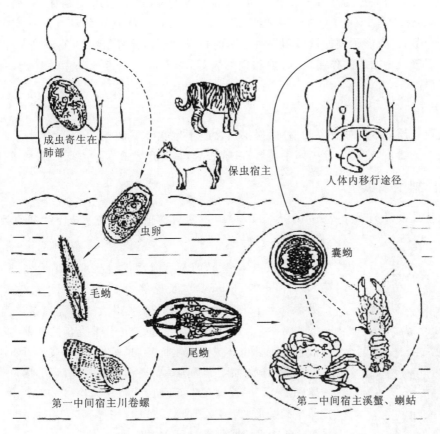

成虫寄生在
肺部

保虫宿主

人体内移行途径

虫卵

囊蚴

毛蚴

尾蚴

第一中间宿主川卷螺

第二中间宿主溪蟹、蝲蛄

图 34-12 卫氏并殖吸虫生活史

2. 慢性期 童虫进入肺后引起的病变,大致可分为三期。

(1)脓肿期 因虫体移行引起组织破坏和出血。肉眼可见病变处呈窟穴状或隧道状,内有血液,有时可见虫体。随之,出现炎性渗出,病灶四周产生肉芽组织而形成薄膜状脓肿壁,并逐渐形成脓肿。

(2)囊肿期 由于渗出性炎症,大量细胞浸润、聚集,最后细胞死亡、崩解液化,脓肿内容物逐渐变成赤褐色黏稠液体。镜下可见坏死组织、夏科-雷登结晶和大量虫卵。囊壁因大量肉芽组织增生而肥厚,肉眼观呈周界清楚的结节状虫囊,呈紫色葡萄状。

(3)纤维瘢痕期 虫体死亡或转移至其他地方,囊肿内容物通过支气管排出或吸收,肉芽组织填充,纤维化,最后病灶形成瘢痕。

临床表现为胸痛、咳嗽、痰中带血或咳铁锈色痰,易误诊为肺结核和肺炎。此外,肺吸虫病常累及全身多个器官,症状较复杂。若虫体移行到脑,可引起癫痫、偏瘫等。若虫体移行至皮下组织,引起皮下移行性包块及结节。

（四）实验诊断

1. 病原诊断 ①痰或粪便虫卵检查:查获并殖吸虫虫卵可确诊。②活检:皮下包块或结节手术摘除可能发现童虫或典型的病理变化。

2. 免疫试验 ①皮内试验:常用于普查,阳性符合率可高达 95% 以上,但常有假阳性和假阴性。②酶联免疫吸附试验:敏感性高,阳性率可达 90%～100%。③循环抗原检测:应用酶联免疫吸附抗原斑点试验(AST-ELISA)直接检测血清中循环抗原,阳性率在 98% 以上,且可作为疗效评价。

（五）流行

卫氏并殖吸虫广泛分布于亚洲、非洲、拉丁美洲和大洋洲,已知 30 多个国家和地区有病例报道。我国 25 个省、市、自治区有本虫分布。

本病是一种人兽共患寄生虫病。除人可作为终宿主外,还有多种动物如犬、猫、虎、豹、狮、狼、狐等可作为保虫宿主,是本病的重要传染源。第一、第二中间宿主的存在是本病传播和流行不可缺少的环节,而人们不良的饮食习惯则是本病在人群中传播和流行的关键因素,因为通常的腌、醉溪蟹、石蟹及蝲蛄或制作溪蟹、石蟹和蝲蛄酱等,均不能完全杀死其中的囊蚴,从而引起本病的传播、流行。

（六）防治

宣传教育是预防本病最重要的措施,提供熟食或不生吃溪蟹和蝲蛄,不饮用生水。常用治疗药物有硫双二氯酚,主要作用于虫体生殖器官;吡喹酮,具有疗效高、毒性低、疗程短等优点。

四、斯氏狸殖吸虫

斯氏狸殖吸虫(*Pagumogonimus skrjabini*)1959 年首次报道,可引起皮下型并殖吸虫病。

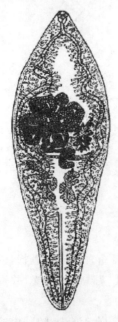

图 34-13　斯氏狸殖吸虫成虫

（一）形态

成虫虫体窄长,前宽后窄,两端较尖,大小为(3.5~6.0)mm×(11.0~18.5)mm,宽长比例为 1:2.4~1:3.2,最宽处在腹吸盘稍下水平。童虫期虫体长明显大于体宽。腹吸盘位于体前约 1/3 处,略大于口吸盘。卵巢位于腹吸盘的后侧方,其大小及分支情况视虫体成熟程度而定,虫龄低者,分支数少。虫龄高者,分支数多,形如珊瑚。睾丸 2 个,左右并列,可分多叶,其长度占体长的 1/7~1/4,有些可达 1/3,位于体中、后 1/3(图 34-13)。虫卵呈椭圆形,大多数形状不对称,壳厚薄不均匀,其大小平均为 71 μm×48 μm,但各地区差异较大。

（二）生活史

生活史与卫氏并殖吸虫相似,第一中间宿主为小型及微型螺类。第二中间宿主有多种溪蟹和石蟹等。终宿主为果子狸、猫、犬等哺乳动物,人可能是本虫的非正常宿主。从人体检获的虫体绝大部分为童虫,少见发育成熟并产卵者。感染阶段是溪蟹、石蟹体内的囊蚴。

（三）致病性

本虫是人兽共患以兽为主的致病虫种。人可能是本虫的非正常宿主,在人体内,侵入的虫体大多数停留在童虫状态,到处游窜,难以定居,造成局部或全身性病变,即幼虫移行症。主要表现为游走性皮下包块或结节,常见于胸背部、腹部,也可出现于头颈、四肢、腹股沟、阴囊等处。包块多紧靠皮下,边界不清,无明显红肿,切开包块可见隧道样虫穴,有时能查见童虫,镜检可见嗜酸性粒细胞肉芽肿,坏死渗出物及夏科-雷登结晶等。如侵犯肝,则出现肝痛、肝大、转氨酶升高等表现。如侵犯其他部位,可出现相应的症状和体征。全身症状有低热、乏力、食欲下降等。

（四）分布

斯氏狸殖吸虫在国外还没有报道。国内已发现于甘肃、山西、陕西等 14 个省自治区。其分布范围曾被看做是由我国青海起向东至山东止这条线以南地区。

（五）实验诊断与防治原则

免疫学诊断或皮下包块活体组织检查是本病的主要诊断方法。防治原则与卫氏并殖吸虫病相似。

五、日本裂体吸虫

日本裂体吸虫(*Schistosoma japonicum*)又称日本血吸虫。成虫寄生于人体血管内,引起血

吸虫病。

（一）形态

1. 成虫 雌雄异体。雄虫呈乳白色，长 12～20 mm，虫体扁平，前端有发达的口吸盘和腹吸盘，自腹吸盘以下，虫体向两侧延展，并略向腹面卷曲，形成抱雌沟，故外观呈圆筒状。雌虫前细后粗，形似线虫，体长 20～25 mm，腹吸盘大于口吸盘，由于肠管充满消化或半消化的血液，故雌虫呈黑褐色，常居留于抱雌沟内，与雄虫合抱（图 34-14）。

重点：成虫雌雄异体，雌虫形似线虫，雌雄呈合抱状态；虫卵呈椭圆形，淡黄色，卵壳厚薄均匀，无卵盖，有小棘，卵内含毛蚴。

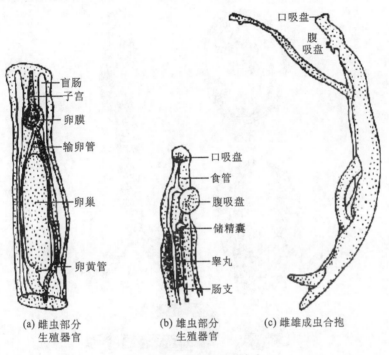

(a) 雌虫部分生殖器官　　(b) 雄虫部分生殖器官　　(c) 雌雄成虫合抱

图 34-14　日本血吸虫成虫

知识链接

雌雄合抱

　　雌虫发育成熟必须有雄虫的存在和合抱，促进雌虫生长发育的物质可能是来自雄虫的一种性信息素，通过合抱，从雄虫体壁传递给雌虫。促使它们发育的主要因素之一是雄虫和雌虫的营养性联系。单性雌虫不能发育至性成熟；而单性雄虫虽然能产生活动的精子，可发育成熟，但所需时间较长，体形也较小。

　　消化系统有口、食道、肠管。肠管在腹吸盘前背侧分为两支，向后延伸到虫体后端 1/3 处汇合成盲管。成虫摄食血液，肠管内充满被消化的血红蛋白，呈黑色。肠内容物可经口排放到宿主的血液循环内。

　　雄性生殖系统由睾丸、储精囊、生殖孔组成。睾丸为椭圆形，一般为 7 个，呈单行排列，位于腹吸盘背侧。生殖孔开口于腹吸盘下方。雌虫生殖系统由卵巢、卵腺、卵膜、梅氏腺、子宫等组成。卵巢位于虫体中部，长椭圆形。输卵管出自卵巢后端，绕过卵巢后向前。虫体后端几乎为卵黄腺所充满，卵黄管向前延长，与输卵管汇合成卵膜，并为梅氏腺所围绕。卵膜与子宫相接，子宫开口于腹吸盘的下方，内含虫卵 50～300 个。

　　2. 虫卵 成熟虫卵平均大小为 89 μm×67 μm，椭圆形，淡黄色，卵壳厚薄均匀，无卵盖，卵壳一侧有一小刺，表面常附有宿主组织残留物，卵壳下面有薄的胚膜。成熟虫卵内含有一毛蚴，毛蚴与卵壳之间常有大小不等圆形或长圆形油滴状的头腺分泌物。

· 病原生物与免疫学(临床案例版)·

3. **毛蚴** 呈梨形或长椭圆形,左右对称,平均大小为 99 μm×35 μm,周身被有纤毛,是其活动器官。钻器位于体前端呈嘴状突起,或称为顶突;体内前部中央有一个顶腺,为一袋状构造;两个侧腺或称为头腺位于顶腺稍后的两侧,呈长梨形,它们均开口于钻器或顶突。

4. **尾蚴** 血吸虫尾蚴属叉尾型,由体部及尾部组成,尾部又分为尾干和尾叉。体长 100～150 μm,尾干长 140～160 μm,尾叉长 50～70 μm。全身体表被有小棘并具有许多单根纤毛的乳突状感觉器(图 34-15)。

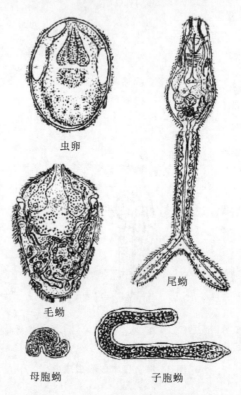

虫卵

尾蚴

毛蚴

母胞蚴   子胞蚴

图 34-15 日本血吸虫卵及各期幼虫

（二）生活史

日本血吸虫的生活史比较复杂,包括在终宿主体内的有性世代和在中间宿主钉螺体内的无性世代的交替。生活史分成虫、虫卵、毛蚴、母胞蚴、子胞蚴、尾蚴、童虫 7 个阶段。

成虫寄生于人及多种哺乳动物的门脉-肠系膜静脉系统。雌虫产卵于静脉末梢内,虫卵主要分布于肝及结肠肠壁组织,虫卵发育成熟后,肠黏膜内含毛蚴虫卵脱落入肠腔,随粪便排出体外。含虫卵的粪便污染水体,在适宜条件下,卵内毛蚴孵出。毛蚴在水中遇到适宜的中间宿主钉螺,侵入螺体并逐渐发育。先形成袋形的母胞蚴,其体内的胚细胞可产生许多子胞蚴,子胞蚴逃逸出,进入钉螺体内,其体内胚细胞陆续增殖,分批形成许多尾蚴。尾蚴成熟后离开钉螺,常常分布在水的表层,人或动物与含有尾蚴的水接触后,尾蚴经皮肤而感染。尾蚴侵入皮肤,脱去尾部,发育为童虫。童虫穿入小静脉或淋巴管,随血流或淋巴液带到右心、肺,穿过肺泡小血管到左心并运送到全身。大部分童虫再进入小静脉,顺血流入肝内门脉系统分支,童虫在此暂时停留,并继续发育。当性器官初步分化时,遇到异性童虫即开始合抱,并移行到门脉-肠系膜静脉寄居,逐渐发育成熟交配产卵。自尾蚴侵入人体到成虫产卵约需 24 天。感染后 7～9 周可在宿主粪便中查到虫卵。成虫寿命一般为 4.5 年(图 34-16)。

（三）致病性

日本血吸虫的尾蚴、童虫、成虫和虫卵均可对宿主造成损害,以虫卵的致病作用最为显著。

1. **尾蚴及童虫所致损害** 尾蚴穿过皮肤可引起皮炎,局部出现丘疹和瘙痒,是一种速发型和迟发型变态反应。病理变化为毛细血管扩张充血,伴有出血、水肿,周围有中性粒细胞和单核细

重点:成虫寄生于门脉-肠系膜静脉系统,卵随粪便排出,感染阶段为尾蚴,通过皮肤感染,中间宿主为钉螺。

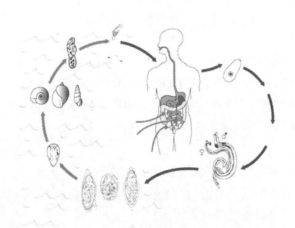

图 34-16 日本血吸虫生活史

胞浸润。童虫在宿主体内移行时,所经过的器官(特别是肺)出现血管炎,毛细血管栓塞、破裂,产生局部细胞浸润和点状出血。当大量童虫在人体移行时,患者可出现发热、咳嗽、痰中带血、嗜酸性粒细胞增多,这可能是局部炎症及虫体代谢产物引起的变态反应。

2. 成虫所致损害 成虫一般无明显致病作用,少数可引起轻微的机械性损害,如静脉内膜炎等。成虫的分泌物、排泄物作为循环抗体不断释放入血,与相应的抗原形成免疫复合物沉积于器官,引起Ⅲ型超敏反应。

3. 虫卵所致的损害 血吸虫病的病变主要由虫卵引起。虫卵主要是沉着在宿主的肝及结肠肠壁等组织,所引起的肉芽肿和纤维化是血吸虫病的主要病变。

当虫卵内毛蚴成熟后,其分泌的酶、蛋白质及糖等可溶性抗原透过卵壳微孔缓慢释放,造成Ⅳ型超敏反应,形成虫卵肉芽肿。随着病程发展,卵内毛蚴死亡,其毒素作用逐渐消失,坏死物质被吸收,虫卵破裂或钙化,其周围绕以类上皮细胞、淋巴细胞、异物巨细胞,最后类上皮细胞变为成纤维细胞,并产生胶原纤维,肉芽肿逐渐发生纤维化,形成瘢痕组织。虫卵肉芽肿及其纤维化,堵塞血管,破坏血管及周围组织。重症感染者发展至晚期,肝门脉周围广泛纤维化,使窦前静脉阻塞,门静脉循环发生障碍,血管受阻,导致门脉高压、腹腔积液、肝脾肿大,侧支循环形成,引起腹壁、食管及胃底静脉曲张,上消化道出血等症状。肠壁肉芽肿纤维化还可导致肠狭窄、肠息肉等。

4. 临床表现 根据患者的感染度、免疫状态、营养状况、治疗是否及时等因素不同而异。日本血吸虫病可分为急性、慢性和晚期三期。当尾蚴侵入皮肤后,部分患者局部出现丘疹或荨麻疹,称为尾蚴性皮炎。当雌虫开始大量产卵时,少数患者出现以发热为主的急性变态反应性症状,粪便检查血吸虫卵或毛蚴孵化结果阳性,称为急性血吸虫病。然后病情逐步转向慢性期,此时,多数患者无明显症状和不适,也可能不定期处于亚临床状态,表现为腹泻、粪中带有黏液及脓血、肝脾肿大、贫血和消瘦等。一般在感染后 5 年左右,部分重感染患者开始发生晚期病变。根据主要临床表现,晚期血吸虫病可分为巨脾、腹腔积液及侏儒三型。在临床上常见的是以肝脾肿大、腹水、门脉高压以及因侧支循环形成所致的食管下端及胃底静脉曲张为主的综合征。晚期患者可并发上消化道出血、肝性昏迷等严重症状而致死。成虫还可出现在门脉系统以外的异位寄生,人体常见的异位损害在脑和肺。

(四)实验诊断

1. 病原诊断 从粪便内检查虫卵或孵化毛蚴以及直肠黏膜活体组织检查虫卵是确诊血吸虫病的依据。①直接涂片法:重感染地区患者粪便或急性血吸虫患者的黏液血便中常可检查到血吸虫虫卵,方法简便,但虫卵检出率低。②毛蚴孵化法:可以提高阳性检出率,常用于急性血吸虫病的检查,一般需要连续送检粪便 3 次。③尼龙袋集卵法:可缩短集卵时间,降低损耗,便于流动性普查。④定量透明法:利用甘油使粪便涂片透明,以便查找虫卵的方法,该方法可测定人群感

重点:虫卵的致病作用最显著;可分为急性、慢性和晚期血吸虫病,晚期血吸虫病是指肝纤维化门脉高压综合征。

知识点:确诊血吸虫病的依据是从粪便内检查虫卵或孵化毛蚴以及直肠黏膜活体组织检查虫卵。

染程度并考核防治效果。⑤直肠黏膜活体组织检查:可同时进行虫卵的死、活鉴别,适用于检查慢性及晚期患者。

2. 免疫诊断 ①皮内试验:一般皮内试验与粪检虫卵阳性的符合率为 90% 左右,但此法简便、快速、通常用于现场筛选可疑病例。②环卵沉淀试验:以虫卵为抗原,用于检查循环抗体,该方法用于考核疗效、疫情监测和流行病学调查。③酶联免疫吸附试验:此试验具有较高的敏感性和特异性,并且可反映受试者体内的抗体水平。

(五)流行

日本血吸虫病流行于亚洲的中国、日本、菲律宾、印度尼西亚等国家。我国主要流行于长江流域及其以南 12 个省、市自治区。目前,我国血吸虫病的疫情仍十分严重,绝大多数分布在水位难以控制的江湖洲滩地区及环境复杂的大山区。

日本血吸虫病是人兽共患寄生虫病,其终宿主除人以外,有多种家畜和野生动物。在流行病学上患者和病牛是重要的传染源。钉螺是本病传播或流行的重要环节。肋壳钉螺孳生在湖沼型及水网型病区的水流缓慢、杂草丛生的洲滩、湖汊、河畔、水田、沟渠边等,光壳钉螺孳生在山丘型疫区的小溪、山涧、水田、河道、草滩等。我国血吸虫病流行区可分为水网型、湖沼型和山丘型等三种类型。患者和病畜的分布与钉螺的分布是一致的。人类对日本血吸虫普遍易感,疫区人群可因捕鱼钓鱼、放牧、抢收抢种、推舟、抗洪排涝、游泳及盥洗等生产、生活活动接触疫水而感染本病。

(六)防治原则

1. 查治患者、病牛,控制传染源 普查普治、人畜同步化疗是控制血吸虫病流行的有效措施。吡喹酮是当前治疗血吸虫病的首选药物。

2. 控制和消灭钉螺 灭螺的主要措施是结合农田水利建设,改变钉螺孳生地的环境和局部地区配合使用氯硝柳胺等杀螺药。

3. 管理粪便、保护水源 不用鲜粪施肥,推广贮粪池,防止人、畜粪便污染水域。因地制宜地建设安全供水设施,避免水体污染和流行区居民直接接触疫水的机会。

4. 做好个人防护 应避免人体皮肤与疫水接触。必须下水时,可穿防护袜靴或涂擦苯二甲酸二丁酯油膏等。

第三节 绦 虫

绦虫(tapeworm)或称带虫,属于扁形动物门中的绦虫纲(Class Cestoda),该纲动物全部营寄生生活。虫体背腹扁平,左右对称,长如带状,大多分节,无口和消化道,缺体腔;除极少数外,均是雌雄同体。虫体由头节、颈部和链体三部分组成。成虫绝大多数寄生在脊椎动物的消化道中,生活史需 1~2 个中间宿主。寄生人体的绦虫有 30 余种,主要虫种有链状带绦虫、肥胖带绦虫和细粒棘球绦虫等。

一、链状带绦虫

链状带绦虫(Taenia solium)也称猪肉绦虫、猪带绦虫或有钩绦虫,是我国主要的人体寄生绦虫。古代医籍中称之为寸白虫或白虫。早在公元 217 年,《金匮要略》中即有白虫的记载,公元 610 年巢元方在《诸病源候论》中将该虫体形态描述为"长一寸而色白、形小扁",并指出因炙食肉类而传染。我国《神农本草经》中记录了三种驱白虫的草药。

(一)形态

1. 成虫 乳白色,扁长如带,较薄,略透明,长 2~4 m。虫体由 700~1000 个节片组成,包括头节、颈部和链体。头节近似球形,直径 0.6~1 mm,除有 4 个吸盘外,顶端还具顶突,其上有小

重点:成虫呈乳白色,扁长如带,长 2~4 m,包括头节、颈部和链体,链体依次分为幼节、成节和孕节,孕节内子宫分支数每侧 7~13 支;虫卵呈球形,棕黄色,胚膜厚,内含六钩蚴;猪囊尾蚴黄豆大小。

钩 25～50 个,排列成内、外两圈,内圈的钩较大,外圈的稍小。颈部纤细,直径仅约为头节一半,
与头节无明显界线,具有生发功能。链体依次分为幼节、成节和孕节。近颈部的幼节,节片短而
宽,中部的成节近方形,末端的孕节则为长方形。每一节片的侧面有一生殖孔,规则地分布于链
体两侧。每一成节具雌、雄生殖器官各一套。睾丸 150～200 个,输精管向一侧横走,在排泄管外
侧经阴茎囊开口于生殖腔。阴道在输精管的后方。卵巢在节片后 1/3 的中央,分为三叶,除左、
右两叶外,在子宫与阴道之间另有一中央小叶。卵黄腺位于卵巢之后。孕节中充满虫卵的子宫
向两侧分支,每侧 7～13 支,每一支又继续分支,呈不规则的树枝状,每一孕节中约含 4 万个
虫卵。

2. 虫卵 呈球形或近似球形,直径 31～43 μm。卵壳很薄,内为胚膜,虫卵自孕节散出后,卵
壳多已脱落,称为不完整虫卵。胚膜较厚,棕黄色,由许多棱柱体组成,在光镜下呈放射状的条
纹。胚膜内含球形的六钩蚴(图 34-17)。

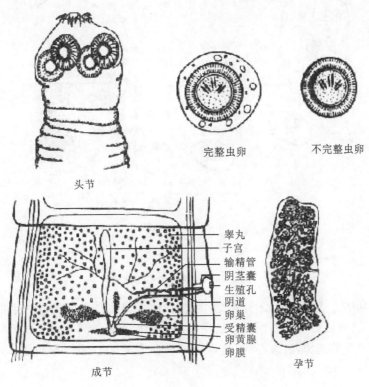

图 34-17 链状带绦虫

3. 猪囊尾蚴 亦称囊虫,大小似黄豆,为白色半透明的囊状物,囊内充满透明的囊液。囊壁
分两层,外为皮层,内为间质层,间质层有一处向囊内增厚形成向内翻卷收缩的头节。其形态结
构和成虫一样。

(二)生活史

人是猪带绦虫的终宿主,也可作为其中间宿主,猪和野猪是主要的中间宿主。成虫寄生于人
体的小肠上段,以头节固着肠壁。孕节常单独或 5～6 节相连地从链体脱落,随粪便排出,脱离虫
体的孕节,仍具有一定的活动力,可因受挤压破裂而使虫卵散出。当虫卵或孕节被猪或野猪等中
间宿主吞食,虫卵在小肠内经消化液作用 24～72 h 后,虫卵胚膜破裂,六钩蚴逃逸出,然后借其小
钩和分泌物的作用,钻入小肠壁,经血液循环或淋巴系统而到达宿主身体各处。在寄生部位,虫
体逐渐长大,中间细胞溶解形成空腔,充满液体,约经 10 周后,猪囊尾蚴发育成熟。猪囊尾蚴在
猪体内寄生的部位为运动较多的肌肉,以股内侧肌多见,再者依次为深腰肌、肩胛肌、膈肌、心肌、
舌肌等,还可以寄生于脑、眼等处。囊尾蚴在猪体内可存活数年。被囊尾蚴寄生的猪肉俗称为
"米猪肉"或"豆猪肉"。

当人误食生的或未煮熟的含囊尾蚴的猪肉后,囊尾蚴在小肠受胆汁刺激而翻出头节,附着于

重点:成虫寄生
部位为小肠,虫
卵随粪便排出,
感染阶段为虫
卵和猪囊尾蚴,
人是中间宿主
和终宿主,通过
消化道传播,感
染方式有异体
感染、自体外感
染和自体内感
染。

肠壁,经2~3个月发育为成虫并排出孕节和虫卵。成虫在人体内寿命可达25年以上。人也可成为猪带绦虫的中间宿主,当人误食入虫卵或孕节后,可在人体发育成囊尾蚴,但不能继续发育为成虫(图34-18)。

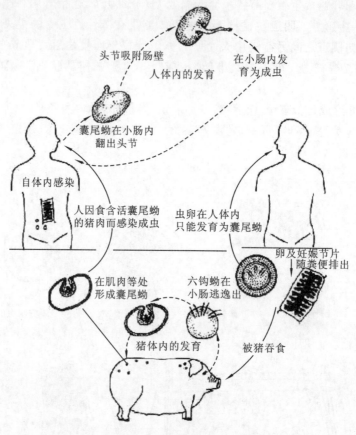

图 34-18　链状带绦虫生活史

人体感染虫卵的方式有3种:①异体感染:误食他人粪便排出的虫卵污染的食物、水等而感染。②自体外感染:患者(终宿主)误食自己排出的虫卵而引起的再感染。③自体内感染:患者消化道内成虫脱落的孕节或卵,因恶心、呕吐等肠逆蠕动反流至胃、十二指肠处,卵内六钩蚴孵出而造成感染。

(三) 致病性

1. 成虫致病　成虫寄生在人体小肠,引起猪带绦虫病。临床症状一般轻微,多因粪便中发现节片而就医。少数患者有上腹或全腹隐痛、消化不良、腹泻、体重减轻等症状。偶有因头节固着在肠壁而致局部损伤者,少数穿破肠壁或引起肠梗阻。

2. 囊尾蚴致病　猪囊尾蚴病俗称囊虫病,其危害程度大于绦虫病。危害程度因囊尾蚴寄生的部位和数量而不同。人体囊尾蚴病依其主要寄生部位可分为三类。

(1) 皮下及肌肉囊尾蚴病　囊尾蚴在皮下、黏膜下或肌肉中形成结节。数目可由1个至数千个,以躯干和头部较多,四肢较少。结节在皮下呈圆形或椭圆形,0.5~1.5 cm,硬度近似软骨,手可触及,与皮下组织无粘连,无压痛。常分批出现,并可自行逐渐消失。感染轻时可无症状。寄生数量多时,可自觉肌肉酸痛无力、发胀、麻木等。

(2) 脑囊尾蚴病　临床症状极为复杂,可全无症状,也可引起猝死。通常病程缓慢,囊尾蚴病发病时间以1个月至1年为最常见,最长可达30年。癫痫发作、颅内压增高和精神症状是脑囊尾蚴病的三大主要症状,以癫痫发作最多见。

(3) 眼囊尾蚴病　囊尾蚴通常累及单眼,可寄生在眼的任何部位,大多数为玻璃体及视网膜下。症状轻者表现为视力障碍,常可见虫体蠕动,重者可失明。

重点:成虫引起猪带绦虫病,囊尾蚴引起猪囊尾蚴病,后者危害程度大。

（四）实验诊断

1. 猪带绦虫病的诊断 询问患者有无吃"米猪肉"及排节片史。由于该虫孕节蠕动能力较弱，检获孕节和虫卵的机会较少，对可疑的患者应连续数天进行粪便检查，必要时还可试验性驱虫。收集患者的全部粪便，用水淘洗检查头节和孕节可以确定虫种和明确疗效。将检获的头节或孕节夹在两载玻片之间轻压后，观察头节上的吸盘和顶突小钩或孕节的子宫分支情况及数目即可确诊。

2. 囊尾蚴病的诊断 一般比较困难，但主要根据发现皮下囊尾蚴结节，手术摘除结节后检查。眼囊尾蚴病用眼底镜检查易于发现；对于脑和深部组织的囊尾蚴可用 CT、磁共振成像等影像学检查并可结合其他临床症状如癫痫、颅内压增高和精神症状等确定。免疫学试验具有辅助诊断价值。目前免疫学方法有间接红细胞凝集试验、酶联免疫吸附试验和斑点酶联免疫吸附试验等。

（五）流行

猪带绦虫呈世界性分布，国内散在病例见于 30 个省、市、自治区，而以东北、华北、中原和西南的某些地区较为多见。凡是猪带绦虫病发病率高的乡村，猪体囊尾蚴和人体囊尾蚴感染率也高，三者呈平行消长。患者以青壮年为主。

该病的流行主要是由于猪饲养不善、猪感染囊尾蚴和人食肉的习惯或方法不当。在猪带绦虫病严重的流行区，当地居民有爱吃生或未煮熟猪肉的习惯，对本病的传播起着决定作用。

（六）防治原则

加强卫生宣传，注意个人卫生和饮食卫生，不食生的或未熟透的猪肉。切生肉和熟食的菜刀、菜板要分开。饭前便后要洗手。改进养猪方式，猪要圈养，猪圈与人厕要分开，防止猪吃人粪。严格肉类检查，严禁销售含囊尾蚴的猪肉。体内存在绦虫的患者应及早驱虫，既可减少传染源，又可避免感染囊尾蚴病。常用槟榔、南瓜子联合驱虫，氯硝柳胺（灭绦灵）、吡喹酮等均有良好疗效。囊尾蚴病也可用吡喹酮或阿苯达唑治疗，对皮下、肌肉、眼囊尾蚴病，可用手术摘除虫体。

二、肥胖带绦虫

肥胖带绦虫（*Taenia saginata*）又称牛带绦虫、牛肉绦虫或无钩绦虫，在我国古籍中也被称为白虫或寸白虫。它与猪带绦虫同属于带科带属。两者形态和发育过程相似。

（一）形态

外形与猪带绦虫很相似。但虫体大小和结构有差异，主要区别见表 34-1。

知识点：人体两种带绦虫的形态区别。

表 34-1 猪带绦虫与牛带绦虫的形态区别

区 别	猪带绦虫	牛带绦虫
体长	2～4 m	4～8 m
节片	700～1000 节，较薄、略透明	1000～2000 节，较厚、不透明
头节	球形、直径 0.6～1 mm，有顶突和 2 圈小钩	略呈方形、直径 1.5～2.0 mm，无顶突及小钩
成节	卵巢分为 3 叶，即左、右两叶和中央小叶，睾丸 150～200 个	卵巢分为 2 叶，睾丸 300～400 个
孕节	子宫分支不整齐、每侧为 7～13 支	子宫分支较整齐、每侧为 15～30 支
囊尾蚴	头节有顶突和小钩	头节无顶突及小钩

（二）生活史

牛带绦虫的终宿主是人。成虫寄生在人小肠上段，孕节多逐节脱离链体，随宿主粪便排出。

知识点：成虫寄生部位为小肠，虫卵随粪便排出，感染阶段为牛囊尾蚴，人是终宿主，通过消化道传播。

从链体脱下的孕节仍具有显著的活动力,有的可自动地从肛门逃逸出。每一孕节含虫卵 8 万~10 万个,当孕节沿地面蠕动时可将虫卵从子宫前端排出,或由于孕节的破裂,虫卵得以散播。当中间宿主牛吞食到虫卵或孕节后,虫卵内的六钩蚴即在其小肠内孵出,然后钻入肠壁,随血液循环到周身各处,尤其是到运动较多的股、肩、心、舌和颈部等肌肉内,经 60~70 天发育为牛囊尾蚴。除牛之外,羊、美洲驼、长颈鹿、羚羊等也可被牛囊尾蚴寄生。

人若吃到生的或未煮熟的含有囊尾蚴的牛肉,经肠消化液的作用,囊尾蚴的头节即可翻出并吸附于肠壁,经 8~10 周发育为成虫。成虫寿命可达 20~30 年,甚至更长。

(三)致病性

牛带绦虫的致病情况与猪带绦虫的成虫基本相同。患者一般无明显症状,仅时有腹部不适、空腹时有腹痛、消化不良、腹泻或体重减轻等症状。由于牛带绦虫孕节活动力较强,几乎所有患者都能发现自己排出节片,多数还有孕节自动从肛门逃逸出和肛门瘙痒的症状。偶可引起阑尾炎、肠阻塞等并发症。

(四)实验诊断

同猪带绦虫病,可根据子宫分支数和头节形态鉴定虫种。孕节自行逃逸出肛门时常自断端散出虫卵,故肛门拭子法查卵阳性率较高。

(五)流行

牛带绦虫呈世界性分布,在有吃生的或不熟牛肉习惯的地区和民族中形成流行,一般地区仅有散在的感染。我国 20 多个省(区、市)都有散在分布的牛带绦虫病患者,但在若干少数民族农牧区有地方性的流行。患者多为青壮年人,一般男性稍多于女性。

造成牛带绦虫病地方性流行的主要因素是患者和带虫者粪便污染牧草和水源以及居民食用牛肉的方法不当。在流行区里牛的放牧很普遍。而当地农牧民常在牧场及野外排便,致使人粪便污染牧场、水源和地面。牛带绦虫卵在外界可存活 8 周或更久,因此牛很容易吃到虫卵或孕节而受感染。

(六)防治原则

与猪带绦虫病的防治基本相同。

三、细粒棘球绦虫

细粒棘球绦虫(*Echinococcus granulosus*)又称包生绦虫。成虫寄生于犬科食肉动物,幼虫即棘球蚴寄生于人和多种食草类家畜,引起严重的人兽共患病,称为棘球蚴病或包虫病。棘球蚴病分布地域广泛。随着世界畜牧资源的开发而不断扩散,现已成为全球性的公共卫生问题。

(一)形态

知识点:细粒棘球绦虫为绦虫中最小的虫种之一,幼虫为棘球蚴。

1. 成虫 绦虫中最小的虫种之一,体长 2~7 mm。除头、颈部外,整个链体只有幼节、成节和孕节各一节,偶尔多一节。头节略呈梨形,具有顶突和 4 个吸盘。顶突富含肌肉组织,伸缩力很强,其上有两圈大小相间的小钩共 28~48 个,呈放射状排列。各节片均为扁长形。成节有雌、雄生殖器官各 1 套。孕节内的子宫具不规则的分支和侧囊,含虫卵 200~800 个。

2. 幼虫 幼虫即棘球蚴,为圆形囊状体。随寄生时间长短、寄生部位和宿主不同,直径可由不足 1 cm 至数十厘米。棘球蚴为单房性囊,由囊壁和囊内含物组成。囊腔内充满无色透明或微带黄色的囊液,囊壁外有宿主的纤维组织包绕(图 34-19)。

囊壁分两层,外层为角皮层,厚约 1 mm,呈乳白色、半透明,似粉皮状,较松脆,易破裂。内层为生发层,也称胚层,厚约 20 μm。生发层紧贴在角皮层内,可向囊内长出原头蚴、生发囊、子囊。原头蚴呈椭圆形或圆形,大小为 170 μm×122 μm,为向内翻卷收缩的头节,其顶突和吸盘内陷,保护着数个小钩。原头蚴与成虫头节的区别在于其体积小和缺顶突腺。生发囊也称为育囊,是具有一层生发层的小囊,直径约 1 cm,由生发层的有核细胞发育而来,或由原头节形成。子囊

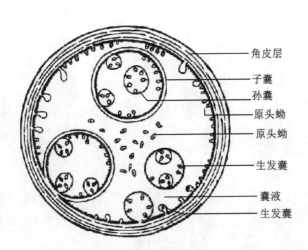

图 34-19　棘球蚴

可由母囊(棘状蚴囊)的生发层直接长出,也可由原头蚴或生发囊进一步发育而成。子囊结构与母囊相似,其囊壁具有角皮层和生发层,囊内也可生长原头蚴、生发囊以及与子囊结构相似的小囊,称为孙囊。原头蚴、生发囊和子囊可从胚层上脱落,悬浮在囊液中,称为囊砂或棘球蚴砂(图34-20)。

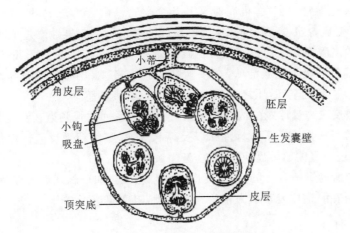

图 34-20　棘球蚴及生发囊模式图

(二) 生活史

细粒棘球绦虫的终宿主是犬、狼和豺等食肉动物,中间宿主是羊、牛、骆驼、猪和鹿等偶蹄类动物。

成虫寄生在终宿主小肠上段,以顶突上的小钩和吸盘固着在肠绒毛基部隐窝内,孕节或虫卵随宿主粪便排出。孕节有较强的活动能力,可沿草地或植物蠕动爬行,致使虫卵污染动物皮毛和周围环境,包括牧场、畜舍、蔬菜、土壤及水源等。当中间宿主吞食了虫卵和孕节后,六钩蚴在其肠内孵出,然后钻入肠壁,经血液循环至肝、肺等器官,经 3~5 个月发育成直径为 1~3 cm 的棘球蚴。随棘球蚴囊大小和发育程度不同,囊内原头蚴可由数千至数万个,甚至数百万个。棘球蚴被犬、狼等终宿主吞食后,其所含的每个原头蚴都可发育为一条成虫。故犬、狼肠内寄生的成虫也可达数千至上万条。从感染至发育成熟排出虫卵和孕节约需 8 周时间。大多数成虫寿命为 5~6 个月。

人可作为细粒棘球绦虫的中间宿主。当人误食虫卵后,六钩蚴即经肠壁随血液循环侵入组织,引起急性炎症反应,单核细胞浸润,若幼虫未被杀,则逐渐形成一个纤维性外囊,幼虫在囊内缓慢地发育成棘球蚴。在人体内几乎所有部位都可发现棘球蚴。在肺和脾内棘球蚴生长较快,在骨组织内则生长极慢(图 34-21)。

知识点:成虫寄生部位为小肠,虫卵随粪便排出,感染阶段为虫卵,经消化道传播,人为中间宿主。

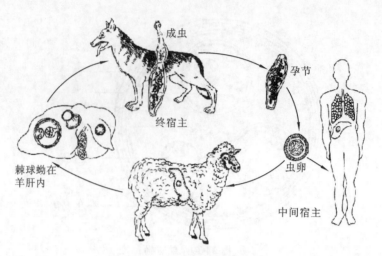

图 34-21 细粒棘球绦虫生活史

（三）致病性

知识点：引起棘球蚴病。

棘球蚴对人体的危害以机械损害为主。棘球蚴病俗称包虫病，严重程度取决于棘球蚴的体积、数量、寄生时间和部位。因棘球蚴生长缓慢，往往在感染 5～20 年才出现症状，原发的棘球蚴感染多为单个；继发感染常为多发，可同时累及几个器官。由于棘球蚴的不断生长，压迫周围组织、器官，引起组织细胞萎缩、坏死。同时，因棘球蚴液渗出可引起毒性或过敏性反应。

1. 局部压迫和刺激症状　受累部位有轻微疼痛和坠胀感。如寄生肝可有肝区疼痛，在肺可出现呼吸急促、胸痛等呼吸道刺激症状，在颅脑则引起头痛、呕吐甚至癫痫等。位置表浅的棘球蚴可在体表形成包块，触之坚韧，压之有弹性，叩诊时可有震颤感。

2. 毒性和超敏反应　棘球蚴的内容物溢出可引起一系列的胃肠道紊乱症状，常伴有厌食、消瘦、贫血、儿童发育障碍、恶病质等毒性症状以及荨麻疹、哮喘等超敏反应性症状。如囊液大量进入血液循环常可出现严重的超敏反应性休克，甚至突然死亡。

3. 并发症　棘球蚴囊破裂，可造成继发性棘球蚴感染。如肝棘球蚴囊破裂至胆道，可引起急性炎症和梗阻，并可在胆道内发育成大量的小棘球蚴，阻塞胆道。

（四）实验诊断

详细询问病史以及与犬、羊等动物接触史，进行 X 射线、B 超、CT 及同位素扫描等有助于对棘球蚴病的诊断和定位。

1. 病原学诊断　可手术摘除棘球蚴或从痰液、尿液、腹水或胸水中镜检发现棘球蚴砂，但严禁穿刺。

2. 免疫诊断　为棘球蚴病常用的辅助诊断方法。常用方法有酶联免疫吸附试验、对流免疫电泳、间接血凝试验、亲和素-生物素-酶复合物酶联免疫吸附试验和斑点酶联免疫吸附试验。目前认为对包虫病的免疫诊断应采取综合方法，经皮内试验过筛阳性者，应再加 2～3 项血清学试验以提高诊断准确率。

（五）流行

我国的细粒棘球绦虫和棘球蚴病主要在西北广大农牧区流行，迄今全国已有 23 个省、市、区证实有当地感染患者。人群中最易感染者是学龄前儿童。

本病的流行与畜牧业有密切关系，牧民多养犬看护畜群，而犬又是该虫最适宜的终宿主。虫卵随犬、狼、狐等粪便排出，污染牧草、水源，被羊、牛、马等中间宿主食入而感染，病死的家畜或其内脏又多被用于喂犬，或抛弃在野外，任犬、狼吞食，造成该病在犬与多种家畜之间的传播。人们在生活、生产活动中与畜群、牧犬接触较多，虫卵极易污染手指，加之卫生、饮食习惯不良，则可因误食虫卵而感染棘球蚴病。虫卵对外界有抵抗力，在 2 ℃水中能存活 2.5 年，室温水中可存活 7～16 天，一般消毒剂不能杀灭虫卵。

（六）防治原则

加强宣传，普及棘球蚴病知识，提高全民的防病意识，在生产和生活中加强个人防护，杜绝虫卵感染。结合必要的法规强化人的卫生行为规范，主要是根除以病畜内脏喂犬和乱抛的陋习，加强对屠宰场和个体屠宰的检疫，及时处理病畜内脏。定期为家犬、牧犬驱虫。

棘球蚴病治疗的首选方法是外科手术，术中应注意务必将虫囊取尽并避免囊液外溢造成过敏性休克或继发性腹腔感染。近年来推广的内囊摘除术和新的残腔处理办法已使手术治愈率明显提高。对早期的小棘球蚴，可使用药物治疗，目前以阿苯达唑疗效最佳，也可使用吡喹酮、甲苯达唑等。

归纳总结

医学蠕虫主要包括线虫纲、吸虫纲和绦虫纲。

线虫呈圆柱状或线状，两侧对称，雌雄异体，雌虫大于雄虫。生活史包括卵、幼虫、成虫三个阶段，分为直接型和间接型两大类。线虫的致病作用主要是机械损伤和毒性作用。常见的医学线虫有似蚓蛔线虫、十二指肠钩口线虫、美洲板口线虫、蠕形住肠线虫、毛首鞭形线虫和旋毛形线虫等。

吸虫成虫背腹扁平，叶状。大小差别悬殊，有口、腹吸盘。除血吸虫外，吸虫均为雌雄同体。吸虫发育过程中需要有水环境，有1～2个中间宿主。第一中间宿主为淡水螺类，第二中间宿主包括多种动物。常见的吸虫有华支睾吸虫、布氏姜片吸虫、卫氏并殖吸虫和日本裂体吸虫。

绦虫虫体分节，扁平呈带状。分头节、颈节、链体三部分，头节有固着器官，颈节具有很强的生发能力，链体由3～4节到数千节片组成，分幼节、成节、孕节。雌雄同体，每一成节都有雌、雄生殖器官各一套。绦虫卵为球形，卵壳薄，有较厚、放射状的胚膜，内含一个六钩蚴。生活史稍复杂，需1～2个中间宿主，历经虫卵、六钩蚴、囊尾蚴、成虫等发育阶段。常见的绦虫有链状带绦虫、肥胖带吻绦虫和细粒棘球绦虫等。

能力检测

一、单项选择题

1. 能引起幼虫移行症的蠕虫是（　　）。
A. 蛔虫　　　　　　　　B. 蛲虫　　　　　　　　C. 丝虫
D. 斯氏狸殖吸虫　　　　E. 猪带绦虫
2. 寄生在回盲部的线虫是（　　）。
A. 蛔虫　　　B. 丝虫　　　C. 旋毛虫　　　D. 鞭虫　　　E. 钩虫
3. 蛲虫最主要的致病作用是（　　）。
A. 摄取大量营养　　　　B. 喜欢钻孔的习性　　　C. 特殊的产卵习性
D. 成虫固着造成肠壁损伤　E. 虫体代谢产物的刺激
4. 主要致病阶段寄生在人肌肉中的蠕虫是（　　）。
A. 钩虫　　　　　　　　B. 丝虫　　　　　　　　C. 旋毛虫
D. 日本血吸虫　　　　　E. 华支睾吸虫
5. 蛔虫成虫寄生在人体的（　　）。
A. 小肠　　　　　　　　B. 盲肠　　　　　　　　C. 结肠
D. 肺部　　　　　　　　E. 肠系膜下静脉

二、简答题

1. 蛔虫感染可引起哪些疾病？如何防治蛔虫病？
2. 蛲虫生活史有何特点？如何利用这一特点检查蛲虫感染？

3. 华支睾吸虫病的流行原因有哪些？

4. 简述链状带绦虫（猪肉绦虫）及猪囊尾蚴对人的危害。

（卢　杰）

第三十五章 医学原虫

学习目标

◆掌握阴道毛滴虫的致病性和防治原则。

◆熟悉疟原虫、刚地弓形虫的致病性及防治原则。

◆了解溶组织内阿米巴、贾第虫、杜氏利什曼原虫的致病性。

 案例引导

张某,男,26岁,农民,在南方打工,返乡后不久突然出现寒战、高热,体温高达39.5 ℃,4 h后大汗淋漓,热退。

分析思考:

1. 你认为该患者可能患哪种疾病?

2. 为确定诊断,应该进行何种检查?

原虫(protozoon)为单细胞真核动物,个体小,基本结构由细胞膜、细胞质、细胞核三部分组成,具有完整的生理活动,如运动、摄食、呼吸、排泄、生殖等。原虫在自然界分布广,种类多,大多营自生或腐生生活,只有少数营寄生生活。寄生于人体管腔、体液、组织或细胞内的致病性或非致病性原虫称为医学原虫,有40余种。根据运动细胞器的类型和生殖方式,医学原虫分为叶足虫、鞭毛虫、孢子虫和纤毛虫四大类。

第一节 溶组织内阿米巴

溶组织内阿米巴(*Entamoeba histolytica*)又称痢疾阿米巴,属于叶足虫。主要寄生于人体的结肠内,引起阿米巴痢疾,也可侵入其他器官组织,引起肠外阿米巴病。

(一)形态

溶组织内阿米巴生活史中有包囊和滋养体(大、小滋养体)两个虫期。

1. 滋养体 根据虫体大小、形态、寄生部位和生理功能,分为大滋养体和小滋养体。大滋养体又称组织型滋养体,有致病力,寄生于结肠黏膜、黏膜下组织及肠外组织中。虫体的直径20～60 μm,活动时形态多变,胞质有内、外质之分,两者分界清楚。外质透明,约占虫体的1/3,伸出舌状伪足做定向运动;内质中有细胞核和食物泡,常有被吞噬的红细胞,是与小滋养体鉴别的依据。虫体经铁苏木素染色后,胞核清晰,核膜内缘有一圈排列整齐、大小均匀的染色质粒。小滋养体又称肠腔共栖型滋养体,无致病力,寄生于结肠腔内。直径12～20 μm,内、外质分界不明显。内质食物泡中可见吞噬的细菌,但不含红细胞。

2. 包囊 圆形,直径10～16 μm,外有一层透明光滑的囊壁,碘液染色后为黄色;内有核1～4个。在1～2个核的未成熟包囊内可见棕色的糖原泡及透明的棒状拟染色体。成熟包囊有4个核,糖原泡和拟染色体消失,具有感染性(图35-1)。

知识点:大滋养体有致病力,内、外质分界明显,内质中含被吞噬的红细胞;小滋养体无致病力,内、外质分界不明显。

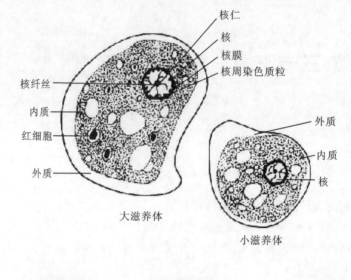

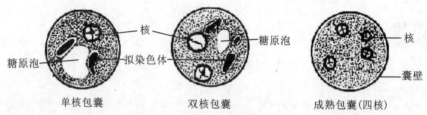

图 35-1　溶组织内阿米巴滋养体和包囊

知识点：感染阶段为四核包囊，致病阶段为大滋养体，经消化道传播。

（二）生活史

溶组织内阿米巴生活史的基本过程：包囊→小滋养体→包囊。四核包囊为感染阶段。四核包囊经口侵入人体，进入小肠下段经肠内碱性消化液作用，囊内虫体脱囊而出形成 4 个小滋养体，小滋养体在结肠上端以细菌和肠内容物为营养进行二分裂增殖，形成大量小滋养体。当机体免疫力强且结肠功能正常时，小滋养体可随肠内容物向下移动。随着肠内环境的改变，如肠内容物水分不断被吸收、营养物的减少等，小滋养体活动渐停止，虫体变圆，形成包囊，核分裂后为四核包囊，随粪便排出体外。污染食物及水源，感染新宿主。此过程为溶组织内阿米巴的基本生活方式。但是，当宿主肠壁受损、肠功能紊乱或免疫力低下时，小滋养体可借助伪足运动及其酶的作用，侵入肠壁组织，可吞噬红细胞和组织细胞，变为大滋养体，并大量分裂繁殖，使肠黏膜组织被破坏，形成肠壁溃疡。肠壁组织寄生的大滋养体还可随血流至肝、肺和脑等组织内寄生。

知识点：引起肠阿米巴病或肠外阿米巴病，肠阿米巴病为阿米巴痢疾。

（三）致病性

人体感染溶组织内阿米巴后是否发病，与宿主机体免疫力、虫株的毒力数量及寄生环境等有密切关系，其中多数感染者为无症状带虫者。引起的疾病有肠阿米巴病或肠外阿米巴病。肠阿米巴病常见部位在盲肠和升结肠，大滋养体借助伪足、溶组织酶和毒素的作用，破坏肠壁组织，在黏膜下层繁殖扩展，引起液化性坏死，形成口小底大的烧瓶样溃疡，出现痢疾症状，即阿米巴痢疾。患者出现腹痛、腹泻、有特殊腥臭味的酱红色脓血便。肠外阿米巴病即大滋养体可随血流至肝、肺、脑等部位，引起阿米巴脓肿，以阿米巴肝脓肿最为常见。

（四）实验诊断

1. 病原学检查　取带脓血的黏液便或肠外脓肿穿刺液直接涂片查大滋养体；带虫者及慢性阿米巴痢疾患者取成形的粪便用碘液涂片查包囊；还可取肠病变处的活组织检查。粪便标本要新鲜，不要混有尿液，冬天注意保暖，及时送检。

2. 免疫学检查　肠外阿米巴病的患者常用 IHA、ELISA 等方法查相应抗体，有辅助诊断意义。

（五）流行

溶组织内阿米巴分布于全世界，以热带和亚热带地区常见。据调查我国平均感染率为 0.949%，呈地方性、散发性分布。传染源为粪便排出包囊者，包囊在适宜的温度和湿度下可存活数周，在通过蝇或蟑螂的消化道后仍有感染性。包囊通过污染的食品、饮水使人体感染。

（六）防治原则

加强卫生宣教，做好饮食卫生和环境卫生，消灭苍蝇和蟑螂等。管理粪便，保护水源，防止包囊污染水源。查治患者和带虫者，控制传染源，对从事饮食行业人员进行定期体检尤为重要。首选药物为甲硝唑，中药大蒜素也有一定的疗效。

第二节 鞭 毛 虫

鞭毛虫（flagellate）是以鞭毛作为运动细胞器的原虫。因种类的不同虫体有一根或数根鞭毛，以二分裂方式繁殖。对人体危害较大的鞭毛虫有杜氏利什曼原虫、阴道毛滴虫、蓝氏贾第鞭毛虫等。

一、阴道毛滴虫

阴道毛滴虫（Trichomonas vaginalis）俗称阴道滴虫，寄生在阴道及尿道内，引起滴虫性阴道炎及尿道炎。

（一）形态

阴道毛滴虫的发育仅有滋养体期。虫体无色透明，有折光性，形态多变，活动力强。经固定染色后，呈椭圆形或倒置梨形，大小（7~30）μm×（10~15）μm，一个椭圆形的泡状细胞核位于虫体前 1/3 处，有 4 根前鞭毛和 1 根后鞭毛，体侧前的波动膜外缘与向后伸展的后鞭毛相连（图 35-2）。

知识点：呈梨形。

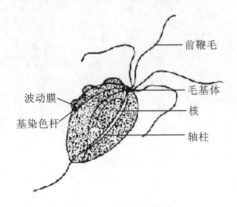

前鞭毛
毛基体
核
轴柱
波动膜
基染色杆

图 35-2 阴道毛滴虫

（二）生活史

阴道毛滴虫的生活史比较简单，滋养体既是感染阶段又是繁殖阶段，在外界生命力强，通过直接和间接接触而传播。滋养体主要寄生在女性阴道内，以后穹窿部多见，也可出现在尿道或子宫等部位。男性感染除尿道、前列腺外，也可在睾丸、附睾或包皮下寄生。

知识点：滋养体既是感染阶段又是繁殖阶段。

（三）致病性

传染源是带虫者和患者，通过直接或间接接触方式进行传播。多数女性感染后无明显的症状，成为带虫者；健康妇女的阴道因乳酸杆菌分解糖原产生乳酸，pH 值为 3.8~4.4，不利于细菌的生长繁殖，此为阴道的自净作用。当有阴道毛滴虫寄生时，虫体繁殖消耗阴道内糖原，影响乳酸的生成，使阴道内转为中性或碱性，有利于细菌的繁殖，从而引起阴道炎。出现外阴瘙痒，白带

重点：传染源是带虫者和患者，传播途径为直接或间接接触，常引起滴虫性阴道炎。

增多,呈黄色泡沫状,腥臭。伴细菌感染时,呈脓液状。合并尿道炎时,可有尿频、尿痛等症状。男性感染可引起前列腺炎等。

(四)实验诊断

根据病情不同取阴道后穹窿分泌物、尿沉渣、前列腺液等标本,做生理盐水直接涂片法或涂片染色后镜检,查找滋养体。也可用 ELISA 等进行诊断。

(五)流行

阴道毛滴虫分布于世界各地。传染源为患者和无症状带虫者,主要通过性接触直接传播,也可通过公用浴池、浴具、游泳衣裤、坐式厕所等间接传播。阴道毛滴虫在潮湿的衣物上可存活 23 h,在 40 ℃的水中可存活 102 h,在普通的肥皂水中存活 45～150 min。

(六)防治原则

治疗感染者,控制传染源。夫妻双方应同时治疗。首选药物为甲硝唑,也可用 1%乳酸、0.5%乙酸、1:5000 高锰酸钾等冲洗阴道。注意个人卫生与经期卫生,提倡淋浴。

二、蓝氏贾第鞭毛虫

蓝氏贾第鞭毛虫(*Giardia lamblia*)简称贾第虫,寄生于人和哺乳动物的小肠、胆道系统,引起以腹泻为主要症状的贾第虫病。

(一)形态

1. 滋养体 呈半梨形,两侧对称,前端钝圆,后端尖细,背面隆起,腹面扁平,前半部凹陷为吸盘状,一对细胞核并列于虫体前端吸盘部位,形似"脸谱"。有鞭毛 4 对,能翻滚运动,一对轴柱从中线由前向后连接尾鞭毛(图 35-3)。

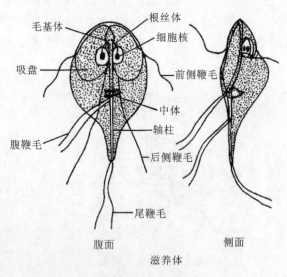

图 35-3 蓝氏贾第鞭毛虫

2. 包囊 呈椭圆形,囊壁较厚,大小为(8～14)mm×(7～10)mm。包囊经碘液染色呈黄绿色,内含 2～4 个细胞核,胞质内可见鞭毛、轴柱等结构。

(二)生活史

成熟的 4 核包囊为本虫的感染阶段,随污染食物或饮水进入人体,在十二指肠内脱囊形成 2 个滋养体,主要寄生在人十二指肠和小肠上段,偶尔寄生于胆道或胰管。在小肠内以其吸盘吸附于小肠绒毛表面,渗透吸收营养,以二分裂方式繁殖。滋养体落入肠腔,则随着肠内容物的下移,形成包囊,从粪便排出。

知识点:感染阶段为 4 核包囊,引起以腹泻为主要症状的贾第虫病。

（三）致病性

人体感染贾第虫后有的为无症状带虫者,临床表现主要有腹泻、腹痛、厌食等,典型患者表现为以腹泻为主的吸收不良综合征。当虫体寄生于胆道系统时,可引起胆囊炎、胆管炎而出现相应症状。

（四）实验诊断

用生理盐水涂片法可从腹泻者的新鲜粪便中发现活动的滋养体;用碘液涂片法在成形的粪便中可查到包囊。采集十二指肠引流液检查滋养体,可提高检出率。

（五）流行情况

贾第虫病是世界性分布的肠道寄生虫病。人是主要传染源,尤以带包囊者最为重要。一些家畜和野生动物可为本虫宿主,也是传染源,如猫、狗、猪、河狸等。粪便中的包囊通过污染食物和水经口感染是主要传播方式。包囊对外界抵抗力很强,在水中可存活1～3个月,一般自来水中的含氯量不能杀死包囊。

（六）防治原则

加强粪便管理,防止水源污染,注意饮食卫生。积极治疗感染者,控制传染源。治疗常用药物有甲硝唑、阿苯达唑等。

三、杜氏利什曼原虫

杜氏利什曼原虫(*Leishmania donovani*)又称黑热病原虫,引起黑热病。

（一）形态

1. 前鞭毛体 寄生于白蛉的消化道内。成熟的虫体呈梭形,大小为$(14.3\sim20)\mu m\times(1.5\sim1.8)\mu m$,前端有一根鞭毛,核位于虫体的中部。新鲜标本中常可见运动活泼的短粗前鞭毛。

2. 无鞭毛体 又称利杜体,寄生于人体和其他哺乳动物的单核-巨噬系统细胞内,虫体呈卵圆形,大小$(2.9\sim5.7)\mu m\times(1.8\sim4.0)\mu m$,用瑞氏染色后,胞质呈淡蓝色,核大而圆,呈紫红色(图35-4)。

知识点:前鞭毛体呈梭形,寄生于白蛉体内;无鞭毛体呈卵圆形,寄生于人体内。

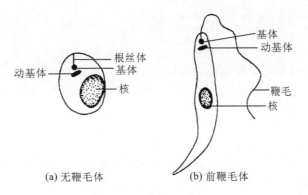

(a) 无鞭毛体　　(b) 前鞭毛体

图35-4　杜氏利什曼原虫

（二）生活史

杜氏利什曼原虫生活史需要两个宿主,一是人或哺乳动物,另一个是白蛉。当雌性白蛉刺吸黑热病患者的血液时,患者末梢血液中的单核-巨噬细胞内的无鞭毛体随同血液进入白蛉体内,转变为前鞭毛体,进行二分裂繁殖。发育至具感染性的前鞭毛体后,白蛉吸人或哺乳动物的血液时,前鞭毛体随之进入人体,一部分被免疫系统消灭,还有一部分可被巨噬细胞吞噬。在巨噬细胞内前鞭毛体失去鞭毛,虫体变圆,转成无鞭毛体。无鞭毛体能够抵抗巨噬细胞溶酶体酶的消化作用,不仅存活下来,虫数逐渐增加。繁殖的结果使巨噬细胞破裂,散出的无鞭毛体又可被附近的巨噬细胞吞噬,继续繁殖。患者如被白蛉叮咬,无鞭毛体又可随巨噬细胞进入白蛉,重复它在

知识点:传播媒介白蛉。

白蛉体内的生活史。

（三）致病性

无鞭毛体在巨噬细胞内大量繁殖,导致巨噬细胞大量破裂及其代谢产物出现,继而刺激巨噬细胞、浆细胞等大量增生,导致肝、脾、淋巴结肿大,以脾肿大最常见。由于脾功能亢进,肝、肾功能受损,出现血清球蛋白增加、白蛋白减少。患者发病期间常出现发热、血细胞减少、贫血、抵抗力低下等症状,易并发其他感染。如不及时治疗,易造成死亡,病死率达 90％以上。如能及时对症治疗,治愈率也可达 95％以上,病愈后可产生牢固的免疫力。

（四）实验诊断

病原学检查取骨髓、肿大的淋巴结穿刺液涂片染色镜检或进行培养。免疫学诊断用 ELISA、IHA 等方法检查抗体。

（五）流行

黑热病是人兽共患的寄生虫病,在世界上分布广泛,是新中国成立初期的五大寄生虫病之一,通过大力防治,1958 年我国已基本消灭了黑热病。目前由于我国西北地区依然有传染源和传播媒介的存在,在新疆、内蒙古、甘肃、山西、陕西、四川等地有少数散发病例报道,应引起重视。在流行环节中,人、犬为主要传染源,中华白蛉为主要传播媒介。

（六）防治原则

在流行区采取查治患者、杀灭病犬和消灭白蛉的综合措施是预防黑热病的有效办法。治疗患者的药物有葡萄糖酸锑钠、戊烷脒等。

第三节 孢 子 虫

孢子虫主要寄生于细胞内营专性寄生生活,是人体重要的寄生虫,生活史较复杂,包括无性阶段的裂体增殖和有性阶段的配子增殖。寄生于人体的主要虫种有疟原虫、刚地弓形虫、肺孢子虫和隐孢子虫等。

一、疟原虫

疟原虫(malaria parasite)是疟疾的病原体,寄生于人体的疟原虫有 4 种,即间日疟原虫、恶性疟原虫、卵形疟原虫和三日疟原虫。在我国主要为间日疟原虫和恶性疟原虫,三日疟原虫少见,卵形疟原虫罕见。

（一）形态

四种疟原虫的诊断、鉴别主要依据红细胞内虫体的形态特征,参考被寄生红细胞的变化。疟原虫在人体红细胞内各期有各种不同的形态,分为早期滋养体、晚期滋养体、裂殖体及配子体。瑞氏或姬氏染色后,疟原虫的细胞质呈蓝色,细胞核呈红色,疟色素呈棕黄色。现以薄血片染色后的间日疟原虫为例将各期形态介绍如下。

1. 早期滋养体 又称环状体、小滋养体。细胞质蓝色,呈环状,中间有一个染色较浅的大空泡。细胞核呈红色点状,位于虫体一侧。虫体直径约为红细胞直径的1/3。被寄生的红细胞无明显变化。

2. 晚期滋养体(大滋养体) 环状体继续发育,细胞核增大,胞质增多,有伪足伸出,内有 1 个或 2~3 个染色较浅的空泡,故又名阿米巴样滋养体或大滋养体,其胞质内开始出现棕黄色疟色素颗粒,为疟原虫利用血红蛋白后的代谢产物。被寄生的红细胞胀大,色变淡,开始出现红色的小点,称为薛氏小点。

3. 裂殖体 晚期滋养体继续发育,核开始分裂为 2 个以上,此时称为早期裂殖体或未成熟裂

殖体。核继续分裂,胞质也随之分裂,并包围每个核,形成12~24个裂殖子,疟色素呈块状集中,此时称为成熟裂殖体。受染的红细胞胀大,颜色变淡,可见染成淡红色的薛氏小点。

4. 配子体 红细胞内的疟原虫经过几次裂体增殖后,部分裂殖子进入红细胞后不再进行裂体增殖而发育为的雌、雄配子体,或称为大、小配子体。虫体呈圆形或卵圆形,体积增大占满红细胞,但核和胞质不分裂,细胞质无空泡,内含均匀分布的疟色素。雌配子体胞质深蓝、核稍小而较致密,呈红色,位于虫体边缘;雄配子体胞质浅蓝,核较疏松,呈淡红色,多位于虫体中央(表35-1)。

表 35-1　三种疟原虫红细胞内各期形态比较

形　态	间日疟原虫	恶性疟原虫	三日疟原虫
环状体	环较大,约为红细胞直径的1/3;核一个;一个红细胞内一般只有一个原虫	环较小,约为红细胞直径的1/5;核多为1个,也有2个;红细胞内常见有2个以上原虫	环较粗大,与间日疟原虫相似
大滋养体	虫体不规则,有伪足及空泡;疟色素呈棕褐色,细小杆状	虫体圆形,结实,疟色素呈黑色,块状;外周血中不易见	圆形或带形;疟色素颗粒状,棕褐色
成熟裂殖体	裂殖子12~24个,多为16个,排列不规则;疟色素聚集成堆	裂殖子多为18~24个,疟色素集中;外周血中不易见	裂殖子6~12个,多为8个,排列成环;疟色素集中
配子体	圆形,胞质浅蓝色;胞核淡红色;疟色素分散	腊肠形,胞质浅蓝色,胞核淡红色,疟色素在核周较多	与间日疟原虫相似,唯虫体较小
被寄生的红细胞	除环状体外,其余各期寄生虫的红细胞均胀大,色变深,且出现薛氏小点	正常或稍缩小,有数量少而粗大的茂氏点	大小正常,或略缩小,偶见细小的齐氏小点

(二) 生活史

疟原虫生活史需要人或动物和雌性按蚊两个宿主。在人体先进行无性裂体增殖,然后形成有性配子体,人为中间宿主。在雌性按蚊体内先完成有性配子生殖,再进行无性孢子增殖,蚊为终宿主。四种疟原虫的生活史基本相似,现以间日疟原虫为例简述如下。

1. 在人体内发育 有肝细胞内期(红外期)和红细胞内期(红内期)两个阶段。

(1) 肝细胞内期　子孢子为感染阶段,当含有子孢子的雌性按蚊吸血时,子孢子随蚊的唾液进入人体,30 min内子孢子侵入肝细胞,进行裂体增殖,形成含有许多裂殖子的成熟裂殖体。感染肝细胞因虫体成熟被胀破后,释放裂殖子,一部分裂殖子被巨噬细胞吞噬消灭,一部分则侵入红细胞内发育。间日疟原虫的红外期时间为8天、恶性疟原虫为6天、三日疟原虫为11~12天、卵形疟原虫为9天。目前认为间日疟原虫和卵形疟原虫的子孢子有两个不同的遗传类型,即速发型和迟发型。速发型的子孢子进入肝细胞后即进行红外期的裂体增殖,迟发型子孢子在肝细胞内要经数月至数年的休眠后,才能完成红外期的裂体增殖。

(2) 红细胞内期　裂殖子从肝细胞释放出来侵入红细胞内,经环状体、晚期滋养体发育分裂为成熟裂殖体,红细胞破裂,释放的裂殖子一部分被吞噬消灭,一部分又侵入其他正常红细胞内重复红细胞内期的裂体增殖。间日疟原虫完成一代红细胞内期裂体增殖需48 h,恶性疟原虫需36~48 h,三日疟原虫需72 h,卵形疟原虫需48 h。红细胞内期的疟原虫经几代裂体增殖后,有的裂殖子不再进行裂体增殖而分别发育为雌、雄配子体。

2. 在蚊体内发育 当雌性按蚊叮咬患者或带虫者时,疟原虫随血液进入蚊胃,只有雌、雄配子体能继续发育为雌、雄配子,受精后形成合子,合子变长能活动为动合子,动合子从蚊胃壁穿过,在蚊胃弹性纤维膜下形成球形的卵囊。卵囊内细胞质和核反复分裂进行孢子增殖,产生成千上万的子孢子,卵囊破裂子孢子释放,随血液和淋巴液到蚊的唾液腺,当蚊再叮咬人时,子孢子进

重点:感染阶段子孢子,人为中间宿主,蚊子为终宿主;在人体内发育有肝细胞内期(红外期)和红细胞内期(红内期)。

入人体（图 35-5）。

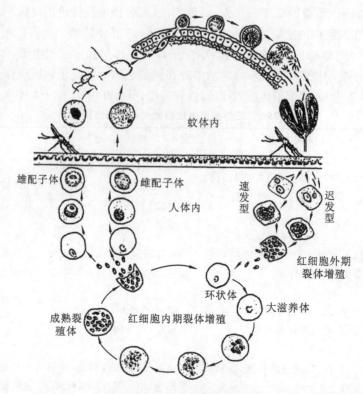

图 35-5　间日疟原虫形态与生活史

重点：典型的疟疾发作为周期性寒战、发热和出汗退热三个连续阶段。

（三）致病性

疟原虫的致病阶段是红细胞内期的裂体增殖期，从子孢子侵入人体至出现临床症状需要一段潜伏期。间日疟短潜伏期为 11～25 天，长潜伏期为 6～12 个月，有的甚至可达 2 年；三日疟 28～37 天；恶性疟 7～28 天。

1. 疟疾发作　典型的疟疾发作为周期性寒战、发热和出汗退热三个连续阶段。发作周期与红细胞内期裂殖体胀破红细胞的时间相一致，间日疟及卵形疟为隔日发作一次，三日疟隔两天发作一次。

2. 疟疾再燃与复发　疟疾初发停止后，患者若无再感染，仅由于残存的红细胞内期疟原虫在一定条件下重新大量增殖又引起的发作，称为疟疾的再燃。再燃与宿主抵抗力和特异性免疫力的下降及疟原虫的抗原变异有关。而复发是指疟疾初发患者红细胞内期疟原虫已被消灭，没有再感染，又出现的疟疾发作。关于复发的机制目前尚未明了，目前一般认为是由于肝细胞内的迟发型子孢子经发育，释放裂殖子再进入红细胞增殖而引起疟疾发作。

3. 贫血和脾肿大　红细胞内期疟原虫直接破坏宿主红细胞是患者发生贫血的主要原因。此外，脾功能亢进及免疫病理损伤等都可导致贫血。由于疟原虫及其代谢产物的刺激，使脾充血和巨噬细胞增生，引起脾脏肿大。

4. 凶险型疟疾　疟疾暴发流行区的一些患者，因各种原因使血流中疟原虫的数量激增而出现凶险型症状，其特点是来势凶猛，病情险恶，病死率高。临床表现为持续高热、抽搐、昏迷。常见的有脑型（昏迷型），超高热型、厥冷型及胃肠型。多见于恶性疟，偶见间日疟。

知识链接

拉韦朗发现疟原虫

医学原虫曾经对人类健康造成严重的威胁，其中，对人类危害较大的是疟原虫，它是引起疟疾的病原体。疟疾是一种流行于热带和亚热带的严重传染病，19 世纪前全球

每年有数亿人感染疟疾,病死者达上千万,但其原因一直不为人知。直到 1880 年,法国科学家拉韦朗(Laveran)首先在显微镜下观察到了疟疾患者血液中的疟原虫,他用两年时间,解剖大量疟疾患者的尸体,详细描述了疟原虫在人体红细胞、肝细胞内各发育阶段的形态,最终确定了引起疟疾的病原体就是疟原虫,这一发现给当时的医学界带来了极大的轰动。1907 年,拉韦朗因发现疟原虫及对原虫病的研究而荣获诺贝尔生理学或医学奖。

（四）实验诊断

1. 病原检查　从外周血查见疟原虫为确诊的依据。取患者的外周血做成薄血膜和厚血膜以姬氏或瑞氏染色后油镜镜检。最好在一张玻片上同时制作厚/薄血膜。在厚血膜中查到疟原虫后再从薄血膜中鉴定虫种。间日疟的采血时间宜在发作后数小时至十余小时,恶性疟应在发作开始时采血。

2. 免疫诊断　多用于疟疾流行病学调查及输血对象的筛选。常用的方法有间接荧光抗体试验、间接血凝试验和酶联免疫吸附试验等。以间接荧光抗体试验和酶联免疫吸附试验较敏感。

分子生物学的一些技术已用于疟疾的诊断,如核酸探针、聚合酶链反应(PCR)等。

（五）流行

疟疾在全球分布广泛,危害严重,尤其是在热带和亚热带地区。根据 WHO 统计,全球每年疟疾发病人数为 2 亿～3 亿,在非洲地区每年死于疟疾的人数超过 100 万,主要是幼儿和孕妇。在我国间日疟主要分布于长江流域以南和黄淮下游地区;恶性疟见于长江以南山区;三日疟在云南、广东、广西、海南等地偶见;卵性疟罕见。

血液中有配子体的人为疟疾的传染源,我国疟疾的传播媒介是按蚊。疟疾的流行还受温度、湿度、雨量、地形等自然因素以及政治、经济、文化、卫生等社会因素的影响。

（六）防治措施

发现和彻底治疗传染源;改善环境卫生,灭蚊、防蚊以切断传播途径;采取物理、化学和免疫的方法来保护易感人群。常用抗疟药物主要有伯氨喹、乙胺嘧啶、氯喹、奎宁、青蒿素、咯萘啶等。

二、刚地弓形虫

刚地弓形虫(*Toxoplasma gondii*)简称弓形虫或弓形体,主要寄生于人体的有核细胞内,引起弓形虫病。本病呈世界性分布,我国人和动物感染也较为普遍。

（一）形态

弓形虫的发育全过程包括 5 种不同形态的阶段,即滋养体、包囊、裂殖体、配子体和卵囊。其中滋养体、包囊、卵囊形态特征如下(图 35-6)。

1. 滋养体　又称速殖子,虫体呈香蕉样,弓形,大小为(4～7)μm×(2～4)μm,个别的可更长些。姬氏染色后,细胞质呈蓝色,细胞核呈红色,位于虫体中央或偏向较钝圆的一端。急性感染时滋养体增殖迅速,常单个散在于血液、脑脊液或其他体液中;也可以数个至数十个滋养体寄生于宿主细胞内,又称速殖子,这种被宿主细胞膜包绕的虫体集团,称为假包囊。

2. 包囊　圆形或椭圆形,直径 5～100 μm,外有囊壁,内含数个至数百个虫体,虫体增殖速度缓慢,又称为缓殖子。

3. 卵囊　卵圆形,大小 10 μm×12 μm,成熟的卵囊内含两个孢子囊,每个孢子囊内含有 4 个新月形的子孢子。

（二）生活史

弓形虫的生活史包括在猫科动物体内进行无性生殖及有性生殖,以及在人、哺乳动物、鸟类、鱼类及爬行动物体内进行无性生殖的过程。猫科动物既是终宿主,也是中间宿主,人及其他动物

知识点:猫科动物是终宿主,也是中间宿主,人为中间宿主;经消化道传播。

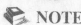
  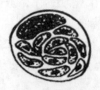 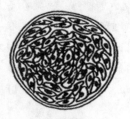

(a) 滋养体(速殖子)　　(b) 假包囊　　(c) 包囊

图 35-6　刚地弓形虫

则为中间宿主。

1. 在猫科动物体内的发育　当卵囊、包囊或假包囊被猫等吞食后,子孢子、缓殖子和速殖子进入猫小肠上皮细胞进行裂体增殖再发育为雌、雄配子,两者结合受精成为合子,合子发育成卵囊。卵囊随猫粪排出,经口感染中间宿主或终宿主。

2. 在人及其他动物体内的发育　猫粪中的卵囊或动物肉类中的包囊或假包囊,经口感染人体,在肠内溢出子孢子、缓殖子或速殖子,侵入肠壁随血液或淋巴循环扩散至全身,在有核细胞内发育繁殖,形成假包囊,最终被寄生的细胞破裂,散出的速殖子重新侵入新的组织细胞,反复繁殖,引起急性病变。当机体产生特异性免疫力后,虫体增殖速度减慢,并形成囊壁成为包囊,包囊常见于脑和骨骼肌等组织中,可存活数年甚至终身,是慢性病变的主要形式。除了经口感染这一主要途径外,弓形虫还可通过输血、器官移植、有损伤的皮肤黏膜感染人,通过胎盘感染胎儿。

知识点:可通过垂直传播引起胎儿畸形。

（三）致病性

弓形虫感染分先天性和获得性两种。先天性感染是孕妇感染弓形虫后经胎盘传给胎儿,妊娠期的前 3 个月内发生感染,可出现流产、早产、死胎,妊娠后期感染可引起先天性畸形如视网膜脉络膜炎、脑积水、小脑畸形、智力障碍等。获得性感染多数无症状,机体免疫力低下时弓形虫增殖扩散,呈现多种不同的临床表现,如淋巴结肿大、视网膜脉络膜炎、脑膜炎、肝炎、肺炎、心肌炎等。

（四）实验诊断

病原学检查取可疑患者的不同标本,如脑积液、血液、胸腔积液、羊水等体液涂片或离心取沉淀物涂片镜检,此法检出率低。用免疫学检查方法,如染色试验(DT)、免疫酶染色试验(IEST)、IHA、ELISA 等检测可疑患者血清中的特异性抗体,是目前应用较广而效果较好的检验手段。

（五）流行和防治原则

弓形虫病是一种人兽共患病,动物和人感染较为普遍,动物感染率高于人,据调查国内人群感染率平均在 5%～6% 之间。弓形虫病的传染源主要是动物。弓形虫病应以预防为主,防止猫粪污染手指、食物及水源,不吃未熟的肉类及乳制品。做好孕妇的健康教育与个人防护及相关检查,如孕前普遍进行的 TORCH 全套检查。目前治疗首选药为乙胺嘧啶与磺胺类药,也可选用螺旋霉素等。

三、卡氏肺孢子虫

卡氏肺孢子虫(*Pneumocystis carinii*)简称肺孢子虫,主要寄生于人和多种哺乳动物的肺部,机体免疫力下降时可引起肺孢子虫肺炎。

（一）形态与生活史

卡氏肺孢子虫主要有滋养体和包囊 2 种形态。滋养体形态多样,大小为 2～5 μm,姬氏染色后胞质呈浅蓝色,胞核为深紫色。包囊呈圆形或卵圆形,直径 5～10 μm。成熟包囊含有 8 个香蕉形囊内小体。囊内小体胞质浅蓝色,胞核 1 个,紫红色。

本虫在人体内的发育过程已基本清楚,但体外的发育过程尚未阐明。通常认为感染期包囊

经空气传播吸入肺内,囊内小体从包囊溢出,发育为滋养体。滋养体以二分裂、内出芽或接合生殖方式繁殖。继而滋养体表膜增厚形成囊壁,进入囊前期,随后囊内核进行分裂,接着胞质分裂围绕每个核,形成囊内小体,最后发育为内含 8 个囊内小体的成熟包囊。

（二）致病性

卡氏肺孢子虫是一种机会致病性原虫。健康人感染后大多为隐性感染。该虫可长期潜伏于宿主体内,当宿主免疫力下降时,潜伏的虫体大量繁殖,在肺组织内扩散,引起间质性肺炎,即卡氏肺孢子虫肺炎。临床上分为 2 种类型:①流行型:又称婴儿型。肺泡间质内以浆细胞浸润为主。主要发生在早产儿、营养不良的婴幼儿,尤其是出生 6 个月内的婴儿。患儿干咳、发热、呼吸增快,严重时出现呼吸困难和发绀。②散发型:发生在免疫功能低下的成人及儿童,是艾滋病患者最常见的并发症和主要死亡原因之一。患者以干咳、呼吸困难、发绀等,自觉症状严重而缺乏明显体征为特点。如诊断治疗不及时病死率很高。

（三）实验诊断

病原诊断主要依靠呼吸道及肺组织内取材检查包囊。痰液或支气管分泌物涂片染色检出率很低,支气管肺泡灌洗液的离心沉淀物涂片或肺活检材料作切片、印片,可提高检出率。染色方法有吉姆萨、甲苯胺蓝和四胺银等。

免疫学检测一般用于流行病学调查。分子生物学的一些方法已用于本病的诊断,有条件可选用。

（四）流行与防治

本病呈全球性分布,国内自 1979 年首例肺孢子虫肺炎报道以来,已陆续发现患者,多见于艾滋病、器官移植者。肺孢子虫除可寄生在正常人体外,广泛存在于家畜和其他动物中。传播途径多数学者认为可能是经空气传播。目前缺乏有效的预防措施,对于接受免疫抑制剂等治疗的患者或艾滋病病毒携带者,应警惕诱发本病。治疗常用药物有戊烷脒、复方新诺明和乙胺嘧啶加磺胺嘧啶等。

四、隐孢子虫

隐孢子虫(*Cryptosporidium*)是机会致病性原虫,广泛存在于动物中,也可寄生于人体,引起隐孢子虫病。

隐孢子虫生活史中有滋养体、裂殖体、配子体和卵囊等阶段。卵囊呈圆形或椭圆形,直径 4～7 μm。成熟卵囊内含 4 个月牙形的子孢子和一团颗粒状的残留体。

成熟卵囊是感染期。人吞食成熟卵囊后,在消化液的作用下,子孢子从囊内溢出,侵入肠上皮细胞,发育为滋养体,然后进行裂体增殖。裂殖子释出后发育为雌、雄配子体及雌、雄配子,两者结合受精形成合子,最后发育为卵囊。卵囊随宿主粪便排出体外,可感染新宿主。整个生活史不需要转换宿主就可完成。

隐孢子虫主要寄生在小肠上皮细胞刷状缘,多在空肠近端,严重时可扩展到整个消化道。也有侵入肺、扁桃体、胰腺和胆囊的报道。虫体的寄生可引起肠绒毛损伤,导致消化吸收不良,出现腹泻。免疫功能正常的患者,主要表现为急性水样腹泻,1～2 周后可自愈。免疫功能缺陷者感染本虫后,病情进行性发展,病程长,多表现为持续性霍乱样水泻,一日数次至数十次,严重者可致死亡,在国外本病已成为艾滋病患者死亡的主要原因之一。

本病确诊的依据是从患者粪便或呕吐物中查到卵囊。常用的方法有金胺-酚染色法和改良抗酸染色法,若将两法结合使用,可消除抗酸染色过程中出现的非特异性颗粒,提高检测的准确性。

隐孢子虫病呈全球性分布,感染的人和动物是本病的传染源。被感染后 80% 的人发病,患者的粪便和呕吐物中含有大量卵囊,恢复期带虫者和健康带虫者粪便中也有卵囊排出。人主要通过粪-口途径误食卵囊而感染,水源的污染可造成本病的暴发流行。人对隐孢子虫普遍易感,婴幼儿、艾滋病患者等免疫功能低下的患者更易感染。

预防本病应注意饮食卫生,正确处理患者、病畜的排泄物,可用 10% 甲醛、5% 氨水杀死卵囊,或加热至 65~70 ℃,30 min。对患者的治疗目前尚无特效药物,应用巴龙霉素、螺旋霉素、大蒜素具有一定的效果。

归纳总结

溶组织内阿米巴生活史中有包囊和滋养体(大、小滋养体)两个虫期,成熟的 4 核包囊为感染阶段,经口感染。大滋养体多寄生在人体的盲肠和升结肠等肠壁组织内,引起阿米巴痢疾。还可以随血流播散至肝、肺、脑等脏器引起肝脓肿、肺脓肿等肠外阿米巴病。

阴道毛滴虫仅有滋养体期,感染阶段也是滋养体期,通过直接或间接接触感染,虫体主要寄生于阴道、尿道、前列腺,引起滴虫性阴道炎、尿道炎、前列腺炎等。贾第虫有滋养体和包囊两个阶段,感染阶段为四核包囊,经口感染,主要寄生于小肠,引起以腹泻和消化不良为主的贾第虫病。杜氏利什曼原虫生活史经历白蛉和人(或哺乳动物)两个宿主,有前鞭毛体和无鞭毛体两种形态,含前鞭毛体的白蛉叮咬健康人时,导致人体感染。无鞭毛体在人体内大量增殖,引起黑热病,病死率高。灭蛉防蛉是主要的防控手段之一。

疟原虫有人和蚊两个宿主,人为中间宿主,蚊为终宿主,也是传播媒介,子孢子为感染阶段,经雌性按蚊叮人吸血而感染人体,引起疟疾。刚地弓形虫寄生于人和多种动物的组织细胞内,引起人兽共患的弓形虫病;卡氏肺孢子虫寄生于人和哺乳动物的肺内,引起肺孢子虫病;隐孢子虫寄生于动物或人的肠道,引起人兽共患隐孢子虫病;三种寄生虫都是人类重要的机会性致病原虫,免疫功能低下者尤易感染患病。

能力检测

一、单项选择题

1. 溶组织阿米巴生活史的基本过程是(　　)。

A. 包囊—滋养体—包囊　　　　　　　　　B. 滋养体—包囊—滋养体

C. 小滋养体—大滋养体—包囊　　　　　　D. 包囊—大滋养体—小滋养体

E. 小滋养体—大滋养体—小滋养体

2. 溶组织内阿米巴的致病阶段为(　　)。

A. 大滋养体　　B. 小滋养体　　C. 单核包囊　　D. 双核包囊　　E. 四核包囊

3. 生活史中只有滋养体期的原虫是(　　)。

A. 贾第虫　　　　　　　　B. 溶组织内阿米巴　　　　　　C. 杜氏利什曼原虫

D. 阴道毛滴虫　　　　　　E. 结肠内阿米巴

4. 疟原虫的感染阶段是(　　)。

A. 小滋养体　　B. 配子体　　C. 裂殖体　　D. 子孢子　　E. 大滋养体

5. 人体弓形虫病最主要的传染源是(　　)。

A. 患者　　　　　　　　　B. 隐性感染者　　　　　　　　C. 被感染的鼠类

D. 被感染的猫　　　　　　E. 以上均是

二、简答题

1. 溶组织内阿米巴有何致病特点?

2. 简述疟疾发作的机制和典型的临床表现。

(聂小英)

第三十六章　医学节肢动物

学习目标

◆掌握主要医学节肢动物的分类、特点及对人体的危害。
◆了解主要医学节肢动物。

案例引导

　　患者,男,6 岁。该患儿一年内出现多次咳嗽、轻喘,被当地医院诊断为支气管肺炎,经抗生素治疗一周后痊愈,但患儿在此后的一年内多次发病,尤其在运动后,遇冷空气等刺激后发病,当地医生也怀疑为哮喘,转诊至上一级医院。经过敏原检测对某螨虫过敏,诊断为过敏性哮喘。

　　分析思考:

　　1. 引起本病最可能的是哪种螨虫?

　　2. 该螨虫属于全变态还是半变态?

　　3. 该螨虫对人体的危害属于直接危害还是间接危害?

第一节　概　　述

　　在自然界中,节肢动物分布广泛,种类繁多。其中有些种类可以通过寄生、吸血、骚扰、刺螫、毒害以及传播疾病等方式危害人类健康,这类具有医学重要性的节肢动物称为医学节肢动物(medical arthropod)。它是人体寄生虫学、流行病学和公共卫生学的重要组成部分,又是一门独立的学科。

一、医学节肢动物的主要形态特征与分类

　　节肢动物主要形态特征:①身体两侧对称,具有成对而分支的附肢。②体壁由几丁质的外骨骼组成。③有开放式的循环系统,体腔即血腔,内含血淋巴。④发育过程大都有蜕皮和变态现象。

　　节肢动物门包括 10 个纲,与医学有关的仅涉及昆虫纲、蛛形纲、甲壳纲、唇足纲、倍足纲 5 个纲,其中昆虫纲和蛛形纲在医学上有更为重要的意义。它们的主要形态特征见表 36-1。

知识点:节肢动物躯体分节,左右对称,外骨骼,具有成对而分节的附肢。

表 36-1　节肢动物各纲的主要形态特征

类　别	昆虫纲	蛛形纲	甲壳纲	唇足纲	倍足纲
体型	分头、胸、腹三部分	分头胸和腹两部分或头胸腹愈合	分头胸和腹两部分	虫体长形,腹扁平,多节	体呈长管形、多节
触角	1 对	无	2 对	1 对	1 对

续表

类别	昆虫纲	蛛形纲	甲壳纲	唇足纲	倍足纲
足	3对	4对	5对	每体节有足1对	每体节有足2对
翅	有或无翅	无翅	无翅	无翅	无翅
与医学有关的重要种类	蚊、白蛉、蝇、蚤、虱、蟑螂、臭虫等	蜱、螨、蜘蛛、蝎子等	淡水蟹、蝲蛄、剑水蚤等	蜈蚣等	马陆等

重点:注意完全变态和不完全变态的区别。

二、医学节肢动物的发育与变态

节肢动物由卵变为成虫所经过的一系列形态结构、生理功能、生活习性的变化总和称为变态。变态可分为完全变态和不完全变态两类。

1. 完全变态(全变态)　生活史包括卵、幼虫、蛹、成虫4个发育时期,各期形态和生活习性完全不同,如蚊、蝇的发育。

2. 不完全变态(半变态)　生活史包括卵、若虫、成虫3个时期(如虱、臭虫等)或卵、幼虫、若虫、成虫4个时期(如蜱、螨等),不形成蛹。其中若虫形态和习性与成虫相似,通常仅表现为虫体较小,性器官未发育或发育未成熟。

重点:医学节肢动物对人体的危害可分为直接危害和间接危害两大类,其中间接危害则是指节肢动物作为传播媒介传播疾病。

三、医学节肢动物对人类的危害

医学节肢动物对人体的危害可分为直接危害和间接危害两大类。直接危害是指节肢动物直接损害人体健康,间接危害则是指节肢动物作为传播媒介传播某些病原体导致人体疾病。

(一)直接危害

1. 骚扰和吸血　蚊、蠓、白蛉、蚤、臭虫、蜱、螨等吸血节肢动物都能叮刺吸血,干扰人们正常的工作或睡眠。

2. 毒害作用　某些节肢动物具有毒腺、毒毛或体液有毒,螫刺人体后,使局部红肿、剧痛、坏死,甚至还可引起全身症状。如蜈蚣、蝎子、松毛虫的毒液及毒毛引起皮炎等;毒隐翅虫的毒素与人体皮肤接触引起线状皮炎;硬蜱叮刺后唾液中的毒素可使宿主出现蜱瘫痪。

3. 致敏作用　节肢动物的唾液、分泌物、排泄物和皮壳等作为过敏原,可引起人体发生过敏反应。如尘螨引起的哮喘、鼻炎等;粉螨、革螨引起的螨性皮炎。

4. 寄生　一些节肢动物的成虫或幼虫可直接寄居在人体体表或体内致病。如某些蝇类幼虫可寄生于皮肤、五官、胃肠及泌尿生殖道等处引起相应部位的蝇蛆病;疥螨寄生于皮内引起疥疮;蠕形螨寄生于毛囊或皮脂腺引起蠕形螨病。

(二)间接危害

由节肢动物传播的疾病称为虫媒病。传播疾病的节肢动物称为传播媒介或病媒节肢动物或病媒昆虫。虫媒病的种类很多,其病原体有病毒、立克次体、细菌、螺旋体、原虫、蠕虫等(表36-2)。按传播过程中病原体与节肢动物媒介的关系可分为机械性传播和生物性传播。

1. 机械性传播　医学节肢动物对病原体只起到携带输送作用,病原体无形态或生物学特性的改变,不经过发育或繁殖即能感染人体,是一种非特异性传播。如蝇、蟑螂携带多种病原体(细菌、虫卵、包囊、病毒)等。

2. 生物性传播　病原体必须在一定种类的节肢动物体内发育和(或)繁殖后才传播给人,病原体有形态和数量的变化,这类传播称为生物性传播。如蚊传播疟原虫、丝虫等。通常根据病原体在节肢动物体内的发育与繁殖情况,将病原体与节肢动物媒介的关系分为4类:①发育式:病原体在节肢动物体内只发育,不增殖。如丝虫的微丝蚴进入蚊胃可以发育为感染性幼虫,然后进

入蚊喙部,但数量上没有增加。②繁殖式:病原体在节肢动物体内只有数量的增多,但无形态的变化。如登革病毒在伊蚊体内、恙虫立克次体在恙螨体内等。③发育繁殖式:病原体在节肢动物体内必须经历发育和增殖两个过程,既有形态的变化,也有数量的增加。如疟原虫的雌、雄配子体在雌性按蚊体内经配子生殖形成合子、动合子和卵囊,在卵囊内经孢子增殖形成数千个子孢子,子孢子进入唾液腺,经蚊虫叮刺人吸血而感染人体;④经卵传递式:有些病原体不仅在节肢动物体内增殖,而且可侵入雌虫的卵巢,经卵传递,以致节肢动物下一代仍具有感染性。经卵传递式多见于蜱螨类及蚊等。恙螨幼虫叮刺恙虫病宿主后,病原体可经卵传递给下一代,使大量幼虫具有感染性。

表 36-2　我国常见的传病媒介与重要的虫媒病

类别	传播疾病	病原体	主要传播媒介	传播方式
蚊媒病	疟疾	疟原虫	中华按蚊、嗜人按蚊、微小按蚊、大劣按蚊	叮咬吸血
	丝虫病	马来布鲁丝虫 班氏吴策丝虫	中华按蚊、嗜人按蚊、致倦库蚊、淡色库蚊	叮咬
	流行性乙型脑炎	流行性乙型脑炎病毒	三带喙库蚊	叮咬吸血
	登革热	登革病毒	埃及伊蚊、白纹伊蚊	叮咬吸血
	黄热病	黄热病毒	埃及伊蚊、非洲伊蚊	叮咬
蜱媒病	森林脑炎	森林脑炎病毒	全沟硬蜱	叮咬吸血
	新疆出血热	新疆出血热病毒	亚东璃眼蜱	叮咬吸血
	蜱媒回归热	波斯疏螺旋体	钝缘蜱	叮咬、基节液污染
	莱姆病	伯氏疏螺旋体	全沟硬蜱	叮咬吸血
	Q热	贝氏立克次体	硬蜱或软蜱	叮咬、粪污染
蛉媒病	黑热病	杜氏利什曼原虫	中华白蛉、长管白蛉、吴氏白蛉	叮咬吸血
蚤媒病	鼠疫	鼠疫杆菌	印鼠客蚤	叮咬、粪污染
	地方性斑疹伤寒	莫氏立克次体	印鼠客蚤	蚤粪污染伤口
螨媒病	恙虫病	恙虫病东方体	地里纤恙螨、红纤恙螨	叮咬吸血
	流行性出血热	流行性出血热病毒	革螨	叮咬吸血
蚋媒病	旋盘尾丝虫病	盘尾丝虫	蚋属	叮咬
虻媒病	罗阿丝虫病	罗阿丝虫	斑虻属	叮咬
虱媒病	流行性斑疹伤寒	普氏立克次体	人虱	蚤碎体、粪污染伤口
	虱媒回归热	俄拜氏疏螺旋体	人虱	蚤碎体污染皮肤伤口
	战壕热	巴尔通体	人虱	虱粪污染伤口

四、医学节肢动物的防治原则

医学节肢动物的防治是预防和控制虫媒病的主要手段。一般采取综合方法进行防制。因时因地制宜地对医学节肢动物采用合理、有效的防制措施,控制医学节肢动物的种群数量从而达到控制和消灭虫媒病的目的。其综合防制的方法是根据虫媒的种类及生活习性等特点选择制订,一般包括环境治理、物理防制、化学防制、生物防制、遗传防制及法规防制等防制方法。

第二节 常见的医学节肢动物

一、蚊

蚊的种类繁多,分布广泛,能通过吸血传播多种疾病,是最重要的病媒昆虫。我国已知的蚊种有 370 余种。重要的传病蚊种有按蚊、库蚊和伊蚊三属。

蚊属于小型昆虫,成虫长 1.6～12.6 mm,呈灰褐色、棕褐色或黑色,分头、胸、腹三部分。头部呈球形,有复眼和触角各 1 对,蚊的口器常称为喙,为细长如针的刺吸式口器。胸分前、中、后胸 3 节。中胸最发达,有翅 1 对,后胸具有平衡棒 1 对,每胸节各有足 1 对。腹部分节,雌蚊腹部末端有 1 对尾须,雄虫则为钳状的抱器,是鉴别蚊种的重要依据(图 36-1)。

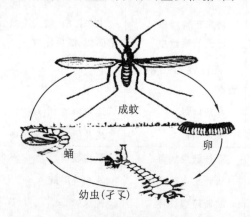

图 36-1　蚊的形态和生活史

蚊的生活史分卵、幼虫、蛹和成虫四个阶段,为全变态发育。前三个时期生活在水中,而成虫生活在陆地上。雌蚊产卵于积水中,蚊卵需要在水中孵化为幼虫,幼虫化蛹,蛹发育羽化为成蚊离开水。成蚊羽化不久即行交配。整个生活史需 9～15 天,1 年可繁殖 7～8 代,雌蚊寿命为 1～2 月。

雌蚊有吸血习性。雌蚊交配后即寻觅吸血对象,通过吸血以促进卵巢发育和产卵。雄蚊不吸血,以植物汁液为食。雌蚊吸血的适宜温度为 23～25 ℃,湿度为 70%～80%,除伊蚊白天吸血外,其他蚊类多在夜间吸血。温度低于 15 ℃,湿度小于 50% 时不吸血。当气温低于 10 ℃时,除伊蚊以卵越冬外,大多数蚊种以成虫越冬。蚊除了吸血、骚扰等直接危害外,更重要的是通过吸人畜血液传播疟疾、丝虫病、流行性乙型脑炎、登革热等疾病。

防制措施主要是搞好环境卫生,改造或清除蚊的孳生场所,以化学、生物等手段杀灭成蚊和幼虫,同时做好个人防护,避免被蚊叮咬。

二、蝇

蝇的种类繁多,与人类疾病相关的主要有舌蝇、麻蝇、金蝇、绿蝇、丽蝇等。

蝇成虫体形大小差异较大,呈暗灰、黑、黄褐等色,许多蝇种有金属光泽。蝇全身被有鬃毛,体分头、胸、腹 3 部分。头呈半球形,两侧有大而明显的复眼 1 对,眼间距雄蝇较窄,雌蝇较宽。头下方有一舔吸式口器,该口器末端有唇瓣 1 对,中央处有口孔。胸部分 3 节,上有足 3 对,前胸和后胸退化,中胸特别发达。蝇足末端有爪和爪垫各 1 对,爪间突 1 个。爪垫上密布黏毛,适于携带病原体。腹部由 10 节组成,腹背一般只能查见 5 分节,其余各节或退化或演变为外生殖器。雄蝇外生殖器是鉴定蝇种的重要依据(图 36-2)。

蝇的发育过程为全变态,生活史由卵、幼虫、蛹和成蝇 4 个时期组成。卵呈乳白色,椭圆形或

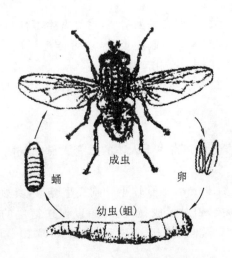

图 36-2　蝇的形态和生活史

香蕉形,长约 1 mm,夏季约经 1 天可孵出幼虫。蝇幼虫俗称蛆,乳白色,幼虫分 3 龄,成熟幼虫呈圆柱状,前尖后钝,后端有 1 对后气门,为蝇蛆呼吸道。后气门的形状是分类的重要依据。幼虫成熟后可爬至孳生物表层或附近泥土中化蛹。蛹期长短主要受温度影响。夏季一般经 3~6 天,成蝇即破壳而出爬出地面,很快即可飞行。蝇羽化后约 2 天即行交配,再过数日即可产卵。一般在 8~10 天即完成一代,在夏季可繁殖 10~12 代。成蝇寿命一般为 1 个月左右。

　　蝇除了骚扰外,还能传播多种疾病。蝇类多为杂食性,取食频繁,并有边吃、边吐、边排泄的习性。另外,其唇瓣、鬃毛、爪垫的形体特点,很容易携带病原体污染食物传播疾病。蝇传播的疾病有痢疾、伤寒、霍乱、脊髓灰质炎、肠道蠕虫病等。蝇幼虫可寄生于人体组织或腔道内,导致蝇蛆病。此外,某些蝇类还可生物性传播结膜吸吮线虫病、锥虫病等。

　　防制措施主要是搞好环境卫生,清除粪便、垃圾等蝇的孳生地;使用杀虫剂、粘蝇剂等,以灭蛆、灭蛹、灭成虫;还可用纱窗门、纱罩等防蝇接触食物和骚扰人体。

三、蚤

　　蚤(flea)是寄居在恒温动物体表的小型吸血昆虫。

　　蚤体较小,一般长 3 mm 左右,两侧扁平,棕色或黑褐色,体表有毛、鬃和刺,均朝后生长。分头、胸、腹三部分,刺吸式口器,无翅,足 3 对,长而粗,足基质发达善于跳跃而俗称"跳蚤"(图 36-3)。

知识点:刺吸式口器,全变态发育。

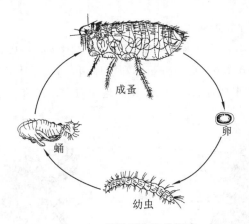

图 36-3　蚤的形态和生活史

　　蚤为全变态发育,包括卵、幼虫、蛹和成虫 4 个虫期。雌蚤产卵于宿主皮毛上和窝巢中,在适宜的温、湿度条件下,经幼虫、蛹发育为成虫。完成一代发育约需 1 个月,成虫寿命 1~2 年。雌雄蚤均吸血,耐饥力强。蚤寄生于恒温动物,对宿主的选择范围广,尤以啮齿目(鼠)为多。蚤对

温度变化敏感，当宿主发热或死亡即离去另觅宿主，这一寄生习性与蚤传播疾病密切相关。

蚤对人体的危害除骚扰、叮刺吸血引起皮炎外，还可传播鼠疫、鼠型（地方性）斑疹伤寒及某些绦虫病，穿皮潜蚤可寄生于人的皮下，引起潜蚤病。

蚤类防制的主要措施是清除蚤类孳生地，灭鼠、灭蚤，做好个人防护，以防蚤的叮咬。

四、虱

虱是体外寄生的永久性寄生虫。寄生于人体的虱有人虱和耻阴虱2种。人虱又分为人头虱和人体虱2个亚种。

人虱成虫呈灰白色，体长约4 mm，雄虱较小。虱头呈菱形，具刺吸式口器。足3对，末端的爪与足胫节末端内侧的指状突起相对形成抓握器，用以抓住宿主的毛发或衣着上的丝织纤维。耻阴虱体形宽短似蟹，腹部侧缘呈锥状突起，上有刚毛（图36-4）。

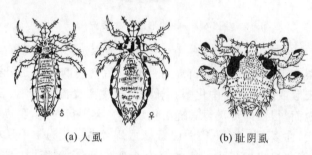

（a）人虱　　（b）耻阴虱

图 36-4　虱成虫

虱为不完全变态，生活史中有卵、若虫及成虫3期。人头虱寄生在头发上，产卵于发根，以耳后较多，人体虱生活于贴身衣裤上，以皱缝、衣领、裤腰处为多，产卵于衣裤的丝织纤维上。耻阴虱寄生于毛发较粗、较疏之处，主要寄生在阴部及肛周的毛上，其他部位以睫毛为多。若虫及雌雄成虫均嗜吸人血，不耐饥饿，常边吸血边排粪。虱对湿、温度极为敏感，当人体温升高、出汗，或病死变冷时，虱则另寻宿主，此习性与传播疾病关系密切。

人虱主要通过互相共用衣帽、被褥等传播，阴虱多因性接触而传播。虱叮咬吸血时局部皮肤可出现丘疹并产生瘙痒。虱传播的疾病主要为流行性斑疹伤寒和回归热等。

防制措施是注意个人卫生，保持身体、衣被清洁。衣被等物可用煮沸法灭虱，对人头虱或耻阴虱可将毛发剪去，再施用药物，灭虱药有百部酊、除虫菊酯类等。

五、蜱

蜱属于蛛形纲，分硬蜱和软蜱两大类。

蜱（图36-5）呈椭圆形，体表为革质，呈黄色或灰色。腹面平坦，背部稍隆起，虫体长2～15 mm，吸饱血后胀大可长达30 mm。虫体分躯体和颚体两部分，颚体的螯肢具有锯齿样结构，是吸血时刺割及钩附宿主皮肉的重要器官。无翅，成虫足4对。硬蜱背面有盾板并可见颚体，而软蜱背面无盾板并不可见颚体。

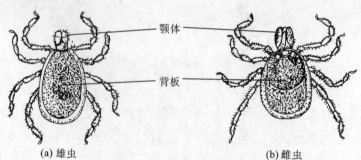

颚体　　背板

（a）雄虫　　（b）雌虫

图 36-5　全沟硬蜱成虫（背面观）

蜱为半变态发育,分卵、幼虫、若虫、成虫四期。成虫、幼虫和若虫均可刺吸人或动物的血液。蜱孳生于森林、草地、动物巢穴及畜舍等处,对人的气味敏感,可从几米外爬过来叮咬。

蜱主要传播森林脑炎、新疆出血热、莱姆病、蜱媒回归热等。还可通过刺螫、吸血、分泌毒素等方式引起局部组织损伤及肌肉麻痹。

防制采用综合措施,清除孳生地、清洁畜舍,牧区轮换放牧,使蜱失去吸动物血的机会。做好个人防护,进入林区等孳生地前应涂抹驱避剂,扎紧衣裤口。

六、恙螨

恙螨(图 36-6)仅幼虫期寄生动物体,尤以鼠类为多,也可寄生在人体吸血,其他各期营自生生活。幼虫细小呈椭圆形,大小为 0.2~0.5 mm,呈红色、橙色或乳白色;虫体分颚体和躯体两部分,足 3 对,背有盾板。半变态发育,生活史有卵、幼虫、若虫、成虫等期,病原体可经卵传给下一代。

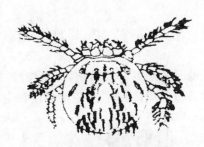

图 36-6　恙螨幼虫

恙螨孳生于地势低洼、潮湿、杂草丛生、鼠类较多的地方。幼虫寄生于鼠类耳窝及人体腋窝、腹股沟、阴囊等处。危害主要是恙螨幼虫通过吸血传播恙虫病。

防制的关键是环境防制和灭鼠,药物灭螨及注意个人防护也是重要措施。

七、人疥螨

疥螨寄生于人的皮肤表皮层内,引起疥疮。成虫类圆形,似甲鱼样,浅黄色或乳白色,虫体长 0.3~0.5 mm,体分颚体和躯体,有 4 对粗而短的足。生活史分卵、幼虫、两期若虫及成虫 5 个阶段(图 36-7)。疥螨寄生于人体皮肤薄嫩处,如指间、腕部屈面、肘窝、腹股沟、足趾间等,啮食角皮层组织,在皮下逐渐形成隧道,生活史各期均在其中寄生。雌虫在隧道中产卵,由于疥螨的机械刺激和排泄物的作用,引起皮肤奇痒,夜间搔痒更甚。

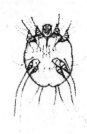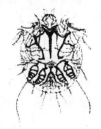

图 36-7　人疥螨成虫

主要通过直接接触和共用衣被感染。确诊可用针头挑出隧道尽端的虫体镜检。

防制措施主要是注意个人卫生、治疗患者,消毒污染的衣物。外用药物有硫黄软膏等,衣物用蒸汽或煮沸法处理。

八、蠕形螨

蠕形螨俗称毛囊虫,是永久性寄生螨,有毛囊蠕形螨和皮脂蠕形螨两种,分别寄生于人体的

知识点:半变态发育,主要传播恙虫病。

知识点:半变态发育,主要引起疥疮。

知识点:半变态发育,与酒糟鼻、痤疮、脂溢性皮炎等密切相关。

毛囊和皮脂腺内,虫体细小蠕虫状,呈乳白色,由颚体、足体和末体三部组成,长 0.1~0.4 mm。半变态发育。

蠕形螨主要寄生在皮脂腺丰富的部位,如头、胸部,以鼻、颊、头皮等处较多。目前认为蠕形螨感染与酒渣鼻、痤疮、脂溢性皮炎等有密切关系,但不是唯一的病因。国内报道感染率在20%~80%。诊断可用透明胶纸法,取与载玻片等大的透明胶纸睡前贴在好发部位,第二天取下贴到载玻片上镜检。

预防应注意个人卫生,不用他人的毛巾、枕巾,避免与患者直接或间接接触。治疗可用苯甲酸苄酯乳剂或硫黄软膏涂抹,或口服甲硝唑。

知识点:半变态发育,主要引起尘螨性哮喘、过敏性鼻炎及过敏性皮炎。

九、尘螨

尘螨普遍存在于人类居室尘埃中,其排泄物、分泌物、皮壳和死亡虫体等是强烈的过敏原,主要引起尘螨性哮喘、过敏性鼻炎及过敏性皮炎。虫体 0.2~0.5 mm 大小,藏于尘埃中不易发觉,半变态发育。

尘螨多营自生生活,主要孳生在居室的灰尘内,以地毯、旧衣、床褥、枕头处最多,春、秋季密度最高。

保持室内清洁卫生、通风干燥是防制的必要措施,用尼帕净恩、林丹、虫螨磷灭螨效果较好。哮喘、过敏性鼻炎患者可用尘螨抗原做皮试,阳性者应避免接触尘螨,或用脱敏疗法治疗。

归纳总结

医学节肢动物通过螯刺、吸血、骚扰、毒害、致病、寄生及传播病原体等方式对人体导致直接危害和间接危害,影响人类健康。我们主要通过环境治理、物理防制、化学防制、生物防制、遗传防制及法规防制等一套系统的防制措施,将其控制在不足以传播疾病的程度,减少其对人类的危害。

能力检测

一、单项选择题

1. 下列哪项不是医学节肢动物?(　　)

A. 恙螨　　　　B. 蝗虫　　　　C. 蚤　　　　D. 虱　　　　E. 蜱

2. 医学节肢动物对人最重要的危害是(　　)。

A. 骚扰　　　　　　　　B. 吸血　　　　　　　　C. 引起过敏反应

D. 传播疾病　　　　　　E. 螯刺和毒害

3. 下列哪种疾病不是蚊子传播的?(　　)

A. 间日疟　　　B. 细菌性痢疾　　C. 乙型脑炎　　D. 丝虫病　　　E. 登革热

4. 能够机械性传播病毒、细菌、原虫、蠕虫卵等多种病原体的是(　　)。

A. 蚊　　　　　B. 蝇　　　　　C. 虱　　　　　D. 蚤　　　　　E. 蜱

5. 属于完全变态的节肢动物是(　　)。

A. 蜱　　　　　B. 臭虫　　　　C. 蚊　　　　　D. 螨　　　　　E. 虱

二、简答题

医学节肢动物对人体的危害有哪些?

(黄贺梅　侯园园)

参考文献

[1]　刘荣臻,曹元应.病原生物与免疫学[M].3版.北京:人民卫生出版社,2014.

[2]　张佩,李咏梅.医学微生物学[M].北京:科学出版社,2008.

[3]　王玉红.病原生物学与免疫学基础[M].郑州:河南科学技术出版社,2014.

[4]　谭锦泉,刘仿.医学免疫学[M].2版.北京:科学出版社,2012.

[5]　曹雪涛.医学免疫学[M].6版.北京:人民卫生出版社,2013.

[6]　许正敏.病原生物与免疫学[M].2版.北京:人民卫生出版社,2011.

[7]　曹励民.寄生虫学检验[M].3版.北京:人民卫生出版社,2010.

[8]　黄敏.医学微生物学与寄生虫学[M].3版.北京:人民卫生出版社,2012.

[9]　陈少华,王锦,叶泽秀.病原生物与免疫学基础[M].武汉:华中科技大学出版社,2010.

[10]　夏和先,齐永长.病原生物学与免疫学基础[M].3版.南京:东南大学出版社,2015.

[11]　董忠生,高江原.医学免疫与病原生物双语教程[M].武汉:华中科技大学出版社,2014.

[12]　刘文辉,赵海燕.病原生物与免疫学[M].西安:西安交通大学出版社,2014.

[13]　刘运德.临床微生物学检验技术[M].北京:人民卫生出版社,2015.

[14]　张凤民,肖纯凌.医学微生物学[M].3版.北京:北京大学医学出版社,2013.

[15]　郝钰,关洪全,万红娇.医学免疫学与病原生物学[M].3版.北京:科学出版社,2013.

[16]　蔡凤,祝继英,陈明琪.微生物学与免疫学[M].3版.北京:科学出版社,2015.

[17]　龚非力.医学免疫学[M].4版.北京:科学出版社,2014.

[18]　吴忠道,诸欣平.人体寄生虫学[M].3版.北京:人民卫生出版社,2015.

[19]　胡野.病原生物与免疫[M].2版.上海:同济大学出版社,2012.

[20]　陈兴保.病原生物学和免疫学[M].6版.北京:人民卫生出版社,2009.